中医临床技能实训教程

Traditional Chinese Medicine Clinical Skills Training Textbook

上册　中文版

主　编　张允岭

副主编　杨晓晖　刘文娜　王　辉

人民卫生出版社

图书在版编目（CIP）数据

中医临床技能实训教程/张允岭主编. —北京：
人民卫生出版社，2017
ISBN 978-7-117-25529-5

Ⅰ.①中… Ⅱ.①张… Ⅲ.①中医临床-教材
Ⅳ.①R24

中国版本图书馆 CIP 数据核字(2017)第 286207 号

人卫智网	**www. ipmph. com**	**医学教育、学术、考试、健康，购书智慧智能综合服务平台**
人卫官网	**www. pmph. com**	**人卫官方资讯发布平台**

中医临床技能实训教程

主　　编：张允岭
出版发行：人民卫生出版社（中继线 010-59780011）
地　　址：北京市朝阳区潘家园南里 19 号
邮　　编：100021
E - mail：pmph @ pmph. com
购书热线：010-59787592　010-59787584　010-65264830
印　　刷：北京盛通数码印刷有限公司
经　　销：新华书店
开　　本：787×1092　1/16　　**印张**：24
字　　数：599 千字
版　　次：2018 年 5 月第 1 版　2025 年 5 月第 1 版第 3 次印刷
标准书号：ISBN 978-7-117-25529-5/R · 25530
定　　价：98. 00 元

编者名单

主　编　张允岭

副主编　杨晓晖　刘文娜　王　辉

编　委　胡　慧　柏立群　吴力群　黄象安　杨成城　付国兵　赵　晖
王树林　方晓磊　赵　晶　王志群　焦　扬　王　辉

秘　书　王　辉　裴文婧

编　者（按姓氏笔画排序）

卫　利　马娜娜　王　岩　王少杰　王志群　王玲璞　王峥峥
王朝歆　王道涵　方晓磊　尹英敏　付国兵　华海琴　刘　冰
刘　迪　刘　奕　刘晓芳　孙海燕　李　华　李　超　李文华
李运海　李淑芳　杨　玲　杨成城　吴力群　吴志松　何心怡
张凡帆　张少辉　张海英　陈　倩　陈云翔　陈自佳　苗　忠
周　波　赵　晖　赵　晶　赵丽斯　郝宏文　柏立群　郭鹏德
黄海涛　曹　芳　康少红　彭　楠　焦　扬　温鑫柱　谭　超
薛小娜　霍婧伟　魏任远

单　位　北京中医药大学东方医院

前言

目前，对医学生的实践能力、创新能力培养已被放在人才培养的重要位置。临床思维能力和临床技能操作能力的培养直接关系到临床诊疗水平，也关系到病人的生命。长期以来，医学生的临床实践能力培养一直是院校教育相对薄弱的环节。针对临床工作中存在的中医院校实习医师和住院医师动手能力差，基本操作不规范的情况，我们编写了《中医临床技能实训教程》一书。旨在加强临床技能实训教学，提高医学生动手操作能力，进一步规范医学生临床实践能力的培养过程，夯实临床基本功。

本书共分9篇35章，包括绪论、体格检查、中医内科学实训、临床常用操作技术、临床常用急救技术、创伤急救技术与骨科常用操作技术，以及外科、妇科、儿科、针灸、推拿、心电图与放射读片等常用操作技术的基本技能。重点突出实训教学环节，强化实训操作流程与操作注意事项。并根据中医学专业五年制和中医学专业长学制培养目标要求，认真考虑和采纳其他单位临床教学实训中心的部分资料和宝贵意见，经多次修改编写而成。

本教程在完整、系统、规范的前提下，着重阐述临床操作的技巧与经验，并根据临床基本技能操作实训的需要，配有操作评分，适用于中医学专业临床实习阶段技能培训使用，也可作为住院医师规范化培训技能强化训练的参考用书。本书编者长期从事医学教育和临床实践工作，有较高的理论水平和丰富的临床经验，在编写过程中也力求全面、正确、有所创新，但难免存在疏漏，诚挚欢迎使用本书的师生和读者为我们提出宝贵意见！

目　录

第一篇　内科学基本技能

第二篇 外科学基本技能

第三篇 中医骨伤科临床基本技能

第四篇　妇科临床基本技能

第五篇　儿科临床基本技能

第六篇　针灸科临床基本技能

第七篇　推拿科临床基本技能

第八篇 心电图实训

第九篇 医学影像学实训

第一篇

内科学基本技能

第一章

病历书写实训

编写系统而完整的病历是医师必须掌握的一项基本技能，临床医师必须努力学习，以极端负责的精神和实事求是的科学态度，进行病历的采集和编写。

【学习目的】

1. 掌握完整病历的格式、内容及书写方法。

2. 熟悉入院记录、病程记录、死亡记录、出院记录的书写方法及内容。

【基础知识提炼】

病历的作用

1. 是反映病人的发病、病情演变、转归和诊疗情况的全部记录和总结。

2. 是确定诊断、制定治疗和预防措施的依据。

3. 是临床、教学、科学研究的真实可靠的素材。

4. 是重要的法律依据。

病历的书写要求

1. 严肃认真，客观如实。

2. 系统完整，条理清楚。

3. 语言规范，描述准确。

4. 字迹清晰，切忌涂改。

【操作步骤】临床对患者进行系统地问诊和合格检查后，可进行病历书写，书写格式分列于下

1. 门诊病历

（1）门诊病历记录应简单扼要，重点突出。病历中要注明科别、就诊日期或时间，其内容包括病史、体征、实验室检查结果、初步诊断及处理意见等。所有门诊病历必须在接诊时完成。

（2）门诊复诊病历重点记录病情变化和治疗效果，并对初步诊断和处理提出进一步的意见。

（3）危、急、重症病人就诊时，时间记录必须精确到分钟。除简要病史和重要体征外，应记录诊断及救治措施等。门诊抢救无效而死亡的病例，应记录抢救经过，死亡时间和死亡原因。

2. 住院病历

住院期间的病历主要包括住院病历、入院记录、病程记录、会诊记录、转科记录、出院记录和死亡记录等。住院病历记录应尽可能完整。在实际工作中，可根据具体情况作适当增

减。实习医师一律书写完整的住院病历，并应在24小时内完成。危、急、重症病人的病历应及时完成。

（1）住院病历

1）一般项目：姓名、性别、年龄、婚姻、民族、职业、籍贯、住址、工作单位、入院日期、记录日期、病史叙述者以及可靠程度。

2）病史

主诉：指病人最主要、最明显的症状（或体征）及持续时间。要求能正确反映病人的主要病情，尽量避免使用诊断术语。

现病史：围绕主诉，详细记录从发病至就诊时的进展、转变及治疗经过。通常包括发病时间、起病时情况、病情进展情况、伴随症状、诊治经历等。与本次疾病虽无紧密关系，但仍需治疗的其他疾病情况，可在现病史后另起一段予以记录。

既往史：记录病人一般健康状况、预防接种史、传染病史、过敏史、外伤史、手术史及各系统回顾复习等，系统回顾尽可能以症状描述为主。

个人史：简要记录病人的生长史、生活条件、饮食、嗜好、居住与工作环境及精神状况等。

婚姻史：记录婚姻情况、配偶健康状况、夫妻关系等。

月经及生育史：记录月经初潮年龄、月经周期和月经天数、经血的量和色、经期症状、末次月经时间及闭经年龄、妊娠及生育胎次、人工或自然流产史等。

家族史：直系亲属的健康状况、疾病症状或死亡原因，有无遗传病、家族性疾病及传染病等情况。

3）体格检查：体温、脉搏、呼吸、血压

一般状况：发育、营养、体位、步态、面容与表情、神志意识、能否与医生合作等。

皮肤、黏膜：颜色、湿度、弹性，是否有水肿、出血、皮疹、皮下结节或肿块、蜘蛛痣、溃疡及瘢痕、毛发等，并明确记录其部位、大小及形态。

淋巴结：全身各组浅表淋巴结（颌下、耳后、颈部、锁骨上窝、腋窝、滑车上、腹股沟及腘窝部等）有无肿大及肿大的数目、大小、压痛、硬度、移动性，有无瘘管及瘢痕等。

头部及其器官：

头颅：大小、形状、运动，有无肿块、压痛、瘢痕，头发（量、色泽、分布）。

眼：眉毛（有无脱落），睫毛（是否倒睫），眼睑（有无水肿、运动状况、下垂），泪囊（有无黏液、脓性分泌物），眼球（是否凸出、凹陷，运动状况，有无震颤、斜视），结膜（是否充血、水肿、苍白，有无出血、滤泡），巩膜（有无黄染等），角膜（有无浑浊、溃疡、瘢痕、溃疡、老年环等），瞳孔（大小、形态、对称性、对光及调节反射）。

耳：听力，耳郭有无瘘管、结节、局部发热疼痛、牵拉痛，外耳道有无分泌物、血液或异物梗塞等，乳突处有无红肿或压痛等。

鼻：有无鼻外形异常、鼻翼扇动、鼻甲肿大阻塞、鼻窦压痛、分泌物、出血，鼻中隔是否歪曲。

口腔：气味，唇（色、有无疱疹、皲裂、溃疡），牙齿（有无龋齿、缺牙、义齿、残根、并注明其位置），牙龈（色泽、有无肿胀、溢脓、出血、铅线），口腔黏膜（溃疡、白斑、腮腺开口、麻疹斑等），舌（形态、舌质、舌苔、有无溃疡、运动、震颤、偏斜），咽（色泽、有无分泌物、反射），扁桃体（大小、有无充血、分泌物、假膜），喉（发音）。

颈部：是否对称，有无强直及肿块、颈静脉怒张、肝-颈静脉回流征、颈动脉或颈静脉异常搏动，气管位置，甲状腺（大小、硬度、有无压痛、结节、震颤、杂音）。

胸部：

胸廓：是否对称，有无畸形、局部隆起、压痛，弹性；异常搏动；乳房（大小，有无肿块等），静脉有无曲张等。

肺脏：

视诊　呼吸运动（两侧对比），呼吸频率、节律、深度，肋间隙变宽或变窄。

触诊　语颤强弱，胸膜摩擦感，皮下捻发感，呼吸活动度。

叩诊　叩诊音（清音、过清音、浊音、实音、鼓音），肺下界及肺下界移动度。

听诊　呼吸音（性质、强弱，有无异常呼吸音），有无干湿性啰音、胸膜摩擦音，语音传导情况等。

心脏：

视诊　心前区是否隆起，心尖搏动或心脏搏动位置、范围和强度。

触诊　心尖搏动的位置、强度，有无震颤（部位、期间）、心包摩擦感。

叩诊　心脏左、右浊音界，可用左、右第2、3、4、5肋间距正中线的距离（cm）表示之。须注明左锁骨中线距前正中线的距离。

听诊　心率、心律、心音（强弱，有无分裂，P_2与A_2的比较）、额外心音（奔马律、开瓣音、喀喇音等）、杂音（部位、性质、时间、强度、传导方向）、心包摩擦音等。

血管：桡动脉：脉率，节律（规则、不规则、脉搏短绌），有无奇脉，左、右桡动脉脉搏的比较。动脉壁的性质和紧张度。

周围血管征：有无毛细血管搏动征、枪击音、水冲脉和动脉异常搏动等。

腹部：

视诊　是否对称，大小，有无膨隆、凹陷，呼吸运动状况，有无皮疹、色素沉着、条纹、瘢痕，腹部体毛状况，脐，有无疝、静脉曲张（及其血流方向）、胃肠蠕动波、上腹部搏动。腹围测量（有腹水或腹部包块时）等。

触诊　腹壁紧张度，有无压痛、反跳痛、液波震颤、包块（部位、大小、形状、硬度、压痛、移动度、搏动）。

肝脏　大小（右叶可在右锁骨中线从肋缘至肝下缘，左叶可由剑突至肝左叶下缘多少厘米表示之），质地，表面及边缘情况，有无压痛、搏动。

胆囊　大小，形态，有无压痛、墨菲征。

脾脏　大小，质地，表面及边缘状况，有无压痛及摩擦感。

肾脏　大小、形状、硬度、移动度，有无压痛、肾区叩击痛。

膀胱　膨胀与否、输尿管有无压痛点。

叩诊　肝、脾浊音界，有无肝区叩击痛、移动性浊音、高度鼓音、肾区叩击痛。

听诊　肠鸣音（正常、增强、减弱或消失），有无振水音和血管杂音等。

肛门、直肠：有无痔、肛裂、脱肛、肛瘘。直肠指诊有无狭窄、包块、压痛、前列腺肿大及压痛。

外生殖器：根据病情需要作相应的检查。

男性　有无发育畸形、包茎、鞘膜积液，睾丸，附睾，精索状况。

女性　有特殊情况时，可请妇产科医生作检查。

脊柱：有无侧凸、前凸、后凸、压痛，活动度如何。

四肢:有无畸形,杵状指(趾),静脉曲张,骨折,关节有无红肿、疼痛、压痛、积液、脱臼,活动度受限、畸形、强直,有无水肿,肌肉萎缩,肌张力增强或肢体瘫痪等。

神经反射:肱二头肌、肱三头肌、膝腱反射、跟腱反射、腹壁反射、提睾反射情况,有无病理反射。必要时作运动、感觉及神经系统其他检查。

专科情况:如外科情况、眼科情况、妇科情况等。

4）实验室检查:要求病人入院后24小时内完成三大常规的检查。

血液:红细胞计数、血红蛋白测定、白细胞计数及分类、血小板计数。

尿液:色、比重、酸碱反应、蛋白质及糖定性、尿沉渣显微镜检查。

粪便:观察色、性状及有无血、黏液、脓液,涂片显微镜检查。

器械检查:病人住院期间,根据病情需要,进行X线及其他有关检查(如心电图、B超、肺功能、CT及特殊实验室检查等)。

5）摘要:把病史、体格检查、实验室检查及其他检查等的主要资料摘要综合,揭示诊断和鉴别诊断的依据,使其他医生或会诊医生通过摘要内容能了解基本病情。

6）初步诊断:列出已确定的诊断或可能诊断的病名。

7）记录者签名。

(2）入院记录:内容同住院病历,但重点更突出、更简要。入院记录不逐项列标题,已叙述方式按主诉、现病史等住院病历标题的顺序分段书写,最后写初步诊断,病名可按主次顺序排列,不冠数码(格式与内容见病历举例)。

(3）病程记录:要求真实、客观地记录病人入院期间的全部病情经过,包括下列内容:

1）病人自觉症状、精神状态、情志、饮食及睡眠情况的变化,新出现的症状与体征的改变,并发症的发生等。

2）特殊检查的结果及其分析、判断,治疗操作的经过情况,疗效及其反应,重要医嘱的更改及理由。

3）病情分析及今后诊疗意见和计划。

4）本科各级医生对诊断及治疗的意见。

5）他科会诊的意见。

6）病情告知及与家属或有关人员的谈话记录。

7）原诊断的修改、补充以及新诊断的确定,并说明其根据。

8）对住院时间较长的病人,应定期作出阶段小结。

(4）首次病程记录:必须于入院8小时内完成,其中应简要综述、分析入院时所采集的有关病史、体征和其他检查资料,提出初步诊断及依据,并拟定近期的诊疗计划。

(5）会诊记录:病人在住院期间出现他科情况,经有关科室会诊后,应由会诊医师书写会诊记录,内容包括会诊医师对病人病史、体征的补充,对诊断、进一步检查及诊疗的意见。

(6）转科记录:病人在住院期间出现其他科情况,经有关科同意转诊后,应书写转出记录,内容包括主要病情、诊治经过、转出理由、本科诊断、目前情况及治疗措施,以供转入科室参考。当病人由其他科转入时,应书写转入记录,将病人转科原因、转科前的病情及转入时的问诊及其检查结果作摘要记录,重点写明转入本科诊治的疾病情况。

(7）出院记录:即出院小结。包括入、出院日期,入院时情况,诊疗经过,出院时情况,出院诊断,出院后注意事项(关于休养、饮食与治疗的医嘱,复诊时间等),为随访或随诊提供参考。

（8）死亡记录：如病人在住院期间，因病情严重，救治无效而死亡，应立即书写死亡记录。内容包括入院日期、入院情况、入院诊断、病情转危过程、抢救经过、死亡时间、死亡原因和最后诊断等。

（9）再次住院病历：如病人再次住院，应在病历上注明本次住院属第几次，并按下列要求编写再次住院病历。

1）因旧病复发而再次住院，需将过去病历摘要及上次出院后至本次入院前的病情与治疗经过详细记入病历，而对既往史、个人史等可以从略，但如有新的情况应加以补充。

2）如因新患疾病而再次住院，需按完整的住院病历格式编写，并将过去的住院诊断列入既往史中。

（孙海燕　谭超）

【参考文献】

1. 陈文彬，潘祥林. 诊断学. 第7版. 北京：人民卫生出版社，2012.
2. 戴万亨. 诊断学基础. 第2版. 北京：中国中医药出版社，2012.

第二章

体格检查

体格检查是指医护人员运用所学技术借助于自身感觉器官及辅助工具（如听诊器、血压计、手电筒、叩诊锤等），对被检查者进行身体检查，了解其健康状况和病情的一种基础方法，包括视诊、触诊、叩诊、听诊四部分，学生应针对具体检查部位进行反复练习实践方能得到准确且可靠的检查结果。

第一节　一般状态、皮肤、浅表淋巴结检查

【学习目的】掌握一般检查及头颈部检查的内容及方法。

【基础知识提炼】皮肤、淋巴结的基础知识。

【操作前准备】听诊器、血压计、温度计等器材。

【操作步骤】

1. 教师示范并介绍一般状态、皮肤、淋巴结的检查内容及方法。

2. 实训内容

（1）**一般状态检查：**包括体温、脉搏、呼吸、血压、发育与体型、营养状态、意识、面容与表情、体位、步态。以视诊为主，配合触诊或检查器材进行检查。

（2）**皮肤：**弹性、颜色、湿度与出汗、有无皮疹、出血点、蜘蛛痣、皮下结节、水肿、瘢痕及附着毛发情况。

（3）**淋巴结检查：**检查某部淋巴结时，应使该部皮肤和肌肉松弛，以利于触摸。由浅入深，依次触摸耳前、耳后、乳突区、枕骨下区、颈后三角、颈前三角、锁骨上窝、腋窝、滑车上、腹股沟、腘窝区的淋巴结，检查时如发现肿大淋巴结，应记录淋巴结的数目、大小、质地、移动度、表面是否光滑，有无红肿、压痛、粘连、波动，是否有瘢痕、溃疡、瘘管等。

【注意事项】血压检查容易出错，故重点列出。血压测量方法：

1. 患者半小时内禁烟、禁咖啡、排空膀胱，安静环境下在有靠背的椅子安静休息至少5分钟。

2. 取坐位或仰卧位测血压，被检查者上肢裸露伸直并轻度外展，肘部置于心脏同一水平，将袖带均匀紧贴皮肤缠于上臂，使其下缘在肘窝以上约2～3cm，袖带之中央位于肱动脉表面。

3. 检查者触及肱动脉搏动后，将听诊器听件置于搏动上准备听诊。然后，向袖带内充气，边充气边听诊，待肱动脉搏动声消失，再升高30mmHg后，缓慢放气，双眼平视汞柱表面，根据听诊结果读出血压值。

4. 根据 Korotkoff 5 期法，首先听到的响亮拍击声（第 1 期）代表收缩压，随后拍击声有所减弱和带有柔和吹风样杂音成为第 2 期，在第 3 期当压力进一步降低而动脉血流量增加后，拍击声增强和杂音消失，然后音调突然变得沉闷为第 4 期，最终声音消失即达第 5 期。第 5 期的血压值即舒张压。对于妊娠妇女、严重贫血、甲状腺功能亢进、主动脉瓣关闭不全及 Korotkoff 音不消失者，可以第 4 期作为舒张压读数，或舒张压也可以同时记录两个数值，如血压 160/80 ~ 50mmHg。血压至少应测量 2 次，间隔 1 ~ 2 分钟；如收缩压或舒张压 2 次读数相差 5mmHg 以上，应再次测量，以 3 次读数的平均值作为测量结果。记录方法是：收缩压/舒张压，如 120/70mmHg。

【思考题】

1. 血压检查怎样读出收缩压和舒张压？

2. 浅表淋巴结的检查顺序是什么？

第二节　头部、颈部检查

【学习目的】 掌握头颈部检查的内容及方法。

【基础知识提炼】 头颈部的基础解剖学知识。

【操作前准备】 听诊器、压舌板、眼底镜、耳镜、皮尺、手电筒、音叉等器材。

【操作步骤】

1. 教师示范并介绍头颈部的检查内容及方法。

2. 实训内容

（1）**头部**：检查头颅形状、检查视力、视野、色觉等眼功能，检查眉毛、眼睑、泪囊、结膜、巩膜、角膜、虹膜、瞳孔、眼球、眼底的生理和病理状况；检查外耳、中耳、乳突及听力；检查鼻的外形，鼻中隔，鼻黏膜，有无鼻翼扇动，有无鼻出血；检查口唇、口腔黏膜、牙齿、舌、咽喉、扁桃体、口腔气味，注意有无龋齿、残根、缺牙和义齿，咽部及扁桃体有无红肿发炎。

（2）**颈部**：外形与分区、皮肤与包块、姿势与运动、血管、甲状腺、气管，注意颈部皮肤有无蜘蛛痣、感染（疖、痈、结核），颈部包块检查时应注意其部位、数目、大小、质地、活动度、与邻近器官的关系和有无压痛。

【注意事项】 甲状腺是颈部检查的难点，同学在进行检查时容易出错，特加说明。正常人甲状腺外观不突出。检查时嘱被检查者做吞咽动作，可见甲状腺随吞咽动作而向上移动，如不易辨认时，再嘱被检查者两手放于枕后，头向后仰，再进行观察即较明显。甲状腺检查法：

1. 从后面检查

（1）被检查者取坐位，医师站在被检查者身后，让被检查者颈部肌肉松弛，以利于触摸。

（2）将双手拇指放在被检查者颈后，其余四指触摸甲状软骨两侧。

（3）首先触摸位于气管环前面的甲状腺峡部，用示指从胸骨上切向上触摸，可感到气管前软组织，判断有无增厚。

（4）然后触摸甲状腺侧叶，一手示指、中指施压于一叶甲状软骨，将气管推向对侧，另一手拇指在对侧胸锁乳突肌后缘向前推挤甲状腺，示、中指在其前缘触诊甲状腺。

（5）触到肿大甲状腺时，让被检查者做吞咽动作，可上下移动者，为甲状腺。

（6）用同样方法检查另一侧甲状腺。

2. 从前面检查　被检查者坐位，医师站在被检查者对面。

（1）检查峡部时，用拇指从胸骨上切迹向上触摸。

（2）触摸甲状腺侧叶时，一手拇指施压于一侧甲状软骨，将气管推向对侧，另一手示、中指在对侧胸锁乳突肌后缘向前推挤甲状腺侧叶，拇指在胸锁乳突肌前缘触诊，配合吞咽动作，可触及被推挤的甲状腺。

（3）用同样方法检查另一侧甲状腺。

甲状腺肿大可分三度：不能看出肿大但能触及者为Ⅰ°；能看到肿大又能触及，但在胸锁乳突肌以内者为Ⅱ°；超过胸锁乳突肌外缘者为Ⅲ°。

【思考题】

1. 病理情况下，哪些因素可导致瞳孔缩小？哪些因素可导致瞳孔扩大？

2. 甲状腺增大的程度如何划分？

第三节　胸壁、肺脏检查

【学习目的】

1. 了解胸部骨骼标志、人工划定的垂直线及分区。

2. 熟悉常见异常胸廓和脊柱畸形的类型、特点及其临床意义。

3. 了解胸壁及乳房的检查方法、内容和异常的临床意义。

4. 掌握语颤的检查方法、正常表现及异常改变的临床意义。

5. 掌握肺部的叩诊方法和内容、正常肺部叩诊音及病理性叩诊音的临床意义。

6. 掌握肺下界、肺下界移动度的叩诊方法、正常表现、异常改变的临床意义。

7. 掌握各种正常呼吸音的特点及听诊部位。

8. 掌握病理性呼吸音的临床意义。

9. 掌握干啰音、湿啰音、捻发音和胸膜摩擦音的听诊特点及临床意义。

10. 掌握肺与胸膜常见病变的体征。

11. 熟悉呼吸类型、频率、节律、深度及两侧呼吸运动的正常表现和异常改变的临床意义。

12. 熟悉触觉语颤的产生机制。

13. 了解胸膜摩擦感的检查法及临床意义。

14. 了解听觉语音的检查法及临床意义。

【基础知识提炼】胸壁、胸廓、肺和胸膜的解剖知识和生理功能、病理变化。

【操作前准备】听诊器、直尺、记号笔等器材。

【操作步骤】

1. 教师示范并介绍胸壁、肺脏的检查内容及检查方法。

2. 实训内容

（1）**胸部体表标志及分区**：为标记胸廓内各脏器的轮廓和位置、体格检查时异常征象的部位和范围，需借助的胸廓上的自然标志和人工划定的垂直线。骨骼标志包括：胸骨角、脊柱棘突、肩胛下角、肋骨与软肋骨；体表标志线包括：前正中线、锁骨中线、腋前线、腋后线、腋中线、肩胛线、后正中线；胸部分区包括：腋窝、胸骨上窝、锁骨上窝、锁骨下窝、肩胛上区、肩胛区、肩胛间区、肩胛下区。

（2）**胸廓、胸壁的检查**：指对胸廓外形、前后径与左右径之比，有无畸形；胸壁的静脉有无充盈、肋间隙有无异常回缩及膨隆、胸壁有无压痛等进行检查。以视诊、触诊为主。检查时解开衣服，充分暴露前胸部和背部。

（3）**乳房检查**：乳房检查时，被检者取坐位，先两臂下垂，然后双臂高举过头部成双手叉腰再行检查。先从健侧乳房开始（正常乳房检查先左后右）。按照外上（包括角状突出）、外下、内下、内上、中央（乳头、乳晕）各区的顺序滑动触诊。检查者的手指和手掌应平置在乳房上，应用指腹，轻施压力，以旋转或来回滑动进行触诊。

（4）**肺和胸膜**

1）视诊：呼吸类型（胸式、腹式）；呼吸频率、深度、节律如何；呼吸运动是否对称、是否有减弱或增强。

2）触诊：胸廓扩张度：检查前胸时，检查者双手拇指展开在胸骨下端相遇，两手掌及其余四指分开紧贴于两侧前下胸部，嘱被检者深呼吸，比较两手的移动度是否一致；检查背部时，被检查者取坐位，检查者将两手掌面贴于肩胛区对称部位，两手拇指在后正中线相遇，其余四指并拢放于腋下，嘱被检者深呼吸，比较两手的移动度是否一致；触觉语颤：检查者将左右手掌的尺侧缘轻放于两侧胸的对称部位，然后嘱被检者用同等的强度重复发"一"长音，并双手交换，排除检查者手部感觉误差，自上至下，由内到外比较两侧语颤。检查触觉语颤强度如何、是否对称。胸膜摩擦感：检查者将双手掌置于胸廓前下侧部，嘱其深呼吸，感觉有无胸膜摩擦感。

3）叩诊：叩诊两肺是否为正常清音，有无异常叩诊音。叩诊肺上界、肺下界、肺下界移动度。

4）听诊：听诊肺部时，被检查者取坐位或卧位。听诊顺序一般由肺尖开始，自上而下，由前胸到侧胸和背部。听诊时要上下对比，左右对称部位对比。包括：呼吸音听诊（支气管呼吸音、肺泡呼吸音、支气管肺泡呼吸音）是否正常，是否闻及异常呼吸音；是否闻及干、湿啰音、捻发音；是否闻及胸膜摩擦音。听觉语音：将听诊器置于语音震颤相同部位，嘱被检者用同等的强度重复发"一、二、三"时，自上至下，由内到外比较，两侧听觉语音强度是否正常、两侧是否对称。后背听诊同理。

【注意事项】肺上、下界，肺下界移动度的叩诊方法比较复杂，也不容易叩出，应多加练习。

1. 叩诊肺上界　自右侧斜方肌前缘中央部开始叩诊为清音，逐渐叩向外界，由清音变为浊音时，即为肺上界的外侧终点，标记。然后由上述中央部叩向内侧，由清音变为浊音时，即为肺上界的内侧终点，标记。测量两点距离即为肺尖宽度、同理标记左侧。

2. 叩诊肺下界　按照右锁骨中线、腋中线，肩胛线顺序分别叩诊出两侧肺下界，自上而下叩诊至实音时，标记。平静呼吸时，肺下界分别为右锁骨中线第6肋、右腋中线第8肋、左腋中线第8肋、右肩胛线第10肋、左肩胛线第10肋。

3. 叩诊肺下界移动度　首先于平静呼吸时，于左肩胛线上叩出肺下界位置，嘱被检者作深吸气后屏气的同时，沿该线继续向下叩诊，当由清音变为实音时，标记该点，即为左肩胛线上肺下界最低点。被检者恢复平静呼吸，再嘱其深呼气并屏气，再由上向下叩诊，直至清音变实音时，标记该点，即为左肩胛线上肺下界最高点，最高点距最低点距离为肺下界移动范围。同样方法叩右侧肩胛线上肺下界移动范围。正常人两侧肺下界移动度为6～8cm。

【思考题】

1. 乳房检查时以什么顺序滑动触诊？先检查患侧还是健侧？触及包块时应注意包块的哪些方面情况？

2. 平静呼吸时，正常人右肺下界标志线位于哪里？

第四节　心脏、血管检查

【学习目的】

1. 掌握正常心尖搏动的位置、范围和强度。
2. 掌握心尖搏动强弱和范围改变的临床意义。
3. 掌握心脏叩诊法、正常心浊音界和心浊音界改变的临床意义。
4. 掌握心脏各瓣膜听诊区的位置以及心脏听诊的内容，掌握窦性心律不齐、期前收缩和心房颤动的听诊特点及其临床意义。
5. 掌握正常心音（主要为 S_1、S_2）的产生机制、听诊特点，第一与第二心音的鉴别。
6. 掌握 S_1、S_2 改变的临床意义，掌握舒张期奔马律、二尖瓣开放拍击音的发生机制、特征和临床意义。
7. 掌握心脏杂音的产生机制、杂音特征及其临床意义。
8. 掌握各瓣膜区杂音的临床意义。
9. 掌握心包摩擦音的临床意义。
10. 掌握心脏常见疾病的体征。
11. 掌握器质性与功能性收缩期杂音的区别。
12. 熟悉心前区隆起与饱满的临床意义。
13. 熟悉影响心尖搏动的生理和病理因素。
14. 熟悉震颤的检查方法和常见震颤的临床意义。
15. 熟悉心包摩擦感的产生机制、检查法。
16. 熟悉心脏听诊的方法和顺序。
17. 熟悉杂音的分级方法。
18. 掌握周围血管征的检查内容、检查方法及其临床意义。

【基础知识提炼】心脏及相关血管的解剖、生理、病理知识。

【操作前准备】听诊器具备膜型和钟型两种胸件、玻片等器材。

【操作步骤】

1. 教师示范并介绍心脏、血管的检查内容及检查方法。

2. 实训内容

（1）**视诊**：被检查者一般取仰卧位，并充分暴露胸部。检查者站在被检查者右侧，视线自上向下，必要时检查者下蹲，以切线方向观察，与胸部同水平视诊。包括：心前区有无异常隆起或凹陷；心尖搏动或心脏搏动的位置、范围及程度；心前区有无异常搏动。正常心尖搏动处位于第五肋间，左侧锁骨中线内 0.5～1.0cm 处，波动范围直径 2.0～2.5cm。

（2）**触诊**：检查者用全手掌、手掌尺侧或指尖放在被检查部位，触知心脏的搏动、震颤或心包摩擦感。心尖搏动的触诊可先以全手掌，然后缩小到右手小鱼际或指尖，以确定心尖搏动的准确位置、强度和有无抬举性。包括：心尖搏动位置、范围、强度；有无异常搏动；有无震颤（部位、期间）、心包摩擦感。

（3）**叩诊**：检查者用间接叩诊法，沿肋间隙从外向内、自下而上叩诊。包括：心脏相对浊音界：顺序为先叩出左界、后右界。左界叩诊时，在心尖搏动外 2～3cm 处开始，逐个肋间向上，直至第 2 肋间。右界叩诊时，先沿右锁骨中线，自上而下，叩诊音由清变浊时为肝上界，然后由其上一肋间由外向内，逐一肋间向上叩诊，直至第 2 肋间。对各个肋间叩出的浊音界逐一作出标记，用左、右第 2、3、4、5 肋间距前正中线的距离（cm）表示之，并注明左锁骨中线至前正中线的距离。准确测量并记录。

（4）**听诊**：心脏听诊在心脏检查中占有重要地位。通过听诊可获得心率、心律、心音变化及杂音等多种信息。听诊时，被检查者可取平卧位或坐位，必要时可使被检查者改变体位，如左侧卧位听取心尖部二尖瓣狭窄的杂音，前倾坐位听诊主动脉瓣关闭不全的杂音。先将听诊器体件置于心尖搏动最强处（二尖瓣区），然后按各瓣膜区顺序听诊（见后）。包括：心率、心律、心音（强度，有无分裂，P_2与 A_2的比较）、额外心音（奔马律、开瓣音、喀喇音等）、心脏杂音（部位、性质、时间、强度、传导方向、运动、与呼吸的关系）、心包摩擦音（在胸骨左缘 3、4 肋间听诊）。

（5）**血管检查及周围血管征**：包括：手背浅静脉充盈情况的检查、有无肝-颈静脉反流征、有无毛细血管搏动征；桡动脉的脉率，节律（规则、不规则、脉搏短绌），左、右桡动脉脉搏的比较，有无水冲脉、交替脉、重搏脉、奇脉等；听诊有无枪击音、其他血管杂音等。

【注意事项】心脏各瓣膜所产生的声音沿血流方向传到胸壁最易听清的部位，称心脏瓣膜听诊区。心脏各瓣膜区的听诊顺序为：二尖瓣区（第 5 肋间隙左锁骨中线内侧）→肺动脉瓣区（胸骨左缘第 2 肋间隙）→主动脉瓣区（胸骨右缘第 2 肋间隙）→主动脉瓣第二听诊区（胸骨左缘第 3 肋间隙）→三尖瓣区（胸骨下端左缘）。

【思考题】

1. 心脏各瓣膜区听诊顺序和部位？
2. 心脏听诊有哪些内容？

第五节　腹部检查

【学习目的】

1. 掌握腹部触诊的方法及注意事项。
2. 掌握腹部紧张度、压痛及反跳痛、液波震颤的检查方法和临床意义。
3. 掌握腹部肿块的触诊法和临床意义。
4. 掌握移动性浊音和肝、肾叩击痛的检查方法及其临床意义。
5. 掌握正常肠蠕动及异常改变的临床意义；掌握腹部常见病的体征。
6. 熟悉腹部皮肤的改变、腹壁静脉曲张、疝、蠕动波的检查方法及临床意义。
7. 熟悉腹部叩诊音，肝脏、胃泡鼓音区、脾脏、膀胱的叩诊法。
8. 熟悉振水音、搔弹音的检查法及临床意义。
9. 了解腹部范围及分区。
10. 了解腹部外形检查法，腹部膨隆、凹陷的临床意义。
11. 了解正常腹部能触到的脏器。

【基础知识提炼】腹部相关的解剖、生理、病理知识。

【操作前准备】听诊器等器材。

【操作步骤】

1. 教师介绍并示范腹部检查内容及检查方法。

2. 实训内容

(1) **腹部体表标志与分区**

1) 体表标志:肋弓下缘、脐、腹股沟韧带、腹上角、腹中线、腹直肌外缘、髂前上棘、肋脊角。

2) 腹部分区:①九区法:用两条水平线和两条垂直线将腹部分为九个区。上水平线为两侧肋弓下缘最低点的连线,下水平线为两侧髂前上棘连线。两条垂直线为通过左右髂前上棘至腹中线连线中点所作的垂直线。自上而下将腹部分为九区,左上腹部、左侧腹部、左下腹部、上腹部、中腹部、下腹部、右上腹部、右侧腹部、右下腹部。②四区法:以脐为中点,画一水平线与垂直线,将腹部分为左上腹部、左下腹部、右上腹部、右下腹部四区。

(2) **视诊**:腹部视诊时,室内要温暖,患者应取仰卧位,暴露全腹,医师站在患者右侧,一般自上而下按一定顺序全面视诊。有时为发现腹部外形异常,可略微以不同角度仔细视诊。光线应充足适宜,因灯光下不易辨别皮肤黄染变化,故以自然光线为佳。当观察腹部体表蠕动波、脏器轮廓、搏动及包块时,以侧面光线为宜。腹部视诊的主要内容包括:腹部外形有无膨隆及凹陷、呼吸运动、腹壁静脉有无充盈、有无皮疹、腹纹、疝、胃肠型及蠕动波、脐部有无异常、有无异常上腹部搏动等。

(3) **触诊**:患者一般取仰卧位,双腿屈曲并稍分开,使腹肌松弛,嘱患者张口缓慢做腹式呼吸,使膈下脏器随呼吸上下移动以便检查。

1) 全腹触诊,手要温暖,动作轻柔,由浅入深,先从健康部位开始,逐渐移向病痛区。一般自左下腹部开始逆时针方向顺序对腹部各区仔细进行触诊,边触诊边观察被检查者的反应与表情,以进行比较。触诊内容:腹壁紧张度有无增加及减低、压痛及反跳痛、阑尾点、胆囊点有无压痛、有无液波震颤。

2) 腹内器官触诊

①肝脏触诊:右手单手触诊。医师位于患者右侧,将右手平放于患者右侧腹壁上,腕关节自然伸直,四指并拢,掌指关节伸直,以示指前端的桡侧或示指与中指指端对着肋缘,自髂前上棘连线水平、右侧腹直肌外侧开始自下而上,逐渐向右季肋缘移动。嘱患者作慢而深的腹式呼吸运动触诊的手应与呼吸运动紧密配合。随患者吸气右手在继续施压中随腹壁隆起抬高,但上抬速度要慢于腹壁的隆起,并向季肋缘方向触探肝缘。呼气时,腹壁松弛并下陷,触诊手应及时向腹深部按压,如肝脏肿大,则可触及肝下缘从手指端滑过。若未触及,则反复进行,直至触及肝脏或肋缘。用上述方法由脐平面到剑突区域(肝左叶)进行触诊。

②双手触诊法,可提高触诊效果。医师右手位置同单手法,用左手掌托住患者右后腰部,左手拇指张开置于右肋缘,在吸气的同时,左手向前推,使肝下缘紧贴前腹壁下移,并限制右下胸扩张,以增加膈肌下移的幅度,如此,随吸气下移的肝下缘就更易碰到迎触的右手指。用上述方法,还应在腹中线上由脐平面到剑突区域(肝左叶)进行触诊。

③胆囊触诊:正常胆囊不能触及。胆囊肿大时,在右肋缘下腹直肌外缘处可触及一梨形或卵圆形、张力较高、随呼吸而上下移动的肿块,其质地和压痛视病变性质而定。胆囊触痛检查法:医师将左手掌平放于患者右胸下部,先以左手拇指指腹用适度压力勾压右肋下部胆囊点处,然后嘱患者缓慢深吸气,在吸气时发炎的胆囊下移时碰到用力按压的拇指引起疼痛,患者因疼痛而突然屏气,为墨非征阳性,见于急性胆囊炎。

④脾脏触诊:正常情况下脾脏不能触及。脾脏明显肿大而位置较表浅时,用单手浅部触诊即可触及。如肿大的脾脏位置较深,应用双手触诊法进行检查。患者仰卧,双腿稍屈曲,

医生左手绕过患者腹部前方，手掌置于其左腰部第 7～10 肋处，将脾从后向前托起。右手掌平放于上腹部，与肋弓成垂直方向，以稍弯曲的手指末端轻压向腹部深处，随病人腹式呼吸运动，由下而上逐渐移近左肋弓，直至触到脾缘或左肋缘。脾脏轻度肿大而仰卧位不易触到时，可嘱患者改换右侧卧位，患者右下肢伸直，左下肢屈髋、屈膝，用双手触诊较易触及。触及脾脏后应注意其大小、质地、表面形态、有无压痛及摩擦感等。

临床上常将脾肿大分为三度：深吸气时脾脏在肋下不超过 3cm 者为轻度肿大；超过 3cm，但在脐水平线以上，为中度肿大；超过脐水平线或前正中线为高度肿大，又称巨脾。中度以上脾肿大时，其右缘常可触及脾切迹，这一特征可与左肋下其他包块相区别。

脾肿大的测量方法如下：当轻度脾肿大时只作甲乙线（又称第 1 线）测量，即在左锁骨中线与左肋缘交点至脾下缘的垂直距离，以厘米表示（下同）。脾脏明显肿大时，应加测甲丙线（第 2 线）和丁戊线（第 3 线），甲丙线为左锁骨中线与左肋缘交点至最远脾尖之间的距离。丁戊线为脾右缘到前正中线的距离。如脾肿大向右未超过前正中线，测量脾右缘到前正中线的最短距离，以“-”表示；超过前正中线则测量脾右缘到前正中线的最大距离，以“+”表示。

⑤肾脏触诊：肾脏触诊常用双手触诊法。患者可取仰卧位或立位。仰卧触诊右肾时，嘱患者双腿屈曲并做较深的腹式呼吸。医师立于患者右侧，将左手掌放在其后腰部向上托（触诊左肾时，左手绕过患者前方托住左后腰部），右手掌平放于被检侧季肋部，以微弯的手指指端放在肋弓下方，随患者呼气，右手逐渐深压向后腹壁，与在后腰部向上托起的左手试图接近，双手夹触肾。如未触及肾脏，应让患者深吸气此时随吸气下移的肾脏可能滑入双手之间被触知。如能触及肾脏大部分，则可将其在两手间夹住，同时患者常有类似恶心或酸痛的不适感。有时只能触及光滑、圆钝的肾下极，它常从触诊的手中滑出。

当肾脏和尿路疾病，尤其是炎性疾病时，可在一些部位出现压痛点：a. 季肋点：在第 10 肋骨前端；b. 上输尿管点：在脐水平线上腹直肌外缘；c. 中输尿管点：在两侧髂前上棘水平腹直肌外缘，相当于输尿管第二狭窄处（入骨盆腔处）；d. 肋脊点：在背部脊柱与第 12 肋骨所形成的夹角的顶点，又称肋脊角；e. 肋腰点：在第 12 肋骨与腰肌外缘的夹角顶点，又称肋腰角。季肋点压痛亦提示肾脏病变。输尿管有结石、化脓性炎或结核性炎症时，在上或中输尿管点出现压痛。肋脊点和肋腰点是肾脏一些炎症性疾病如肾盂肾炎、肾结核或肾脓肿等常出现压痛的部位。如炎症深隐于肾实质内，可无压痛而仅有叩击痛。

⑥膀胱触诊：正常膀胱空虚时不易触到。当膀胱充盈胀大时，超出耻骨上缘，可在下腹部触及圆形具有压痛的弹性肿物。膀胱触诊一般用单手滑行触诊法。在患者仰卧屈膝情况下，医师立于其左侧，以右手自脐开始向耻骨方向触摸，触及包块后应详查其性质，以便鉴别其为膀胱、子宫或其他肿物。

⑦腹部正常可触及的包块有腹直肌肌腹及腱划、腹主动脉、腰椎椎体及骶骨岬、横结肠、乙状结肠、盲肠。在腹部如触到上述以外的包块，应视为异常，多有病理意义。包括肿大的脏器、炎性组织、肿大的淋巴结、囊肿，以及良性或恶性肿瘤等。当触及时必须注意以下几点：部位、大小、形态、质地、压痛、搏动、移动度等。

（4）**叩诊**

1）正常腹部触肝、脾所在部位叩诊呈浊音或实音外，其余部位均为鼓音。

2）肝脏及胆囊叩诊：以叩诊定肝上下界时，一般是沿右锁骨中线、右腋中线和右肩胛线，由肺区向下叩向腹部。当由清音转为浊音时，即为肝上界。此处相当于被肺遮盖的肝顶部，故又称肝相对浊音界；再往下轻叩，由浊音变为实音时，此处的肝脏不被肺遮盖，直接贴近胸壁，称肝绝对浊音界；继续往下叩，由实音转为鼓音处，即为肝下界。匀称型者正常肝上界在右锁骨中线上第5肋间，下界位于右季肋下缘。右锁骨中线上肝浊音区上下径之间的距离约为9～11cm；在右腋中线上肝上界在第7肋间，下界相当于第10肋骨水平；在右肩胛线上，肝上界为第10肋间，下界不易叩出。肝区叩击痛对肝炎、肝脓肿有一定的诊断意义。

3）胃泡鼓音区：胃泡鼓音区位于左前胸下部肋缘以上，呈半圆形，因胃底含气而形成，叩诊呈鼓音。其上界为膈及肺下缘，下界为肋弓，左界为脾脏，右界为肝左缘。

4）脾脏叩诊：脾浊音区宜采用轻叩法，在左腋中线自上而下进行叩诊。正常脾浊音区在该线上第9～11肋，宽约4～7cm，前方不超过腋前线。

5）肾脏叩击：主要检查肾脏有无叩击痛。正常时肾区无叩击痛。检查时，患者取坐位或仰卧位，医师以左手掌平放于患者肾区（肋脊角处），右手握拳用轻到中等力量叩击手背。

6）膀胱叩诊：在耻骨联合上方进行叩诊。膀胱空虚时，因小肠位于耻骨上方遮盖膀胱，故叩诊呈鼓音，叩不出膀胱的轮廓。当膀胱充盈时，耻骨上方叩出圆形浊音区。

7）腹水的检查：当腹腔内有较多的游离液体（在1000ml以上）时，如患者仰卧位，液体因重力作用多积聚腹腔低处，含气的肠管漂浮其上，故叩诊腹中部呈鼓音，腹部两侧呈浊音；在患者侧卧位时，液体随之流动，叩诊上侧腹部转为鼓音，下侧腹部呈浊音。这种因体位不同而出现浊音区变动的现象，称移动性浊音。

（5）**听诊**

1）肠鸣音：正常时肠鸣音大约每分钟4～5次，在脐部听得最清楚。

2）振水音：患者仰卧，医师用耳凑近患者上腹部或将听诊器体件放于此处，然后用稍微弯曲的手指以冲击触诊法连续迅速冲击患者上腹部，如听到胃内液体与气体相撞击的声音，称为振水声。

3）血管杂音：正常腹部无血管杂音。如在上腹部的两侧出现收缩期血管杂音，常提示肾主动脉狭窄，中腹部的收缩期血管杂音提示腹主动脉瘤或腹主动脉狭窄，下腹两侧出现收缩期血管杂音，应考虑髂动脉狭窄。

【注意事项】当触及异常包块时，可根据以下情况初步判断：

1. 局部膨隆呈长形者，多见于肠梗阻、肠扭转、肠套叠和巨结肠症等所致的肠道病变；呈圆形者，常见于炎性包块（有压痛且边缘不规则）、囊肿或肿瘤。

2. 膨隆伴搏动可为动脉瘤，也可能由压在动脉上的肿大脏器或肿块传导其搏动。

3. 膨隆随呼吸移动，多为膈下脏器或其肿块。

4. 膨隆随体位改变而移动明显者，可能为卵巢囊肿等带蒂肿块、游走肿大的脾或肾、肠系膜或大网膜上的肿块。腹膜后脏器肿块，一般不随体位改变而移位。

5. 腹压增加时出现局部膨隆，而卧位或腹压减低后消失者，见于腹股沟、脐、手术瘢痕等部位的疝。

6. 为鉴别局部肿块是位于腹壁上还是腹腔内，可嘱患者双手托头枕部，从仰卧位作起坐动作，使腹部肌肉紧张，如肿块被紧张的腹肌托起而更为明显，提示在腹部上，如肿块被紧张的腹肌所遮盖，而变得不清楚或消失，提示在腹腔内。

【思考题】

1. 腹部可触及到哪些生理性包块？

2. 移动性浊音阳性提示什么？

第六节　脊柱四肢检查

【学习目的】

1. 掌握杵状指(趾)、匙状指的特征及其临床意义；

2. 熟悉脊柱弯曲度、活动度、叩击痛及压痛的检查法及其临床意义。

【基础知识提炼】脊柱、四肢的解剖、生理、病理知识。

【操作前准备】听诊器、压舌板、叩诊锤等测试器具。

【操作步骤】

1. 教师介绍并示范脊柱、四肢内容及检查方法。

2. 实训内容

（1）**脊柱检查**

1）脊柱弯曲度

检查法　检查时患者取直立位或坐位，先从侧面观察脊柱有无过度的前凸和后凸，再从后面观察脊柱有无侧弯。然后进一步用手指沿脊椎的棘突以适当的压力往下划压，划压后皮肤出现一条红色充血线，以此线为标准，观察脊柱有无侧弯。

2）脊柱活动度

检查法　检查颈段活动时，医师用手固定患者的双肩，以头部正直为中立位，让患者最大限度地做前屈、后伸、左右侧弯、旋转等动作，观察其活动范围。检查腰段活动度时，患者取立位，髋、膝关节伸直，医师用两手固定其骨盆，让患者最大限度地做前屈、后伸、左右侧弯、旋转等动作，观察其活动范围。但是若已有外伤性骨折或关节脱位时，应避免脊柱活动，以防损伤脊髓。

3）脊柱压痛与叩击痛

①脊椎压痛检查法：检查脊柱压痛时，患者取端坐位，身体稍向前倾，医师用右手拇指自上而下逐个按压脊椎棘突及椎旁肌肉，了解患者是否有压痛。

②脊柱叩击痛检查法：脊柱叩击痛有两种检查法。直接叩击法：患者取坐位，医师用手指或用叩诊锤垂直接叩击各椎体棘突，了解患者是否有叩击痛，多用于检查胸、腰段。间接叩击法：患者取坐位，医师将左手掌置于患者头顶部，右手半握拳，以小鱼际肌部位叩击左手背，了解患者的脊柱各部位有无疼痛。

（2）**四肢与关节检查**

1）形态异常，包括匙状甲、杵状指(趾)、梭形关节、爪形手、腕关节变形、膝关节变形等。

2）运动功能检查法：一种是让患者做各关节各方向的主动运动，即患者用自己的力量活动；另一种是被动运动，即医师用外力使患者的关节活动。观察其活动范围及有无疼痛等。

第七节　神经反射检查

【学习目的】

1. 掌握浅反射、深反射、病理反射、脑膜刺激征、Lasegue 征的检查方法及临床意义。

2. 熟悉运动功能检查的方法及临床意义，了解颅神经检查及感觉功能检查的方法和临床意义。

【基础知识提炼】 神经系统的解剖、生理、病理知识。

【操作前准备】 听诊器、压舌板、叩诊锤、音叉、棉签试管、电筒、嗅觉、味觉等测试器具。

【操作步骤】

1. 教师介绍并示范神经系统检查内容及检查方法。

2. 实训内容

(1) 脑神经检查

1) 嗅神经检查法:患者闭目,用其手指压闭一侧鼻孔,检查者拿盛有散发特殊气味溶液的小瓶或物品(如醋、酒、香水等)置于患者另一侧鼻孔下,辨别气味。再用同样的方法检查另一侧鼻孔,了解患者双侧嗅觉是否正常。注意不要使用有强烈刺激性的物品(如氨水等),也不能用患者不熟悉的物品。

2) 视神经

视野 检查法:视野有手动法和视野计法两种检查法,一般可先用手动法粗略测定。医师应为视野正常者。方法为:患者背光与医师相对而坐,距离约 65 ~ 100cm,各用手遮住相对一眼(如患者为右眼,则医师为左眼),并相对凝视保持不动。医师置手指于两人等距离中间,在上、下、左、右等不同方位从外周逐渐向眼的中央部移动,嘱患者发现手指时,立即示意。以同样的方法检查另一眼。如与医师在不同方位均能看到手指,则视野大致正常;若患者在某方向上,当医师看到手指后再移动一定距离患者才看到,为视野缺失。如果有视野缺失时,要进一步用视野计作精确测定。

3) 动眼神经、滑车神经、展神经检查方法:见本篇头部检查。

4) 三叉神经检查法:分别在三个分支体表分布区检查触觉、痛觉和温度觉,其方法详见下文"感觉功能检查"。检查运动要先观察患者的咀嚼肌和颞肌有无萎缩,然后嘱患者做咬合动作,医师触诊其两肌,比较两侧的肌力有无减低,最后嘱患者张口,注意有无下颌偏斜。

5) 面神经检查法:面肌检查要先观察双侧额纹有无消失,眼裂有无增宽,鼻唇沟有无变浅,然后,嘱患者作皱额、皱眉、闭眼、露齿、鼓腮、吹口哨等动作观察两侧运动是否对称,口角是否下垂或歪向一侧。检查味觉时,用棉签蘸不同味道的物质(如糖水、盐水或醋等)涂于一侧前 2/3 舌面,测试味觉,试完一种味道漱口后再试另一种味道,试完一侧再试另一侧,两侧对比。

6) 位听神经检查法

①听力:听力的检查法详见本篇头部检查。为了区别传导性耳聋与感音性耳聋需做 Rinne 试验与 Weber 试验。Rinne 试验又称为气导骨导比较实验,检查法是将 128Hz 的振动音叉柄部紧密放置于患者一侧乳突部,患者可听到振动的音响(骨导),当患者表示音响消失时,迅速将音叉移至该侧外耳道口(气导),如仍能听到音响,表示气导大于骨导,及 Rinne 试验阳性。以同样的方法检测另一耳。Weber 试验又称双耳骨导比较试验,检查方法是将振动的音叉柄部置于患者额正中处,正常时两侧听音相等。感音性耳聋时健侧音响较强,为 Weber 试验阴性;传导性耳聋时患侧音响较强,为 Weber 试验阳性。

②前庭神经:检查时嘱患者直立,两足并拢,两手向前平伸,观察患者睁眼、闭眼时能否站稳。还可通过外耳道灌注冷热水试验或旋转试验观察眼震有无减弱或消失来判断前庭功能。

7) 舌咽神经和迷走神经检查法:嘱患者头后仰,口张大发"啊"音,此时医师用压舌板在舌的前 2/3 与后 1/3 交界处迅速压下,迅速观察两侧软腭是否上抬,悬雍垂是否居中,发音是否嘶哑，最后用压舌板轻轻刺激咽部，引起恶心动作，为咽反射正常。

8）副神经检查法：观察患者两侧胸锁乳突肌和斜方肌有无萎缩，有无斜颈和垂肩，然后嘱患者耸肩转头，医师用手做对抗动作，比较两侧肌力。

9）舌下神经检查法：患者伸舌，观察有无舌偏斜、伸舌肌萎缩和震颤。

（2）感觉功能检查

1）浅感觉：包括触觉、痛觉、温度觉。检查前让患者闭目。①痛觉：用叩诊锤的针尖轻刺皮肤，让患者回答有无疼痛的感觉。②触觉：用棉絮轻触患者皮肤，让患者回答有无感觉。③温度觉：分别用盛有 0～10℃冷水的试管和盛有 40～50℃热水的试管交替接触患者的皮肤，让患者辨别冷热。

2）深感觉：①运动觉：患者闭目，检查者以手指夹住患者手指或足趾两侧，上下移动 5°左右，让患者辨别移动方向，如感觉不明确可加大运动幅度或测试较大关节。②位置觉：患者闭目，将患者的肢体摆成某一姿势，让患者说出该姿势，或用对侧肢体模仿。③振动觉：患者闭目，将振动的音叉柄端置于骨隆起处，如桡骨茎突、尺骨小头、内或外踝，让患者回答有无振动的感觉和持续的时间。

3）复合感觉：也称皮层感觉，是通过大脑皮质的分析和综合来完成的，是在深、浅感觉正常情况下了解大脑皮质功能的检查。检查时患者闭目：①用叩诊锤柄端轻触患者皮肤，让患者指出被触部位。②实体辨别觉：令患者用单手触摸常用物品，如钥匙、钢笔、纽扣等，说出名称、形状等。③两点鉴别觉：用分开一定距离的叩诊锤的两尖端接触患者的皮肤，两点需同时刺激，用力相等，如感觉为两点，再缩小两尖端的距离，直至患者感觉为一点，测量感觉为两点的最小距离。身体各部对两点辨别觉的敏感度不同，以舌尖、鼻端、手指最敏感，距离最小，指尖为 2～8mm，手背 2～3cm，四肢近端和躯干为 6～7cm。④图形觉：用钝物在患者皮肤上画出简单图形，如三角形、方形、圆形等，请患者辨别。

（3）运动功能检查

1）随意运动检查法：以关节为中心检查肌群的伸、屈、内收、外展、旋前、旋后等。医师从相反方向测试患者克服阻力的力量。肌力分为 0～5 级。0 级：无肢体活动，也无肌肉收缩。1 级：可见肌肉收缩，但无肢体活动。2 级：肢体能在床面上作水平移动，但不能抬起。3 级：肢体能抬离床面，但不能抵抗阻力。4 级：能做抵抗阻力的动作，但较正常差。5 级：正常肌力。

2）被动运动检查法：持患者完全放松的肢体以不同的速度和幅度对各个关节作被动运动，医师所感到的阻力大小，肌张力的强度。也可触摸肌肉的硬度来判断肌张力的强度，注意两侧对比。如肌肉松软，伸屈肢体时阻力低，关节运动范围扩大，为张力过低。如肌肉坚实，伸屈肢体时阻力增加，为张力过高，在被动伸屈肢体时起始阻力大，终末突然阻力减弱，称折刀样张力过高。如被动伸屈肢体时阻力再增加，称铅管样张力过高；在此改变基础上又有震颤时，张力过高可呈齿轮样强直。

3）不随意运动

4）共济运动检查法

①指鼻试验：让患者与医师相距 0.5cm，以示指触及医师伸出的示指，再用示指触自己的鼻尖，先慢后快，先睁眼后闭眼，反复进行，观察患者动作是否稳准。

②对指试验：患者两上肢向外展开，伸出两个示指，再使两示指在前方相碰，先睁眼后闭眼，反复进行，观察动作是否稳准。

③轮替动作：让患者伸直手掌，快速做旋前、旋后动作，先睁眼后闭眼，反复进行，观察其

动作是否协调。

④跟-膝-胫试验：患者仰卧，上抬一侧下肢，使其足跟放置对侧膝盖，再让患者沿胫骨前缘向下移动，观察其动作是否稳准。

⑤闭目难立试验：让患者两足并拢直立，两臂向前平伸，然后闭眼，观察其有无摇晃或倾倒，如出现摇摆不稳或倾倒为阳性。

（4）神经反射检查

1）浅反射

①角膜反射检查法：嘱患者眼睛注视内上方，医师用细棉絮从外向内轻触患者角膜外缘，正常时该侧眼睑迅速闭合，称为直接角膜反射，对侧眼睑也同时闭合称为间接角膜反射。

②腹壁反射检查法：患者仰卧，两下肢稍屈曲，使腹壁放松，然后用叩诊锤柄部末端钝尖部迅速从外向内分别轻划两侧上、中、下腹部皮肤。正常人在受刺激部位出现腹肌收缩。

③提睾反射检查法：患者仰卧，双下肢伸直，用叩诊锤柄部末端钝尖部从下到上分别轻划两侧大腿内侧皮肤。健康人可出现同侧提睾肌收缩，睾丸上提。

2）深反射

①肱二头肌反射：医师以左手托扶患者屈曲的肘部，将左手拇指置于肱二头肌肌腱上，右手用叩诊锤叩击左手拇指指甲，正常反应为肱二头肌收缩，前臂快速屈曲。反射中枢在颈髓5～6节。

②肱三头肌反射：患者半屈肘关节，上臂稍外展，医师左手托扶患者肘部，右手用叩诊锤直接叩击尺骨鹰嘴突上方的肱三头肌肌腱，正常时肱三头肌收缩，出现前臂伸展。反射中枢为颈髓7～8节。

③桡骨骨膜反射：医师左手托扶患者腕部，并使腕关节自然下垂，右手用叩诊锤轻叩桡骨茎突，正常时肱桡肌收缩，出现屈肘和前臂旋前。反射中枢在颈髓5～6节。

④膝反射：坐位检查时，小腿完全松弛下垂，仰卧位检查时医师左手在其腘窝处托起下肢，使髋、膝关节屈曲，右手用叩诊锤叩击髌骨下方之股四头肌腱，正常时出现股四头肌收缩，小腿伸展。反射中枢在腰髓2～4节。

⑤踝反射：患者仰卧，下肢外旋外展，髋、膝关节稍屈曲，医师左手将患者足部背伸成直角，右手用叩诊锤叩击跟腱，正常为腓肠肌收缩，出现足向跖面屈曲。反射中枢在骶髓1～2节。

⑥霍夫曼征：医师用左手托住患者腕部，用右手示指和中指夹持患者中指，稍向上提，使腕部处于轻度过伸位，用拇指快速弹刮患者中指指甲，如引起其余四指轻度掌屈反应为阳性。反射中枢在颈髓7到胸髓1节。

⑦阵挛：阵挛是腱反射高度亢进的表现，临床常见髌阵挛和踝阵挛。髌阵挛：患者仰卧，下肢伸直，医师用拇指和示指掐住髌骨上缘，用力向下快速推动数次，并保持一定的推力，阳性反应为股四头肌节律性收缩使髌骨上下运动。踝阵挛：患者仰卧，医师用左右托住腘窝，使髋、膝关节稍屈曲，右手紧贴患者脚掌，突然用力使踝关节持续过伸，阳性表现为该足呈节律性持续的屈伸。

3）病理反射

①巴宾斯基征：患者仰卧，髋、膝关节伸直，医师以手持患者踝部，用叩诊锤柄部末端的钝尖部在足底外侧从后向前快速轻划至小趾根部，再转向拇趾侧。正常出现足趾向跖面屈曲，称巴宾斯基征阴性。如出现拇趾背伸，其余四趾呈扇形分开，称巴宾斯基征阳性。

②奥本海姆征：医师用拇指和示指沿患者胫骨前缘用力由上而下划压，阳性表现同巴宾

斯基征。

③戈登征：医师用手以适当的力量握腓肠肌，阳性表现同巴宾斯基征。

④查克多征：医师用叩诊锤柄部末端钝尖部在患者外踝下方有后向前轻划至跖趾关节处止，阳性表现同巴宾斯基征。

⑤贡达征：医师将手置于患者足外侧两趾背面，向跖面按压数秒钟后突然松开，阳性表现同巴宾斯基征。

4）脑膜刺激征

①颈强直：患者去枕仰卧，下肢伸直，在确定患者颈椎体或颈髓没有外伤时，医师用左手托其枕部做被动屈颈动作，正常时下颏可贴近前胸。如下颏不能贴近前胸且医师感到有抵抗感，患者感颈后疼痛时为阳性。

②凯尔尼格征：患者去枕仰卧，一腿伸直，医师将另一下肢先屈髋、屈膝成直角，然后抬小腿伸直其膝部，正常人膝关节可伸达135°以上。如小于135°时出现抵抗，且伴有疼痛及屈肌痉挛时为阳性。以同样的方法再检查另一侧。

③布鲁津斯基征：患者去枕仰卧，双下肢自然伸直，医师左手托患者枕部，右手置于患者胸前，使颈部前屈，如两膝关节和髋关节反射性屈曲为阳性。

5）拉塞格征：患者仰卧，两下肢伸直，医师一手压在一侧膝关节上，使下肢保持伸直，另一手将下肢抬起，正常可抬高70°以上。如不到30°即出现由上而下的放射性疼痛为阳性。以同样的方法再检查另一侧。

【注意事项】感觉障碍常分为以下几型，在进行检查时应该心中有数：

1. 末梢型　是肢体远端对称性完全性感觉缺失。

2. 神经根型　感觉障碍范围与某种神经根的节段分布一致，呈节段型或带状，在躯干呈横轴走向，在四肢呈纵轴走向。

3. 脊髓型　根据脊髓受损伤程度分为横贯型和半横贯型。①脊髓横贯型：为脊髓完全被横断，其特点为病变平面以上完全正常，病变平面以下各种感觉均缺失，并伴有截瘫或四肢瘫，尿便障碍。②脊髓半横贯型：仅脊髓一半被横断，又称布朗-赛卡尔综合征，其特点为病变同侧损伤平面以下深感觉丧失及痉挛性瘫痪；对侧痛温觉丧失。

4. 内囊型　因感觉、运动传导路都经过内囊，且内囊较窄，如有病变常表现为对侧半身感觉障碍及伴有瘫痪（病灶对侧半身感觉障碍、偏瘫、同向偏盲，常称为三偏征）。

5. 脑干型　因延髓较脊髓宽，各种感觉传导束也较分散，如病变较局限时，可发生分离性感觉障碍。如延髓与脑桥下部的一侧病变时可产生交叉性偏身感觉障碍，其特点为病变同侧面部感觉缺失和对侧躯干及肢体感觉缺失。

6. 皮质型　因大脑皮质感觉分布较广，发生损害时，其感觉障碍往往限于身体的一部分，其特点为上肢或下肢感觉障碍，并有复合感觉障碍，如一侧病变较广泛而出现对侧半身感觉障碍，肢体远端重于近端，复合感觉及深感觉重于浅感觉。

【思考题】

1. 中枢性面瘫和周围性面瘫的区别？

2. 病理反射阳性提示什么？

（孙海燕　谭超）

【参考文献】

1. 陈文彬，潘祥林. 诊断学. 第7版. 北京：人民卫生出版社，2012.

2. 戴万亨. 诊断学基础. 第2版. 北京：中国中医药出版社，2012.

第三章

中医内科学实训

中医内科学是中医学临床主干课程，其主要内容是运用中医学理论，阐述内科疾病的病因病机及其证治规律，采取相应的中医疗法进行治疗的一门学科。学习中医内科学的目的是为了从事临床工作，进行疾病诊治，此过程与中医基础理论、中医诊断学内容密切相关，本教程旨在将多学科内容融合，指导同学进行中医内科学实训学习。

第一节　脉诊的实训操作

脉诊即切诊，是医生使用手指按压患者脉搏以感知脉动形象，了解病情、症候特点的方法。它是我国古代医学家长期医疗实践的经验总结。传统脉诊是凭借医生手指的灵敏触觉来体会脉象，因此，切脉是一种需要在理论知识学习的基础上进行反复练习的技能操作。学习脉诊既要熟悉脉学的基本知识，又要掌握切脉的基本技能，才能逐步识别各种脉象，并有效地运用于临床。

一、脉象的组成

脉象是手指感觉脉搏跳动的形象，或称为脉动应指的形象。人体的血脉贯通全身，内连脏腑，外达肌表，运行气血，周流不休，所以，脉象能够反映全身脏腑功能、气血、阴阳的综合信息。脉象的产生，与心脏的搏动，心气的盛衰，脉管的通利和气血的盈亏及各脏腑的协调作用直接有关。

心、脉是形成脉象的主要脏器。在宗气和心气的作用下，心脏一缩一张的搏动，把血液排入脉管而形成脉搏。脉搏的跳动与心脏搏动的频率、节律基本一致。脉是气血运行的通道。当血液由心脏排入脉管，则脉管必然扩张，然后血管依靠自身的弹收缩，压迫血液向前运行，脉管的这种一舒一缩功能，既是气血周流、循行不息的重要条件，也是产生脉搏的重要因素。脉管的舒缩功能正常与否，能直接影响脉搏，产生相应的变化。心血和心阴是心脏生理功能活动的物质基础，心气和心阳是心脏的功能活动。心阴心阳的协调，是维持脉搏正常的基本条件。当心气旺盛，血液充盈，心阴心阳调和时，心脏搏动的节奏和谐有力，脉搏亦从容和缓，均匀有力。反之，可以出现脉搏的过大过小，过强过弱，过速过迟或节律失常等变化。

气血是形成脉象的物质基础。脉道必赖血液以充盈，因而血液的盈亏，直接关系到脉象的大小等；气属阳主动，血液的运行全赖于气的推动，脉的壅遏营气有赖于气的固摄，心搏的强弱和节律亦赖气的调节。

脉象的形成不仅与心、脉、气、血有关，同时与脏腑的整体功能活动亦有密切关系。肺主气，司呼吸。肺对脉的影响，首先体现在肺与心，以及气与血的功能联系上。由于气对血有运行、统藏、调摄等作用，所以肺的呼吸运动是主宰脉动的重要因素，一般情况下，呼吸平缓则脉象徐和；呼吸加快，脉率亦随之急促；呼吸匀和深长，脉象流利盈实；呼吸急迫浅促，或肺气壅滞而呼吸困难，脉象多呈细涩；呼吸不已则脉动不止，呼吸停息则脉搏亦难以维持。脾胃能运化水谷精微，为气血生化之源，“后天之本”。气血的盛衰和水谷精微的多寡，表现为脉之“胃气”的多少。脉有胃气为平脉（健康人的脉象），胃气少为病脉，无胃气为死脉，所以临床上根据胃气的盛衰，可以判断疾病预后的善恶。同时，血液之所以能在脉管中正常运行而形成脉搏，还依赖脾气的统摄与裹护，使血液不溢于脉管之外而在脉管内运行，即“脾主统血”之谓。肝藏血，具有贮藏血液、调节血量的作用。肝主疏泄，可使气血调畅，经脉通利。肝的生理功能失调，可以影响气血的正常运行，从而引起脉象的变化。肾藏精，为元气之根，是脏腑功能的动力源泉，亦是全身阴阳的根本。肾气充盛则脉搏重按不绝，尺脉有力，是谓“有根”。若精血衰竭，虚阳浮越则脉象变浮，重按不应指，是为无根脉，提示阴阳离散、病情危笃。

二、诊脉的操作要点

（一）诊脉的时间

诊脉时间：清晨未起床、未进食时为最佳。若不能保证最佳诊脉时间，应在诊脉前让病人休息片刻，使呼吸均匀、气血平静，在安静的诊室环境中进行诊脉。

医生诊脉操作时长：每手至少1分钟以上，以3～5分钟为宜。医生呼吸自然均匀，可以自身呼吸频率计算病人脉搏次数。

（二）诊脉的体位

病人取正坐或仰卧，前臂自然向前平展，与心脏置于同一水平，手腕伸直，手掌向上，手指微微弯曲，在腕关节下面垫一松软的脉枕。

（三）诊脉的部位

脉诊按部位分为：遍诊法、三部诊法、寸口诊法。

遍诊法：分为头、手、足三部，每部又各分为天地人。

三部诊法：分为人迎、寸口、趺阳脉。

寸口诊法：寸口又称气口或脉口，为腕后桡动脉。目前常使用寸口诊脉法。寸口部寸关尺对应相应脏腑，候五脏六腑之气，其分布为：左寸——心，左关——肝，左尺——肾，右寸——肺，右关——脾，右尺——肾（命门）。

（四）诊脉的指法

临床诊脉常用的指法，可概括为选指、布指和运指等。

1. 选指　选用左手或右手的食指、中指和无名指三个手指指目，手指指端平齐，手指略呈弓形倾斜，与受诊者体表约呈45°为宜。医生左手切按病人右手，右手切按病人左手。

2. 布指　先以中指按在掌后高骨内侧动脉处，称为中指定关，然后用食指按在关前定寸，用无名指按在关后定尺。布指的疏密要得当，要与患者手臂长短和医生的手指粗细相适应，病人的手臂长或医者手指较细者，布指宜疏，反之宜密。

3. 运指　布指之后，运用指力的轻重、挪移及布指变化以体察脉象。常用的指法有举、按、寻、总按和单诊等。

（1）举法：用手指较轻地按在寸口脉搏跳动部位以体察脉象。举法又名“浮取”。

（2）按法：手指用力较重，甚至按到筋骨以体察脉象。按法又名“沉取”。

（3）寻法：手指用力不轻不重，按至肌肉，并调节适当指力，或左右推寻，以细细体察脉象。寻法又名“中取”。

（4）总按：即三指同时用大小相等的指力诊脉的方法，从总体上辨别寸关尺三部和左右两手脉象的形态、脉位、脉力等。

（5）单诊：用一个手指诊察一部脉象的方法。主要用于分别了解寸、关、尺各部脉象的位、次、形、势等变化特征。

临床时一般三指均匀用力，但亦可三指用力不一，总按和单诊配合运用，以求全面捕获脉象信息。

（五）小儿诊脉方法

医生用左手握小儿手，再用右手大拇指按小儿掌后高骨脉上，分三部以定息数。对四岁以上的小儿，则以高骨中线为关，以一指向侧滚转寻三部；七八岁可以挪动拇指诊三部；九至十岁以上，可以次第下指依寸关尺三部诊脉；十六岁则按成人三部诊脉进行。小儿三岁以下，虎口看三关，一节风关为，二节气关连，三节叫命关。

（六）平息

医者在诊脉时要保持呼吸调匀，清心宁神，以自己的呼吸计算病人的脉搏至数。平息的主要意义有二：一是指以医生的一次正常呼吸为时间单位，来检测病人的脉搏搏动次数。正常人呼吸每分钟 16～18 次，每次呼吸脉动 4 次，间或 5 次，正常人的脉搏次数为每分钟 72～80 次，另一方面，在诊脉时平息，有利于医生思想集中，专注指下，以仔细地辨别脉象，即所谓“持脉有道，虚静为保。”诊脉时最好不要参入问诊，以避免医生分散精力，避免患者由于情绪的波动而引起脉象变化。

（七）五十动

医生对病人诊脉的时间一般不应少于 50 次脉跳的时间。每次诊脉每手应不少于 1 分钟，两手以 3 分钟左右为宜。诊脉时间过短，则不能仔细辨别脉象的节律等变化；诊脉时间过长，则因指压过久亦可使脉象发生变化，所诊之脉有可能失真。

三、常见脉象特点及其所主病症

（一）脉象要素

任何一种脉象具有“位、数、形、势”四种属性，深浅、至数、节律、粗细、长短、硬度、流利度八方面特征。

1. 脉位：脉搏位置深浅。浮沉，浮则气出外散过度，沉则气入内收过度或气郁入内。

2. 脉数：脉搏的至数和节律。

3. 脉形：粗细、长短、脉管硬度、脉搏往来流利度粗（洪）细，洪则气血盛火旺，细则气血虚衰长短，长则升降过度，升过度寸长，降过度尺长，短则升降不足脉管硬度：弦软，弦为肝脉，软主新病无病，也主气虚湿证流利性：滑涩，滑，气血流利，涩血行不畅。

4. 脉势：脉搏力量的强弱，与脉的硬度和流利度密切相关。

（二）平脉的特点

三部有脉，一息四或五至，不浮不沉，不大不小，从容和缓，节律一致，尺脉沉取有一定力量，随生理特点、气候环境有所变化。

(三) 28 种脉象特点及其临床意义

序号	脉象	名称	脉象	主病
1	浮脉类	浮脉	轻取即得,重按稍减而不空	表证、虚证
2		洪脉	指下极大如波涛汹涌,来盛去衰	热邪亢盛
3		濡脉	浮而细软	主虚,又主湿
4		散脉	浮散无根,至数不齐	元气离散,脏腑之气将绝
5		芤脉	浮大中空,如按葱管	失血、伤阴
6		革脉	浮而搏指,中空外坚,如按鼓皮	精血亏虚
7	沉脉类	沉脉	轻取不得,重按始得	里证
8		伏脉	重按推筋著骨始得	邪闭,厥证,痛极
9		牢脉	沉按实大弦长	阴寒内盛,疝气,癥瘕
10		弱脉	柔细而沉	气血不足
11	迟脉类	迟脉	脉来迟缓,一息不足四至	寒证
12		缓脉	一息四至,脉来怠缓	湿证,脾胃虚弱
13		涩脉	往来艰涩,如轻刀刮竹	阴盛气结,寒痰血瘀。亦主气血虚衰
14		结脉	脉来缓慢,时见一止,止无定数	虚衰
15	数脉类	数脉	一息五至以上	热证,亦主虚证
16		促脉	脉来急数,时而一止,止无定数	阳盛热实,气血痰饮宿食停滞
17		疾脉	一息七至以上,脉来急疾	主阳盛阴竭、元气将脱
18		动脉	脉形如豆,厥厥动摇,滑数有力	疼痛,惊恐
19	虚脉类	虚脉	举止无力,按之空虚	虚证,多为气血两虚
20		微脉	极细极软,似有似无,至数不明	气血大虚,阳气衰微
21		细脉	脉细如线,但应指明显	气血两虚,诸虚劳损,主湿
22		代脉	脉来一止,止有定数,良久方来	脏气衰微,跌扑损伤
23		短脉	首尾俱短,不及本位	有力为气郁,无力为气虚
24	实脉类	实脉	举按均有力	实
25		滑脉	往来流利,如珠走盘,应指圆滑	痰饮,食滞,实热
26		紧脉	紧张有力,如转绳索	寒,痛,宿食
27		长脉	首尾端直,超过本位	阳气有余,热证
28		弦脉	端直以长,如按琴弦	肝胆病,痛症,痰饮,疟疾。亦主虚劳

(四) 临床常复合脉象及其主证

浮紧脉:主外感寒邪之表寒证,或风寒痹病疼痛。

浮缓脉:主风邪伤卫,营卫不和的太阳中风证。

浮数脉：主风热袭表的表热证。

浮滑脉：主表证夹痰，常见于素体多痰湿而又感受外邪者。

沉迟脉：主里寒证。

沉弦脉：主肝郁气滞，或水饮内停。

沉涩脉：主血瘀，尤常见于阳虚而寒凝血瘀者。

沉缓脉：主脾虚，水湿停留。

沉细数脉：主阴虚内热或血虚。

弦紧脉：主寒证、痛症，常见于寒滞肝脉，或肝郁气滞等所致疼痛等。

弦数脉：主肝郁化火或肝胆湿热、肝阳上亢。

弦滑数脉：主肝火夹痰，肝胆湿热或肝阳上扰，痰火内蕴等病证。

弦细脉：主肝肾阴虚或血虚肝郁，或肝郁脾虚等证。

滑数脉：主痰热（火）、湿热或食积内热。

洪数脉：主阳明经证、气分热盛，多见于外感热病。

四、常见脉象分类速记

（一）28 种脉象速记歌诀

浮沉迟数、虚实滑涩

长短洪微、革劳濡弱

紧缓芤弦，散细伏动

促结代疾

（二）常见脉象诊断操作要点

1. 脉位不同

浮脉：脉位表浅

沉脉：脉位深沉

2. 脉搏节律不齐

结脉：止无定数

代脉：止有定数

促脉：止无定数

3. 脉搏至数异常

迟脉：一息不足四至

数脉：一息五至以上

疾脉：一息七至以上

促脉：脉来急数（时有停止）

五、脉象实训操作

【学习目的】

1. 掌握 26 种脉象的脉象特点及主病。
2. 熟悉脉诊的操作要点。
3. 熟悉临床常见复合脉象及其主证。
4. 了解脉象的组成。

【操作前准备】

脉诊仪基本情况：

脉象训练仪由主机、传感器、内置数据处理系统组成。仪器采用空气动力源气控加压模式，双重压力控制技术，以产生不同的脉搏波及脉搏手感，根据不同的脉象选择，可切实感受26种常见脉象的手感。仪器模拟浮取、中取、沉取三种情况下不同的脉象，较为接近临床表现。仿真手臂具有寸、关、尺三个诊脉部位，触摸时，三个部位自动识别，相应的指示灯亮起，表明诊脉位置得当。脉诊仪对脉波信号数字化，自动判读脉象的位、数、形、势，识别脉图特征参数，并将其显示和打印系列于液晶屏上。

在脉诊仪的使用过程中需注意以下几个方面：

1. 诊脉的部位　寸口诊法的部位为桡骨茎突内侧一段桡动脉的搏动。其中以腕后高骨（桡骨茎突）为标记，其内侧的部位关前（腕侧）为寸，关后（肘侧）为尺，布指疏密得当。在使用脉诊仪过程中，正确定位后可见指示灯亮起。

2. 诊脉的方法　在脉诊仪使用过程中需注意诊脉的方法。运指时采用举、按、寻、总按和单诊的方法进行脉象判断。脉象仪会根据操作者的手法进行相应的脉象调整，如浮脉时轻取可得，重按时脉象则会消失；而沉脉轻取时脉诊仪并不进行工作，沉取时才可摸到脉象。诊脉过程中需用心体会，仔细感受举、按、寻之间的脉象变化。

3. 脉图变化　每一不同脉象，仪器会收集脉冲信号制成脉象图，在进行实训操作时，也应牢记脉图变化，加深对脉象的理解。

【操作步骤】

1. 打开电源键。
2. 选择相应脉象。
3. 点击运行进行诊脉。
4. 点击停止后选择下一脉象。

【注意事项】

1. 运指时注意举、按、寻法，仔细体会脉象。不同力度下脉诊仪会有相应的变化。
2. 注意相似脉象间的区别。

【思考题】

1. 请简述弦脉的脉象特点及主病。
2. 常见脉象中脉搏至数异常的有哪些，分别有什么特点，主何病?

第二节　舌诊的实训操作

舌诊是观察舌象以了解疾病情况的诊查方法。舌象变化能较客观地反映病情，故对临床辨证、立法、处方、用药以及判断疾病转归，分析病情预后，都有十分重要的意义。

一、舌象的基本组成

（一）舌象的组成

舌是口腔中重要器官，正常的舌体可灵活伸缩，辅助人体完成吞咽、咀嚼、言语工作。舌的组成主要包括舌面、舌底、舌尖、舌中、舌根、舌边。舌象的组成包括了舌质和舌苔的外形部分。

舌质是指舌体大部整体的表现，主要涉及舌的神态、颜色、形态和水液分布情况，在疾病过程中由于其会发生相应的变化，因此可反映出疾病的本质。

舌苔是附着于舌表面的一层苔状物质，一般由丝状乳头、脱落细胞、黏液、食物残渣等混合而成。舌苔禀胃气而生。

（二）舌象与脏腑经络关系

1. 舌与心、神　手少阴心经之别系舌本；心主神明，舌体的运动又受心神的支配，因而舌体运动是否灵活自如，语言是否清晰，与神志密切相关；舌为心之苗，舌的脉络丰富，心血上荣于舌，人体气血运行情况，可反映在舌质的颜色上。

2. 舌与脾胃　足太阴脾经连舌本、散舌下；舌苔禀胃气而生；舌为脾之外候，舌象是全身营养和代谢功能的反映。

3. 舌与肝脏　肝藏血、主筋，足厥阴肝经络舌本。

4. 舌与肾脏　足少阴肾经循喉咙、夹舌本。

5. 舌与肺脏　肺系上达咽喉，与舌根相连。

（三）舌面脏腑分布

舌质——候五脏，偏血分

舌苔——候六腑，偏气分

舌尖——心肺

舌边——肝胆

舌中——脾胃

舌根——肾

（四）正常舌象特点

正常舌象的主要特征是：舌体柔软灵活，舌色淡红明润，舌苔薄白均匀，苔质干湿适中。简称“淡红舌，薄白苔”。

二、舌诊的操作要点

（一）舌诊的条件

1. 舌诊的体位　病人处于正坐或仰卧位，医生姿势可略高于患者，便于俯视口舌部位。

2. 舌诊的周围环境　诊室需要充足而柔和的自然光线。夜间或暗处进行观察时，应使用日光灯，光线直接照射舌面，避免面对有色门窗。

3. 舌诊的姿势　充分暴露舌体，口尽量张开，舌体自然放松，舌面平展舒张，舌尖自然下垂。

（二）舌诊的顺序

1. 先看舌质。

2. 后看舌苔。

3. 按舌尖、舌中、舌边、舌根的顺序进行。

由于舌质的颜色易变，伸舌较久则随血脉的运营变化而使舌质色泽失真，而舌苔覆盖于舌体上，一般不会随观察的久暂而变化，因而望舌应当先看舌质，再看舌苔。

（三）舌诊的观察要点

舌质主要观察舌质的舌神、颜色、光泽、形状、动态等。

舌苔主要观察舌苔的有无、色泽、质地、分布状态。

舌下脉络主要观察长度、形态、色泽、粗细、舌下小血管等情况。

在观察舌象的过程中，应保证迅速而全面，尽量减少患者伸舌的时间，避免口舌疲劳。若一次伸舌不能全面准确的进行判断，可让病人休息片刻，再重新进行观察。根据临床需要，必要时可进行舌下脉络的观察。

此外，还可以询问舌上味觉的情况，舌体是否有疼痛、麻木、灼辣等异常感觉，舌体运动是否灵活等，以协助诊断。

（四）舌诊的影响因素

1. 周围环境对舌诊的影响　光线的强弱与色调，对颜色的影响极大，常常会使望诊者对同一颜色产生不同的感觉，稍有疏忽易产生错觉。

2. 饮食或药物对舌诊的影响　饮食及药物可使舌象发生变化。如进食之后，由于食物的反复摩擦，使舌苔由厚变薄；饮水后，可使干燥舌苔变为湿润。过冷过热的饮食及刺激性食物可使舌色发生改变，如刚进辛热食物，舌色可由淡红变为鲜红，或由红色转为绛色。过食肥甘之品及服大量镇静剂，可使舌苔厚腻；长期服用某些抗生素，可产生黑腻苔或霉腐苔。某些饮食或药物，会使舌苔染色，称为染苔。一般染苔多在短时间内自然退去，或经揩舌除去，与病情亦不相符。因此对于患者的舌苔若有疑问，需询问饮食、服药等情况进行鉴别。

3. 口腔对舌诊的影响　牙齿残缺，可造成同侧舌苔偏厚；镶牙可以使舌边留有齿痕；睡觉时张口呼吸者，可以使舌苔增厚、干燥等等。

舌象的判断会受诸多因素影响，临床诊断中需要将其一一排除，方可得到准确的舌象。

三、常见舌象特点及其所主病症

（一）常见舌质特点及所主病症

1. 舌神　舌的枯荣。

望舌神是观察舌质的色泽和动态得出的总印象，凡是舌质红活、鲜明、润泽，舌体活动灵敏自如者，是荣舌，属善候；舌质黯滞、枯涩，运动失灵，缺乏血色生气为枯舌，病属危候。

2. 舌色　即舌质的颜色。常见淡红舌、淡白舌、红舌、绛舌、紫舌、青舌。

淡红舌：舌色淡红润泽、白中透红。为气血调和的征象，病中见之多属病轻。

淡白舌：比正常舌色浅淡，白色偏多红色偏少。舌色白，几无血色者，称为枯白舌。主气血两虚、阳虚。枯白舌主脱血夺气。

红舌：较正常舌色红，甚至呈鲜红色。主实热、阴虚。

绛舌：较红舌颜色更深，或略带黯红色。主里热亢盛、阴虚火旺。

紫舌：全舌呈现紫色，或局部现青紫斑点。舌淡而泛现青紫者，为淡紫舌；舌红而泛现紫色者，为紫红舌；舌绛而泛现紫色者，为紫绛舌；舌体局部出现青紫色斑点，大小不等，不高于舌面者，为斑点舌。主血行不畅、极热、极寒。

青舌：全舌呈均匀青色。主阴寒、血瘀证。

3. 舌形　指舌质的形状。常见老舌、嫩舌、胖（大）舌、瘦（薄）舌、点刺舌、裂纹舌、齿痕舌。

老舌：舌质纹理粗糙或皱缩，坚敛而不柔软，舌色较黯。主实证。

嫩舌：舌质纹理细腻，浮胖娇嫩，舌色浅淡。主虚证。

胖（大）舌：舌体比正常人大而厚，伸舌满口；舌体肿大满嘴，甚至不能闭口，不能缩回，称为肿胀舌。主水湿内停、痰湿热毒上泛。

瘦(薄)舌:舌体比正常舌瘦小而薄。主气血两虚、阴虚火旺。

点刺舌:点,指突起于舌面的红色或紫红色星点。大者为星,称红星舌;小者为点,称红点舌。刺,指舌乳头突起如刺,摸之棘手的红色或黄黑色点刺,称为芒刺舌。点刺多见于舌尖部。主脏腑热极,或为血分热盛。

裂纹舌:舌面上出现各种形状的裂纹、裂沟,沟裂中并无舌苔覆盖。舌上裂纹可多少不等,深浅不一,可见于全身,亦可见于舌前部或舌尖、舌边等处,裂纹可呈现“人”“川”“爻”“∫”等形状,严重者可如脑回状、卵石状,或如刀割、剪碎一样。主邪热炽盛、阴液亏虚、血虚不润、脾虚湿侵。若生来舌面上就有较浅的裂沟、裂纹,裂纹中一般有苔覆盖,且无不适感觉者,称先天性舌裂,应与病理性裂纹加以鉴别。

齿痕舌:舌体边缘有牙齿压迫的痕迹。主脾虚、水湿内盛证。

4. 舌态　指舌体的动态。舌体伸缩自如,运动灵活,为正常舌态。提示脏腑机能旺盛,气血充足,经脉调匀。常见强硬舌、痿软舌、颤动舌、歪斜舌、吐弄舌、短缩舌。

强硬舌:舌失柔和,屈伸不利,或不能转动,板硬强直。主热入心包,或为高热伤津,或为风痰阻络。

痿软舌:舌体软弱无力,不能随意伸缩回旋。主伤阴或气血俱虚。

颤动舌:舌体震颤抖动,不能自主。轻者仅伸舌时颤动;重者不伸舌时亦抖颤难宁。主肝风内动。可因热盛、阳亢、阴亏、血虚等所致。

歪斜舌:伸舌时舌体偏向一侧,或左或右。主中风、喑痱,或中风先兆。

吐弄舌:舌伸于口外,不即回缩者,称为吐舌;舌反复吐而即回,或舌舐口唇四周,掉动不宁者,称为弄舌。主心脾有热。

短缩舌:舌体卷短、紧缩,不能伸长。短缩舌常与痿软舌并见。可见于病情危重者。先天性舌系带过短,亦可显现出舌短缩,但无辨证意义,应与短缩舌鉴别。

5. 舌下脉络变化　望舌下络脉主要观察其长度、形态、色泽、粗细、舌下小血络等变化。

舌下络脉短而细,周围小络脉不明显,舌色偏淡者,多属气血不足,脉络不充。舌下络脉粗胀,或呈青紫、绛、绛紫、紫黑色,或舌下细小络脉呈黯红色或紫色网络,或舌下络脉曲张如紫色珠子状、大小不等的结节等改变,皆为血瘀的征象。其形成原因可有气滞、寒凝、热郁、痰湿、气虚、阳虚等,需结合其他症状综合分析。

舌下络脉的变化,有时会早于舌色变化,因此,舌下络脉是分析气血运行情况的重要依据。

(二)常见舌苔特点及其所主病症

1. 舌苔变化　指舌苔的质地、形态变化。常见薄苔、厚苔、润苔、燥苔、腐苔、腻苔、剥脱苔、真假苔(有根苔、无根苔)

薄苔:透过舌苔能隐隐见到舌质者,称为薄苔,又称见底苔。主邪气较浅。

厚苔:不能透过舌苔见到舌质者,称为厚苔,又称不见底苔。主邪盛正衰,邪气较深。

润苔:舌苔润泽有津,干湿适中,不滑不燥。提示体内津液未伤。舌面水分过多,伸舌欲滴,扪之湿滑,称为滑苔。主痰饮、主湿。如寒湿内侵,或阳虚不能运化水液,寒湿、痰饮内生。

燥苔:舌苔干燥,扪之无津,甚则舌苔干裂。主体内津液已伤。苔质粗糙,扪之碍手,称为糙苔主热盛伤津之重证;苔质粗糙而不干者,多为秽浊之邪盘踞中焦。

腻苔：苔质致密，颗粒细小，融合成片，如涂有油腻之状，中间厚边周薄，紧贴舌面，揩之不去，刮之不脱。主痰浊、食积。

腐苔：苔质疏松，颗粒粗大，形如豆腐渣堆积舌面，边中皆厚，揩之易去。主痰浊、食积。若舌上黏厚一层，有如疮脓，则称脓腐苔。主内痈。

剥脱苔：舌面本有舌苔，疾病过程中舌苔全部或部分脱落，脱落处光滑无苔而可见舌质。舌前半部苔剥脱者，称前剥苔；舌中部苔剥脱者，称中剥苔；舌根部苔剥脱者，称根剥苔。舌苔多处剥脱，舌面仅斑驳残存少量舌苔者，称花剥苔；舌苔周围剥脱，仅留中心一小块者，称为鸡心苔；舌苔全部剥脱，舌面光洁如镜者，称为镜面舌。舌苔不规则地剥脱，边缘凸起，界限清楚，形似地图，部位时有转移者，称为地图舌。舌苔剥脱处，舌面不光滑，仍有新生苔质颗粒，或舌乳头可见者，称为类剥苔。主胃气不足，胃阴枯竭或气血两虚，亦是全身虚弱的一种征象。

真假苔：舌苔紧贴于舌面，刮之难去，刮后仍留有苔迹，不露舌质，舌苔像从舌体上长出者，称为有根苔，此属真苔。若舌苔不紧贴舌面，不像舌所自生而似涂于舌面，苔易刮脱，刮后无垢而舌质光洁者，称为无根苔，即是假苔。辨别疾病的轻重、预后。

2. 苔色　白苔、黄苔、灰黑苔

白苔：舌面上所附着的苔垢呈现白色。可为正常舌苔，病中多主表证、寒证、湿证，亦可见于热证。

黄苔：舌苔呈现黄色。根据苔黄的程度，有淡黄、深黄和焦黄之分。主热证、里证。

灰黑苔：苔色浅黑，称为灰苔；苔色深灰，称为黑苔。主阴寒内盛，或里热炽盛等。

（三）常见舌象所主病症

序号	舌象特征	主病
1	淡红舌、薄白苔	正常
2	淡红舌薄黄苔	表热证
3	舌红苔黄	实热证
4	舌红苔黄腻	湿热证
5	舌红苔黄而干	热证津亏
6	舌淡瘦薄少苔	气血不足
7	舌绛无苔	热盛伤阴
8	舌绛少苔起芒刺	热极
9	舌体胖大边有齿痕	脾虚湿盛
10	裂纹舌	津液亏少
11	花剥苔	阴伤
12	腐腻苔	食积、痰浊

（四）舌象分析要点

舌象的分析主要观察舌的神气和胃气。其中舌的神气来自对舌质的观察，舌的胃气来自对舌苔的观察。

当舌苔或舌质单方面出现异常时，意味着病情尚属单纯。应根据相应的变化，选择祛邪或者扶正的治疗方案。

当舌质和舌苔均出现异常时，需要观察舌质和舌苔的变化是否一致。舌苔和舌体变化一致时，意味着病机相同，所住病症一致，说明疾病比较单纯，可按照舌象提示进行诊治；当舌苔和舌体变化不一致时，说明病因病机复杂，往往提示机体内存在两种或两种以上的病例变化，需就其相互关系进行综合分析。

此外，由于疾病是一个发生、发展的动态变化过程，因此对于舌象的动态观察也是有必要的。在外感病中，舌苔由薄变厚表明邪由表入里；舌苔由白转黄，为病邪化热的征象；舌色转红，舌苔干燥为邪热充斥，气营两燔；舌苔剥落，舌质光红为热入营血，气阴俱伤。在内伤杂病的发展过程中，舌象亦会产生相应的变化规律。

（五）舌诊的临床意义

1. 判断邪正盛衰　舌体淡红，柔软灵活，苔薄白而润，说明正气充足，气血运行正常，津液未伤；舌色淡白，是气血两虚；舌干苔燥，是津液已伤；舌苔有根，是胃气充足；舌苔无根或光剥无苔，是胃气衰败；舌色青紫，或有斑点，或舌下络脉怒张，为血瘀的指征。

2. 区别病邪性质　外感风寒，苔多薄白；外感风热，苔多薄白而干；寒湿为病，多见舌淡苔白滑；湿浊、痰饮、食积或外感秽浊之气，均可见舌苔厚腻；燥邪为患，则舌红少津；实热证，则舌红绛苔黄燥；内有瘀血，舌紫黯或有斑点，或舌下络脉怒张。故风、寒、热、燥、湿、痰、瘀、食等诸种病因，大多可从舌象上加以鉴别。

3. 辨别病位浅深　病邪轻浅多见舌苔变化，而病情深重可见舌苔舌质同时变化。如外感病中，苔薄白是疾病初起，病情轻浅；苔黄厚，舌质红为病邪入里，病情较重，主气分热盛；邪入营分，可见舌绛；邪入血分，可见舌质深绛或紫黯，苔少或无苔。说明不同的舌象提示病位浅深不同。内伤杂病中，若脏腑功能失常，亦可反映于舌。一般舌尖红起芒刺，属心火亢盛；舌边红多属肝胆有热；舌苔白而厚腻，多因脾失健运，湿邪内阻，如见于湿浊、痰饮等；舌中苔黄厚腻，多属脾胃湿热；舌体颤动，多为肝风内动；舌体歪斜，为中风或中风先兆等。

4. 推断病势进退　通过对舌象的动态观察，可测知疾病发展的进退趋势。从舌苔上看，若苔色由白转黄，由黄转为灰黑，苔质由薄转厚，由润转燥，多为病邪由表入里，由轻变重，由寒化热，邪热内盛，津液耗伤，为病势发展。反之，若舌苔由厚变薄，由黄转白，由燥转润，为病邪渐退，津液复生，病情向好的方向转变。若舌苔骤增骤退，多为病情暴变所致。如薄苔突然增厚，是邪气急骤入里的表现；若满舌厚苔突然消退，是邪盛正衰，胃气暴绝的表现，二者皆为恶候。从舌质上看，舌色由淡红转为红、绛或绛紫，或舌面有芒刺、裂纹，是邪热内入营血，有伤阴、血瘀之势；若淡红舌转淡白、淡紫湿润，舌体胖嫩有齿痕，为阳气受伤，阴寒内盛，病邪由表入里，由轻转重，病情由单纯变为复杂，为病进。

5. 估计病情预后　舌荣有神，舌面有苔，舌态正常者，为邪气未盛，正气未伤，胃气未败，预后较好；舌质枯晦，舌苔无根，舌态异常者，为正气亏虚，胃气衰败，病情多凶险。

四、舌象实训操作

【学习目的】

1. 掌握常见舌象特点及主病。
2. 熟悉舌象的基本组成。

3. 熟悉舌诊的临床意义。

4. 了解舌诊的影响因素。

【操作前准备】

舌诊仪基本情况：

中医舌象智能辅助诊断系统采用数字化舌图像采集平台，采集静态图像和动态影像，并使用标准化方法还原以确保彩色真实。系统配备人工光源和外界环境控制技术，具有良好的色彩还原性、示真性和可重复性。舌象分析系统可对采集到的舌象进行客观量化的数据分析，包括舌质的颜色、舌苔的颜色、舌质的面积、舌苔的面积、齿痕的数量、齿痕的面积、瘀斑的数量、瘀斑的面积、舌裂纹的数量、舌裂纹的长度、点刺的数量、点刺的面积。系统同时提供上百种舌象图像，以供用户学习。

同学可使用系统自带的数百张舌象图片进行学习与测评，反复观摩、记忆不同舌象表现。同时可进行自身舌象采集、分析工作。

【操作步骤】

1. 打开电源键。

2. 选择中医舌象智能辅助诊断系统。

【注意事项】

舌象采集时保证光线充足，舌体暴露充分。

【思考题】

1. 请简述胖(大)舌的特点及主病。

2. 请简述花剥苔、鸡心苔、镜面舌、地图舌、类剥苔的区别，分别主何种病症。

第三节　中医内科学疾病诊疗与舌诊、脉诊

中医内科学是运用中医学理论阐述内科病证的病因病机及其证治规律，并采用中药治疗为主的一门临床学科。它以脏腑、经络、气血津液等病理生理学说为指导，系统地反映了中医辨证论治的特点。中医内科学疾病的辨治原则中，首先需要进行病情的全面分析。在此过程中，通过中医"四诊"进行疾病情况采集是必不可少的。舌诊、脉诊是中医所特有的诊疗方法，需要我们熟练掌握，从而正确的收集临床资料，以进行辨证论治。

一、肺系疾病的舌诊、脉诊表现

【学习目的】

掌握肺系疾病舌诊、脉诊表现及治法方药。

【基础知识提炼】

（一）感冒

1. 风寒束表证　舌苔薄白而润，脉浮或浮紧
　　辛温解表——荆防达表汤或荆防败毒散加减

2. 风热犯表证　舌苔薄白微黄，舌边尖红，脉浮数
　　辛凉解表——银翘散或葱豉桔梗汤加减

3. 暑湿伤表证　舌苔薄黄而腻，脉濡数
　　清暑祛湿解表——新加香薷饮加减

4. 气虚感冒　舌淡苔白，脉浮而无力
益气解表——参苏饮加减
5. 阴虚感冒　舌红少苔，脉细数
滋阴解表——加减葳蕤汤

（二）咳嗽

1. 风寒袭肺　舌苔薄白，脉浮或浮紧
疏风散寒、宣肺止咳——三拗汤合止嗽散加减
2. 风热犯肺　舌苔薄黄，脉浮数或浮滑
疏风清热、宣肺化痰——桑菊饮
3. 风燥伤肺　舌质红干而少津，苔薄白或薄黄，脉浮数或小数
疏风清肺、润肺止咳——桑杏汤加减
4. 痰湿蕴肺　舌苔白腻，脉象濡滑
健脾燥湿、化痰止咳——二陈平胃散合三子养亲汤加减
5. 痰热郁肺　舌质红，舌苔薄黄腻，脉滑数
清热肃肺，豁痰止咳——清金化痰汤加减
6. 肝火犯肺　舌红或舌边红，舌苔薄黄少津，脉弦数
清肺泻肝，顺气降火——黛蛤散合加减泻白散加减
7. 肺阴亏耗　舌质红少苔，脉细数
滋阴润肺，化痰止咳——沙参麦冬汤加减

（三）哮病

1. 发作期
（1）冷哮证：舌苔白滑，脉弦紧或浮紧
宣肺散寒，化痰平喘——射干麻黄汤或小青龙汤加减
（2）热哮证：舌苔黄腻，质红，脉滑数或弦滑
清热宣肺，化痰定喘——定喘汤或越婢加半夏汤加减
（3）寒包热哮证：舌苔白腻罩黄，舌尖边红，脉弦紧
解表散寒，清化痰热——小青龙加石膏汤或厚朴麻黄汤加减
（4）风痰哮证：舌苔厚浊，脉滑实
祛风涤痰，降气平喘——三子养亲汤加味
（5）虚哮证：舌质淡或偏红，或紫黯，脉沉细或细数
补肺纳肾，降气化痰——平喘固本汤加减
（6）喘脱危证：脉细数不清，或浮大无根，舌质青黯，苔腻或滑
补肺纳肾，扶正固脱——回阳急救汤合生脉饮加减
2. 缓解期
（1）肺脾气虚证：舌质淡，苔白，脉细弱
健脾益气，补土生金——六君子汤加减
（2）肺肾两虚证：舌苔淡白，质胖，脉沉细
补肺益肾——生脉地黄汤合金水六君煎加减

（四）喘证

1. 实喘

（1）风寒壅肺证：苔薄白而滑，脉浮紧
宣肺散寒——麻黄汤合华盖散加减
（2）表寒肺热证：苔薄白或罩黄，舌边红，脉浮数或滑
解表清里，化痰平喘——麻杏石甘汤加减
（3）痰热郁肺证：舌质红，舌苔薄黄或腻，脉滑数
清热化痰，宣肺平喘——桑白皮汤加减
（4）痰浊阻肺证：舌苔白腻，脉象滑或濡
祛痰降逆，宣肺平喘——二陈汤合三子养亲汤加减
（5）肺气郁痹证：苔薄，脉弦
开郁降气平喘——五磨饮子加减

2. 虚喘
（1）肺气虚耗证：舌质淡红或有苔剥，脉软弱或细数
补肺益气养阴——生脉散合补肺汤加减
（2）肾虚不纳证：舌红少津，脉细数
补肾纳气——金匮肾气丸合参蛤散加减
（3）正虚喘脱证：脉浮大无根，或见歇止，或模糊不清
扶阳固脱，镇摄肾气——参附汤送服黑锡丹

（五）肺痈

1. 初期　舌苔薄黄，脉浮数而滑
疏风散热，清肺化痰——银翘散加减
2. 成痈期　舌苔黄腻，脉滑数
清肺解毒，化瘀消痈——千金苇茎汤合如金解毒散加减
3. 溃脓期　舌苔黄腻，舌质红，脉滑数或数实
排脓解毒——加味桔梗汤加减
4. 恢复期　舌质红或淡红，苔薄，脉细或细数无力
养阴补肺——沙参清肺汤或桔梗杏仁煎加减

（六）肺痨

1. 肺阴亏损证　苔薄白，边尖红，脉细数
滋阴润肺——月华丸加减
2. 虚火灼肺证　舌干而红，苔薄黄而剥，脉细数
滋阴降火——百合固金丸合秦艽鳖甲散加减
3. 气阴耗伤证　舌质光淡，边有齿印，苔薄，脉细弱而数
益气养阴——保真汤或参苓白术散加减
4. 阴阳虚损证　苔黄而剥，舌质光淡隐紫，少津，脉微细而数，或虚大无力
滋阴补阳——补天大造丸加减

（七）肺胀

1. 痰浊壅肺证　舌黯，苔薄腻或浊腻，脉小滑
化痰降气，健脾益肺——苏子降气汤合三子养亲汤加减
2. 痰热郁肺证　舌边尖红，苔黄或黄腻，脉数或滑数
清肺化痰，降逆平喘——越婢加半夏汤或桑白皮汤加减

3. 痰蒙神窍证　苔白腻或黄腻，舌质黯红或淡紫，脉细滑数
涤痰、开窍、息风——涤痰汤加减
4. 阳虚水泛证　苔白滑，舌胖质黯，脉沉细
温肾健脾，化饮利水——真武汤合五苓散加减
5. 肺肾气虚证　舌淡或黯紫，脉沉细数无力，或有结代
补肺纳肾，降气平喘——平喘固本汤合补肺汤加减

（八）肺痿

1. 虚热证　舌红而干，脉虚数
滋阴清热，润肺生津——麦门冬汤合清燥救肺汤加减
2. 虚寒证　舌质淡，脉虚弱
温肺益气——甘草干姜汤或生姜甘草汤加减

【思考题】

1. 请简述咳嗽肝火犯肺证的舌脉表现、治疗原则及处方用药。

2. 请简述咳嗽痰热蕴肺证及喘证痰热蕴肺证在舌脉表现、治疗原则、处方用药上的异同点。

二、心系疾病的舌诊、脉诊表现

【学习目的】

掌握心系疾病舌诊、脉诊表现及治法方药。

【基础知识提炼】

（一）心悸

1. 心虚胆怯证　苔薄白，脉细略数或细弦
镇惊定志，养心安神——安神定志丸加减
2. 心血不足证　舌淡红，脉细弱。
补血养心，益气安神——归脾汤加减
3. 阴虚火旺证　舌红少津，苔少或无，脉象细数
滋阴清火，养心安神——天王补心丹合朱砂安神丸加减
4. 心阳不振证　舌淡苔白，脉象虚弱或沉细无力
温补心阳，安神定悸——桂枝甘草龙骨牡蛎汤合参附汤加减
5. 水饮凌心证　舌淡胖，苔白滑，脉象弦滑或沉细而滑
振奋心阳，化气行水，宁心安神——苓桂术甘汤加减
6. 瘀阻心脉证　舌质紫黯或有瘀斑，脉涩或结或代
活血化瘀，理气通络——桃仁红花煎合桂枝甘草龙骨牡蛎汤
7. 痰火扰心证　舌红，苔黄腻，脉弦滑
清热化痰，宁心安神——黄连温胆汤加减

（二）胸痹

1. 心血瘀阻证　舌质紫黯，有瘀斑，苔薄，脉弦涩
活血化瘀，通脉止痛——血府逐瘀汤加减
2. 气滞心胸证　苔薄或薄腻，脉细弦
疏肝理气，活血通络——柴胡疏肝散加减

3. 痰浊闭阻证　舌体胖大且边有齿痕，苔浊腻或白滑，脉滑
通阳泄浊、豁痰宣痹——瓜蒌薤白半夏汤合涤痰汤加减
4. 寒凝心脉证　苔薄白，脉沉紧或沉细
辛温散寒，宣通心阳——枳实薤白桂枝汤合当归四逆汤加减
5. 气阴两虚证　舌质淡红，舌体胖且边有齿痕，苔薄白，脉虚细缓或结代
益气养阴，活血通络——生脉散合人参养荣汤加减
6. 心肾阴虚证　舌红少津，苔薄或剥，脉细数或促代
滋阴清火，养心和络——天王补心丹合炙甘草汤加减
7. 心肾阳虚证　舌质淡胖，边有齿痕，苔白或腻，脉沉细迟
温补阳气，振奋心阳——参附汤合右归饮加减

（三）不寐

1. 肝火扰心证　舌红苔黄，脉弦而数
疏肝泻火，镇心安神——龙胆泻肝汤加减
2. 痰热扰心证　舌偏红，苔黄腻，脉滑数
清化痰热，和中安神——黄连温胆汤加减
3. 心脾两虚证　舌淡苔薄，脉细无力
补益心脾，养血安神——归脾汤加减
4. 心肾不交证　舌红少苔，脉细数
滋阴降火，交通心肾——六味地黄丸合交泰丸加减
5. 心胆气虚证　舌淡，脉弦细
益气镇惊，安神定志——安神定志丸合酸枣仁汤加减

（四）癫狂

1. 癫病
（1）痰气郁结证：舌红苔腻而白，脉弦滑
理气解郁，化痰醒神——逍遥散合顺气导痰汤加减
（2）心脾两虚：舌淡，苔薄白，脉沉细无力
健脾益气，养心安神——养心汤合越鞠丸加减
2. 狂证
（1）痰火扰神证：舌质红绛，苔多黄腻或黄燥而垢，脉弦大滑数
清心泻火，涤痰醒神——生铁落饮加减
（2）痰热瘀结证：舌质紫黯，有瘀斑，少苔或薄黄苔干，脉弦细或细涩
豁痰化瘀，调畅气血——癫狂梦醒汤加减
（3）火盛阴伤证：舌尖红无苔，有剥裂，脉细数
育阴潜阳，交通心肾——二阴煎合琥珀养心丹加减

（五）痫病

1. 风痰闭阻证：舌质红，苔白腻，脉多弦滑有力
涤痰息风，开窍定痫——定痫丸加减
2. 痰火扰神证：舌红，苔黄腻，脉弦滑而数
清热泻火，化痰开窍——龙胆泻肝汤合涤痰汤加减
3. 瘀阻脑络证：舌质黯红或有瘀斑，舌苔薄白，脉涩或弦

活血化瘀，息风通络——通窍活血汤加减

4. 心脾两虚证：舌质淡，苔白腻，脉沉细而弱

补益气血，健脾宁心——六君子汤合归脾汤加减

5. 心肾亏虚证：舌质淡红，脉沉细而数

补益心肾，潜阳安神——左归丸合天王补心丹加减

（六）痴呆

1. 髓海不足证：舌瘦色淡，苔薄白，脉沉细弱

补肾益髓，填精养神——七福饮加减

2. 脾肾两虚证：舌质淡白，舌体胖大，苔白，或舌红，苔少或无苔，脉沉细弱，双尺尤甚

补肾健脾，益气生精——还少丹加减

3. 痰浊蒙窍证：舌质淡，苔白腻，脉滑

豁痰开窍，健脾化浊——涤痰汤加减

4. 瘀血内阻证：舌质黯或有瘀点瘀斑，脉细涩

活血化瘀，开窍醒脑——通窍活血汤加减

（七）厥证

1. 气厥

（1）实证：舌苔薄白，脉伏或沉弦

开窍，顺气，解郁——通关散合五磨饮子加减

（2）虚证：舌淡，脉沉细微

补气，回阳，醒神——生脉注射液、参附注射液、四味回阳饮

2. 血厥

（1）实证：舌黯红，脉弦有力

平肝潜阳，理气通瘀——羚角钩藤汤或通瘀煎加减

（2）虚证：舌质淡，脉芤或细数无力

补养气血——急用独参汤灌服，继服人参养营汤

3. 痰厥　舌苔白腻，脉沉滑

行气豁痰——导痰汤加减

【思考题】

1. 请简述胸痹痰浊闭阻证的舌脉表现、治疗原则及处方用药。
2. 请简述不寐的常见证型、舌脉表现、治疗原则及处方用药。

三、脾胃系疾病的舌诊、脉诊表现

【学习目的】

掌握脾胃系疾病舌诊、脉诊表现及治法方药。

【基础知识提炼】

（一）胃痛

1. 寒邪客胃证　舌淡苔薄白，脉弦紧

温胃散寒，行气止痛——香苏散合良附丸加减

2. 饮食伤胃证　舌苔厚腻，脉滑

消食导滞，和胃止痛——保和丸加减

3. 肝气犯胃证 舌苔多薄白,脉弦
疏肝解郁,理气止痛——柴胡疏肝散加减

4. 湿热中阻证 舌红,苔黄腻,脉滑数
清化湿热,理气和胃——清中汤加减

5. 瘀血停胃证 舌质紫黯或有瘀斑,脉涩
化瘀通络,理气和胃——失笑散合丹参饮加减

6. 胃阴亏耗证 舌红少津,脉细数
养阴益胃,和中止痛——一贯煎合芍药甘草汤加减

7. 脾胃虚寒证 舌淡苔白,脉虚弱或迟缓
温中健脾,和胃止痛——黄芪建中汤加减

(二)痞满

1. 实痞

(1)饮食内停证:舌苔厚腻,脉滑
消食和胃,行气消痞——保和丸加减

(2)痰湿中阻证:舌苔白厚腻,脉沉滑
除湿化痰,理气和中——二陈平胃汤加减

(3)痰湿阻胃证:舌红苔黄腻,脉滑数
清热化湿,和胃消痞——泻心汤合连朴饮加减

(4)肝胃不和证:舌质淡红,苔薄白,脉弦
疏肝解郁,和胃消痞——越鞠丸合枳术丸加减

2. 虚痞

(1)脾胃虚弱证:舌质淡,苔薄白,脉细弱
补气健脾,升清降浊——补中益气汤加减

(2)胃阴不足证:舌红少苔,脉细数
养阴益胃,调中消痞——益胃汤加减

(三)呕吐

1. 实证

(1)外邪犯胃证:舌苔白腻,脉濡缓
疏邪解表,化浊和中——藿香正气散加减

(2)食滞内停证:舌苔厚腻,脉滑实
消食化滞,和胃降逆——保和丸加减

(3)痰饮内阻证:舌苔白腻,脉滑
温中化饮,和胃降逆——小半夏汤合苓桂术甘汤加减

(4)肝气犯胃证:舌质红,苔薄腻,脉弦
疏肝理气,和胃降逆——四七汤加减

2. 虚证

(1)脾胃气虚证:舌苔白滑,脉象虚弦
健脾益气,和胃降逆——香砂六君子汤加减

(2)脾胃阳虚证:舌质淡,脉濡弱
温中健脾,和胃降逆——理中汤加减

(3) 胃阴不足证:舌红少津,脉象细数
滋养胃阴,降逆止呕——麦门冬汤加减

(四) 噎嗝

1. 痰气交阻证:舌质红,苔薄腻,脉弦滑
开郁化痰,润燥降气——启膈散加减
2. 瘀血内结证:舌质紫黯,脉细涩
滋阴养血,破血行瘀——通幽汤加减
3. 津亏热结证:舌质光红,干裂少津,脉细数
滋阴养血,润燥生津——沙参麦冬汤加减
4. 气虚阳微证:舌质淡,苔白,脉细弱
温补脾肾——补气运脾汤加减

(五) 呃逆

1. 胃中寒冷证:舌苔白润,脉迟缓
温中散寒,降逆止呃——丁香散加减
2. 胃火上逆证:苔黄燥,脉滑数
清胃泄热,降逆止呃——竹叶石膏汤加减
3. 气机郁滞证:苔薄白,脉弦
顺气解郁,和胃降逆——五磨饮子加减
4. 脾胃阳虚证:舌质淡,苔薄白,脉细弱
温补脾胃止呃——理中丸加减
5. 胃阴不足证:舌质红,苔少而干,脉细数
养胃生津,降逆止呃——益胃汤合橘皮竹茹汤加减

(六) 腹痛

1. 寒邪内阻证　舌质淡,苔白腻,脉沉紧
散寒温里,理气止痛——良附丸合正气天香散加减
2. 湿热壅滞证　舌质红,苔黄燥或黄腻,脉滑数
泄热通腑,行气导滞——大承气汤加减
3. 饮食积滞证　舌苔厚腻,脉滑
消食导滞,理气止痛——枳实导滞丸加减
4. 肝郁气滞证　舌质红,苔薄白,脉弦
疏肝解郁,理气止痛——柴胡疏肝散加减
5. 瘀血内停证　舌质紫黯,脉细涩
活血化瘀,和络止痛——少腹逐瘀汤加减
6. 中虚脏寒证　舌质淡,苔薄白,脉沉细
温中补虚,缓急止痛——小建中汤加减

(七) 泄泻

1. 暴泻
(1) 寒湿内盛证:舌苔白或白腻,脉濡缓
散寒化湿——藿香正气散加减
(2) 湿热伤中证:舌质红,苔黄腻,脉滑数或濡数

清热利湿——葛根黄芩黄连汤加减

（3）食滞肠胃证：舌苔垢浊或厚腻，脉滑

消食导滞——保和丸加减

2. 久泻

（1）脾胃虚弱证：舌质淡，苔白，脉细弱

健脾益气，化湿止泻——参苓白术散加减

（2）肾阳虚衰：舌淡苔白，脉沉细

温肾健脾，固涩止泻——四神丸加减

（3）肝气乘脾证：舌淡红，脉弦

抑肝扶脾——痛泻要方加减

（八）痢疾

1. 湿热痢 舌苔黄腻，脉滑数

清肠化湿，调气和血——芍药汤加减

2. 疫毒痢 舌质红绛，舌苔黄燥，脉滑数或微欲绝

清热解毒，凉血除积——白头翁汤合芍药汤加减

3. 寒湿痢 舌质或淡，舌苔白腻，脉濡缓

温中燥湿，调气和血——不换金正气散加减

4. 阴虚痢 舌红绛少津，苔腻或花剥，脉细数

养阴和营，清肠化湿——黄连阿胶汤合驻车丸加减

5. 虚寒痢 舌淡苔薄白，脉沉细而弱

温补脾肾，收涩固脱——桃花汤合真人养脏汤

6. 休息痢 舌质淡苔腻，脉濡软或虚数

温中清肠，调气化滞——连理汤加减

（九）便秘

1. 实秘

（1）热秘：舌红，苔黄燥，脉滑数

泻热导滞，润肠通便——麻子仁丸加减

（2）气秘：舌苔薄腻，脉弦

顺气导滞——六磨汤加减

（3）冷秘：舌苔白腻，脉弦紧

温里散寒，通便止痛——温脾汤合半硫丸加减

2. 虚秘

（1）气虚秘：舌淡苔白，脉弱

益气润肠——黄芪汤加减

（2）血虚：舌淡苔白，脉细

养血润燥——润肠丸加减

（3）阴虚秘：舌红少苔，脉细数

滋阴通便——增液汤加减

（4）阳虚秘：舌淡苔白，脉沉迟

温阳通便——济川煎加减

【思考题】

1. 请简述胃痛肝气犯胃证的舌脉表现、治疗原则及处方用药。

2. 桃花汤合真人养脏汤常用于何种类型的痢疾？本证的舌脉表现、治疗原则是什么？

四、肝胆疾病的舌诊、脉诊表现

【学习目的】

掌握肝胆系疾病舌诊、脉诊表现及治法方药。

【基础知识提炼】

（一）胁痛

1. 肝郁气滞证 舌苔薄白，脉弦
疏肝理气——柴胡疏肝散加减

2. 肝胆湿热证 舌红苔黄腻，脉弦滑数
清热利湿——龙胆泻肝汤加减

3. 瘀血阻络证 舌质紫黯，脉象沉涩
祛瘀通络——血府逐瘀汤或复元活血汤加减

4. 肝络失养证 舌红少苔，脉细弦而数
养阴柔肝——一贯煎加减

（二）黄疸

1. 阳黄

（1）热重于湿证：舌苔黄腻，脉弦数
清热通腑，利湿退黄——茵陈蒿汤加减

（2）湿重于热证：舌苔厚腻微黄，脉濡数或濡缓
利湿化浊运脾，佐以清热——茵陈五苓散合甘露消毒丹加减

（3）胆腑郁热证：苔黄舌红，脉弦滑数
疏肝泄热，利胆退黄——大柴胡汤加减

（4）疫毒炽盛证（急黄）：舌质红绛，苔黄而燥，脉弦滑或数
清热解毒，凉血开窍——《千金》犀角散加味

2. 阴黄

（1）寒湿阻遏证：舌淡苔腻，脉濡缓或沉迟
温中化湿，健脾和胃——茵陈术附汤加减

（2）脾虚湿滞证：舌质淡苔薄，脉濡细
健脾养血，利湿退黄——黄芪建中汤加减

3. 黄疸消退后的调治

（1）湿热留恋证：苔腻，脉濡数
清热利湿——茵陈四苓散加减

（2）肝脾不调证：舌苔薄白，脉来细弦
调和肝脾，理气助运——柴胡疏肝散或归芍六君子汤加减

（3）气滞血瘀证：舌有紫斑或紫点，脉涩
疏肝理气，活血化瘀——逍遥散合鳖甲煎丸

（三）积聚

1. 聚证

（1）肝气郁滞证：苔薄，脉弦

疏肝解郁，行气散结——逍遥散、木香顺气散加减

（2）食滞痰阻证：舌苔腻，脉弦滑

理气化痰，导滞散结——六磨汤加减

2. 积证

（1）气滞血瘀证：舌苔薄，脉弦

理气消积，活血散瘀——柴胡疏肝散合失笑散加减

（2）瘀血内结证：舌质紫或有瘀斑瘀点，脉细涩

祛瘀软坚，佐以扶正健脾——膈下逐瘀汤合六君子汤加减

（3）正虚瘀结证：舌质淡紫，或光剥无苔，脉细数或弦细

补益气血，活血化瘀——八珍汤合化积丸加减

（四）鼓胀

1. 气滞湿阻证　舌苔薄腻，脉弦

疏肝理气，运脾利湿——柴胡疏肝散合胃苓汤加减

2. 水湿困脾证　舌苔白腻，脉缓

温中健脾，行气利水——实脾饮加减

3. 水热蕴结证　舌边尖红，苔黄腻或兼灰黑，脉弦数

清热利湿，攻下逐水——中满分消丸合茵陈蒿汤加减

4. 瘀结水留证　舌质紫黯或有紫斑，脉细涩

活血化瘀，行气利水——调营饮加减

5. 阳虚水盛证　舌体胖，质紫，苔淡白，脉沉细无力

温补脾肾，化气利水——附子理苓汤或济生肾气丸加减

6. 阴虚水停证　舌质红绛少津，苔少或光剥，脉弦细数

滋肾柔肝，养阴利水——六味地黄丸合一贯煎加减

（五）头痛

1. 外感头痛

（1）风寒头痛：苔薄白，脉浮紧

疏风散寒止痛——川芎茶调散加减

（2）风热头痛：舌尖红，苔薄黄，脉浮数

疏风清热和络——芎芷石膏汤加减

（3）风湿头痛：苔白腻，脉濡

祛风胜湿通窍——羌活胜湿汤加减

2. 内伤头痛

（1）肝阳头痛：舌红苔黄，脉弦数

平肝潜阳息风——天麻钩藤饮加减

（2）血虚头痛：舌质淡，苔薄白，脉细弱

养血滋阴，和络止痛——加味四物汤加减

（3）痰浊头痛：舌苔白腻，脉滑或弦滑

健脾燥湿,化痰降逆——半夏白术天麻汤加减

（4）肾虚头痛:舌红少苔,脉细无力

养阴补肾,填精生髓——大补元煎加减

（5）瘀血头痛:舌紫黯,或有瘀斑、瘀点,苔薄白,脉细或细涩

活血化瘀,通窍止痛——通窍活血汤加减

（六）眩晕

1. 肝阳上亢证　舌红苔黄,脉弦或数

平肝潜阳,清火息风——天麻钩藤饮加减

2. 气血亏虚证　舌淡苔薄白,脉细弱

补益气血,调养心脾——归脾汤加减

3. 肾精不足证　舌淡嫩,苔白,脉弱尺甚

滋养肝肾,益精填髓——左归丸加减

4. 痰浊中阻证　舌苔白腻,脉濡滑

化痰祛湿,健脾和胃——半夏天麻白术汤加减

5. 瘀血阻窍证　舌黯有瘀斑,脉涩或细涩

祛瘀生新,活血通窍——通窍活血汤加减

（七）中风

1. 中经络

（1）风痰入络证:舌苔薄白,脉浮数

祛风化痰通络——真方白丸子加减

（2）风阳上扰证:舌质红苔黄,脉弦

平肝潜阳,活血通络——天麻钩藤饮加减

（3）阴虚风动证:舌质红,苔腻,脉弦细数

滋阴潜阳,息风通络——镇肝熄风汤加减

2. 中脏腑

（1）闭证:

①痰热腑实证:舌质黯红,或有瘀点瘀斑,苔黄腻,脉弦滑或弦涩

通腑泄热,息风化痰——桃仁承气汤加减

②痰火瘀闭证:苔黄腻,脉弦滑而数

息风清火,豁痰开窍——羚羊钩藤汤加减

③痰浊瘀闭证:苔白腻,脉沉滑缓

化痰息风,宣郁开窍——涤痰汤加减

（2）脱证(阴竭阳亡):舌痿,脉细弱或脉微欲绝

回阳救阴,益气固脱——参附汤合生脉散加味

3. 恢复期:

（1）风痰瘀阻证:苔滑腻,舌黯紫,脉弦滑

搜风化痰,行瘀通络——解语丹加减

（2）气虚络瘀证:舌质淡紫或有瘀斑,苔薄白,脉细涩或细弱

益气养血,化瘀通络——补阳还五汤加减

（3）肝肾亏虚证:舌红脉细,或舌淡红,脉沉细

滋养肝肾——左归丸合地黄饮子加减

（八）瘿病

1. 气郁痰阻证　苔薄白，脉弦

理气舒郁，化痰消瘿——四海舒郁丸

2. 痰结血瘀证　舌质黯或紫，苔薄白或白腻，脉弦或涩

理气活血，化痰消瘿——海藻玉壶汤

3. 肝火旺盛证　舌质红，苔薄黄，脉弦数

清肝泄火，消瘿散结——栀子清肝汤合消瘰丸加减

4. 心肝阴虚证　舌质红，苔少或无苔，舌体颤动，脉弦细数

滋阴降火，宁心柔肝——天王补心丹或一贯煎加减

（九）疟疾

1. 正疟　舌红，苔薄白或黄腻，脉弦

祛邪截疟，和解表里——柴胡截疟饮或截疟七宝饮加减

2. 温疟　舌红苔黄，脉弦数

清热解表，和解祛邪——白虎加桂枝汤或白虎加人参汤加减

3. 寒疟　舌苔白腻，脉弦

和解表里，温阳达邪——柴胡桂枝干姜汤合截疟七宝饮加减

4. 瘴疟

（1）热瘴：舌质红绛，苔黄腻或垢黑，脉洪数或弦数

解毒除瘴，清热保津——清瘴汤加减

（2）冷瘴：舌苔厚腻色白，脉弦

解毒除瘴，芳化湿浊——加味不换金正气散

5. 劳疟　舌质淡，脉细弱

益气养血，扶正祛邪——何人饮加减

【思考题】

1. 请简述阳黄和阴黄的区别，黄疸湿重于热证舌脉表现、治疗原则及处方用药。
2. 请简述鼓胀水湿困脾证舌脉表现、治疗原则及处方用药。

五、肾系疾病的舌诊、脉诊表现

【学习目的】

掌握肾系疾病舌诊、脉诊表现及治法方药。

【基础知识提炼】

（一）水肿

1. 阳水

（1）风水相搏证：舌苔薄白，脉浮滑或浮紧

疏风清热，宣肺行水——越婢加术汤加减

（2）湿毒浸淫证：舌质红，苔薄黄，脉浮数或滑数

宣肺解毒，利湿消肿——麻黄连翘赤小豆汤合五味消毒饮加减

（3）水湿浸渍证：苔白腻，脉沉缓

运脾化湿，通阳利水——五皮饮合胃苓汤加减

（4）湿热壅盛证：舌红，苔黄腻，脉沉数或濡数
分利湿热——疏凿饮子加减

2. 阴水

（1）脾阳虚衰证：舌质淡，苔白腻或白滑，脉沉缓或沉弱
健脾温阳利水——实脾饮加减

（2）肾阳衰微证：舌质淡胖，苔白，脉沉细或沉迟无力
温肾助阳，化气行水——济生肾气丸合真武汤加减

（3）瘀水互结证：舌紫黯，苔白，脉沉细涩
活血祛瘀，化气行水——桃红四物汤合五苓散

（二）淋证

1. 热淋　苔黄腻，脉滑数
清热利湿通淋——八正散加减

2. 石淋　舌红，苔薄黄，脉弦或带数；病久砂石不下者：舌淡边有齿印，脉细而弱或舌红少苔，脉细带数
清热利湿，排石通淋——石韦散加减

3. 血淋　舌尖红，苔黄，脉滑数
清热通淋，凉血止血——小蓟饮子加减

4. 气淋　苔薄白，脉弦
理气疏导，通淋利尿——沉香散加减

5. 膏淋　苔黄腻，舌质红，脉濡数
清热利湿，分清泄浊——程氏萆薢分清饮加减

6. 劳淋　舌质淡，脉细弱
补脾益肾——无比山药丸加减

（三）癃闭

1. 膀胱湿热证　舌质红，苔黄腻，脉数
清热利湿，通利小便——八正散加减

2. 肺热壅盛证　舌红，苔薄黄，脉数
清泄肺热，通利水道——清肺饮加减

3. 肝郁气滞证　舌红，苔薄黄，脉弦
疏利气机，通利小便——沉香散加减

4. 浊瘀阻塞证　舌紫黯，或有瘀点，脉涩
行瘀散结，通利水道——代抵挡丸加减

5. 脾气不升证　舌淡，苔薄脉细
升清降浊，化气行水——补中益气汤合春泽汤加减

6. 肾阳衰惫证　舌淡胖，苔薄白，脉沉细或弱
温补肾阳，化气利水——济生肾气丸加减

（四）阳痿

1. 命门火衰证　舌淡胖，苔薄白，脉沉细
温肾壮阳——赞育丸加减

2. 心脾亏虚证　舌淡，苔薄白，脉细弱

补益心脾——归脾汤加减

3. 肝郁不舒证　苔薄白，脉弦

疏肝解郁——逍遥散加减

4. 惊恐伤肾证　苔薄白，脉弦细

益肾宁神——启阳娱心丹加减

5. 湿热下注证　舌红苔黄腻，脉滑数

清利湿热——龙胆泻肝汤加减

（五）遗精

1. 君相火旺证　舌红，苔薄黄，脉弦数

清心泄肝——黄连清心饮合三才封髓丹加减

2. 湿热下注证　舌质红，苔黄腻，脉濡数

清热利湿——程氏萆薢分清饮加减

3. 劳伤心脾证　舌淡苔薄，脉弱

调补心脾，益气摄精——妙香散加减

4. 肾气不固证　舌淡胖，苔白滑，脉沉细

补肾固精——金锁固精丸加减

【思考题】

1. 请简述阳水和阴水的区别，水肿风水相搏证舌脉表现、治疗原则及处方用药。
2. 请简述淋证的常见证型，血淋的舌脉表现、治疗原则及处方用药。

六、气血津液疾病的舌诊、脉诊表现

【学习目的】

掌握气血津液疾病舌诊、脉诊表现及治法方药。

【基础知识提炼】

（一）郁证

1. 肝气郁结证　苔薄腻，脉弦

疏肝解郁，理气畅中——柴胡疏肝散加减

2. 气郁化火证　舌质红，苔黄，脉弦数

疏肝解郁，清肝泻火——丹栀逍遥散加减

3. 痰气郁结证　苔白腻，脉弦滑

行气开郁，化痰散结——半夏厚朴汤加减

4. 心神失养证　舌质淡，脉弦

甘润缓急，养心安神——甘麦大枣汤加减

5. 心脾两虚证　舌质淡，苔薄白，脉细

健脾养心，益气补血——归脾汤加减

6. 心肾阴虚证　舌红少津，脉细数

滋养心肾——天王补心丹合六味地黄丸加减

（二）血证

1. 鼻衄

（1）热邪犯肺证：舌质红，苔薄白，脉数

清泄肺热,凉血止血——桑菊饮加减

(2) 胃热炽盛证:舌红,苔黄,脉数
清胃泻火,凉血止血——玉女煎加减

(3) 肝火上炎证:舌红,脉弦数
清肝泻火,凉血止血——龙胆泻肝汤加减

(4) 气血亏虚证:舌质淡,脉细无力
补气摄血——归脾汤加减

2. 齿衄

(1) 胃火炽盛证:舌红,苔黄,脉洪数
清胃泻火,凉血止血——加味清胃散合泻心汤加减

(2) 阴虚火旺证:舌质红,苔少,脉细数
滋阴降火,凉血止血——六味地黄丸合茜根散加减

3. 咳血

(1) 燥热伤肺证:舌质红,少津,苔薄黄,脉数
清热润肺,宁络止血——桑杏汤加减

(2) 肝火犯肺证:舌质红,苔薄黄,脉弦数
清肝泻肺,凉血止血——泻白散合黛蛤散加减

(3) 阴虚肺热证:舌质红,脉细数
滋阴润肺,宁络止血——百合固金汤加减

4. 吐血

(1) 胃热壅盛证:舌质红,苔黄腻,脉滑数
清胃泻火,化瘀止血——泻心汤合十灰散加减

(2) 肝火犯胃:舌质红绛,脉弦数
泻肝清胃,凉血止血——龙胆泻肝汤加减

(3) 气虚血溢证:舌质淡,脉细弱
健脾益气摄血——归脾汤加减

5. 便血

(1) 肠道湿热证:舌质红,苔黄腻,脉濡数
清化湿热,凉血止血——地榆散合槐角丸加减

(2) 气虚不摄证:舌质淡,脉细
益气摄血——归脾汤加减

(3) 脾胃虚寒证:舌质淡,脉细
健脾温中,养血止血——黄土汤加减

6. 尿血

(1) 下焦湿热证:舌质红,脉数
清热利湿,凉血止血——小蓟饮子加减

(2) 肾虚火旺证:舌质红,脉细数
滋阴降火,凉血止血——知柏地黄丸加减

(3) 脾不统血证:舌质淡,脉细弱
补中健脾,益气摄血——归脾汤加减

（4）肾气不固证：舌质淡，脉沉弱

补益肾气，固摄止血——无比山药丸加减

7. 紫斑

（1）血热妄行证：舌质红，苔黄，脉弦数

清热解毒，凉血止血——十灰散加减

（2）阴盛火旺证：舌质红，苔少，脉细数

滋阴降火，宁络止血——茜根散加减

（3）气不摄血证：舌质淡，脉细弱

补气摄血——归脾汤加减

（三）痰饮

1. 痰饮

（1）脾阳虚弱证：舌苔白滑，脉弦细而滑

温脾化饮——苓桂术甘汤合小半夏加茯苓汤加减

（2）饮留胃肠证：舌苔腻，色白或黄，脉沉弦或伏

攻下逐饮——甘遂半夏汤合己椒苈黄丸加减

2. 悬饮

（1）邪犯胸肺证：舌苔薄白或黄，脉弦数

和解宣利——柴枳半夏汤加减

（2）饮停胸胁证：舌苔白，脉沉弦或弦滑

泻肺祛饮——椒目瓜蒌汤合十枣汤或控涎丹加减

（3）络气不和证：舌苔薄，质黯，脉弦

理气和络——香附旋覆花汤加减

（4）阴虚内热证：舌质偏红，少苔，脉小数

滋阴清热——沙参麦冬汤合泻白散加减

3. 溢饮

表寒里饮证：苔白，脉弦紧

发表化饮——小青龙汤加减

4. 支饮

（1）寒饮伏肺证：舌苔白滑或白腻，脉弦紧

宣肺化饮——小青龙汤加减

（2）脾肾阳虚证：舌体胖大，质淡，苔白润或腻，脉沉细而滑

温脾补肾，以化水饮——金匮肾气丸合苓桂术甘汤加减

（四）消渴

1. 上消

肺热津伤证：舌边尖红，苔薄黄，脉洪数

清热润肺，生津止渴——消渴方加减

2. 中消

（1）胃热炽盛证：苔黄，脉滑实有力

清胃泻火，养阴增液——玉女煎加减

（2）气阴亏虚证：舌质淡红，苔白而干，脉弱

益气健脾，生津止渴——七味白术散加减

3. 下消

（1）肾阴亏虚证：舌红苔少，脉细数

滋阴固肾——六味地黄丸加减

（2）阴阳两虚证：舌苔淡白而干，脉沉细无力

滋阴温阳，补肾固涩——金匮肾气丸加减

（五）自汗、盗汗

1. 肺卫不固证　苔薄白，脉细弱

益气固表——桂枝加黄芪汤或玉屏风散加减

2. 心血不足证　舌质淡，脉细

养血补心——归脾汤加减

3. 阴虚火旺证　舌红少苔，脉细数

滋阴降火——当归六黄汤加减

4. 邪热郁蒸证　舌苔薄黄，脉象弦数

清肝泄热，化湿和营——龙胆泻肝汤加减

（六）内伤发热

1. 阴虚发热证　舌质红，或有裂纹，苔少甚至无苔，脉细数

滋阴清热——清骨散加减

2. 血虚发热证　舌质淡，脉细弱

益气养血——归脾汤加减

3. 气虚发热证　舌质淡，苔白薄，脉细弱

益气健脾，甘温除热——补中益气汤加减

4. 阳虚发热证　舌质淡胖，或有齿痕，苔白润，脉沉细无力

温补阳气，引火归原——金匮肾气丸加减

5. 气郁发热证　舌红，苔黄，脉弦数

疏肝理气，解郁泻热——丹栀逍遥散加减

6. 痰湿郁热证　舌苔白腻或黄腻，脉濡数

燥湿化痰，清热和中——黄连温胆汤合中和汤加减

7. 血瘀发热证　舌质青紫或有瘀点、瘀斑，脉弦或涩

活血化瘀——血府逐瘀汤加减

（七）虚劳

1. 气虚　舌苔淡白，脉细软弱

（1）肺气虚证：补益肺气——补肺汤加紧

（2）心气虚证：益气养心——七福饮加减

（3）脾气虚证：健脾益气——加味四君子汤加减

（4）肾气虚证：益气补肾——大补元煎加减

2. 血虚　舌质淡红苔少，脉细

（1）心血虚证：养血宁心——养心汤加减

（2）肝血虚证：补血养肝——四物汤加减

3. 阴虚　舌质光红少津，脉细数无力

（1）肺阴虚证:养阴润肺——沙参麦门冬汤加减
（2）心阴虚证:滋阴养心——天王补心丹加减
（3）脾胃阴虚证:养阴和胃——益胃汤加减
（4）肝阴虚证:滋养肝阴——补肝汤加减
（5）肾阴虚证:滋补肾阴——左归丸加减
4. 阳虚　舌质胖嫩,边有齿印,苔淡白而润,脉细微、沉迟或虚大
（1）心阳虚证:益气温阳——保元汤加减
（2）脾阳虚证:温中健脾——附子理中汤加减
（3）肾阳虚证:温补肾阳——右归丸加减

（八）肥胖

1. 胃热滞脾证　舌红苔黄腻,脉弦滑
清胃泻火,佐以消导——小承气汤合保和丸加减
2. 痰湿内盛证　苔白腻或白滑,脉滑
燥湿化痰,理气消痞——导痰汤加减
3. 脾虚不运证　舌淡胖,边有齿印,苔薄白或白腻,脉濡细
健脾益气,渗利水湿——参苓白术散合防己黄芪汤加减
4. 脾肾阳虚证　舌淡胖,苔薄白,脉沉细
温补脾肾,利水化饮——真武汤合苓桂术甘汤加减

（九）癌病

1. 脑瘤
（1）痰瘀阻窍证:舌质紫黯或瘀点或有瘀斑,脉涩
息风化痰,祛瘀通窍——通窍活血汤加减
（2）风毒上扰证:舌质红或红绛,苔黄脉弦
平肝潜阳,清热解毒——天麻钩藤饮合黄连解毒汤加减
（3）阴虚风动证:舌质红,苔薄,脉弦细或细数
滋阴潜阳息风——大定风珠加减
2. 肺癌
（1）瘀阻肺络证:舌质黯或有瘀点、瘀斑,苔薄,脉细弦或细涩
行气活血,散瘀消结——血府逐瘀汤加减
（2）痰湿瘀肺证:舌质淡,苔白腻,脉滑
健脾燥湿,行气祛痰——二陈汤合瓜蒌薤白半夏汤加减
（3）阴虚毒热证:舌质红,舌苔黄,脉细数或数大
养阴清热,解毒散结——沙参麦冬汤合五味消毒饮加减
（4）气阴两虚证:舌质红或淡,脉细弱
益气养阴——生脉散合百合固金汤加减
3. 大肠癌
（1）湿热郁毒证:舌质红,苔黄腻,脉滑数
清热利湿,化瘀解毒——槐角丸加减
（2）瘀毒内阻证:舌质紫黯或有瘀点、瘀斑,脉涩
活血化瘀,清热解毒——膈下逐瘀汤加减

（3）脾肾双亏证：苔薄白，舌质淡胖，有齿痕，脉沉细弱
温阳益精——大补元煎加减
（4）肝肾阴虚证：舌红少苔，脉弦细数
滋肾养肝——知柏地黄丸加减

4. 肾癌、膀胱癌

（1）湿热蕴毒证：舌红苔黄腻，脉濡数
清热利湿，解毒通淋——八正散或龙胆泻肝汤加减
（2）瘀血内阻证：舌质紫黯或有瘀点、瘀斑，苔薄白，脉涩
活血化瘀，理气散结——桃红四物汤加减
（3）脾肾两虚证：舌质淡，苔薄白，脉沉细
健脾益肾，软坚散结——大补元煎加减
（4）阴虚内热证：舌质红，苔薄黄少津，脉细数
滋阴清热，化瘀止痛——知柏地黄丸加减

【思考题】

1. 请简述郁证肝气郁结证舌脉表现、治疗原则及处方用药。

2. 请简述痰饮、支饮、溢饮、悬饮的区别，支饮寒饮伏肺证的舌脉表现、治疗原则及处方用药。

七、肢体经络疾病的舌诊、脉诊表现

【学习目的】

掌握气肢体经络疾病舌诊、脉诊表现及治法方药。

【基础知识提炼】

（一）痹证

1. 风寒湿痹

（1）行痹：舌苔薄白，脉浮或浮缓
祛风通络，散寒除湿——防风汤加减
（2）痛痹：舌质淡，舌苔薄白，脉弦紧
温经散寒、祛风除湿——乌头汤加减
（3）着痹：舌质淡，舌苔白腻，脉濡缓
除湿通络，祛风散寒——薏苡仁汤加减

2. 风湿热痹　舌质红，舌苔黄或黄腻，脉滑数或浮数
清热通络，祛风除湿——白虎加桂枝汤合宣痹汤加减

3. 痰瘀痹阻证　舌质紫黯或有瘀斑，舌苔白腻，脉弦涩
化痰行瘀，蠲痹通络——双合汤加减

4. 肝肾两虚证　舌质淡红，舌苔薄白或少津，脉沉细弱或细数
培补肝肾，舒筋止痛——补血荣筋丸加减

（二）痉证

1. 邪壅经络证　舌苔薄白或白腻，脉浮紧
祛风散寒，燥湿和营——羌活胜湿汤加减

2. 肝经热盛证　舌质红绛，舌苔薄黄或少苔，脉弦细而数

清肝潜阳，息风镇痉——羚角钩藤汤加减

3. 阳明热盛证　舌质红，苔黄燥，脉弦数
清泄胃热，增液止痉——白虎汤合增液承气汤加减

4. 心营热盛证　舌质红绛，苔黄少津，脉细数
清心透营，开窍止痉——清营汤加减

5. 痰浊阻滞证　舌苔白腻，脉滑或弦滑
豁痰开窍，息风止痉——导痰汤加减

6. 阴血亏虚证　舌质淡或舌红无苔，脉细数
滋阴养血，息风止痉——四物汤合大定风珠加减

（三）痿证

1. 肺热津伤证　舌质红，苔黄，脉细数
清热润燥，养阴生津——清燥救肺汤加减

2. 湿热浸淫证　舌质红，舌苔黄腻，脉濡数或滑数
清热利湿，通利经脉——加味二妙散加减

3. 脾胃虚弱证　舌淡苔薄白，脉细弱
补中益气，健脾升清——参苓白术散合补中益气汤加减

4. 肝肾亏损证　舌红少苔，脉细数
补益肝肾，滋阴清热——虎潜丸加减

5. 脉络瘀阻证　舌痿不能伸缩，舌质黯淡或有瘀点、瘀斑，脉细涩
益气养营，活血行瘀——圣愈汤合补阳还五汤加减

（四）颤证

1. 风阳内动证　舌质红，苔黄，脉弦
镇肝息风，舒筋止颤——天麻钩藤饮合镇肝熄风汤加减

2. 痰热风动证　舌体胖大，有齿痕，舌质红，舌苔黄腻，脉弦滑数
清热化痰，平肝息风——导痰汤合羚角钩藤汤加减

3. 气血亏虚证　舌体胖大，舌质淡红，舌苔薄白滑，脉沉濡无力或沉细弱
益气养血，濡养筋脉——人参养荣汤加减

4. 髓海不足证　舌质红，舌苔薄白，或红绛无苔，脉象细数
填精补髓，育阴息风——龟鹿二仙膏合大定风珠加减

5. 阳气虚衰证　舌质淡，舌苔薄白，脉沉迟无力
补肾助阳，温煦筋脉——地黄饮子加减

（五）腰痛

1. 寒湿腰痛　舌质淡，苔白腻，脉沉而迟缓
散寒行湿，温经通络——甘姜苓术汤加减

2. 湿热腰痛　苔黄腻，脉濡数或弦数
清热利湿，舒筋止痛——四妙丸加减

3. 瘀血腰痛　舌质黯紫，或有瘀斑，脉涩
活血化瘀，通络止痛——身痛逐瘀汤加减

4. 肾虚腰痛

（1）肾阴虚：舌红少苔，脉弦细数

滋补肾阴，濡养筋脉——左归丸加减

（2）肾阳虚：舌质淡，脉沉细无力

补肾壮阳，温煦经脉——右归丸加减

【思考题】

1. 请简述行痹的舌脉表现、治疗原则及处方用药。

2. 请简述寒湿腰痛的舌脉表现、治疗原则及处方用药。

（焦扬　王峥峥　吴志松　曹芳）

【参考文献】

1. 朱文峰. 中医诊断学. 第2版. 北京：中国中医药出版社，2007.

2. 周仲瑛. 中医内科学. 第2版. 北京：中国中医药出版社，2007.

第四章

内科基本临床技能

第一节　胸腔穿刺术

【学习目的】

1. 掌握胸腔穿刺术的适应证和禁忌证。
2. 掌握胸腔穿刺术的操作步骤。
3. 熟悉胸膜反应的处理。

【基础知识提炼】

适应证

1. 胸腔积液性质不明,需抽取积液化验及病理检查。
2. 抽出胸膜腔的积液、积气和积血,缓解病人的呼吸困难等症状。
3. 胸腔灌洗治疗。
4. 胸腔内给药,可胸腔注入抗生素或者抗癌药物。

禁忌证

1. 剧烈咳嗽、体质衰弱、病情危重难以耐受穿刺术者。
2. 凝血缺陷、出血性疾病和服用抗凝药物治疗者,应做相应处理后再行此术。
3. 穿刺部位有炎症、肿瘤、外伤。

【操作前准备】

1. 与病人家属谈话,签署同意书。消除患者紧张情绪,必要时术前给予地西泮镇静。

2. 器械准备　一次性胸腔穿刺包、2%利多卡因1支、无菌手套2副、5ml注射器1个及50ml注射器1个、放置胸腔积液所需容器(如需抽液减压),无菌胸腔引流管及引流瓶(如需引流)。

【操作步骤】

1. 洗手　按7步洗手法清洗双手,戴帽子、口罩。

2. 穿刺点选择　患者取坐位,两前臂置于椅背上,前额伏于前臂上;不能坐位者,可半卧位,患侧前臂抱头。穿刺点选择在胸部叩诊实音最明显的部位作为穿刺点,一般常选肩胛线第7~9肋间隙,也可选腋前线第5肋间隙或腋中线第6~7肋间隙;穿刺前可结合超声波定位。气胸在锁骨中线第2肋间隙。为避免损伤肋间神经,应选择下一肋骨上缘进针。

3. 检查器械　打开一次性胸腔穿刺包,戴无菌手套,检查胸腔穿刺包内物品,注意胸穿针与抽液用注射器连接后检查是否通畅,同时检查是否有漏气情况,助手将注射器打开交给术者。

4. 消毒　使用穿刺包中的消毒物品进行皮肤消毒，以穿刺点为中心进行同心圆形消毒，消毒范围直径约 15cm，重复三次，后一次消毒半径小于前一次，铺无菌洞巾。

5. 麻醉：助手协助打开 2% 利多卡因安瓿，术者以 5ml 注射器抽取 2% 利多卡因 4ml，在穿刺部位由表皮至胸膜壁层进行局部浸润麻醉。麻醉皮肤局部应有皮丘，注药前应回抽，观察无血液、胸水后，方可推注麻醉药。

6. 穿刺　将胸穿针与抽液用注射器连接，并关闭两者之间的开关保证闭合紧密不漏气。术者以左手示指与中指固定穿刺部位皮肤，右手持穿刺针沿麻醉处缓缓刺入，当针锋抵抗感突感消失时，打开开关使其与胸腔相通，进行抽液。助手戴手套后，用止血钳（或胸穿包的备用钳）协助固定穿刺针，以防刺入过深损伤肺组织。注射器抽满后，关闭开关，留取检验标本，余液体至容器内，计数抽液量。

7. 加压固定　抽液结束拔出穿刺针，局部消毒，覆盖无菌纱布，稍用力压迫片刻，用胶布固定。

【注意事项】

1. 操作中应密切观察患者的反应，如有患者头晕、面色苍白、出汗、心悸、胸部压迫感或剧痛、晕厥等胸膜过敏反应，立即停止抽液，并皮下注射 0.1% 肾上腺素 0.3 ~ 0.5ml，或进行其他对症处理。

2. 穿刺针进入胸腔不宜过深，以免损伤肺组织，一般以针头进入胸腔 0.5 ~ 1.0cm 为宜。在抽吸过程中，如患者突然咳嗽，应将针头迅速退到胸壁内，待患者咳嗽停止后再进针抽吸。一次抽液不应过多、过快。诊断性抽液，50 ~ 100ml 即可。减压抽液，首次不超过 600ml，以后每次不超过 1000ml。

3. 应避免在第 9 肋间以下穿刺，以免穿透膈肌损伤腹腔脏器。

4. 操作前、后测量患者生命体征，操作后嘱患者卧位休息 30 分钟。

【思考题】

1. 胸腔穿刺的适应证和禁忌证有哪些？

2. 为什么胸腔穿刺每次抽液量不宜过多？

3. 为什么选取肋上缘进行进针？

第二节　腹腔穿刺术

【学习目的】

1. 掌握腹腔穿刺术的适应证和禁忌证。

2. 掌握腹腔穿刺术的操作步骤。

3. 熟悉放腹水的容量要求。

【基础知识提炼】

适应证

1. 腹腔液体原因不明者。

2. 大量腹水需减压治疗者。

3. 需腹腔内注药或腹水浓缩再输入者。

禁忌证

1. 广泛腹膜粘连者。

2. 有严重肠管胀气、包虫病及巨大卵巢囊肿者。

3. 有肝性脑病先兆、电解质紊乱者不宜放腹水。

4. 妊娠后期。

【操作前准备】

1. 与病人家属谈话，签署同意书，测量腹围、脉搏、血压、检查腹部体征。术前嘱病人排尿，以防刺伤膀胱。

2. 器械准备　腹腔穿刺包、无菌手套2副、5ml注射器1个及50ml注射器1个、2%利多卡因1支、多头腹带、放置腹腔积液所需容器（如需抽液减压）等。

【操作步骤】

1. 洗手　术者按7步洗手法认真清洗双手后，准备操作。戴帽子、口罩。

2. 穿刺点选择　一般让患者采取平卧，选择脐与左髂前上棘连线的中外1/3交界处，或者脐与耻骨联合上缘间连线的中点上方1cm、偏左或右1.5cm。腹水量少者采用取侧卧位，最好在B超定位后或B超引导下穿刺。

3. 检查器械　打开腹穿包，戴无菌手套，检查穿刺包内物品，注意穿刺与抽液用注射器连接后检查是否通畅，同时检查是否有漏气情况，助手将注射器打开交给术者。

4. 消毒　使用穿刺包中的消毒物品进行皮肤消毒，以穿刺点为中心进行同心圆形消毒，消毒范围直径约15cm，重复三次，后一次消毒半径小于前一次，铺无菌洞巾。

5. 麻醉　助手掰开麻药安瓿，术者以5ml注射器抽取2%利多卡因4ml，自皮肤至腹膜壁层作局部浸润麻醉。麻醉皮肤局部应有皮丘，注药前应回抽，观察无血液、腹水后，方可推注麻醉药。

6. 穿刺　术者将乳胶管开关夹闭，左手固定穿刺部皮肤，右手持针经麻醉处刺入腹壁，待针锋抵抗感突然消失时，示针尖已穿过腹膜壁层，助手戴手套后，用消毒血管钳协助固定针头，术者打开开关，抽取腹水，注射器抽满后，关闭开关，留取检验标本，余液体至容器内，记数抽液量。

7. 加压固定　抽液完毕，拔出穿刺针，覆盖无菌纱布，稍用力压迫穿刺部位数分钟，用胶布固定，大量放液后，需束以多头腹带，以防腹压骤降。

【注意事项】

1. 术中密切观察患者，如有头晕、心悸、恶心、气短、脉搏增快及面色苍白等，应立即停止操作，并进行适当处理。

2. 放液不宜过快、过多，肝硬化患者一次放液一般不超过3000ml，过多放液可诱发肝性脑病、电解质紊乱、血压下降或休克。

3. 左下腹穿刺点不可偏内，避开腹壁下血管，但又不可过于偏外，以免伤及旋髂深血管。对腹水量较多者，穿刺针自穿刺点斜行方向刺入皮下，然后再使穿刺针与腹壁呈垂直方向刺入腹膜腔，以防腹水自穿刺点滑出。

4. 放液前后均应测量腹围、脉搏、血压、检查腹部体征，以视察病情变化。嘱患者卧床休息30分钟。

5. 腹水为血性者于取得标本后，应停止抽吸或放液。

【思考题】

1. 腹腔穿刺的禁忌证有哪些？

2. 为何肝硬化患者一次放液不宜过多？

3. 为防止腹腔穿刺后出现渗液，常应采取哪些措施？

第三节 骨髓穿刺术

【学习目的】

1. 掌握骨髓穿刺术的适应证和禁忌证。
2. 掌握骨髓穿刺术的操作步骤。
3. 熟悉“干抽”的原理和处理方法。

【基础知识提炼】

适应证

1. 血液病的诊断、治疗及随访。
2. 诊断某些感染性疾病。
3. 恶性肿瘤可疑骨髓转移者。
4. 协助诊断类脂质蓄积病。

禁忌证

1. 血友病等有出血倾向的患者。
2. 穿刺部位皮肤有感染者。
3. 晚期妊娠者。

【操作前准备】

1. 向患者及家属讲明穿刺的目的、必要性，签字同意后实施。

2. 检查凝血四项，有严重凝血功能障碍者需输血浆或相应凝血因子纠正后再实施。

3. 器械准备　骨髓穿刺包(弯盘 1 个、18 号、16 号或 12 号骨髓穿刺针 1 个、消毒碗 1 个、镊子 1 把、止血弯钳 1 把、消毒杯 2 个、纱布 2 块、干棉球数个、无菌洞巾)、无菌手套(1 副)、5ml 注射器 1 个及 20ml 注射器 1 个、2% 利多卡因 2 支、载玻片 10 张、推片 1 个，碘酒及酒精少许。

【操作步骤】

1. 洗手　术者按 7 步洗手法认真清洗双手后，准备操作。戴帽子、口罩。

2. 穿刺点选择　髂后上棘穿刺选择骶椎两侧、臀部上方突出的部位，病人取侧卧位。髂前上棘穿刺选择髂前上棘后 1 ~ 2cm 处，病人取仰卧位。胸骨穿刺选择胸骨柄、胸骨体相当于第 1、2 肋间隙的部位，病人取仰卧位。应注意此处胸骨较薄，且其后有大血管和心房，穿刺时务必小心，以防穿透胸骨而发生意外。当其他部位穿刺失败时，可选此部位。

3. 检查器械　打开穿刺包，术者戴无菌手套。检查穿刺包物品齐全；检查骨髓穿刺针是否通畅，成人用 16 或 18 号穿刺针，儿童用 12 号穿刺针，将骨髓穿刺针的固定器固定在适当的长度上(髂骨穿刺约 1.5cm，胸骨穿刺约 1.0cm)；助手将注射器打开交给术者。

4. 消毒　术者一手持镊子，夹持碘酒棉球水平交至右手的弯止血钳中，以穿刺点为中心顺时针方向消毒局部皮肤 3 遍，直径大约 15cm，铺无菌洞巾。

5. 麻醉　术者用 5ml 注射器抽取 2% 利多卡因 4ml；左手拇指、食指固定穿刺部位皮肤，右手用 2% 利多卡因做局部皮肤、皮下和骨膜麻醉。注意先水平进针、打一直径约 0.5cm 的皮丘，再垂直骨面一直麻醉到坚硬的骨膜，并应上、下、左、右多点麻醉，取出注射器后，纱布覆盖穿刺点右手拇指稍用力按压以充分浸润。

6. 穿刺　操作者左手拇指和示指固定穿刺部位，右手持骨髓穿刺针与骨面垂直刺入，若为胸骨穿刺则应与骨面成30°～45°刺入（穿刺针向头侧偏斜）。当穿刺针针尖接触坚硬的骨质后，沿穿刺针的针体长轴左右旋转穿刺针，并向前推进，缓缓刺入骨质（注意向下压的力量应大于旋转的力量，以防针尖在骨面上滑动）。当突然感到穿刺阻力消失，且穿刺针已固定在骨内时，表明穿刺针已进入骨髓腔。如果穿刺针尚未固定，则应继续刺入少许以达到固定为止。

7. 抽取骨髓液　用20ml注射器先抽出少量空气，拔出穿刺针针芯，接注射器，抽取骨髓液。抽吸骨髓时病人感到有特殊的酸痛，随即便有红色骨髓液进入注射器。抽取的骨髓液一般为0.1～0.2ml，迅速将骨髓液滴在载玻片上，助手立即制备骨髓液涂片数张。制备的髓片应头、体、尾分明并有一定的长度，使细沙样浅肉色的骨髓小粒分布均匀。

8. 加压固定　骨髓液抽取完毕，重新插入针芯。左手取无菌纱布置于穿刺处，右手将穿刺针（稍旋转）拔出，并将无菌纱布敷于针孔上，按压1～2分钟后，局部酒精棉球消毒，换消毒纱布覆盖，胶布加压固定。覆盖的敷料勿浸湿，以防感染，3天后取下。

【注意事项】

1. 骨髓穿刺针和注射器必须干燥，以免发生溶血。

2. 穿刺针针头进入骨质后要避免过大摆动，以免折断穿刺针。胸骨穿刺时不可用力过猛、穿刺过深，以防穿透内侧骨板而发生意外。

3. 抽取的骨髓液一般为0.1～0.2ml，若用力过猛或抽吸过多，会使骨髓液稀释。如果需要做骨髓液细菌培养，应在留取骨髓液计数和涂片标本后，再抽取1～2ml，以用于细菌培养。若未能抽取骨髓液，则可能是针腔被组织块堵塞或“干抽”（dry tap），此时应重新插上针芯，稍加旋转穿刺针或再刺入少许。如未能抽得骨髓液，可能是针腔被皮肤、皮下组织或骨片填塞，也可能是进针太深或太浅，针尖未在髓腔内，此时应重新插上针芯，稍加旋转或再钻入少许或再退出少许，拔出针芯，如见针芯上带有血迹，再行抽吸可望获得骨髓液。多次干抽时应进行骨髓活检。

【思考题】

1. 骨髓穿刺的适应证是什么？

2. 骨髓穿刺出现干抽可能是由于什么原因？

3. 在抽取骨髓液时应该抽取多少毫升？

第四节　腰椎穿刺术

【学习目的】

1. 掌握腰椎穿刺术的适应证和禁忌证。

2. 掌握腰椎穿刺术的操作步骤。

3. 熟悉蛛网膜下腔有无阻塞的判断方法。

【基础知识提炼】

适应证

1. 需测定颅内压力和采集脑脊液标本的中枢神经系统疾病。

2. 需要椎管内注射药物或减压引流治疗者。

3. 对颅内出血、炎症或颅脑手术后，引流有刺激性脑脊液可减轻临床症状。

禁忌证

1. 颅高压伴视乳头水肿者。

2. 脑疝或脑疝先兆者。

3. 可疑后颅窝占位病变者。

4. 穿刺部位有感染，或腰椎畸形，或骨质破坏。

5. 有严重的凝血功能障碍患者。

【操作前准备】

1. 向病人解释穿刺目的及注意事项，签腰穿同意书。

2. 器械准备　无菌腰椎穿刺包、5ml 注射器 2 个、无菌手套、2% 利多卡因 2 支、按需准备鞘内注射药物、酒精灯、火柴、培养管等。

【操作步骤】

1. 洗手　七步洗手法洗手，戴帽子、口罩。

2. 穿刺点选择　病人侧卧硬板床上，取去枕头，背部齐床沿，头向胸前弯曲，双手抱膝，双膝向腹部弯曲，腰背尽量向后弓起，使椎间隙增宽，有利穿刺。穿刺部位一般取 3 ~ 4 腰椎间隙、两侧髂脊连线的脊棘线为第 3 腰椎间隙。也可选择上一或者下一椎间隙，做标记。

3. 检查器械　术者打开腰穿包，戴无菌手套，检查穿刺包物品齐全，助手将注射器打开交给术者。

4. 消毒　以穿刺点为中心严格皮肤消毒，术者一手持镊子，夹持碘酒棉球水平交至右手的弯止血钳中，以穿刺点为中心顺时针方向消毒局部皮肤 3 遍，直径大约 15cm，再用酒精棉球脱碘，铺洞巾。消毒后的棉球、弯止血钳置于消毒碗内由助手取走。

5. 麻醉　用 5ml 注射器抽取 2% 利多卡因 4ml，作局部浸润麻醉。

6. 穿刺　术者持腰椎穿刺针（套上针芯），沿腰椎间隙垂直进针，在进针过程中会感到两次突破感，第一次是突破棘间黄韧带，第二次是突破硬脊膜，当感到阻力消失时，表明针头已进入蛛网膜下腔，拔出针芯，脑脊液自动流出，此时让病人全身放松，平静呼吸，双下肢和头部略伸展，接上压力管，可见液面缓缓上升，到一定平面后可见液平面随呼吸而波动，此读数为脑脊液压力；如压力明显增高，针芯则不能完全拔出，使脑脊液缓慢滴出，以防脑疝形成。

7. 测压　在放液前先接上测压管测量压力。正常侧卧位脑脊液压力为 70 ~ 180mmH_2O 或 40 ~ 50 滴/分。需要了解蛛网膜下腔有无阻塞，可作动力试验（亦称压颈试验）。即于测定初压后压迫病人一侧颈静脉 10 秒，进行观察判断：a. 若脑脊液压力于压颈后立即上升至原来水平 1 倍，解除压迫后，在 20 秒内迅速下降至原来水平，表明蛛网膜下腔无阻塞。b. 若脑脊液压力于压颈后不上升，表明蛛网膜下腔完全阻塞。c. 若脑脊液压力于压颈后缓慢上升，解除压迫后又缓慢下降或不下降，表明蛛网膜下腔有不完全阻塞。

8. 固定　接取脑脊液 3 ~ 5ml 于无菌试管中送检。需作细菌培养，应将无菌试管接取脑脊液，然后送检。如需作鞘内注射时将药液缓慢注入。术毕套入针芯，拔出腰椎穿刺针，针孔以碘酒消毒，覆盖无菌纱布，以胶布固定，1 周内勿沾湿穿刺处。

【注意事项】

1. 穿刺过程，注意观察病人意识、瞳孔、脉搏、呼吸的改变，若病情突变，应立即停止操作，并协助抢救。穿刺后使病人去枕平卧 4 ~ 6 小时，颅压高者平卧 12 ~ 24 小时，继续观察病人情况及有无头痛、恶心，腰痛等反应。

2. 防止低压性头痛，主因穿刺针过粗或过早起床或脑脊液自穿刺孔处外漏所引起。病人站立时头痛加重，平卧后缓解，经 1～3 天可消失，长者可达 7～10 天。一旦发生，病人应平卧，多饮用盐水，或静脉点滴生理盐水 500～1000ml，或加垂体后叶素，以促进脑脊液的分泌。

3. 颅压增高者，不宜作腰椎穿刺，以避免脑脊液动力学的突然改变，使颅腔与脊髓腔之间的压力不平衡，导致脑疝形成。

4. 穿刺部位有化脓感染，禁止穿刺，以免引起蛛网膜下腔感染。

5. 鞘内注射药物，需放出等量脑脊液，药物要以生理盐水稀释，注射应极缓慢。

6. 穿刺过程中如出现脑疝症状时（如瞳孔不等大、意识不清、呼吸异常），应立即停止放液，并向椎管内注入生理盐水（10～12ml），静脉注射 20% 甘露醇 250ml。

7. 有躁动不安和不能合作者，可在镇静剂或基础麻醉下进行，需有专人辅助。

【思考题】

1. 腰椎穿刺的禁忌证有哪些？

2. 腰椎穿刺术穿刺点常选用哪里？为什么？

3. 为什么颅高压的患者进行腰椎穿刺会形成脑疝？

第五节　深静脉穿刺术

【学习目的】

1. 掌握深静脉穿刺术的适应证和禁忌证。

2. 掌握深静脉穿刺术的操作步骤。

【基础知识提炼】

深静脉穿刺一般优先选择锁骨下，其次颈内，再次股静脉。锁骨下一般选择右侧，左侧有胸导管。

适应证

1. 需长期输液而外周静脉因硬化、塌陷致穿刺困难者。

2. 需行肠道外全静脉营养。

3. 危重病人及采血困难病人急症处理。

4. 中心静脉压（CVP）测定。

禁忌证

1. 广泛上腔静脉系统血栓形成。

2. 穿刺局部有感染。

3. 凝血功能障碍。

4. 不合作，躁动不安的病人。

【操作前准备】

1. 了解、熟悉病人病情与病人或家属谈话，做好解释工作，签署同意书。

2. 如果部位需要，可先行局部备皮。

3. 器械准备　中心静脉穿刺包、无菌手套、口罩、帽子、手术衣络合碘、2% 利多卡因、肝素稀释液（肝素 15～20mg，加入 100ml 生理盐水中）、肝素帽、1% 甲紫、5ml 注射器、缝针、无菌敷料。

【操作步骤】

经锁骨上穿刺术

1. 洗手 七步洗手法洗手，戴帽子、口罩。

2. 穿刺点选择 采用头低肩高位或平卧位，头转向对侧，显露胸锁乳突肌的外形，用1%甲紫划出该肌锁骨头外侧缘与锁骨上缘所形成之夹角，该角平分线之顶端或其后0.5cm左右处为穿刺点。

3. 检查器械 术者打开腰穿包，戴无菌手套，检查穿刺包物品齐全，助手将注射器打开交给术者。

4. 消毒 以穿刺点为中心严格皮肤消毒，术者一手持镊子，夹持碘酒棉球水平交至右手的弯止血钳中，以穿刺点为中心顺时针方向消毒局部皮肤3遍，直径大约15cm，再用酒精棉球脱碘，铺洞巾。消毒后的棉球、弯止血钳置于消毒碗内由助手取走。

5. 穿刺 用5ml注射器抽取2%利多卡因4ml，于事先标记的进针点作皮内与皮下浸润麻醉，针尖指向胸锁关节，进针角度约30°~40°，边进针边抽回血，试穿锁骨下静脉，以探测进针方向、角度与深度。一般进针2.5~4cm即达锁骨下静脉。按试穿的方位将穿刺针迅速通过皮肤，再穿刺锁骨下静脉，抽吸见静脉血后固定穿刺针，取下注射器，经穿刺针送入导引钢丝，退出穿刺针，沿导引钢丝插入扩张管，扩张皮肤及皮下组织，退出扩张管，沿导引钢丝送入静脉留置导管，插入长度15cm左右，退出导引钢丝，接上输液导管。

6. 加压固定 将小纱布垫于进针点处，其上以无菌纱布覆盖，胶布固定。或用一次性贴膜覆盖，固定。如系小儿，可在穿刺点处穿一缝线，将导管结扎固定，以便长期保留。肝素稀释液封管。

经锁骨下穿刺术

1. 体位及准备同上。

2. 穿刺点选择 取锁骨中点内侧1~2cm处（或锁骨中点与内1/3之间）锁骨下缘为穿刺点，一般多选用右侧。

3. 检查器械 术者打开腰穿包，戴无菌手套，检查穿刺包物品齐全，助手将注射器打开交给术者。常规皮肤消毒同上法。

4. 穿刺 用5ml注射器抽取2%利多卡因4ml，在选定之穿刺点处进针，针尖指向头部方向，与胸骨纵轴约呈45°，与皮肤呈10°~30°。进针时针尖先抵向锁骨，然后回撤，再抬高针尾，紧贴锁骨下缘负压进针，深度一般为4~5cm。若通畅抽出暗红色静脉血，则移去注射器，导入导引钢丝。

5. 按上述锁骨上穿刺法插入深静脉留置导管。

【注意事项】

1. 必须严格无菌操作，以防感染。
2. 如抽出鲜红色血液表示误入动脉，应立即拔出，压迫穿刺点5分钟。
3. 尽量避免反复穿刺，一般穿刺3次不成功应停止。
4. 穿刺后妥善压迫止血，防止局部血栓形成。
5. 导管外敷料一般每日更换1次，局部皮肤可用乙醇棉球消毒。

【思考题】

1. 深静脉穿刺的适应证和禁忌证是什么？
2. 锁骨下静脉穿刺有哪几种术式？穿刺点怎么定位？

第六节 肝脏穿刺活体组织检查术

【学习目的】熟悉肝脏穿刺活体组织检查术的操作步骤。

【基础知识提炼】

适应证

1. 疑为肝癌。

2. 病毒性肝炎的分期及肝硬化。

3. 血色病、淀粉样变、脂肪肝等代谢性疾病。

4. 怀疑血吸虫病、肝结核、疟疾、黑热病而原因不明者。

5. 原因不明的肝脏疾病。

禁忌证

有出血倾向、肝包虫病、肝海绵状血管瘤、动脉瘤、嗜铬细胞瘤、大量腹水或合并急腹症者。

【操作前准备】

常规消毒治疗盘一套、肝穿刺包:治疗碗、弯盘、血管钳 2 把、洞巾、肝活检穿刺针、5ml、20ml 注射器各 1 个、6 号、7 号针头各一个、皮肤穿刺锥。无菌手套 2 副、2% 利多卡因 2 支、0.9% 生理盐水、95% 乙醇、腹带、标本瓶等。

【操作步骤】

1. 患者取仰卧位,身体右侧靠床沿,将右手置于枕后。

2. 穿刺点一般选用右侧腋前线第 8、9 肋间、肝实音处穿刺。疑诊肝癌者,宜选较突出的结节处穿刺。

3. 作常规皮肤消毒,用 2% 利多卡因由皮肤至肝包膜进行局部麻醉。

4. 使用快速穿刺套针(针长 7.0cm,针径 1.2mm 或 1.6mm)。针内装有长约 2 ~ 3cm 钢针芯活塞,空气和水可以通过,但可阻止吸进针内之肝组织进入注射器。以橡皮管将穿刺针连接于 10ml 注射器,注射器内吸入无菌生理盐水 3 ~ 5ml。

5. 先用皮肤穿刺锥在穿刺点皮肤上刺孔,然后在刺孔处将穿刺针沿肋骨上缘与胸壁垂直方向刺入 0.5 ~ 1.0cm。将注射器内生理盐水注出 0.5 ~ 1.0ml,使穿刺针内可能存留的皮肤与皮下组织,以免针头堵塞。

6. 让注射器处于负压状态,嘱患者先吸气,然后在深呼气末屏住呼吸(术前应反复让患者练习),此时术者将穿刺针迅速刺入肝内并迅速抽出,要求 1 秒内完成,深度不超过 6cm。拔针后患者才可呼吸。

7. 拔针后立即用无菌纱布按压创面 5 ~ 10 分钟,再以胶布固定,并用多头腹带扎紧。

8. 用生理盐水从针内冲出肝组织条于弯盘中,挑出,以 95% 乙醇或 10% 甲醛固定送检。

【注意事项】

1. 术前应检查血小板计数、活化部分凝血活酶时间、凝血酶原时间,如有异常应肌注维生素 K_1 10mg,每日 1 次,3 天后复查,如仍不正常,不应强行穿刺。

2. 术前应测血压、心率;X 线胸部透视,观察有无肺气肿、胸膜增厚;验血型,以备必要时输血。术前 1 小时服地西泮 10mg 或艾司唑仑 1mg。

3. 术后患者卧床 24 小时,在 4 小时内每隔 15 ~ 30 分钟测心率、血压一次,如发现心率增快、脉搏细弱、血压下降、烦躁不安、面色苍白、出冷汗等内出血现象，应紧急处理。

4. 穿刺后局部疼痛，应仔细寻找原因。如仅为组织创伤性疼痛，可予止痛剂。若发生气胸、胆汁性腹膜炎，应及时处理。

【思考题】

1. 肝穿刺的适应证有哪些？

2. 肝穿刺后出现内出血应如何处理？

第七节　肾穿刺活体组织检查术

【学习目的】熟悉肾穿刺活体组织检查术的操作步骤。

【基础知识提炼】

适应证

1. 原发性肾病综合征。
2. 肾小球肾炎导致的快速进展性肾衰竭。
3. 伴有蛋白尿、异常尿沉渣或肾衰竭的全身性免疫性疾病。
4. 原因不明的肾小球性蛋白尿伴尿沉渣异常或尿蛋白>1.0g/24h。
5. 持续性或复发性肾小球源性血尿。
6. 肾移植排斥反应。
7. 原因不明的急性肾衰竭少尿期延迟。

禁忌证

1. 肾脏缩小的终末期肾衰竭。
2. 孤立肾。
3. 重度高血压未控制。
4. 精神病或不能配合操作者。
5. 感染性急性肾小管间质疾病。
6. 多囊肾。
7. 高度腹水、衰弱、妊娠等。
8. 出血倾向、凝血机制障碍。

【操作前准备】

无菌手套、2%利多卡因、常规消毒治疗盘一套、Tru-cut型穿刺针、腰穿针。

【操作步骤】

1. 病人取俯卧位，腹部肾区相应位置下垫10～16cm长布垫，使肾脏紧贴腹壁，避免穿刺时滑动移位。

2. 局部消毒，盖无菌洞巾。以2%利多卡因皮内、皮下、肌肉逐层麻醉。然后换腰穿针逐层刺入，直至脂肪囊深层被膜外（进肾囊前应让患者屏住呼吸，过肾囊壁多由穿透感，到被膜常有顶触感，此时针应随呼吸同步运动），记下腰穿针的刺入深度。将腰穿针拔至肾囊外，再注射2%利多卡因少许，以麻醉深层软组织，然后拔针。

3. 用手术刀切开穿刺点皮肤，参考腰穿刺针所测深度将穿刺针刺入。患者屏气后刺入肾囊达被膜外，确实见穿刺针随呼吸同步运动后嘱患者吸气后屏气，助手抽吸注射器造成负压，术者用负压吸引穿刺针立即快速刺入肾脏3cm左右，取肾组织后迅速拔出。完成取材操作后让患者正常呼吸。助手加压压迫穿刺点 5 分钟以上。

4. 在解剖显微镜下证实标本内有肾小球后结束手术。亦可用穿刺探头（B 超探头上有进针狭缝或附加导针装置）导针直视穿刺。

5. 标本取出后可通过显微镜现场检查有无肾小球，若无肾小球应重复取材。现多数人主张，即使有肾小球也应重复一次取材，这样才能保证病理材料充分，且并不增加术后并发症。

6. 取材足够后应即送电子显微镜、光学显微镜及免疫荧光显微镜检查，送检前应使用不同溶液及方法予以固定。

【注意事项】

1. 术前应解释肾穿的目的、意义，征得本人及家属同意，并让患者练习屏气及卧床排尿（术后需卧床 24 小时）。

2. 检查血小板计数、出血时间、活化部分凝血活酶时间及凝血酶原时间。验血型，备血。术前 2～3 天肌注维生素 K_1。

3. 术前应检查肾功能，作同位素肾图，通过 B 超了解肾脏的大小、位置及活动度。

4. 术后应压迫穿刺部位 5 分钟以上，盖无菌纱布，用胶布固定，最后再用多头腹带捆绑固定，用担架推车送回病房。

5. 术后患者应卧床 24 小时，有肉眼性血尿时延长卧床时间。密切观察心率、血压，并留尿作离心沉渣检查。

6. 鼓励患者多饮水，避免肾出血形成血块梗阻尿路口，并在术后 2～3 天予以抗生素和止血药。

7. 几乎每例患者术后均有血尿，一般常在 1～3 天内自行消失，如发现严重血尿，甚至排除较大血块，患者心率增快甚至血压下降，提示肾脏严重损伤，应及时输液、输血补充血容量，抗休克，并及时做好外科手术准备。

8. 术后常见的并发症有血尿、肾周血肿、感染、损伤其他脏器，肾撕裂伤、腰痛及腹痛等。

【思考题】

1. 肾穿刺活体组织检查术的适应证有哪些？

2. 肾穿刺后需要观察哪些指标？

第八节　淋巴结穿刺术

【学习目的】熟悉淋巴结穿刺术的操作步骤。

【基础知识提炼】

适应证　疑诊淋巴瘤、淋巴结结核、癌转移、黑热病及真菌病等。

禁忌证　可能的或已肯定的原发性恶性肿瘤；肿大的淋巴结直接靠近大动脉或神经。

【操作前准备】无菌手套、2% 利多卡因、常规消毒治疗盘一套、10ml 注射器、载玻片。

【操作步骤】

1. 选择明显肿大的体表淋巴结为穿刺对象。

2. 常规消毒穿刺部位皮肤，同时消毒术者手指。

3. 术者以左手拇指和示指固定淋巴结，右手持 10ml 干燥注射器，将针头以垂直方向或 45°方向刺入淋巴结内，边拔针边抽吸，利用负压将淋巴结内的液体和细胞成分吸出。不必等有组织液进入注射器内即固定注射器内栓并拔出针头，拔出针头时勿使抽吸物进入注射器内。将注射器取下充气后再将针头内的抽出液喷射到载玻片上，均匀涂片，备染色镜检。

4. 穿刺部位以无菌纱布覆盖，用胶布固定。

【注意事项】

1. 一般在饭前穿刺，以免抽取液中含脂质过多，影响染色。

2. 如未能获抽出液，可将针头由原穿刺点进入，向不同方向穿刺、抽吸数次，只要未发生出血直到获得抽出液为止。

3. 选择穿刺的淋巴结不宜太小，应远离大血管，且易于固定。

4. 做涂片前应仔细观察抽出液的外观性状。

【思考题】

1. 局部淋巴结肿大常见于哪些疾病？

2. 为什么原发性恶性肿瘤不能进行淋巴结穿刺术？

（孙海燕 谭超）

【参考文献】

1. 陈文彬，潘祥林. 诊断学. 第7版. 北京：人民卫生出版社，2012.
2. 戴万亨. 诊断学基础. 第2版. 北京：中国中医药出版社，2012.

第五章

常用急救技术

第一节　心肺复苏术

心肺复苏是抢救生命最基本的医疗技术和方法。心搏、呼吸骤停和意识丧失时，迅速有效的人工呼吸与心脏按压使呼吸循环重建，这一系列的抢救过程称心肺复苏术（CRP）。包括胸外按压、开放气道、人工通气、电除颤以及药物治疗等，目的是使患者自主循环恢复（ROSC）和自主呼吸。

【学习目的】 掌握基础生命支持中心肺复苏技术的适应证及操作要点。

适应证　各种原因所致的心脏骤停、呼吸骤停。

【操作步骤】

1. 评估环境　首先确定现场有无威胁患者和急救者安全的因素，如有应及时躲避或脱离危险，否则尽可能不移动患者。

2. 判断意识、启动救助系统

（1）判断意识：通过动作或声音刺激判断患者意识，如轻拍病人双肩，分别对双耳呼叫，呼叫声音有效，观察患者有无语音或动作反应。对有反应的患者使其采取自动体位；无反应者应采取平卧位，便于实施心肺复苏。如怀疑患者有颈椎损伤，翻转患者时应保持头颈部和躯干在一个轴面上，避免脊髓受到损伤。

（2）启动救助系统：呼叫旁人协助打急救电话，拨打急救电话时应向调度员说明发生事件的现场位置、简单经过、患者人数以及相应的病情及已采用的急救措施等。

3. 同时判断呼吸和脉搏

判断呼吸　观察病人胸廓有无起伏，口鼻有无呼吸气流声，确定患者是否有呼吸或呼吸是否正常。如果患者没有呼吸或不能正常呼吸（即仅仅是喘息），则施救者应怀疑发生心脏骤停，应立即开始心肺复苏。

判断有无脉搏　通过感觉颈动脉搏动来评估循环体征，如果没有动脉搏动，立即进行胸外按压。颈动脉触摸法：示指及中指指尖先触及气管正中部，然后向旁滑移2～3cm，在气管旁软组织深处轻轻触摸颈动脉搏动（图1-5-1-1）；同时观察循环征象（迅速观察口唇、面色、皮肤颜色）。不可因为寻找

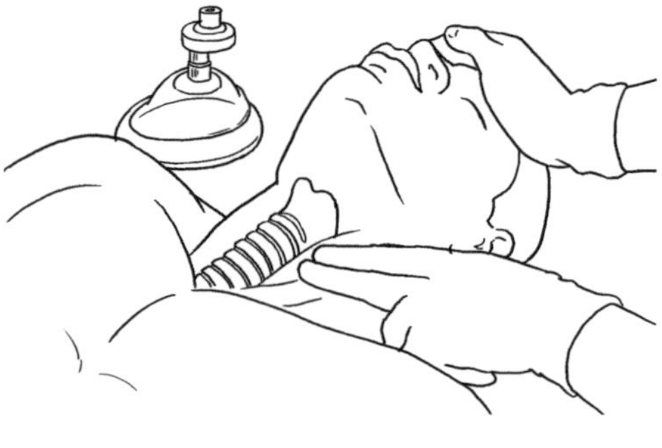

图1-5-1-1　触摸颈动脉

颈动脉搏动，丧失抢救时机。

同时判断呼吸和脉搏，判断时间 10 秒。

4. 胸外按压（circulation，C）

（1）按压部位：胸骨中下 1/3 处或剑突上二横指上方处，即乳头连线与胸骨交界处。

（2）患者放置仰卧位，平卧于硬板床或平地上，注意保暖，急救者跪在患者身旁，以一手掌根置于按压部位，手掌根部长轴与胸骨长轴确保一致，另一手掌根叠放于上，两手指交叉扣紧进行按压；使身体稍前倾，使肩、肘、腕位于同一轴线上，与患者身体平面垂直，用上身的重力按压，按压幅度至少 5～6cm，按压速率至少 100～120 次/分，按压与放松时间相等，放松时手掌不脱离胸壁，但不能“倚靠”在患者胸部。强调高质量的心肺复苏，包括以足够的速率和幅度进行按压，保证每次按压后胸廓回弹，尽可能减少按压中断并避免过度通气。

快速定位法：①首先以食指、中指沿病人肋弓处向中间滑动。②在两侧肋弓交点处寻找胸骨下切迹，以切迹为定位标志，不要以剑突下定位。③然后将食指及中指的两横指放在胸骨下切迹上，食指上方的胸骨正中部即为按压部位；以另一手的掌根部紧贴食指上方。④再将定位之手取下，以掌根叠放在另一手背上，使手指脱离胸壁。应“快速、用力、不间断”按压，但不得冲击式按压（图 1-5-1-2、图 1-5-1-3）。

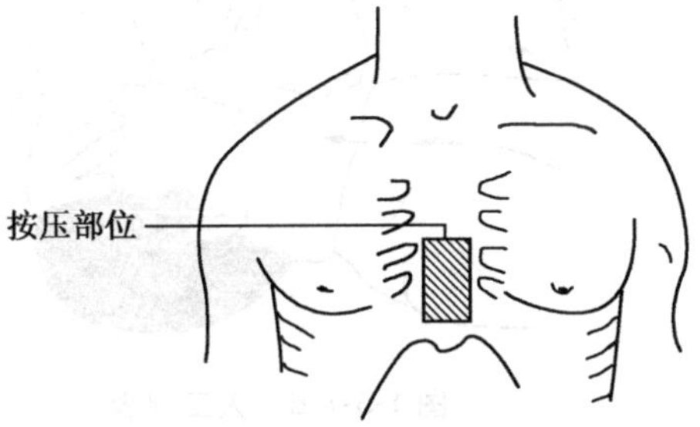

图 1-5-1-2　按压部位

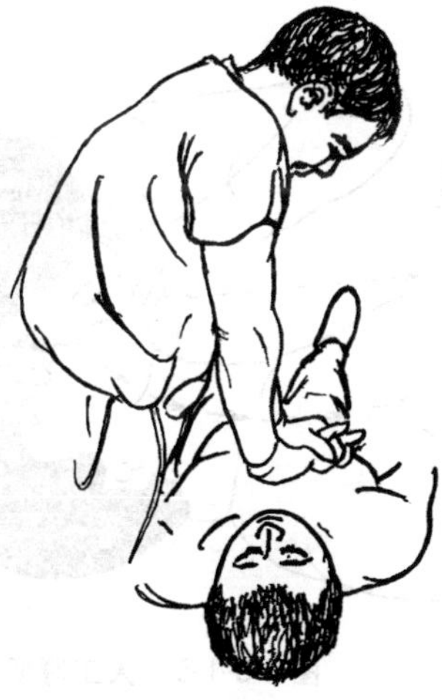

图 1-5-1-3　胸外按压手法

5. 开放气道（airway，A）　意识丧失的病人气道多被后坠的舌或者异物阻塞，应立即畅通气道，清除口腔异物。将患者头偏向外侧，用手指抠出患者口中的异物，如溺水患者口中的泥沙、土块、痰、呕吐物、假牙等。打开气道通常有两种方法：

（1）仰头抬颏法：如患者无明显头、颈部受伤可使用此法。患者取仰卧位。急救者位于患者一侧，将一只手小鱼际放在患者前额用力向下压使头部后仰，另一只手指放在患者下颏部向上抬颏，使下颌尖、耳垂连线与地面垂直（图 1-5-1-4A）。

（2）托颌法：当高度怀疑有颈椎受伤时使用。患者平卧，急救者位于患者头侧，两手拇指置于患者口角旁，余四指托住患者下颌部位，在保证患者头部和颈部固定的前提下，用力将患者下颌向上抬起（图 1-5-1-4B）。

6. 人工呼吸（breathing，B）　医务人员检查反应以发觉心脏骤停症状时会快速检查呼吸。在进行 30 次按压后，单人施救者开放患者的气道并进行 2 次人工呼吸。

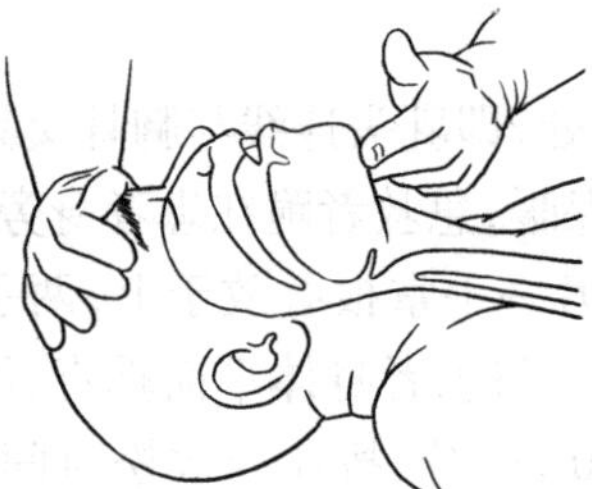

图 1-5-1-4A　仰头抬颏法

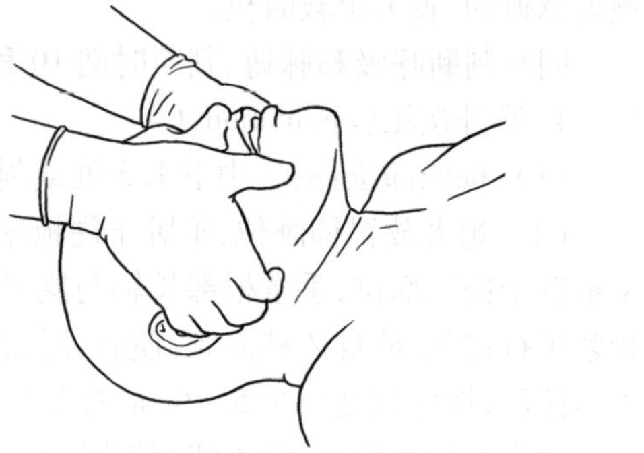

图 1-5-1-4B　托颌法

（1）口对口人工呼吸：是一种快捷有效的通气方法，具体方法：急救者一手拇指和食指捏闭患者鼻孔，另一手食指和中指仍抬举下颏，深吸一口气后用口唇包住患者口唇后吹气，持续1秒以上，可见患者胸部上抬，然后放松患者鼻孔，使胸部及肺能自行回缩，将气体排出，然后重复进行。注意操作者与病人口腔紧密连接，防止漏气。无论是两人或一人进行胸外按压与人工呼吸的比例均为30∶2（图 1-5-1-5，图 1-5-1-6）。

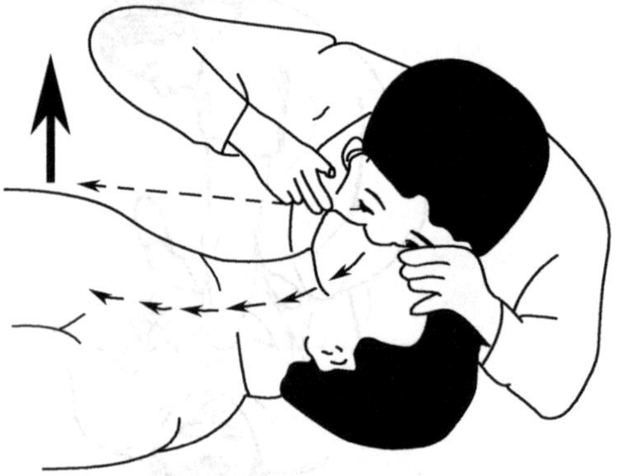

图 1-5-1-5　人工呼吸

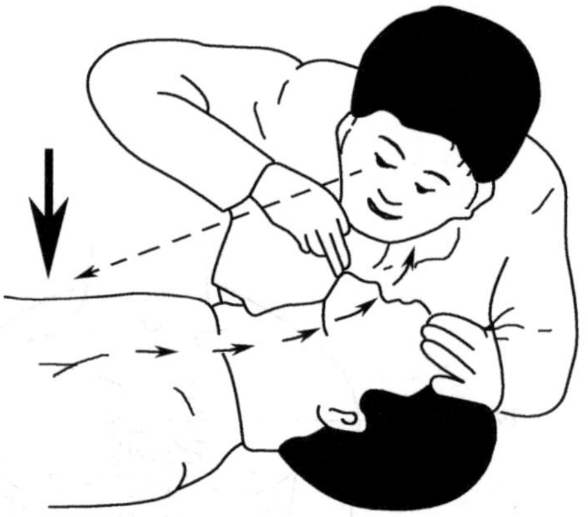

图 1-5-1-6　人工呼吸

（2）球囊面罩装置：使用球囊面罩可提供正压通气，潮气量约为500～600ml（6～7ml/kg），双人操作时，一人压紧面罩，一人挤压皮球通气。

判断人工通气的有效标志：①随被动人工呼吸运动可见胸廓规律有效起伏；②听到或感知被抢救者气道有气流呼出；③人为吹入气体时可感觉到被抢救者气道阻力规律性升高；④发绀状态缓解。

7. 早期除颤　在给予高质量心肺复苏的同时进行早期除颤是提高心脏骤停存活率的关键。

如果任何施救者目睹发生院外心脏骤停且现场有 AED（自动体外除颤器）或除颤仪，急救者应从胸外按压开始心肺复苏，并尽快使用 AED 或除颤仪。如果没有除颤器，应立即进行心肺复苏，然后再尝试除颤。（具体方法详见除颤术章节）

【注意事项】

1. 对于有自主循环（可触摸到脉搏）的患者，人工呼吸维持在10～12次/分，大致每5～

6 秒给予一次人工通气，约 2 分钟检查一次脉搏。

2. 心脏骤停患者最初数分钟内，血中氧合血红蛋白水平还保持一定水平，所以开始胸外按压比人工通气相对更重要，急救人员应尽可能避免中断胸外按压。

3. 人工通气时要注意气道始终保持开放状态。

4. 人工气道建立前，人工呼吸频率为 10 ~ 12 次/分；建立人工气道后呼吸频率为 10 次/分，此后持续胸外按压，不需要按压通气同步按比例进行。

5. 胸外按压时按压部位正确，上肢不得弯曲，“用力下压、快速按压”，下压后完全放松，放松时手掌不离开胸壁；不得冲击性按压。

第二节　经口气管插管术

经口气管插管术是指选择合适的导管经口插入气管内迅速解除气道不通，保证氧的供应的一项急救技术。是建立人工气道最可靠的方法。其作用有：任何体位下均能保持呼吸道通畅；便于呼吸道管理及进行辅助或控制呼吸；减少无效腔和降低呼吸道阻力从而增加有效气体交换量；便于清除气管支气管分泌物；防止呕吐或反流导致误吸窒息的危险；便于气管内用药。

适应证

1. 突然出现呼吸骤停，需要紧急建立人工气道进行机械通气。

2. 呼吸衰竭　严重低氧血症或高碳酸血症，用常规氧疗法难以纠正氧合，或其他原因需要较长时间机械通气，又不考虑切开。

3. 缺乏保护性反射，不能自主清除上呼吸道分泌物、胃内反流物，有误吸危险。

4. 存在上呼吸道损伤、狭窄、阻塞、气管食管瘘等严重影响呼吸者。

5. 严重头面部损伤，呼吸道可能无法自主维持者。

禁忌证

1. 张口困难或口腔空间小，无法经口插管。

2. 无法后仰，如怀疑有颈椎骨折。

3. 急性喉头水肿、急性咽喉炎、喉头黏膜下血肿、主动脉瘤压迫或侵犯气管壁者。

4. 严重出血倾向。

【操作前准备】

1. 患者准备　核对患者，了解生命体征及病情变化情况；检查患者有无牙齿松动，鼻腔有无感染、阻塞、出血；评估痰液分泌情况；清除口腔分泌物；插管前给予高浓度吸氧。

2. 物品准备　喉镜及大小合适的叶片（检查其灯光是否良好）、可弯曲的导丝（塑形良好）、大小合适的气管导管（检查充气套囊是否漏气）、10 ~ 20ml 注射器、牙垫、胶布、石蜡油、棉球、听诊器、吸氧装置、吸痰器、负压吸引器、吸痰管、急救药品等。

【操作步骤】

1. 患者仰卧位，头后仰，颈上抬，使口、咽部、气管成一直线。

2. 右手拇指与食指用力撑开下颌，借旋转力量使口腔打开，必要时使用开口器。

3. 左手持喉镜沿患者右侧口角放入口腔，将舌体推向左侧，同时前置镜片，可见到悬雍垂，再稍前进镜片置入咽部，可见会厌，稍进镜片使其顶端抵达舌根与会厌面间的会厌谷，上提喉镜，挑起会厌以显露声门。进镜时注意以左手腕为支撑点，不可以门齿作为支撑点(图 1-5-2-1)。

4. 右手持气管导管由右口角进入口腔,在直视下将导管插入声门,待导管气囊刚好全部进到声门下,拔出导丝,并继续插入 1～2cm 时,即可气囊充气,并固定插管。导管距门齿的距离 22～23cm(成人)(儿童 12～14cm)(图 1-5-2-2)。

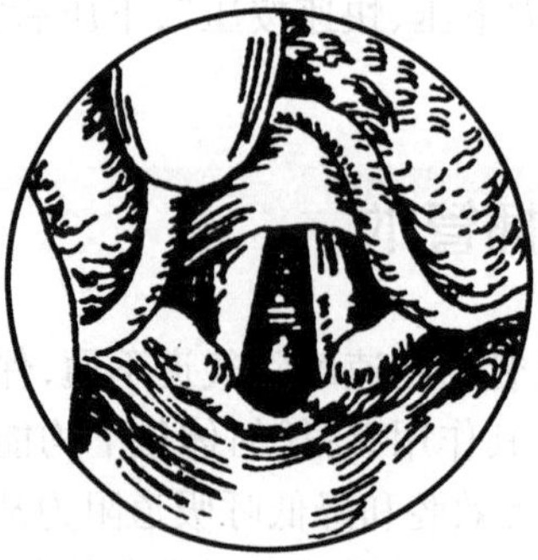

图 1-5-2-1　视野中的声门裂

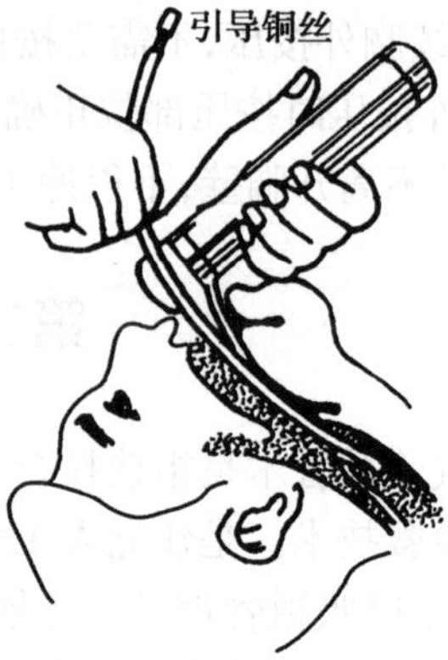

图 1-5-2-2　声门开放时插入导管,进入声门后可将导丝取下,然后轻轻进入数厘米

5. 听诊双肺呼吸音是否对称,以确认导管位置或用简易人工呼吸器压入气体,观察胸廓有无起伏。

6. 置入牙垫,退出喉镜,用胶布固定气管导管和牙垫。

【注意事项】

1. 插管前应给患者吸入纯氧数分钟,一次插管时间不超过 30 秒,插管过程中持续监测表皮血氧。

2. 对于插管不合作者,可予镇静剂或静脉麻醉剂或肌松剂,必须确保在困难插管情况下能进行紧急加压面罩给氧。

3. 检查患者牙齿有无松动或有无义齿,如有义齿应事先取出并妥善保存。

4. 上提喉镜时将着力点始终放在喉镜片的顶端,严禁以上门齿做支点用力。

5. 插管时动作要轻柔。

6. 根据患者年龄、性别、体格选择合适的气管导管,并检查气囊是否漏气。

7. 气管插管完成后,要确定气管导管插入深度,并判断是否误入食管。如有条件插管后应立即行床边胸片,以确定导管位置。

第三节　电击除颤术

心脏电复律术,全称经胸壁直流电电击复律术,亦称电击除颤,是将一定强度的电流通过心脏,使全部心肌在瞬间除极,然后心脏自律性的最高起搏点(通常是窦房结)重新主导心脏节律。心室颤动时心脏电活动已无心动周期,除颤可在任何时间放电。是抢救致命性快速心律失常最有效的方法。

适应证

1. 心室颤动、心室扑动。

2. 无脉性室速，即心室的频率极快，伴有血流动力学障碍或心室完全丧失射血功能。

禁忌证

目前没有绝对禁忌证，但在抢救心搏骤停时，应把握好除颤的原则及时间。

【操作前准备】

1. 物品准备　导电凝胶、纱布、棉签等相关物品摆放有序，检查除颤仪是否正常（开机，连线是否正常，电量是否充足，电极板是否完好）（图 1-5-3-1）。

2. 病人准备　将患者仰卧位于床上，充分暴露胸壁，左臂外展。

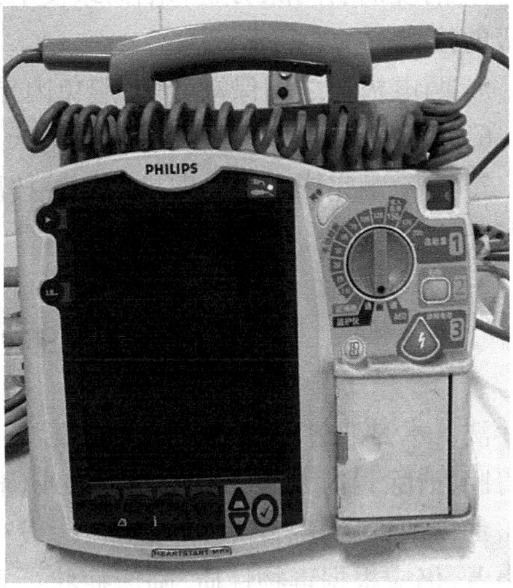

图 1-5-3-1　除颤仪

【操作步骤】

1. 首先通过心电图或心电监护确认存在室颤，在电极板上涂布导电凝胶或包以盐水纱布。

2. 选择非同步电除颤，双向波 200 焦耳。

3. 左手电极板置于锁骨下方胸骨右缘，右手电极板置于腋中线第五肋间，电极板与病人皮肤紧密接触，不得歪斜（图 1-5-3-2）。

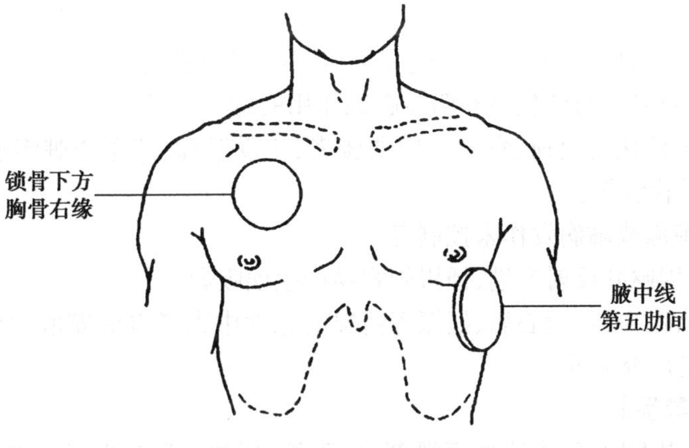

图 1-5-3-2　除颤部位

4. 按下充电按钮，迅速充电，请“旁人离开”，电极板压力适当，观察心电示波。注意操作者身体不能与患者及床接触，除颤前确定周围人员无直接或间接接触患者及床。

5. 除颤仪充电并显示可以除颤时，请旁人离开患者及病床，双手拇指同时按放电按键电击除颤。从启动手控除颤至第一次除颤完毕，全过程不超过 20 秒。

6. 除颤结束，移开电极板，立即进行胸外按压，旋钮回位，清洁电极板，正确归位。

【注意事项】

1. 装有永久性心脏起搏器者，除颤时应避免电极板靠近起搏器，防止其失灵。

2. 电极板紧贴病人皮肤并稍加压，不能留有空隙，边缘不能翘起。

3. 电极板与皮肤接触处应涂导电凝胶，也可用盐水纱布，紧急时可用清水，但绝对禁用酒精，防止皮肤灼伤。

4. 消瘦而肋间隙明显凹陷而致使电极与皮肤接触不良者亦用盐水纱布，以改善皮肤与电极的接触。

5. 两电极板之间保持干燥，避免因导电凝胶或盐水相连而造成短路。

6. 确认所有工作人员没有接触病床及患者。

7. 电除颤完毕后应立即进行心脏按压2分钟，根据情况应用肾上腺素、胺碘酮等，然后进行下一次除颤。

第四节 洗 胃 术

洗胃术是通过胃管向胃腔内重复注入液体与胃内容物混合后再吸出的方法，以达到冲洗胃腔、清除胃内未被吸收的内容物或(和)经胃粘膜重新分泌入胃腔的毒物、药物的目的。口服毒物中毒后，洗胃应尽早进行，一般在服毒后6小时内洗胃最佳。但对超过胃排空时间的患者，仍应根据毒物性质、临床症状严重程度、胃内是否有毒物滞留及毒物是否从胃粘膜重新析出引起反复中毒等因素决定洗胃的必要性。

适应证

1. 各种急性口服药物、毒物或其他有害物质中毒。

2. 幽门梗阻或胃扩张。

3. 手术或检查需要，可减少术中并发症，便于手术操作。

禁忌证

1. 口服腐蚀性毒物(强酸、强碱等)急性中毒不宜插管洗胃。

2. 强酸、强碱及其他对消化道有明显腐蚀作用的毒物中毒。

3. 肝硬化伴上消化道出血、食管静脉曲张者，主动脉瘤、严重心脏疾病者、食管贲门狭窄或梗阻者不宜插管洗胃。

4. 中毒诱发惊厥或癫痫发作未控制者。

5. 乙醇中毒，因呕吐反射亢进，插胃管容易产生误吸者。

6. 昏迷及伴有高血压、冠心病、妊娠等情况的急性中毒者也应谨慎，但可根据具体情况审视利弊再行决定是否洗胃。

【操作前准备物品】

1. 洗胃机、洗胃专用管、水溶性润滑剂、压舌板、压垫、开口器、治疗巾、注射器、检验标本容器等。

2. 洗胃溶液

(1) 温水或生理盐水：最常用，适宜于所有毒物不明时的紧急洗胃或无特异拮抗剂的毒物中毒洗胃，待毒物性质确定后，再采用对抗剂洗胃。

(2) 碳酸氢钠溶液：一般用2%～4%的溶液洗胃，常用于有机磷农药、拟菊虫酯类农药、氨基甲酸酯类农药中毒，以及香蕉水和某些重金属(如汞、苯、砷、铬)中毒，但美曲磷脂中毒禁用。

(3) 高锰酸钾溶液：一般用1∶5000～1∶2000的浓度，由于其具有较强的氧化作用，可促进生物碱及蕈类氧化分解，因此可用于多种急性药物中毒洗胃，特别是急性巴比妥类药物、苯二氮䓬类、阿片类、氰化物或砷化物及毒蕈中毒，但有机磷农药对硫磷(1605)禁用。

(4) 过氧化氢溶液(双氧水)：将过氧化氢溶液配制成0.3%的溶液，主要用于阿片类、氰化物及高锰酸钾中毒。

（5）鞣酸：可配制成1%～3%的溶剂，用于吗啡类、洋地黄类、莨菪类、颠茄或阿托品类中毒，亦可用于毒蕈、发芽马铃薯、乌头、藜芦等植物性食物或药物引起的急性中毒。

（6）茶叶水：用于重金属及生物碱等毒物的中毒。

【操作方法】

1. 漏斗洗胃法或注射器洗胃法因效率低、洗胃效果不确切已基本淘汰，但在无自动洗胃机的情况下仍可应用。

2. 自饮催吐在中毒现场可立即应用，通过自饮清水，然后刺激咽喉壁引起反射性呕吐的方式，自行将胃内容物吐出。

3. 自动洗胃机洗胃法（本章重点介绍）。

【操作步骤】

（一）催吐洗胃术

患者坐位，频繁口服大量洗胃液400～700ml，至病人感到饱胀感为度，用纱布包裹压舌板，刺激病人咽后壁，即可引起反射性呕吐，吐出洗胃液或胃内容物，如此反复，至排出洗胃液清晰无味为止。

意识清醒、具有呕吐反射，且能配合的急性中毒者，应首先鼓励口服洗胃。口服毒物时间不长，以2小时内效果最好。意识障碍、抽搐、惊厥者；拒绝饮水，不配合者禁用。

（二）自动洗胃机洗胃法

1. 履行告知义务，患者取左侧头低位，解开上衣领口，胸前垫防水布，取出假牙及活动的义齿。

2. 连接好洗胃机管路并在贮水瓶内加温水10 000ml待用。

3. 胃管前端涂液体石蜡后，左手用纱布捏住胃管，右手用纱布裹住胃管5～6cm，经鼻腔或口腔将胃管缓慢插入。当胃管插入10～15cm（咽喉部）时，嘱其做吞咽动作，轻轻将胃管推进。如患者处于昏迷状态，则轻轻抬起其头部，使咽喉部弧度增大，轻快将胃管插入。当插入45cm左右时，胃管进入胃内（插入长度以45～55cm为宜，约前额发际至剑突位置），先抽尽胃内容物，必要时留标本送检验。

4. 用注射器向胃管内注入少量气体，用听诊器在上腹部闻及气过水声或吸出胃内容物，即确定胃管在胃腔内。

5. 将胃管外侧口与洗胃机连接，将洗胃机上的进液管一端放入溶液桶内液面以下，出水管的一端放入污水桶内。接通电源后按下开关。进入液量一次为500ml，进胃为正压，出胃为负压。

6. 洗毕，反折胃管迅速拔出，以防管内液体误入气管。帮助患者漱口、洗脸，平卧休息。

7. 整理用物并消毒，记录灌洗液及洗出液总量及性质。

【注意事项】

1. 洗胃前须与患者家属解释洗胃的必要性，以取得操作过程的配合。

2. 对昏迷、妊娠、高血压及冠心病等特殊患者应讲明洗胃操作过程中可能发生的意外情况，必要时请家属签字。

3. 操作前应注意患者有无牙齿松动、取下活动性假牙，使用开口器应注意不要用力过大，避免造成牙齿脱落。

4. 当中毒性质不明时，应抽出胃内容物送检，洗胃液可选用温开水或等渗盐水，待毒物性质明确后，再采用对抗剂洗胃。

5. 每次进胃液量以 300～500ml 为宜，不能超过 500ml。如灌入量过多，有导致液体从口鼻腔内涌出而引起窒息的危险，并可使胃内压上升，增加毒物吸收；可引起迷走神经兴奋，导致反射性心脏骤停。

6. 洗胃过程中，密切关注病人生命体征，如有梗阻、疼痛、流出液有较多鲜血或出现休克现象，应立即停止施行洗胃。洗胃过程中随时观察患者呼吸，血压，脉搏的变化，并做好详细记录。

7. 幽门梗阻患者洗胃，须记录胃内滞留量（如洗胃液 3000ml，洗出液为 2500ml，则胃内滞留量为 500ml）。

8. 服毒患者洗胃所需总液体量依毒物性质及毒物量而定，一般为 2～5L，必要时可适量增加，确认胃内容物彻底清除后，结束洗胃。

9. 洗胃后可酌情注入 50% 硫酸镁 30～50ml 或 25% 硫酸钠 30～60ml 导泻。

10. 急性口服中毒，插管洗胃有禁忌或困难者，可行剖腹胃造口洗胃术。

11. 根据中毒物种类不同，选用适当溶液或加入相应解毒物质，如①保护剂：口服腐蚀性毒物后，可用牛奶、蛋清、米汤、植物油等保护胃粘膜。②溶剂：口服脂溶性毒物如汽油、煤油等有机溶剂后，可先用液体石蜡 150～200ml，使其溶解而不吸收，然后洗胃。

12. 口服毒物时间过长（超过 6 小时以上者），可酌情采用血液透析治疗。

第五节　简易球囊呼吸器的使用

简易球囊呼吸器是机械通气装置其中的一种，不仅用于呼吸衰竭及呼吸停止者，更多用于缓解缺氧和二氧化碳潴留，改善通气换气功能，减少呼吸做功，缓解呼吸肌疲劳，使患者及早地改善呼吸功能。

适应证

1. 各种原因所致呼吸停止或呼吸衰竭及麻醉期间的呼吸管理。

2. 机械通气患者做特殊检查，进出手术室等情况。

3. 呼吸机因停电、故障等原因无法工作时，可临时用简易球囊呼吸器。

【操作方法】

1. 患者仰卧位，头后仰，操作者立于患者头顶处，托起其下颌，充分打开气道（图 1-5-5-1）。

2. 将简易球囊呼吸器连接氧气，氧流量 8～10L/min。

3. 选择合适的面罩以覆盖病人口鼻，一手以“EC”手法固定面罩，另一手有规律的挤压呼吸囊，使气体通过吸气活瓣进入患者肺部，放松时，肺部气体随呼气活瓣排出；每次送气 500～600ml。挤压频率 10～12 次/分。

【注意事项】

1. 面罩紧扣鼻部，否则漏气。

2. 若患者有自主呼吸，应与之同步，即患者吸气初顺势挤压呼吸球囊，达到一定潮气量便完全松开球囊，让患者自行完成呼气动作。

3. 球囊面罩通气会产生胃胀气并产生副作用，包括返流、误吸和肺炎。胃胀气可导致膈肌上抬，限制肺的活动，并且降低呼吸系统的顺应性，可通过减少通气量来解决此问题。

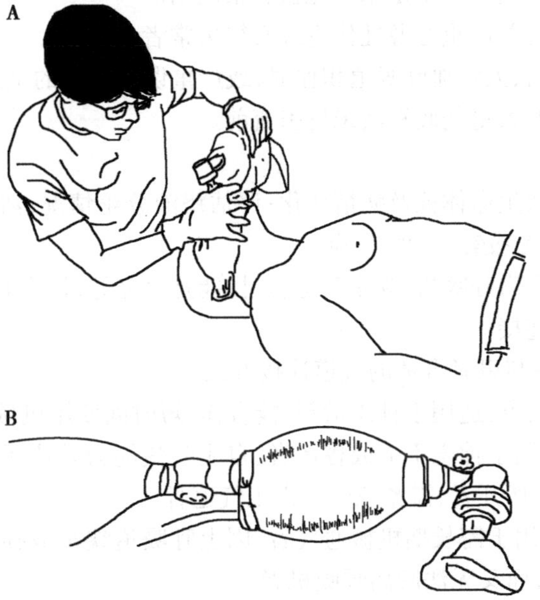

图 1-5-5-1　球囊面罩人工呼吸

第六节　呼吸机的使用

较严重的呼吸功能障碍时，应使用机械通气，若延迟使用，患者可能因严重低氧和 CO_2 潴留而出现多脏器功能受损，从而使机械通气的疗效显著降低。因而机械通气应尽早实施。呼吸机的工作原理即通过机械的方法建立气道外口-肺泡压力差，从而达到肺的人工通气。

适应证

1. 生理学指标

（1）呼吸频率>35 次/分或<10 次/分；自主潮气量<5～6ml/kg（体重）

（2）肺活量 10～15ml/kg

（3）最大吸气压<20cmH_2O

（4）生理无效腔/潮气量>60%

（5）肺内分流量（Qs/Qt）>15%

（6）浅快呼吸指数（f/Vt）>105

（7）氧合指数（$PaO2/FiO_2$）<300mmHg

（8）FiO_2=0.21，PaO_2<60mmHg（慢性呼吸衰竭和慢阻肺急性发作除外）

（9）$PaCO_2$>50mmHg（慢阻肺除外），且呈升高趋势，伴 pH<7.30，或出现肺性脑病

（10）FiO_2=0.21，肺泡-动脉血氧压差［$P(A\text{-}a)O_2$］>50mmHg；FiO_2=1.0，$P(A\text{-}a)O_2$>300mmHg

2. 气道梗阻、慢阻肺、胸廓疾病、神经肌肉疾病、中枢性疾病所引起的呼吸衰竭，严重的换气功能障碍者及术后或严重创伤后出现的呼吸功能障碍者。

禁忌证

1. 严重肺气肿、肺大疱或气道梗阻者。

2. 失血性休克血容量严重不足未补充血容量之前。

3. 急性心肌梗死合并严重心源性休克或心律失常者。

4. DIC 有出血倾向、大咯血呼吸道积血时，或严重误吸引起的窒息。

5. 气胸、纵隔气肿、大量胸腔积液未行引流前。

【操作步骤】

1. 患者准备　观察生命体征及病情变化；评估痰液分泌情况；清除口鼻腔分泌物；观察牙齿有无松动、鼻腔有无感染、阻塞、出血。

2. 呼吸机准备　开启呼吸机，观察其运转、性能是否完好，检查有无漏气。

3. 呼吸机与患者连接

根据病情需要选择与患者合适的气道连接方式。

（1）密封面罩或喉罩：适用于神志清楚、能合作、短时间使用机械通气或作雾化治疗者。

（2）气管插管：适用于神志不清或昏迷者、自主咳痰能力差或无的患者、需长时间应用呼吸机而又不考虑气管切开者、需紧急建立人工气道者。

（3）气管切开：适用于需长期机械通气者、因上呼吸道狭窄或损伤等无法气管插管者、病人难以耐受气管插管而又无法脱离呼吸机者。

【呼吸机常用模式及参数调节】

1. 呼吸机常用模式

（1）间歇正压通气（IPPV）：呼吸机按预设参数工作，而不考虑患者自主呼吸情况，分为定容型和定压型。

定容性 IPPV：潮气量恒定，预设呼吸频率、吸气时间、吸气平台等，此模式能保证通气量的供给，但对肺泡压力失去控制力，有产生气压伤危险。

定压性 IPPV：呼吸机以恒定的压力工作，通气容量和流量为变量，此模式能防止肺泡过度膨胀，但失去了对潮气量的控制，易发生通气不足。

（2）同步间歇正压通气（SIPPV）：呼吸机供气由患者自主呼吸触发，但整个通气过程的呼吸形式还是由呼吸机控制。为防止患者不能触发呼吸机而发生通气不足，需预设 IPPV 频率。

IPPV 和 SIPPV 结合成辅助/控制通气（A/C）模式，患者自主呼吸频率超过预设值时进行辅助通气，低于预设值时进行控制通气。

（3）间歇指令通气（IMV）：患者自主呼吸时，间断给予 IPPV 通气。两次指令通气之间允许自主呼吸，且自主呼吸的频率和潮气量由患者自己控制，但此模式易出现人机对抗，较少用。

（4）同步间歇指令通气（SIMV）：呼吸机按预设参数进行指令通气，在触发窗内出现自主呼吸时，便触发 IPPV 通气；若无自主呼吸，则在触发窗结束时呼吸机自动给予 IPPV 通气。此模式允许指令通气中进行自主呼吸，减少人机对抗，通过调节指令通气的频率和潮气量，锻炼呼吸肌，有利于下一步脱机。

（5）压力支持通气（PSV）：以压力为目标的通气模式，每次通气均有患者触发并由呼吸机给予支持。当患者自主呼吸的吸气负压达到触发灵敏度时，呼吸机便提供恒定的气道正压；当自主吸气流速将至最高流速的 25% 时，压力支持终止，患者开始呼气。此模式可克服气道阻力减少呼吸肌做功，不易发生人机对抗，无创通气的常用模式。

（6）持续气道正压通气（CPAP）：在自主呼吸条件下，整个呼吸周期中气道内均保持正压。吸气时，正压气流大于吸气气流，有利于克服气道阻力，增加潮气量，减少呼吸肌做功；呼气时，气道内正压可以减少小气道萎陷，增加功能残气量，改善氧合，此模式只用于有自主呼吸。呼吸中枢功能正常的患者。

（7）呼吸末正压通气（PEEP）：呼吸机将气体送入肺脏，吸气相呼吸道和肺泡内处于正压，呼吸初期呼吸道内压迅速下降，达到预定的呼气末正压水平后，气道内压不再下降，从而使呼气末呼吸道、肺泡内压高于大气压。此模式可使小气道在呼吸末开放，防止 CO_2 潴留，同时呼吸末肺泡膨胀，增加功能残气量，改善氧合。主要用于 ARDS、COPD、肺炎、肺水肿及大手术后预防肺不张等。禁忌证：严重的循环功能衰竭、严重的肺气肿、低血容量性休克、气胸、支气管胸膜瘘等。

（8）压力控制通气（PCV）：预设吸气压力和吸气时间，吸气时，气体迅速进入肺，达到预设吸气压时，气体流速变慢，维持设置的压力水平至吸气末，转为呼气。此模式气压伤风险小，可与 IPPV、SIMV、PSV 合用，有利于不易充盈的肺泡充气，主要用于严重的通气/血流比例失常的患者及新生儿、婴幼儿、ARDS、COPD 导致的呼吸衰竭。

2. 呼吸机参数设置

（1）潮气量：成人通常为 6～10ml/kg，根据动脉血气结果相应调整，为防止气压伤，一般要求气道平台压力不超过 35～40cmH_2O。

（2）呼吸频率：成人一般为 15～25 次/分，潮气量及呼吸频率决定了通气量。应关注动脉血气变化，避免通气过度。

（3）通气压力：成人一般为 15～20cmH_2O，保证足够潮气量，且对循环功能无明显影响为宜。

（4）吸：呼比：成人一般为 1∶1.5 或 1∶2。

（5）吸氧浓度：以吸入氧浓度 40% 为宜，根据病情可酌情增加，但不宜长时间超过 60%。

【撤机指征】

1. 患者自主呼吸恢复，神志清楚，咳嗽、吞咽反射存在，肺部感染基本控制，痰量明显减少，血气分析正常或接近正常。

2. 生理指标

（1）自主潮气量>8ml/kg（体重）

（2）最大吸气压>20cmH_2O

（3）FEV_1>10ml/kg（体重）

（4）FiO_2=1.0 时，PaO_2>300mmHg；FiO_2=0.4 时，PaO_2>60mmHg

（5）FiO_2=1.0 时，P（A-a）O_2<300～350mmHg

（6）安静时 MV<10L，MVV>2×MV 呼吸指数（f/Vr）>105

（7）肺内分流量（Qs/Qt）<15%

（8）VD/VT<0.55～0.60

【撤机方法】

撤机前于白天做间歇辅助呼吸，停机期间，密切关注生命体征和血气变化，然后渐渐延长间歇时间，至最后完全脱机。

【注意事项】

1. 呼吸机操作者，应熟练掌握呼吸机的性能、使用方法、故障排除等，避免影响效果或损坏机器。

2. 使用呼吸机的患者应有专人监视、护理，按时填写机械通气治疗记录单。

（方晓磊　李淑芳）

【参考文献】

1. 美国心脏协会. 医务人员基础生命支持——学员手册. 杭州：浙江大学出版社，2011.
2. 沈洪. 急诊医学. 北京：人民卫生出版社，2008.
3. 周玉杰. 现代心肺复苏. 北京：人民卫生出版社，2006.

第二篇

外科学基本技能

第一章 外科常用手术器械

手术器械是外科医生手的延伸，只有掌握了各种手术器械的结构特点和基本性能，才能正确、灵活地使用，才能达到手术“稳、准、快、细”的基本要求。手术中通用的器械即为外科常用器械，外科常用器械根据结构特点不同而分为许多种类型和型号。

【学习目的】

1. 掌握外科常用手术器械：手术刀、手术剪、血管钳、手术镊的持拿使用方法。
2. 熟悉本章中所介绍的外科常用手术器械的用法、适用范围。

第一节 手 术 刀

一、普通手术刀

【手术刀的选择】

包括可拆卸手术刀和固定手术刀两种类型。

一般情况下，中圆、大圆刀片用于切开皮肤、皮下、肌肉和骨膜等组织；小圆刀片用于眼科、手外科、深部手术等精细组织切割；尖刀片用于切开胃肠道、血管、神经及心脏组织；镰状刀片主要用于腭咽部手术。

刀柄根据长短及大小分型，其末端刻有号码，一把刀柄可以安装几种不同型号的刀片，常用为 4 号刀柄。刀片宜用持针钳(或血管钳)夹持安装，避免割伤手指。

【手术刀刀片装卸方法】

1. 装刀片时，用持针钳夹持住刀片前端背侧，使刀片上的空槽和刀柄上的沟槽对合，向近端轻推，即装上。

2. 当拆卸刀片时，用持针钳夹持住刀片尾端背侧，轻轻掀起，向前轻推，即可拆下刀片。

【手术刀执刀方法】

执弓式：是常用的执刀法，拇指在刀柄下，食指和中指在刀柄上，腕部用力。用于较长的皮肤切口及腹直肌前鞘的切开等。

执笔式：动作的主要用力部位在指部，为短距离精细操作，用于解剖血管、神经、腹膜切开和短小切口等。

抓持式：握持刀比较稳定。切割范围较广。用于需用力较大的切开，如截肢、肌腱切开，以及较长的皮肤切口等。

反挑式：全靠在指端用力向上挑开，多用于脓肿切开，以防损伤深层组织。

【拆装刀片时注意事项】

1. 刀片和刀柄的纵轴始终保持在同一直线上。

2. 操作时将刀片时朝向前方空旷区域，禁止朝向他人。

二、高频电刀

高频电刀利用高频交流电通过高阻抗生物组织时产生的热效应进行切割和止血。手术电极与生物组织的接触面积很小，故电流密度高，电流通过手术电极上的一个点流向组织，在电极边缘有限范围内产生热量，使组织内的细胞液很快蒸发达到组织被切开，或局部高温烧灼结痂凝结止血的作用。

电刀在手术中可达到以下几种功能：①干燥：低功率凝结不需要电光；②切割：释放电光，对组织有切割效果；③凝固：电光对组织不会割伤，可用于止血和烧焦组织；④混切：同时起切割及止血作用。

应用高频电刀的优点是手术操作中不需要很多的结扎，切割和止血一气呵成，切口内不留异物，术野干净清晰，操作迅速，特别是长电刀有利于深部（如盆腔）的操作。

高频电刀的缺点是由于电刀的热散射作用，往往造成切口周围组织小血管的损伤，特别是切割操作缓慢时造成的损伤更大，结果手术切口很容易液化，造成延迟愈合。在开放式气管内麻醉或术前应用甘露醇灌肠时应用高频电刀，由于发生器的放电火花，可能造成爆炸事件，致使人员伤亡；高频电刀极板应与患者紧密接触，若接触不良可以造成患者烧灼伤；有金属植入物患者慎用或用双极电凝；在电凝和电切时可产生组织气化烟雾污染空气环境，术中应注意用吸引器将烟吸净。

第二节　手　术　剪

根据其结构特点有尖、钝，直、弯，长、短各型。据其用途分为精细剪、组织剪、线剪、拆线剪、骨剪、钢丝剪等六大类。

【持剪刀法】

拇指和第四指分别插入剪刀柄的两环，中指放在第四指环的剪刀柄上，食指压在轴节处起稳定和向导作用，有利操作。

【注意事项】

1. 组织剪多为弯剪，锐利而精细用来解剖、剪断或分离剪开组织。通常浅部手术操作用直剪，深部手术操作用弯剪。

2. 线剪多为直剪，用来剪断缝线、敷料、引流物等。拆线剪是一页钝凹，一页直尖的直剪，用于拆除缝线。

3. 线剪与组织剪的区别在于组织剪的刃锐薄，线剪的刃较钝厚。所以，决不能图方便、贪快，以组织剪代替线剪，以致损坏刀刃，造成浪费。

第三节　钳类器械

一、血　管　钳

血管钳为主要用于钳夹血管或出血点，亦称止血钳。也用于分离、钳夹组织、协助术者拔针或牵引缝线。

血管钳在结构上主要的不同是齿槽床，由于手术操作的需要，齿槽床分为直、弯、直角、弧形（如肾蒂钳）等。用于血管手术的血管钳，齿槽的齿较细、较浅，弹性较好，对组织的压榨作用及对血管壁、血管内膜的损伤均较轻，称无损伤血管钳。由于钳的前端平滑，易插入筋膜内，不易刺破静脉，也供分离解剖组织用。也可用于牵引缝线、拔出缝针，或代镊使用，但不宜夹持皮肤、脏器及较脆弱的组织。止血钳有各种不同的外形和长度，以适合不同性质的手术和部位的需要。除常见的有直、弯两种，还有有齿血管钳（全齿槽）、蚊式直、弯血管钳。

【血管钳的持法】

拇指和第四指分别插入血管钳柄的两环，中指放在第四指环的血管钳柄上，食指压在轴节处起稳定和向导作用，有利操作。

【注意事项】

1. 血管钳不得夹持皮肤、肠管等，以免组织坏死。
2. 止血时只扣上一、二齿即可，使用前要提前检查扣锁是否失灵，有时钳柄会自动松开，造成出血，应警惕。
3. 使用前应检查前端横形齿槽两页是否吻合，不吻合者不用，以防止血管钳夹持组织滑脱。

二、持　针　钳

持针钳也叫持针器。虽结构上与直血管钳相似，但钳嘴粗短。

主要用于夹持缝针，不宜用于钳夹组织。有时也用于器械打结。用持针钳的尖夹住缝针的中、后 1/3 交界处为宜，多数情况下夹持的针尖应向左，特殊情况可向右，缝线应重叠 1/3，且将绕线重叠部分也放于持针钳嘴内。

【持针器的握法】

掌握法：一把抓或满把握，即用手掌握拿持针钳。

指套法：为传统执法。用拇指、无名指套入钳环内，以手指活动力量来控制持针钳的开闭，并控制其张开与合拢时的动作范围。

掌指法：拇指套入钳环内，食指压在钳的前半部做支撑引导，余三指压钳环固定于掌中。拇指可以上下开闭活动，控制持针钳的张开与合拢。

【注意事项】

持针器在手术台上使用须与缝针“同出同入，同上同下”。

三、环　　钳

环钳柄长，两顶端各有一卵圆形环，故又名卵圆钳。其前端分直、弯，内面上分有、无横纹。其内面光滑者用作夹持内脏。内面上有横纹者可以夹持纱布，因而名为海绵钳。用于钳夹蘸有消毒液的纱布作皮肤消毒，深部伤口内蘸血或吸净积液。

四、组　织　钳

又叫鼠齿钳。对组织的压榨较血管钳轻，故一般用以夹持软组织，不易滑脱，如夹持牵引被切除的病变部位，以利于手术进行，钳夹纱布垫与切口边缘的皮下组织，避免切口内组织被污染。钳端有齿状结构，钳夹后有创痕。常用的组织钳有艾里斯钳，肺钳等。

五、布 巾 钳

用于固定铺盖手术切口周围的手术巾。

【注意事项】避免直接钳夹住患者皮肤，造成皮肤破损坏死。

六、直 角 钳

用于游离和绕过主要血管、胆道等管组织的后壁，如动脉、胆囊管等。

七、肠 钳

用于夹持肠管，齿槽薄，弹性好，对组织损伤小，使用时可外套乳胶管，以减少对肠壁的损伤。

八、胃 钳

用于钳夹胃以利于胃肠吻合，轴为多关节，力量大，压榨力强，齿槽为直纹且较深，组织不易滑脱。

第四节 手 术 镊

手术镊用于夹持和提起组织，以利于解剖及缝合，也可夹持缝针及敷料等。有不同的长度，分有齿镊和无齿镊二种：

一、有 齿 镊

又叫组织镊，镊的尖端有齿，齿又分为粗齿与细齿，粗齿镊用于夹持较硬的组织，损伤性较大，细齿镊用于精细手术，如肌腱缝合、整形手术等。因尖端有钩齿、夹持牢固，但对组织有一定损伤。

二、无 齿 镊

又叫平镊或敷料镊。其尖端无钩齿，用于夹持脆弱的组织、脏器及敷料。浅部操作时用短镊，深部操作时用长镊。尖头平镊对组织损伤较轻，又称无创血管镊，用于血管、神经手术。

【持镊法】是用拇指对食指与中指（执笔式），执二镊脚中、上部。

【注意事项】始终保持镊子尖端朝下。

第五节 牵 引 钩 类

一、常用几种手动拉钩

甲状腺拉钩：为平钩状，常用于甲状腺部位的牵拉暴露，也常用于腹部手术作腹壁切开时的皮肤、肌肉牵拉。

S 状拉钩：是一种如“S”状腹腔深部拉钩。使用拉钩时，应以纱垫将拉钩与组织隔开，拉力应均匀，不应突然用力或用力过大，以免损伤组织，正确持拉钩的方法是掌心向上。

腹腔拉钩:为较宽大的平滑钩状,用于腹腔较大的手术。

皮肤拉钩:为耙状牵开器,用于浅部手术的皮肤拉开。

【使用方法】 手心朝上,握住拉钩尾端,以前臂带动上臂提拉组织。

二、自动拉钩

为自动牵开器,胸腹腔手术、颈部手术等均可应用。

第六节　探针和刮匙

一、探　　针

用于探查窦道或伤口深浅、走向,金属条,一般分为有槽、圆头和有孔三类。用时动作要轻柔。

二、刮　　匙

用于清创、搔刮创面,刮除瘘管窦道内或创面的肉芽或坏死组织。

第七节　缝针和缝线

一、缝　　针

缝针是用于各种组织缝合的器械,它由三个基本部分组成,即针尖、针体和针眼。根据针尖横截面分为圆头、三角头及铲头、直针四种。

圆针:根据弧度不同分为1/2,3/8弧度等,弧度大者多用于深部组织及软组织。

三角针:前半部为三棱形,较锋利,用于缝合皮肤、软骨、韧带等坚韧组织,损伤性较大。

铲头针:临床较少用。

直针:多配合穿刺包固定导管使用,手持即可,不需要持针器。

二、缝　　线

1. **可吸收缝线类**　主要为羊肠线和合成纤维线。(目前肠线主要用于内脏如胃、肠、膀胱、输尿管、胆道等黏膜层的缝合,一般用1-0至3-0的铬制肠线)。

2. **不可吸收缝线**　①丝线、棉线、不锈钢丝、尼龙线、钽丝、银丝、麻线等数十种。②丝线,最常用,其优点是柔韧性高,操作方便、对组织反应较小,能耐高温消毒。价格低,来源易。缺点是在组织内为永久性的异物,伤口感染后易形成窦道,长时间后线头排出,延迟愈合。③金属合金线习惯称不锈钢丝。用来缝合骨、肌腱、筋膜、减张缝合或口腔内牙齿固定。④尼龙线,组织反应少,且可以制成很细的线,多用于小血管缝合及整形手术。

3. **缝线分号**　0至多0号,0越多,线越细。1至10号,数越大,线越粗。

一般0号或多0号丝线可用于肠道、血管神经等缝合,1号丝线用于皮肤、皮下组织和结扎血管等,4号线用于缝合筋膜及结扎较大的血管,7号用来缝合腹膜和张力较大的伤口组织。

目前已有针线一体的缝合针(无针眼),这种针线对组织所造成的损伤小(针和线的粗细一致),可防止缝线在缝合时脱针与免去引线的麻烦。无损伤缝针属于针线一体类,可用于血管神经的吻合等。

三、一次性皮肤钉合器

这种金属皮钉,装入特制钉匣内,用特制持夹钳夹住金属皮钉,多用于缝合皮肤及矫形外科。

第八节　吸　引　器

用于吸除手术野中出血、渗出物、脓液、空腔脏器中的内容物,使手术野清楚,减少污染机会。吸引器由吸引头、橡皮管、玻璃接头、吸引瓶及动力部分组成。吸引头结构和外型多种,主要有单管及套管型,尾部以橡皮管接于吸引瓶上待用。单管吸引头用于吸除手术野的血液及胸腹内液体等。套管吸引头主要用于吸除腹腔内的液体,其外套管有多个侧孔及进气孔,可避免大网膜、肠壁等被吸住、堵塞吸引头。

【思考题】

1. 手术刀的持拿方式有哪几种?
2. 手术常用的钳类器械有哪些,请说明持针钳和直血管钳的区别。

(杨成城　张少辉　张凡帆)

【参考文献】

1. 陈孝平,汪建平. 外科学. 第8版. 北京:人民卫生出版社,2013.
2. 谢建兴. 中西医结合外科学. 北京:人民卫生出版社,2012.

第二章

外科基本操作技术

第一节 切开技术

【学习目的】

1. 掌握 应用手术刀切开皮肤的方法
2. 熟悉 手术切口的选择方法

一、切 开

切开是外科手术的第一步，是指使用某种器械（通常为各种手术刀）在组织或器官上造成切口的外科操作过程，是外科手术最基本的操作之一。

【操作前准备】

1. 高级皮肤切开缝合模块。
2. 将刀片与刀柄进行组装。

【操作步骤】

1. 将选定的切口线用专用划线笔标记，然后消毒皮肤及铺巾。
2. 较大的切口由手术者与助手用手在切口两旁或上下将皮肤固定。
3. 小切口由术者用拇指及食指在切口两旁固定。
4. 术者拿手术刀，将刀腹刃部与组织垂直，防止斜切，刀尖先垂直刺入皮肤，然后再转至与皮面成45°斜角，用刀均匀切开皮肤及皮下组织，直至预定切口的长度，再将刀转成90°与皮面垂直方向，将刀提出切口。

【注意事项】

1. 切开时要掌握用刀力度，力求一次切开全层皮肤，使切口呈线状，切口边缘平滑，避免多次切割导致切口边缘参差不齐影响愈合。
2. 切开时也不可用力过猛，以免误伤深部重要组织。
3. 皮下组织宜与皮肤同时切开，并须保持同一长度，若皮下组织切开长度较皮肤切口为短，则可用剪刀剪开。
4. 切开皮肤和皮下组织后随即用手术巾覆盖切口周围（现临床上多用无菌薄膜粘贴切口部位后再行切开）以隔离和保护伤口免受污染。
5. 注意 无论哪一种持刀法，都应以刀刃突出面与组织呈垂直方向，逐层切开组织，不要以刀尖部用力操作。执刀过高控制不稳，过低又妨碍视线，故要适中。

二、手术切口选择原则

1. 切口应选择于病变部位附近，通过最短途径以最佳视野显露病变。

2. 切口应对组织损伤小，不损伤重要的解剖结构如血管神经等，不影响该部位的生理功能，创伤小，失血少，切开和关闭便捷。

3. 力求快速而牢固的愈合，并尽量照顾美观，不遗留难看的瘢痕，如颜面部手术切口应与皮纹一致，并尽可能选取较隐蔽的切口。

4. 切口必须有足够的长度，长短适宜，使之能容纳手术的操作和放进必要的器械，切口宁可稍大而勿太小，并且需要时应易于延长。

5. 应根据病人的体型、病变深浅、手术的难度及麻醉条件等因素来计划切口的大小。

第二节　缝　合

一、缝合方法

【学习目的】

1. 掌握　单纯间断缝合的方法

2. 熟悉　常用临床缝合方法

【操作前准备】

高级皮肤切开缝合模块，角针，缝线

【操作步骤】

（以皮肤间断缝合为例说明）

1. 进针　进针缝合时左手执有齿镊，提起皮肤边缘，右手执持针钳，用腕臂力由外旋进，顺针的弧度垂直于皮肤刺入皮肤，经皮下从对侧切口皮缘穿出。

2. 拔针　拔针可用有齿镊顺针前端顺针的弧度外拔，同时持针器从针后部顺势前推。

3. 出针。

4. 夹针　当针要完全拔出时，阻力已很小，可松开持针器，单用镊子夹针继续外拔，持针器迅速转位再夹针体（后弧处），将针完全拔出，由第一助手打结，第二助手剪线，完成缝合步骤。

【注意事项】

缝合的基本原则

1. 要保证缝合创面或伤口的良好对合。缝合应分层进行，按组织的解剖层次进行缝合，使组织层次严密，不要卷入或缝入其他组织，不要留残腔，防止积液、积血及感染。缝合的创缘距及针间距必须均匀一致，这样看起来美观，更重要的是，受力及分担的张力一致并且缝合严密，不至于发生泄漏。原则上进针的位置距离切口的长度应等于切口深度。

2. 注意缝合处的张力。结扎缝合线的松紧度应以切口边缘紧密相接为准，不宜过紧，换言之，切口愈合的早晚、好坏并不与紧密程度完全成正比，过紧过松均可导致愈合不良。伤口有张力时应进行减张缝合，伤口如缺损过大，可考虑行转移皮瓣修复或皮片移植。

3. 缝合线和缝合针的选择要适宜。无菌切口或污染较轻的伤口在清创和消毒清洗处理后可选用丝线，已感染或污染严重的伤口可选用可吸收缝线，血管的吻合应选择相应型号的无损伤针线。

4. 针眼距皮肤创缘0.5～1.0cm以上，两缝线间隔为1.0～1.5cm。

二、临床常用缝合方法及适用范围

1. 单纯缝合法　使切口创缘的两侧直接对合的一类缝合方法，如皮肤缝合。

（1）单纯间断缝合：操作简单，应用最多，每缝一针单独打结，多用在皮肤、皮下组织、肌肉、腱膜的缝合，尤其适用于有感染的创口缝合。

（2）连续缝合法：在第一针缝合后打结，继而用该缝线缝合整个创口，结束前的一针，将重线尾拉出留在对侧，形成双线与重线尾打结。

（3）连续锁边缝合法：操作省时，止血效果好，缝合过程中每次将线交错，多用于胃肠道断端的关闭，皮肤移植时的缝合。

（4）8字缝合：由两个间断缝合组成，缝扎牢固省时，如筋膜的缝合。

2. 内翻缝合法　使创缘部分组织内翻，外面保持平滑。如胃肠道吻合和膀胱的缝合。

（1）间断垂直褥式内翻缝合法：又称伦孛特（Lembert）缝合法，常用于胃肠道吻合时缝合浆肌层。

（2）间断水平褥式内翻缝合法：又称何尔斯得（Halsted）缝合法，多用于胃肠道浆肌层缝合。

（3）荷包缝合法：在组织表面以环形连续缝合一周，结扎时将中心内翻包埋，表面光滑，有利于愈合。常用于胃肠道小切口或针眼的关闭、阑尾残端的包埋、造瘘管在器官的固定等。

3. 外翻缝合法　使创缘外翻，被缝合或吻合的空腔之内面保持光滑，如血管的缝合或吻合。

（1）间断垂直褥式外翻缝合法：如松弛皮肤的缝合。

（2）间断水平褥式外翻缝合法：如皮肤缝合。

4. 减张缝合法　对于缝合处组织张力大，全身情况较差时，为防止切口裂开可采用此法，主要用于腹壁切口的减张。缝合线选用较粗的丝线或不锈钢丝，在距离创缘2～2.5cm处进针，经过腹直肌后鞘与腹膜之间均由腹内向皮外出针，以保层次的准确性，亦可避免损伤脏器。缝合间距离3～4cm，所缝合的腹直肌鞘或筋膜应较皮肤稍宽。使其承受更多的切口张力，结扎前将缝线穿过一段橡皮管或纱布做的枕垫，以防皮肤被割裂，结扎时切勿过紧，以免影响血运。

5. 皮内缝合法　可分为皮内间断及皮内连续缝合两种，皮内缝合应用眼科小三角针、小持针钳及0号丝线。缝合要领：从切口的一端进针，然后交替经两侧切口边缘的皮内穿过，一直缝到切口的另一端穿出，最后抽紧，两端可作蝴蝶结或纱布小球垫。常用于外露皮肤切口的缝合，如颈部甲状腺手术切口。其缝合的好坏与皮下组织缝合的密度、层次对合有关。如切口张力大，皮下缝合对拢欠佳，不应采用此法。此法缝合的优点是对合好，拆线早，愈合瘢痕小，美观。

第三节　打　　结

正确而牢固的打结是结扎止血和缝合的重要环节，熟练地打结，不仅可以防止结扎线的松脱而造成创伤裂开和继发性出血,而且可以有效缩短手术时间。

【学习目的】

掌握:单手打结和持针器打结

【操作前准备】

打结训练器,缝线

【操作步骤】

一、单 手 打 结

单手打结法简便迅速。临床最为常用。

1. 上手结

(1) 左手拿起下方线端,右手一指与三指握住上方线尾端,右手食指在右手线端外侧向左侧勾线,同时向左侧移动,靠近下方线。

(2) 右手食指将线勾往左侧后,上下两根线接触形成一个线圈,食指用指腹勾住下方线,并用指背将右手原握在一三指中的线尾从线圈中挑出,改由右手一二指持线尾,左手线提起,右手线下压,交换线的位置,打成第一个上手结。

2. 下手结

(1) 左手拿上方线端,右手一二指握住下方线线尾,手心朝下,同时将三四指压于线上。

(2) 右手翻手腕,手心朝上,此时线在手指掌侧,上方线下压靠近下方线。

(3) 右手三指越过上方线将原右手一二指所持线线尾挑出,并用三四指加紧线尾带出线圈,再递到右手一二指捏紧,左手线下压,右手线提起,交换线的位置,打成第二个下手结。

一个上手结和一个下手结组成一个完整的方结。

二、持针器打结

持针器打结法通过绕长线夹短线进行打结,用于深部结扎或线头太短徒手打结有困难时的结扎。

【注意事项】

1. 无论何种打结方法,打结后注意必须交换线的位置。

2. 无论用何种方法打结,相邻两个单结的方向不能相同,否则易作成假结而松动。

3. 打结是两手用力点和结扎点三点应成一条直线,压线时应用打结手压线结使之牢固结扎于相应位置。

4. 选择适当长短和粗细的结扎线。

5. 打结时避免用力提拉组织,避免结扎线将组织或血管撕裂。

6. 遇张力较大的组织结扎时,助手可用一把无齿镊(钳)夹住第一结扣,待收紧第二结扣时再移除器械。

第四节　拆线与剪线

【学习目的】

1. 掌握　拆线的方法及拆线时间。

2. 熟悉　剪线方法。

一、拆　　线

只有皮肤缝线需要拆除，所以外科拆线尤指在缝合的皮肤切口愈合以后或手术切口发生某些并发症时（如切口化脓性感染、皮下血肿压迫重要器官等）拆除缝线的操作过程。

【操作前准备】

1. 常规消毒用品，拆线剪、镊子、无菌大纱布、胶布。
2. 暴露手术切口缝合部位。

【操作步骤】

1. 揭开敷料，暴露缝合口。
2. 用75%乙醇或碘伏先后由内至外消毒缝合口及周围皮肤5～6cm，消毒三遍，待干。
3. 检查切口是否已牢固愈合，确定后再行拆线。
4. 左手持镊子将线结轻轻提起，右手将微微张开的线剪尖端插入线结与皮肤之间的间隙，平贴针眼处的皮肤将线剪断，然后，快速轻巧地将缝线朝剪断侧拉出。拆完缝线后，用酒精棉球再擦拭1次，盖以敷料，再以胶布固定。若伤口愈合不可靠，可间断拆线。
5. 如伤口表面裂开，可用蝶形胶布在酒精灯火焰上消毒后，将两侧拉合固定，包扎。
6. 拆线时动作要轻，不可将结头两端线同时剪断，以防缝线存留皮下。

【注意事项】

1. 只能将线结提拉起来原包埋于皮肤下的线剪断，禁止将原暴露在皮肤外的线剪断，以免造成污染。
2. 剪断缝线后抽线时要顺剪断侧方向拉出，不要逆方向，以防止用力过猛导致切口裂开。

二、拆线时间

拆线时应注意不使原来显露在皮肤外面的线段经过皮下组织以免招致细菌污染。缝线的拆除时间应结合切口部位、局部血液供应情况、病人的年龄及营养状况、切口的大小与张力等因素综合考虑来决定。一般来说，头、面、颈部切口在术后4～5日拆线；下腹部、会阴部6～7日；胸、上腹、背、臀部7～9日；四肢10～12日（近关节处还可适当延长一些）；减张缝合14日。有时可先采用间隔拆线；已化脓伤口应立即拆线；青少年病人可适当缩短拆线时间；年老、营养不良、糖尿病病人可延迟拆线时间。

三、剪　　线

剪线是将缝合或结扎后残留的缝线剪除，一般由助手操作完成。剪线应在明视下行，可单手或双手完成剪线动作。

【操作步骤】

正确的剪线方法是手术者结扎完毕后，将双线尾提起略偏向手术者的左侧，助手将剪刀微张开，顺线尾向下滑动至线结的上缘，再将剪刀向上倾斜45度左右，然后将线剪断。倾斜角度越大，留的线头越长。

为了防止结扣松开，须在结扣外留一段线头，埋在组织内的结扎线头，在不引起松脱的原则下剪得越短越好。丝线、棉线一般留1～2mm，但如果为较大血管的结扎，保留线头应稍长；肠线保留3～4mm；不锈钢丝保留5～6mm，并应将“线头”扭转，埋入组织中；皮肤缝合后的结扎线的线头留 1cm，以便拆线。细线可留短些，粗线留长些，浅部留短些，深部留长些，结扎次数多的可留短，次数少可留长些，重要部位应留长。

【思考题】

1. 缝合的步骤主要是什么？
2. 拆线的步骤是什么？

（杨成城　张少辉　张凡帆）

【参考文献】

1. 姜洪池，宋春芳，吴业权. 实用外科操作技术. 北京：北京医科大学中国协和医科大学联合出版社，1997.
2. 谢建兴. 中西医结合外科学. 北京：人民卫生出版社，2012.

第三篇

中医骨伤科临床基本技能

第一章

急救止血技术

创伤出血是导致死亡的重要原因之一，故对创伤出血首先要进行准确有效的止血，然后再做其他急救处理，常用的止血方法包括：指压止血法、加压包扎止血法、止血带止血法等。

【学习目的】

1. 掌握　加压包扎止血法及止血带止血法。

2. 熟悉　其余止血方法。

3. 通过学习本节内容，具有一定的急救止血能力，在急救现场中可以及时选用正确的止血方法实施急救。

【基础知识提炼】

1. 出血　血液自破裂的血管或器官流至皮下、体表或体腔内称为出血。

2. 外出血　现场急救重点。

3. 内出血　主要到医院救治。

4. 动脉出血：血色鲜红有搏动，量多而快。

5. 静脉出血　血色暗红，缓慢流出。

6. 毛细血管出血　血色鲜红，缓慢渗出。

7. 成年人血容量约占体重的8%。

8. 如出血量为总血量的20%（约800～1000ml）时，会出现头晕、脉搏增快、血压下降、肤色苍白、出冷汗、少尿等症状。

9. 如出血量为总血量的40%（约1600～2000ml）时，会有生命危险。出血伤员的急救，只要稍拖延几分钟就会造成危及生命的损害。

【操作前准备】

止血带、敷料、绷带、棉球

【操作步骤】

1. 指压止血法　适用于头部和四肢某些部位的大出血。

（1）判断出血位置、类型及邻近血管走行。

（2）手指压迫伤口近心端动脉，将动脉压向深部的骨头，阻断血液流通。

2. 加压包扎止血法　躯干、四肢血管损伤大多可用此法止血。

（1）判断周围环境是否安全。

（2）判断出血位置、类型及邻近血管走行。

（3）用无菌纱布覆盖伤口，对较深较大的出血伤口，应用敷料填充。

（4）用较多敷料环绕伤段周径，外用绷带进行加压包扎。

3. 止血带止血法　当四肢大血管出血用其余止血方法无效时采用。严重挤压伤和远端肢体严重缺血者，要忌用或慎用止血带。

（1）判断周围环境是否安全。

（2）判断出血位置、类型及邻近血管走行，选择扎止血带的位置。

（3）敷料覆盖伤口避免渗血过多，同时抬高患肢，尽量使静脉血液回流。

（4）扎止血带部位用1～2层敷料垫好，缠绕气压式止血带。

（5）气压式止血带充气（如使用橡皮条代替止血带，则需一手握住橡皮条一端，另一手拉长止血带并缠绕肢体两圈，在肢体外侧打结固定）。

（6）记录上止血带时间。

【注意事项】

1. 指压止血法是一种不要任何器械、简便、有效的止血方法，但因为止血时间短暂，常需要与其他方法结合进行。

2. 在加压包扎止血时，需注意包扎松紧度以能够止血为标准，尽量使肢体远端仍保持有血液循环。包扎后应抬高患肢，注意观察出血及肢体远端血液循环情况，并迅速送至医院做进一步处理。

3. 常用的止血带有橡皮条与气压止血带两种，使用止血带止血时，应以远端无血管搏动为度。扎止血带时间应越短越好，如需延长应每隔1～1.5小时放松一次，待肢体组织有新鲜血液渗出后，再重新扎上止血带，若出血停止则不必重复使用。

【思考题】

1. 止血带止血法为何每隔1～1.5小时放松一次？

2. 止血带解除前需要作何准备？

（柏立群　王少杰）

【参考文献】

1. 詹红生主编. 中西医结合骨伤科学. 第9版. 北京：中国中医药出版社，2013.
2. 田伟主编. 实用骨科学. 北京：人民卫生出版社，2008.
3. 王和鸣主编. 中医骨伤科学. 第2版. 北京：中国中医药出版社，2007.
4. 孙成榆主编. 创伤急救学. 第2版. 北京：人民卫生出版社，2006.

第二章

包 扎 术

【学习目的】

1. 掌握　包扎术的意义及目的,各个部位包扎术的手法操作。

2. 熟悉　各个部位包扎的特点及注意事项。

【基础知识提炼】

1. 包扎术是医疗救护的基本技术之一,可直接影响着患者的生命安全和疾病恢复情况。其目的有:

(1) 固定敷料、夹板、受伤部位。

(2) 保护伤口,减少感染发生。

(3) 支托伤部,使伤部舒适安全。

(4) 局部加压,帮助止血;亦可预防或减轻局部的肿胀。

(5) 矫正某些部位的畸形。

(6) 保暖。

2. 包扎的种类　包括绷带包扎、三角巾包扎、四头带包扎、丁字带包扎、多头带包扎。

【操作前准备】

施术对象、绷带、三角巾、方巾等器材

【操作步骤】

1. 教师示范并介绍包扎术操作方法及注意事项。

2. 实训内容

(1) 绷带包扎:

1) 环形包扎法(图 3-2-1):卷带环绕肢体数周,每周均呈叠瓦状。多用于手指、腕、踝、颈和额部等圆柱形部位较短距离的包扎。

2) 螺旋包扎法(图 3-2-2):包扎时,作单纯的螺旋形上升或下行,每周迭盖上周的 1/2 宽度。多用于臂、指、躯干等肢体周径近似均等部位较长距离的包扎。

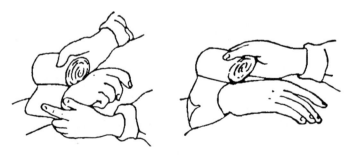

图 3-2-1　环形包扎法

3）螺旋反折包扎法（图 3-2-3）：开始行环形法包扎数周，再按螺旋法包扎，但每周反折一次。反折时以左拇指按住卷带上面正中处，右手将带反折向下、向后绕并拉紧。注意回反处不要在伤口上或骨隆起处。此法主要用于周径不均匀的肢体，如小腿和前臂等。

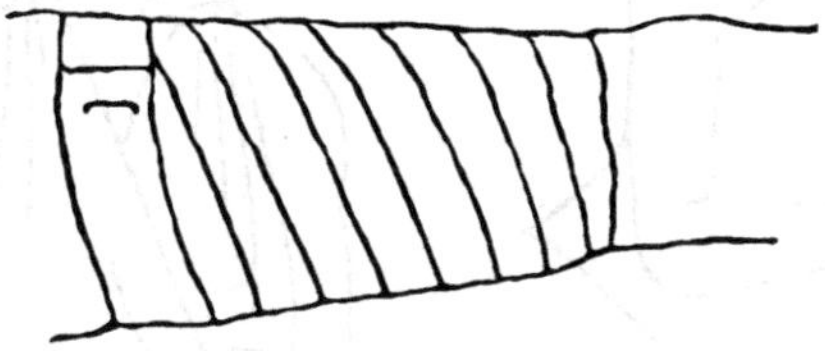

图 3-2-2 螺旋包扎法

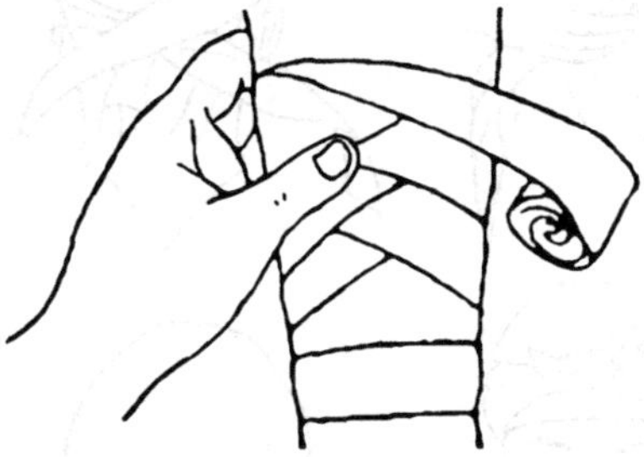

图 3-2-3 螺旋反折包扎法

4）8 字形包扎法（图 3-2-4）：为一圈向上、一圈向下的包扎，每周在正面和前周相交，并迭盖前周的 1/2 宽度。多用于关节部位如肘、膝、腕、踝、肩和髋关节。

5）回反包扎法（图 3-2-5）：此法为一系列的反折，第一周常在中央，以后各周分向左右，直到该端全部包扎后，再作环形包扎固定。多用于头顶部或残肢端。

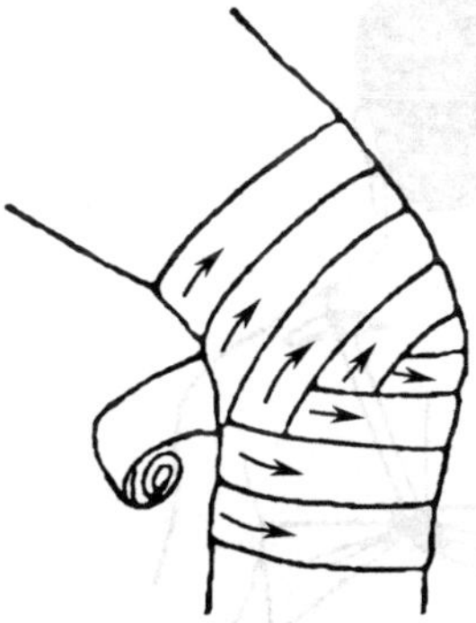

图 3-2-4 8 字形包扎法

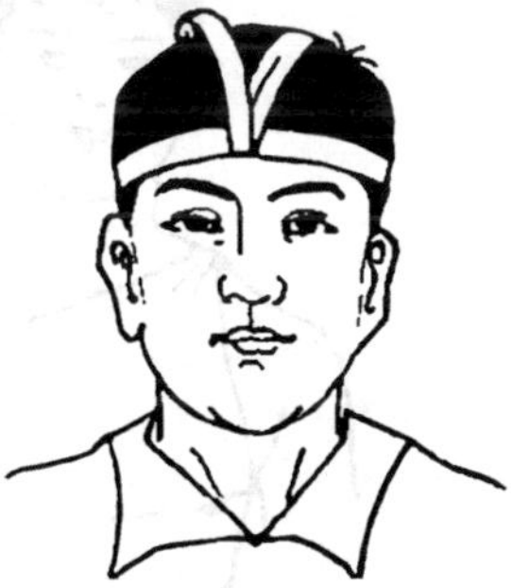

图 3-2-5 回反包扎法

（2）三角巾包扎：用正方棉布一块，呈对角线剪开即成。常用的方法有三角巾头部包扎法（图 3-2-6）、大悬臂带法（图 3-2-7）、胸部三角巾包扎法（图 3-2-8）、背部三角巾包扎法（图 3-2-9）、足部三角巾包扎法（图 3-2-10）、膝关节三角巾包扎法（图 3-2-11）。

髋部三角巾包扎法（图 3-2-12）：用两块三角巾，一块顶向上覆盖髋部，三角巾基底折成二指宽的褶，再绕大腿一周后作结于腿外侧；另一块三角巾折成条绕腰一周作结，以固定前一三角巾的顶角。

（3）四头带包扎：将长方形的棉布自两端各等宽地剪开一段即成为四头带。常用于头部、下颌和鼻部等。

（4）丁字带包扎：双层棉布，为固定会阴部敷料或悬吊阴囊用。分为男用与女用两种。男用的丁字带在竖带的中部加一块菱形布，使该处加宽，便于兜托用。

（5）多头带包扎：棉布制成，其条带如叠瓦状排列缝在一块 24cm 宽，35cm 长夹层布块的两侧。用以固定腹部敷料或用作压力包扎。如在多头带上端加两条肩带，可固定胸壁敷料，称为胸带。

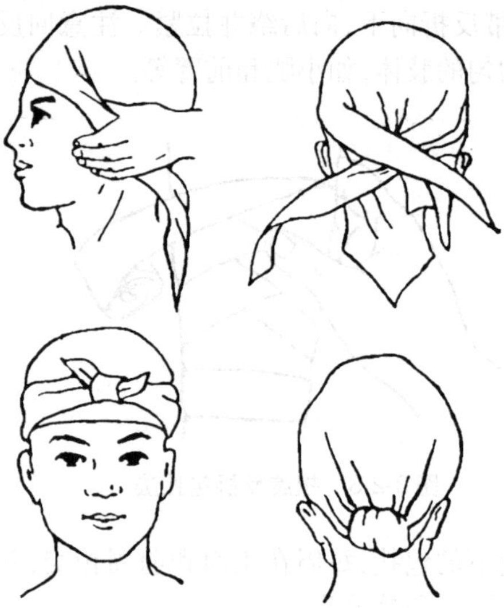

图 3-2-6　三角巾头部包扎法

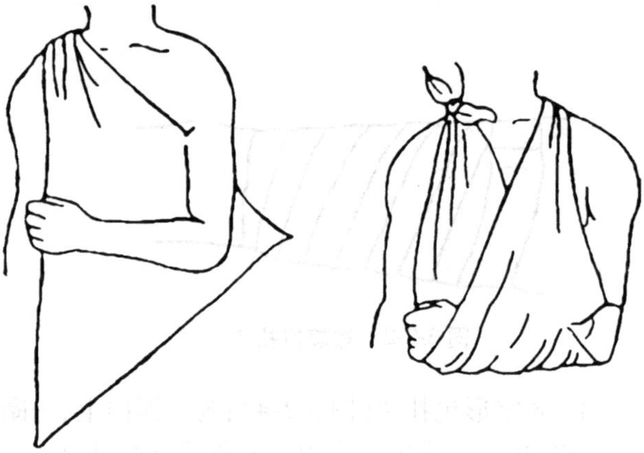

图 3-2-7　大悬臂带法

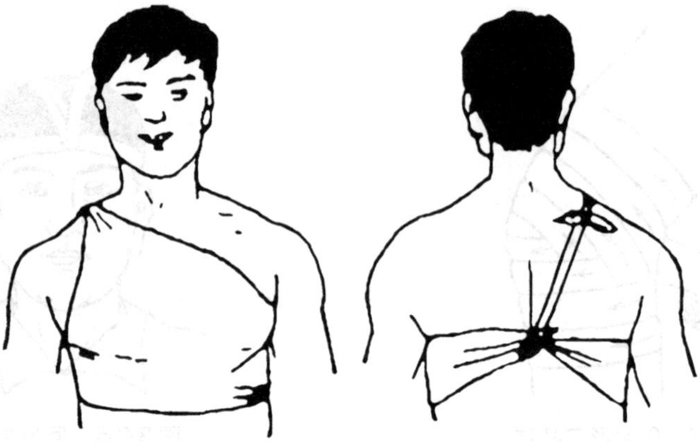

图 3-2-8　胸部三角巾包扎法

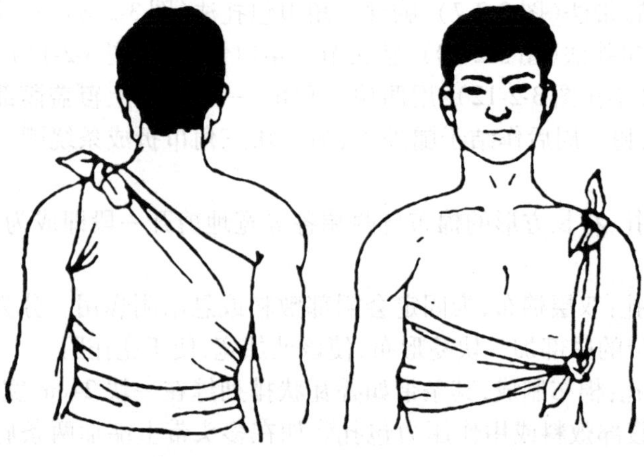

图 3-2-9　背部三角巾包扎法

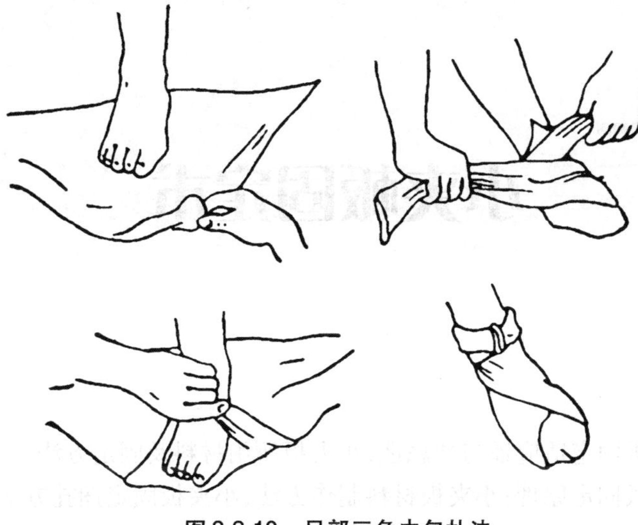

图 3-2-10 足部三角巾包扎法

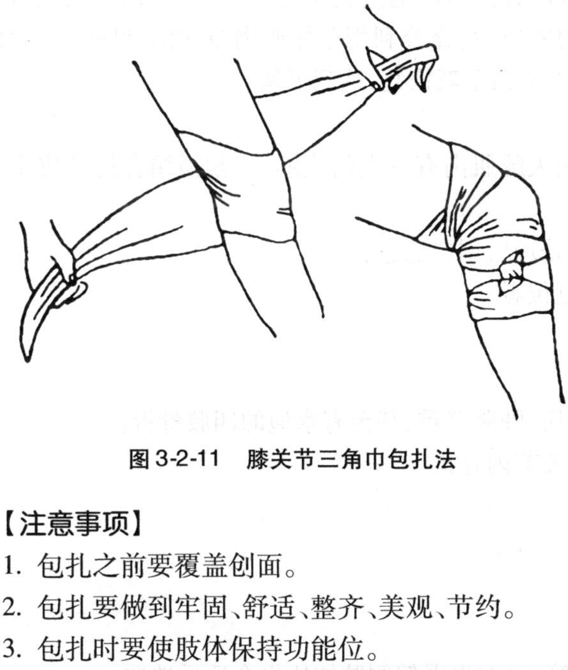

图 3-2-11 膝关节三角巾包扎法

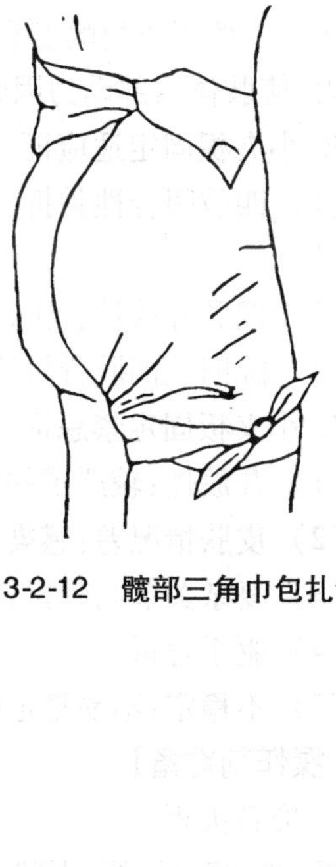

图 3-2-12 髋部三角巾包扎法

【注意事项】

1. 包扎之前要覆盖创面。
2. 包扎要做到牢固、舒适、整齐、美观、节约。
3. 包扎时要使肢体保持功能位。
4. 包扎要露出肢体末端,以便观察血运情况。
5. 包扎移行方向:由下至上,由远心端向近心端。
6. 皮肤褶皱或骨隆突处要用棉垫保护,结不应打在伤口上、骨隆突处及坐、卧易受压处。

【思考题】

1. 包扎术的目的是什么?
2. 绷带包扎分为几种,分别叙述包扎方法。

(柏立群 李运海)

【参考文献】

1. C Paterson. An Illustrated Guide to Taping Techniques Principles and Practice. Physical Therapy in Sport,2010.
2. 黄爱辰. 现代院外急救手册. 北京:华夏出版社,1997.

第三章

小夹板固定术

【学习目的】

1. 掌握　小夹板固定适应证与禁忌证;小夹板所用材料及固定方法。

2. 熟悉　小夹板固定原理;小夹板材料制作方法;小夹板固定捆扎方法与技巧。

【基础知识提炼】

1. 小夹板固定原理　从肢体的生理功能出发,通过扎带对夹板的约束力,压垫对骨折断端防止或矫正成角畸形和侧方移位的效应力,充分利用肢体肌肉收缩活动时所产生的内在动力,使肢体内部动力因骨折所致的不平衡重新恢复,达到平衡。

2. 小夹板固定适应证

(1) 四肢闭合性骨折。下肢骨折因大腿肌肉有较大的收缩力,常需结合持续皮牵引或骨牵引。

(2) 四肢开放性骨折,创面小或经处理后创口已愈合者。

(3) 陈旧性四肢骨折适合于手法复位者。

3. 小夹板固定禁忌证

(1) 开放性:较严重的开放性骨折。

(2) 皮肤情况差:感染或软组织损伤,肿胀严重,甚至有水疱的四肢骨折。

(3) 复杂关节内骨折:难以整复的关节内骨折。

(4) 躯干骨折。

(5) 不稳定:不易稳定的骨折。

【操作前准备】

1. 准备夹板

板:宽,窄,长,短,形状,强度,弹性等,可在患者健侧肢体比量合适后选取。

2. 准备压垫

压垫:多用平垫、塔形垫、梯形垫(图 3-3-1),有时需用到分骨垫(图 3-3-2),起到防止并排列骨折再移位作用,如尺桡骨、掌骨、跖骨骨折等。

3. 准备扎带

扎带:剪取合适长度绷带,折叠或搓捻以增加扎带抗拉强度。

【常见固定法】

1. 两板两垫固定法　适用于有侧方移位的横断骨折。骨折复位后,两垫分别置于两骨折端原有移位的一侧,以骨折线为界,两垫不能超过骨折线,以防骨折再发生侧方移位。

2. 两板三垫固定法　适用于有成角移位的骨折。骨折复位后,一垫置于骨折成角移位

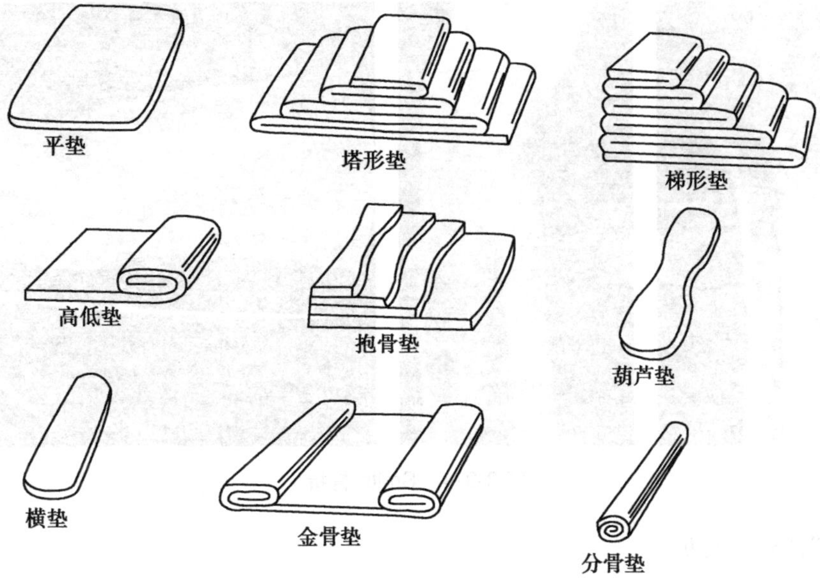

图 3-3-1　多用平垫、塔形垫、梯形垫

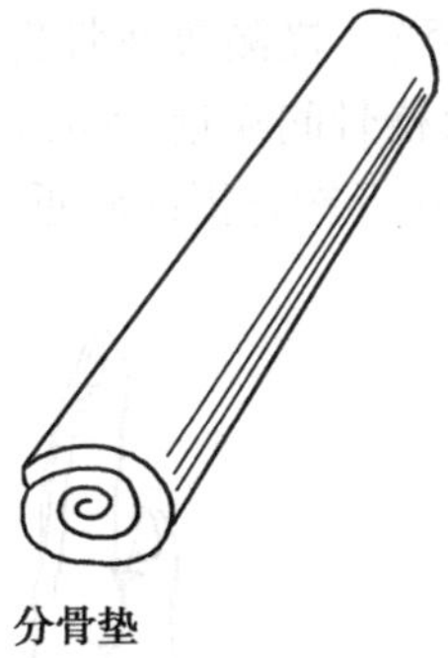

图 3-3-2　分骨垫

的角尖处，另两垫置于尽量靠近骨干两端的对侧，三垫形成杠杆力，防止骨折再发生成角移位。

3. 四板多垫固定法　以 Colles 骨折（图 3-3-3）和 Smith 骨折（图 3-3-4）为例。Colles 骨折指骨折远端向桡背侧移位，近端向掌侧移位；Smith 骨折指骨折远折端向掌侧移位，一般无下尺桡关节脱位。

【操作步骤】

1. 整复后把持　术者及助手把持，保持稳定，此时亦可酌情外敷药膏，一定要保持敷药、放置压垫和小夹板的过程中保持断端稳定。

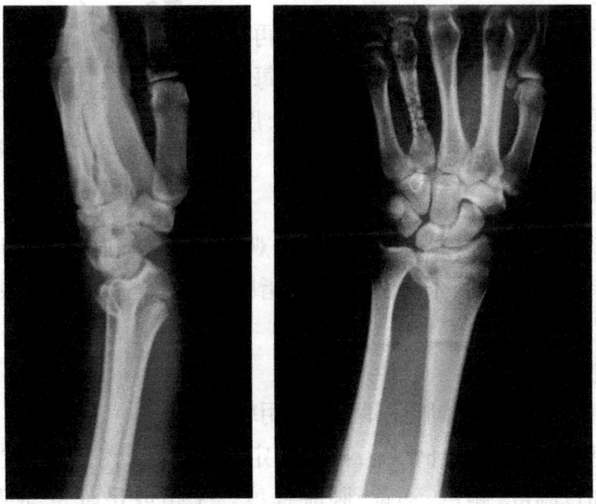

图 3-3-3　Colles 骨折

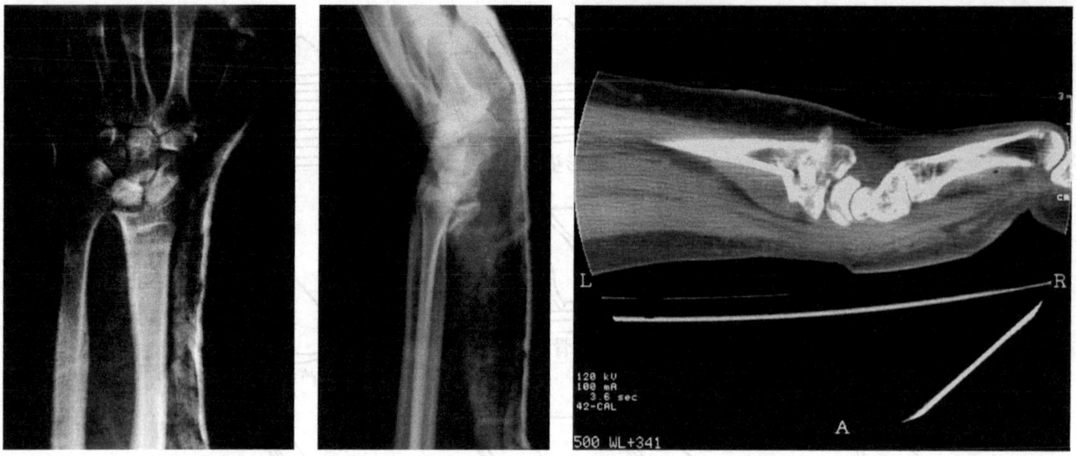

图 3-3-4　Smith 骨折

2. 放置压垫及夹板

（1）放置压垫

1）顺序：背侧，掌侧，桡侧，尺侧。

2）位置：根据骨折位置及断端移位情况，以对抗防止复位后再移位为原则。Colles：背侧压垫放在骨折远端靠近骨折线处；掌侧放在近端骨折线附近（图 3-3-5）。桡侧放在骨折远端骨块处，尺侧放在板与尺骨远端接触处（图 3-3-6）。分骨垫纵行放尺桡骨间靠近骨折线的近端（图 3-3-7）。Smith：背侧压垫放在骨折近端靠近骨折线处；掌侧放在近端骨折线附近。

（2）放置夹板

1）顺序：背侧，掌侧，桡侧，尺侧。

2）位置：根据骨折和腕关节要求固定情况，放置过关节或达关节处。（图 3-3-8）

3. 绑扎带　先绑中间（图 3-3-9），再远端（图 3-3-10），最后近端（图 3-3-11）。每条扎带打结均打在背侧及桡侧板夹缝处。

4. 调整扎带松紧　绑好近端和远端扎带后再调整中间扎带松紧度。逐个反复调整扎带松紧，每个扎带上下活动以不超过 1cm 为宜。扎带修剪长度：尾端留出 2cm 左右。

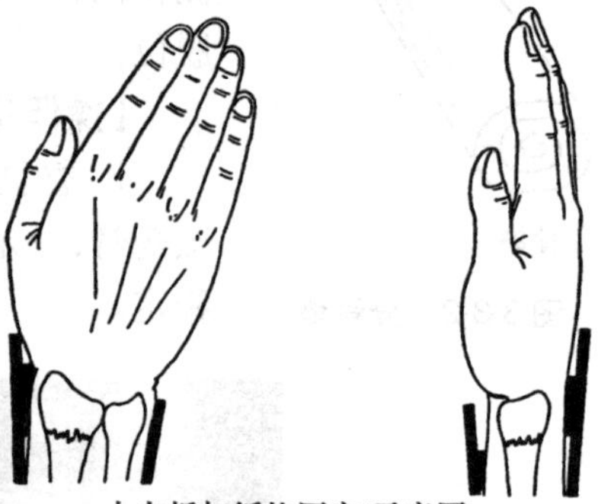

小夹板加纸垫固定(示意图)

图 3-3-5　选择压垫位置防止骨折移位

5. 检查固定后情况

（1）观察患侧末梢血液循环：拇指按压指甲以观察甲床毛细血管反应时间，一般在 3 ~5 秒。

（2）观察患肢末梢肢体皮肤张力：食、中指指腹触顶患者指腹，以感觉指腹张力大小。

（3）查患肢末梢感觉。

6. 告知相关注意事项

（1）适当抬高患肢，以利肢体肿胀消退，可用软枕垫高。

（2）密切观察患肢的血液循环情况，特别固定后 1 ~4 天内更应注意肢端动脉的搏动情况以及肢体（尤其末梢）温度、颜色、感觉、肿胀程度。手指或足趾主动活动情况等。若发现有血液循环障碍，必须及时将扎带放松，如仍未好转，应拆开绷带，重新包扎。

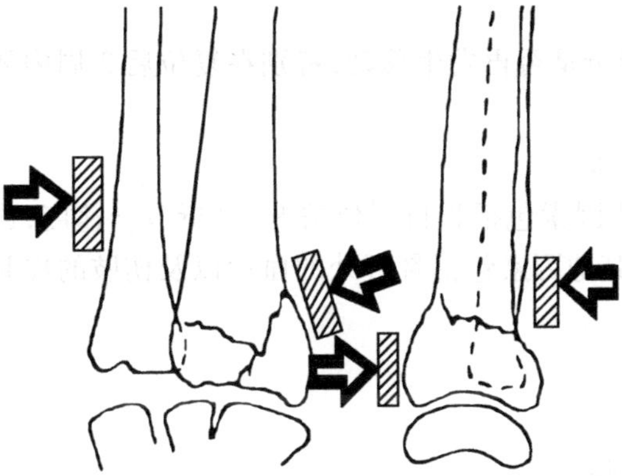

图 3-3-6　选择压垫位置防止骨折移位

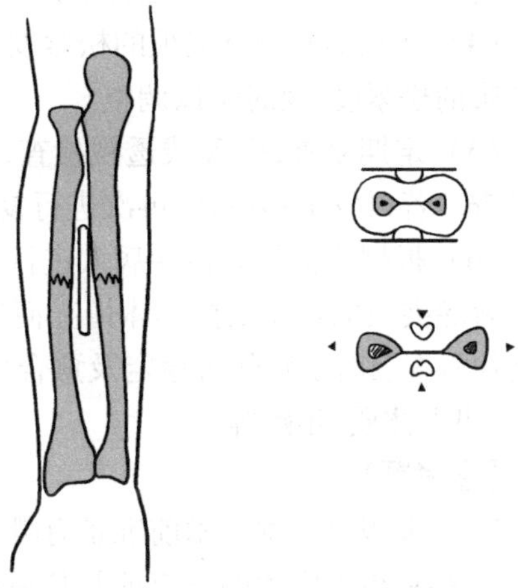

图 3-3-7　选择压垫位置防止畸形愈合

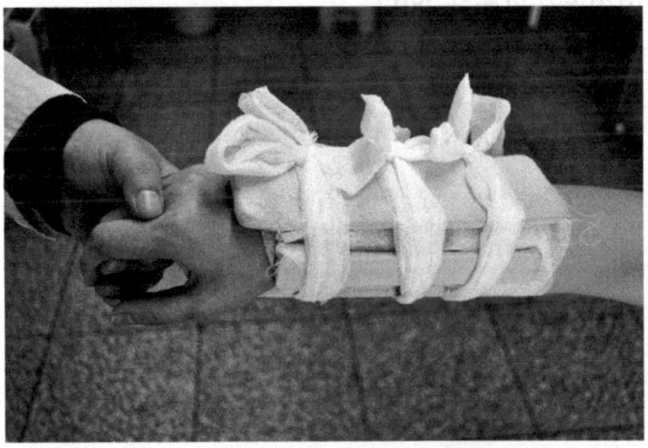

图 3-3-8　根据病情调整夹板位置

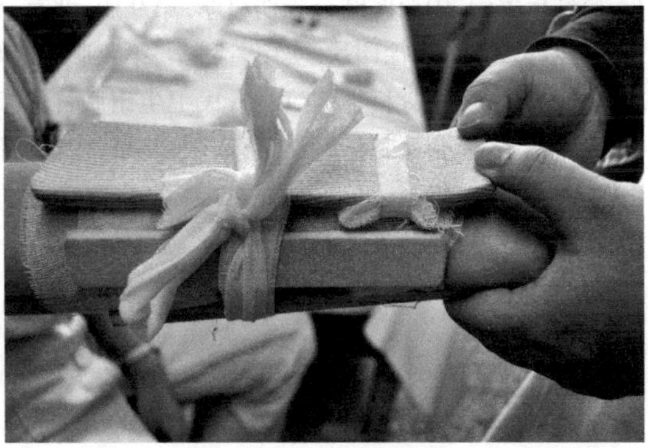

图 3-3-9　先绑中间

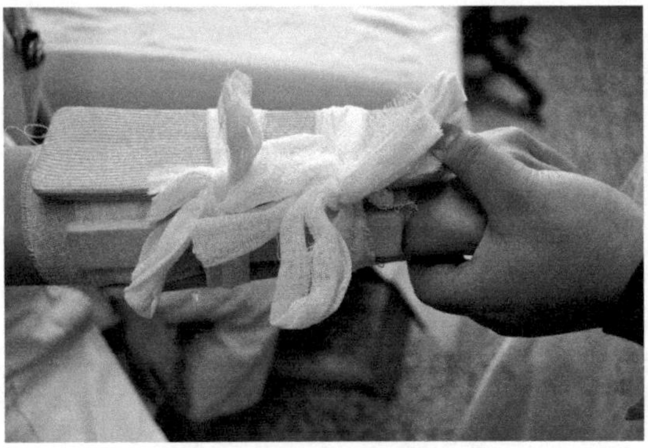

图 3-3-10　再绑远端

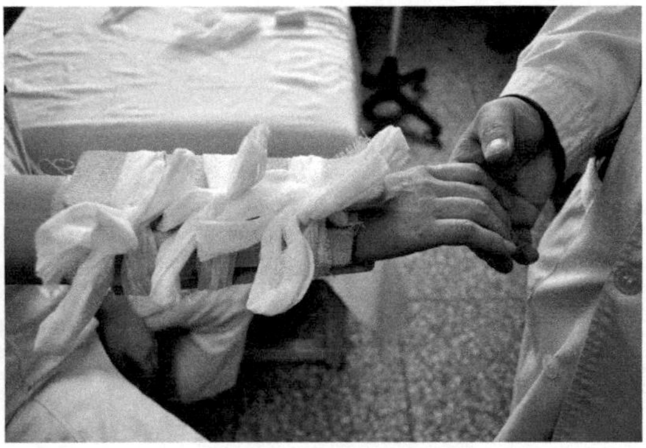

图 3-3-11　最后绑近端

（3）若在夹板内固定垫处、夹板两端或骨骼隆突部位出现固定的疼痛点时，应及时拆开夹板进行检查，以防发生压迫性溃疡。

（4）注意随时调整夹板的松紧度。患肢肿胀消退后，夹板也将松动，故应每天或隔天检查扎带的松紧度，及时予以调整。

（5）定期复查，行X线透视检查，了解骨折是否再发生移动，特别在复位后2周内要勤于复查。若再发生移位，应再次进行复位。

（6）根据病情及时指导病人进行练功活动。

解除夹板的日期根据具体情况而定，具体因素包括骨折复位情况，骨折愈合速度，通过X线片检查及时了解骨折稳定及愈合情况。其他因素包括骨折处的血运以及伤肢的皮肤是否好，患者体质、年龄等。

【思考题】

1. 小夹板固定术的术前准备有哪些？
2. 小夹板固定术的适应证及禁忌证有哪些？
3. 小夹板固定术后可能会出现哪些并发症？

（柏立群　周波）

【参考文献】

1. 詹红生主编. 中西医结合骨伤科学. 第9版. 北京：中国中医药出版社，2013.
2. 胥少汀，葛宝丰，徐印坎. 实用骨科学. 第4版. 北京：人民军医出版社，2012.
3. 田伟主编. 实用骨科学. 北京：人民卫生出版社，2008.
4. 王和鸣主编. 中医骨伤科学. 第2版. 北京：中国中医药出版社，2007.

第四章

石膏绷带固定技术

【学习目的】

1. 掌握　肢体石膏夹板固定的方法。

2. 了解　肢体管形石膏固定。

【基础知识提炼】

1. 石膏绷带的组成、性能及石膏的浸泡。

2. 肢体石膏夹板固定法、肢体管形石膏固定法。

【操作前准备】

1. 物品准备　普通绷带、石膏绷带、医用脱脂棉、胶布、自来水及盛水容器等。

2. 向患者及其家属说明石膏固定的必要性。

3. 皮肤应用肥皂水洗净，若有伤口应换药。纱布、棉垫都应纵行放置，以避免患肢肿胀后形成环形压迫，妨碍患肢血运。纱布、棉垫不应用胶布粘贴在肢体上，以防引起皮炎或皮肤水泡，更不能用绷带作环形包扎。

4. 石膏固定术的各种用具，应准备齐全。如泡石膏绷带的水桶或水盆、石膏刀、剪、衬垫、卷尺、有色铅笔等，以求得心应手，忙而不乱。

5. 参加包扎石膏带人员，应有明确的分工，如浸泡石膏者，扶托肢体维持功能位置者，进行包扎石膏者。

【适应证】

1. 骨折和关节损伤的固定。

2. 骨与关节结核、化脓性炎症。

3. 四肢神经、血管、肌腱、骨病手术后的制动。

4. 躯干和肢体矫形手术后的外固定。

【禁忌证】

1. 确诊或可疑伤口有厌氧细菌感染者。

2. 进行性浮肿患者。

3. 全身情况恶劣，如休克病人。

4. 严重心、肺、肝、肾等疾病患者、孕妇、进行性腹水患者禁用大型石膏。

5. 新生儿、婴幼儿不宜长期石膏固定。

【操作步骤】

1. 系统的完善术前评估，可适当给予镇痛。

2. 浸泡石膏绷带方法

用水桶或面盆盛以温水(40～42℃,以手试之,不烫即可),将石膏绷带轻轻平放于桶内,使其全部浸透,卷内气泡全部排出后,双手握石膏绷带卷两端缓缓与水面平行取出,用两手向石膏绷带卷中央轻轻对挤,挤去多余水分,即可使用。不可用双手拧石膏卷,以免石膏浆过多流失,影响固定效果。

3. 应用衬垫　石膏无弹性,不垫以衬垫,就易引起组织压伤。一般而言石膏覆盖的部位都应覆以衬垫,在骨隆突处和软组织稀少处尤应加厚。常用衬垫有棉织套筒、棉纸、棉絮垫等。石膏绷带固定前,应在骨骼隆起部位先垫棉纸或棉垫。

4. 固定时应使肢体关节所处功能位置:

(1) 手与腕关节

1) 拇指对掌位。

2) 其他手指与拇指成对掌位。

3) 整个手的功能位即掌指关节轻度屈曲,手指分开,各指间关节稍许弯曲,拇指内旋正对示指,呈握球姿势。

4) 腕关节背屈15°～30°,向尺侧偏斜约10°(在桡骨下端骨折有移位时)如执笔姿式。

5) 前臂呈中立位。

(2) 肘关节:屈曲90°。

(3) 肩关节:上臂外展50°～70°,肩关节前屈40°,外旋15°～20°,肘关节屈90°;前臂轻度旋前,使拇指尖对准病人鼻尖,石膏包扎后称"肩人字石膏"。

(4) 踝关节:中立位足背伸90°与小腿成直角。

(5) 膝关节:屈曲5°～10°,幼童可伸直位。

(6) 髋关节:根据性别,年龄、职业不同稍有变动,一般外展10°～20°,屈曲10°～15°,石膏包扎后称"髋人字形石膏"。

(7) 石膏背心:腹侧自胸骨柄至耻骨联合,背面自肩胛以下至骶骨部,两侧自肩关节以下开始直到骨盆。

(8) 蛙式石膏:适用于婴幼儿发育性髋脱位(即先天性髋脱位),施行关节复位术后的外固定。两侧髋关节均外展外旋并屈膝90°。

5. 石膏绷带固定法

(1) 石膏夹板固定:不适宜立即行管型石膏固定的骨与关节损伤和伴有软组织肿胀的病人、或不需要管型石膏固定的患者,如骨折内固定手术后的辅助外固定,可采用石膏夹板。它是将石膏绷带根据需要,定出长短宽窄,在平板上铺开,来回重叠,上肢8～10层,下肢10～12层,然后从两头叠向中间用水浸泡后,用手推摸压平,放于置衬垫的肢体的伸面与屈面,然后用湿绷带固定于功能位置。优点为发现肢体肿胀可迅速减压,到肿胀消失再换管型石膏。有时仅用一页石膏板作临时固定,叫石膏托。上肢一般在伸面,下肢置于屈面。用石膏托需要包括肢体圆周2/3才能起到一定的固定作用。厚度上肢8～10层,下肢12～14层,方法同石膏夹板。

(2) 管型石膏固定:先将待固定的肢体,置于功能位,由助手扶持,按规定加垫,必要时先制作石膏托,然后将浸透的石膏绷带由上而下地,围绕着固定肢体上均匀滚动,绷带边相互重叠1/3,接触肢体的内层石膏绷带平整,不应有皱褶或绷带间遗留空隙,更不要缠绕过紧,其基本手法在于石膏绷带是粘贴上去的,而不是拉紧了再缠上去。为了适应肢体上粗下细,缠绕时应与肢体纵轴呈垂直折叠石膏绷带于石膏托侧,以适应肢体形态。缠绕石膏绷带时，术者应逐层用手掌均匀抚摸，促使各层紧密接触，一般要5～8层，如不放置石膏托，则需10～14层。在石膏绷带边缘部、关节部、骨折部应多包2～3层加固。术者，尤其助手，在缠绕过程中不应中途改变肢体的位置及伸屈度，以防折断石膏，影响固定效果。此外应以手掌托持患肢，禁止抓提，更不应用手按压，以免局部石膏凹陷形成压迫，造成肢体血液循环障碍或产生压迫性溃疡。石膏包扎完毕后，应按肢体轮廓进行塑型，以增强石膏绷带对肢体的固定性能。将边缘多余部分修整，充分露出不包括在固定范围内的关节以及指（趾）以便观察肢体血循、感觉、运动情况，同时有利它们功能锻炼。用红笔注明诊断，受伤日期和石膏绷带包扎日期，有创口的可将伤口位置标明或将开窗位置划好。

6. 石膏绷带固定范围　石膏对患部的固定有一定范围，其原则是将患部上、下两个邻近的关节一起固定（表3-4-1）。

【注意事项】

1. 石膏未干前，潮湿的石膏容易折断、受压变形，病人须卧木板床，应用软枕妥善垫好石膏、冬季注意保温，可用灯烤、烤炉、电吹风等方法烘干石膏，但应防触电与灼伤。

2. 抬高患肢，有助静脉及淋巴回流。

3. 注意患肢血液循环及感觉情况，经常观察指、趾皮肤的颜色、温度并与健侧比较，如有剧痛、麻木、指、趾肿胀、发冷、苍白或青紫等，提示血循环障碍或神经受压，石膏夹板固定者可剪除绷带，重新固定；管形石膏固定者应将石膏一侧或两侧沿长轴方向剖开，直到皮肤完全暴露为止，血循改善后，再在其间隙填以棉花用软绷带包扎，如不能缓解应拆除全部石膏进行检查。

4. 病人诉石膏内局限性持续疼痛，经观察不缓解时，为预防压迫性溃疡发生，应在疼痛处“开窗”减压。

5. 若需检查、拆线、换药行局部石膏“开窗”时，应用棉花纱布将开窗部位填平包扎，以免局部肿胀疼痛，甚至发生边缘压迫性溃疡。

6. 石膏管型固定后，若因肢体肿胀消退或肌肉萎缩而失去固定作用时，应予重新更换石膏。

7. 加强患肢功能锻炼，防止和减少肌肉萎缩与关节僵直。

8. 石膏内皮肤发痒，禁用木棍、筷子等物伸入抓痒，以免污染手术伤口或将皮肤抓破导致感染。

9. 要保护石膏，防止折裂、被水浸湿及大小便污染。

10. 防止发生褥疮，应予翻身擦背。

【并发症】

1. 压迫性溃疡　石膏塑型不好、衬垫不当可引起压迫性溃疡，尤以骨隆起部位，如踝、足跟、髂前上棘、骶骨部等处最易发生。故于骨隆起部位必须加以软垫。

2. 缺血性肌挛缩或肢体坏死　石膏过紧可能引起静脉血与淋巴回流受阻，使肢体淤血、肿胀，而导致血循环障碍不断加剧。如此恶性循环，若不及时剖开石膏减压处理，即可产生缺血性肌挛缩或肢体坏死。

3. 神经损伤　以腓总神经，尺神经，桡神经较易发生受压损伤，故行石膏固定时，腓骨头、颈部与肘后及后上方均应加以软垫。

4. 过敏性皮炎　极少数病人包石膏后出现过敏性皮炎，痒、水疱或更严重的过敏反应，不宜应用石膏固定。

表 3-4-1　石膏固定范围和时间表

骨折部位	手指	手掌	腕关节	前臂	肘关节	上臂	肩关节	胸部	腰部	骨盆	髋关节	大腿	膝关节	小腿	踝关节	足部	足趾	固定时间
手指	△	–	–	–														4～5 周
手掌	–	△	–	–	–													4～6 周
腕关节	–	–	△	–	…	…												
前臂		–	–	△	–	–												8～12 周
肘关节		–	–	–	△	–	…	…										
上臂		–	–	–	–	△	–	–	–	…								8～12 周
肩关节			…	–	–	–	△	–	–	–								
胸部							–	△	–	–	–							10～12 周
腰部							–	–	△	–	–	–						10～12 周
骨盆								–	–	△	–	–						6～8 周
髋关节								–	–	–	△	–	–	–	–	–	–	
大腿									–	–	–	△	–	–	–	–	–	10～12 周
膝关节										…	…	–	△	–	–	–	–	
小腿												–	–	△	–	–	–	10～12 周
踝关节														–	△	–	–	6～8 周
足部														–	–	△	–	6～8 周
足趾														–	–	–	△	6～8 周

注："△"代表骨折部位，"–"代表固定范围，"…"代表必要时增加固定的部位。

【思考题】

1. 石膏绷带固定的方法有哪些？
2. 石膏绷带固定的适应证及禁忌证有哪些？
3. 行石膏绷带固定术后会出现哪些并发症？

（柏立群　魏任远）

【参考文献】

1. 胡蕴玉. 现代骨科基础与临床. 北京：人民卫生出版社，2006.
2. 柏树令. 系统解剖学. 第6版. 北京：人民卫生出版社，2004.
3. 陈启明，梁国穗，秦岭等主译. 骨科基础科学. 第2版. 北京：人民卫生出版社，2003.
4. 邹仲之. 组织学与胚胎学. 第5版. 北京：人民卫生出版社，2004.
5. Paul Brinckmann. Musculoskeletal Biomechanics. New York：Thieme，2002. 4-16.
6. Jasin HE. Structure and function of the articular cartilage surface. Scand Rheumatol，1995（101）：51-56.

第五章

持续牵引技术

牵引技术是指应用作用力与反作用力的力学原理，通过手法、器械或电动装置产生的外力，作用于人体脊柱或四肢关节，使关节发生一定的分离、关节周围软组织得到适当牵伸，从而达到治疗目的的一种骨科常用治疗方法。

【学习目的】

1. 掌握　牵引的目的和作用。
2. 熟悉　各种常用牵引操作方法。

第一节　牵引的目的和作用

牵引可达到复位与固定的双重目的，其作用主要在于治疗创伤、骨科疾病及术前术后的辅助治疗几个方面。

一、治 疗 创 伤

1. 使骨折复位，矫正骨折缩短移位。通过调整牵引角度，也可矫正成角和旋转移位。
2. 稳定骨折断端，有止痛和便于骨折愈合的作用。
3. 使脱位的关节复位，并可防止再脱位。

二、治疗骨科疾病

1. 使轻、中度突出的椎间盘复位，减轻脊髓和神经根压迫症状。
2. 使患有骨结核或骨髓炎或瘤样病损、骨肿瘤的患肢相对固定，防止病理性骨折。
3. 矫正和预防关节屈曲挛缩畸形，辅助矫正脊柱侧凸畸形。
4. 使肢体制动，减少局部刺激，减轻局部炎症扩散。
5. 解除肌肉痉挛，改善静脉血液回流，消除肢体肿胀，有利于软组织修复。

三、术前术后的辅助治疗

1. 术前牵引以提高手术成功率，减少术后并发症，如脊柱侧凸畸形的术前牵引有助于术中矫形复位，先天性髋关节脱位术前术后的牵引，还可防止股骨头缺血性坏死等并发症。
2. 术后牵引，减少术后并发症，如截肢术后和髋关节脱位手法复位术后牵引。
3. 便于患肢伤口的观察、冲洗和换药，便于病人的护理。

第二节 牵引用具

牵引用具主要包括:牵引架、牵引绳、牵引重量、牵引扩张板、床脚垫、牵引弓、牵引针和进针器具等。

一、牵引架

临床应用的牵引架有很多种类型,尽管它们的形状各异,但都是为了使患肢关节置于功能位和肌肉松弛位状态下进行牵引。如布朗架、托马斯架及其小腿支架,Russel 支架和双下肢悬吊牵引架等,可根据病人病情选择应用。

二、牵引绳

以光滑、结实的尼龙绳和塑料绳为宜。牵引绳长短应合适,过短使牵引锤悬吊过高,容易脱落砸伤人,过长易造成牵引锤触及地面,影响牵引效果。

三、滑车

要求转动灵活,有深沟槽,牵引绳可在槽内滑动而不脱出沟槽,便于牵引。

四、牵引重量

可选用 0.5kg、1.0kg、2.0kg 和 5.0kg 重的牵引锤或砂袋,根据病人病情变化进行牵引重量的增减。牵引锤必须有重量标记,以利于计算牵引总重量。

五、牵引弓

有斯氏针牵引弓、克氏针张力牵引弓、冰钳式牵引弓和颅骨牵引弓,可根据病情的需要进行选择。一般马蹄铁式张力牵引弓用于克氏针骨牵引,普通牵引弓多用于斯氏针骨牵引。

六、牵引针

牵引针有斯氏针(或称骨圆针)和克氏针 2 种。

1. 斯氏针为较粗不锈钢针,直径 3 ~ 6mm,不易折弯,不易滑动,可承受较重的牵引重量。适用于成人和较粗大骨骼的牵引。

2. 克氏针为较细的不锈钢针,直径 3mm 以下,易折弯,长时间牵引易拉伤骨骼,产生滑动。适用于儿童和较细小骨骼的牵引。

七、进针器具

有颅骨钻头、手摇、钻电钻和锤子。

1. 一般锤子仅用于斯氏针在松质骨部位的进针,皮质骨部位严禁用锤击进针。

2. 克氏针较细,一般只能用手摇钻或电钻钻入。

第三节　牵引种类和方法

牵引种类主要有皮肤牵引、兜带牵引和骨牵引3类。利用悬垂重量作为牵引力，病人身体重量或对抗牵引带作为反作用力，通过牵引装置进行数天、数周甚至数月的长时间牵引，不同疾病应用不同的牵引重量。

一、皮肤牵引

主要适用于小儿股骨骨折的牵引肱骨不稳定性骨折的牵引。成人下肢骨骼牵引的辅助牵引。

【操作前准备】

皮牵引带（根据肢体的粗细选择）、棉垫、牵引架、线绳、牵引锤。

【操作步骤】

1. 评估病人。
2. 在皮牵引带上、下两端垫上棉垫，用皮牵引带裹敷患肢，注意松紧适度。
3. 将皮牵引带调整至肢体功能位置，保持持续牵引。

【注意事项】

1. 适用于小儿及年老体弱骨折的牵引治疗。皮肤有损伤或有炎症时，禁用皮肤牵引。
2. 牵引重量一般不得超过5kg，否则易伤皮肤或起水疱，影响继续牵引。一旦出现水疱后可改用海绵带牵引或骨牵引，皮肤破损部位用75%乙醇溶液涂擦。
3. 一般牵引时间为2～3周，时间过长，因皮肤上皮脱落影响胶布粘着，如需继续牵引，应更换新胶布维持牵引。
4. 牵引期间应定时检查肢体固定的松紧度及牵引的胶布粘贴情况，及时调整重量和松紧度，防止过紧影响肢体血运循环或过松达不到牵引效果。
5. 应注意粘贴胶布的部位及长度要适当，胶布要平整无皱，不能贴于踝上。包缠绷带不能压迫腓骨头颈部，不能扭转，以免压迫引起腓总神经麻痹。

二、兜带牵引

利用布带或海绵兜带兜住身体突出部位施加牵引力。可持续牵引，也可间歇牵引。临床常用有颌枕带牵引、骨盆带牵引、骨盆兜悬吊牵引。

（一）头颅兜带牵引

【操作前准备】

1. 准备颌枕带、牵引弓、滑轮及牵引锤。
2. 患者调整体位。

【操作步骤】

用颌枕带托住下颌和后枕部，用牵引钩钩入颌枕带远端孔内，使两侧牵引带保持比头稍宽的距离。于牵引钩中央系一牵引绳，置于床头滑轮上加重量牵引。

【注意事项】

不要牵引过重，牵引时间为每日1～2次，每次30分钟左右。

（二）骨盆带牵引

【操作前准备】

1. 制作骨盆兜，用厚帆布制成，其宽度上抵髂骨翼顶点，下达股骨转子。

2. 调整患者体位。

【操作步骤】

用骨盆牵引带包托于骨盆，两侧各有一个牵引带，所系重量相等，使人体重量作为对抗，进行持续牵引，并加强腰背肌功能锻炼，使腰腿痛的症状逐渐消退。

【注意事项】

适用于骨盆骨折有明显分离移位者，悬吊重量以将臀部抬离床面为准。

三、骨 牵 引

骨牵引主要适用于：①成人长骨不稳定性骨折，肌肉强大容易移位的骨折；②骨折部的皮肤损伤，部分软组织缺损，开放性骨折感染或战伤骨折；③患者合并胸、腹或骨盆损伤，需密切观察而肢体不宜做其他固定者；④肢体合并血液循环障碍，暂不宜其他固定者。

（一）股骨髁上牵引

【操作前准备】

1. 评估患者一般情况。

2. 准备牵引用具，患者体位正确。

【操作步骤】

将伤肢放在牵引支架上，自髌骨上缘1cm处画一条横线。再沿腓骨小头前缘画一条与髌骨上缘横线相交的垂直线，相交的点即是进针点（老年人骨质较松，穿针要距髌骨上缘高一些）。局麻后，根据病情需要，选择粗细适合钢针或骨圆钉，然后由助手将膝关节近侧软组织用力向近侧按捺，使该处软组织绷紧后再穿针。牵引针应由内向外钻入，注意针不可过于向前方，以免进入髌骨上部的关节囊，造成膝关节感染。一般使用克氏针作牵引针，但也有人用斯氏骨圆针作牵引，可以避免针在骨内滑动，减少刺激和预防感染。安装牵引弓和牵引架后，将床脚抬高20～25cm，以作对抗牵引。

【注意事项】

牵引所用的总重量应根据伤员体重和损伤情况决定，如骨盆骨折、股骨骨折和髋关节脱位的牵引总重量，成人一般按体重的1/7或1/8计算，年老体弱者、肌肉损伤过多或有病理性骨折者，可用体重的1/9重量。

（二）胫骨结节牵引

胫骨结节牵引适用有移位股骨及骨盆环骨折、髋关节中心脱位及陈旧性髋关节脱位等。

【操作前准备】

1. 评估患者一般情况。

2. 准备牵引用具，患者体位正确。

【操作步骤】

将伤肢放在牵引支架上，助手用双手牵引踝部固定伤肢，以减少伤员痛苦和防止继发性损伤。自胫骨结节最高点垂直向后2cm，再向下2cm处穿克氏针或骨圆针。在确定牵引针出入点后，由助手将膝关节下端软组织用力向近侧和稍下方按捺，使该处软组织绷紧，然后在选定点进针，进针应从外向内，防止损伤腓总神经。将床脚抬高 20～25cm，以作对抗牵引。

【注意事项】

牵引总重量成人一般按体重的 1/7 或 1/8 计算。年老体弱者、肌肉萎缩，粉碎性骨折或有病理性骨折者，可用体重的 1/9 重量。术后两周内要定期测量伤肢的长度和拍 X 线片，以便随时根据检查结果及时调整牵引重量，并检查伤肢远端的运动、感觉及血运情况。

（三）跟骨牵引

此技术适用于胫腓骨不稳定性或开放性骨折、髋关节和膝关节轻度挛缩畸形的早期或辅助性治疗。

【操作前准备】

1. 评估患者一般情况。
2. 准备牵引用具，患者体位正确。

【操作步骤】

踝关节保持正中位置，在局部麻醉下，在内踝尖部和足跟后下缘连线的中点穿针；或自外踝尖向下 2～2.5cm 再向后 2～2.5cm 处穿针。必须注意：外踝尖端的位置比内踝偏向后，并低 1cm 左右，故穿针时要考虑到内外踝不在同一平面。一般由内向外穿针，也可由外向内穿针。由于正常胫骨有轻度外弧，因此，在跟骨穿针时，针与踝关节面略呈倾斜 15°，即针的内侧进针处低，外侧出口处高（外侧点要略高于内侧点），这样牵引时才能恢复胫骨的生理弧度。

【注意事项】

穿针时要考虑到内外踝不在同一平面。一般由内向外穿针，也可由外向内穿针。由于正常胫骨有轻度外弧，因此，在跟骨穿针时，针与踝关节面略呈倾斜 15°，即针的内侧进针处低，外侧出口处高（外侧点要略高于内侧点），这样牵引时才能恢复胫骨的生理弧度。一般成人的牵引重量为体重的 1/11～1/12。术后要经常观察脚趾活动、感觉及血运情况。

（四）尺骨鹰嘴牵引

常用于肱骨颈、干、肱骨髁上与髁间粉碎性骨折伴移位明显和局部肿胀严重，不能立即复位固定者，以及陈旧性肩关节脱位需要手法复位者。

【操作前准备】

1. 评估患者一般情况。
2. 准备牵引用具，患者体位正确。

【操作步骤】

助手将病人上肢提起，肘关节 90°屈曲位固定，在尺骨鹰嘴顶点下 2.5cm，尺骨脊两侧旁开 1cm 处作为牵引针的进口与出口点。按定位线将克氏针从内向外钻穿尺骨。克氏针横穿尺骨鹰嘴时须小心，不可穿过肘关节囊或损伤尺神经，尤其在肘关节肿胀时穿针更应注意。也可在尺骨鹰嘴尖下 2cm 处，拧入 1 枚螺丝钉进行牵引。对于 5 岁以下的小儿，可用巾钳夹持上述穿针部位进行尺骨鹰嘴牵引。

【注意事项】

为防止损伤尺骨，穿针时要考虑到内外踝不在同一平面。一般由内向外穿针，也可由外向内穿针。

【牵引术中注意事项】

1. 各种骨牵引均在局麻下进行，即在进针和出针部位用1%普鲁卡因溶液局部注射浸润麻醉。

2. 除颅骨牵引外，其他骨牵引在进针和出针时，不要用尖刀作皮肤小切口，可将牵引针或巾钳直接穿入皮肤至骨。

3. 进针前将皮肤向肢体近侧稍许推移，以免进针后在牵引针远侧有皮肤皱折或牵引后切割针孔远侧皮肤导致针眼感染。

4. 需行牵引的肢体有较大软组织创面时，进针部位最好离创面较远。

5. 斯氏针穿松质骨时可用骨锤击入，穿皮质骨禁止用骨锤击入，以免造成皮质骨碎裂。穿克氏针时用手钻、手摇钻或转速在1000r/min以下的慢速电钻转转入，切勿用快速电钻，因其速度太快，钻孔周围的骨质易被钻头热灼伤后发生坏死，导致牵引针松动。

6. 克氏针需用张力牵引弓进行牵引，斯氏针可用普通牵引弓进行牵引。

7. 小儿慎用骨牵引，因小儿有骨骺，骨牵引时可影响骨骺生长，且小儿关节囊较大，牵引针易穿入关节。但6岁以上儿童，体重较重者，在特殊情况下，须在定位X线片或透视下进行骨牵引术。

8. 在牵引针两头分别安上一个小玻璃瓶，以免牵引针头刺伤病人或划破床单。

9. 骨牵引针眼处不要用任何敷料覆盖，让其暴露，每天用酒精棉签涂擦1次。牵引时尽量使创面悬空、暴露，以免产生组织压迫和粘连。

【牵引术后注意事项】

1. 经常检查牵引针处有无不适和炎性分泌物，如穿针处如有感染，应设法使之引流通畅，保持皮肤干燥；感染严重时应拔出钢针改换位置牵引。

2. 牵引期间必须每天测量伤肢的长度及观察伤肢血循环情况，注意牵引切勿过重，防止牵引过度。

3. 牵引开始数日，应通过透视或拍X线片了解骨折端对线、对位情况，及时调整牵引重量和体位，必要时加小夹板或纸垫矫正成角及侧方称位。

4. 股骨近段骨折行骨牵引时，患肢应尽量外展，病人保持半卧位。以利于骨折对位。胫腓骨中远段骨折行跟骨牵引时，可将牵引绳系在牵引弓的外角使踝关节轻度内翻，以利于胫腓骨生理弯曲的恢复，有利于恢复骨折的对线和对位。

5. 骨牵引时间一般不超过12周，特别对小儿和老年患者，如需继续牵引治疗，则应改用皮肤牵引牵或更换其他固定方法。

6. 待患者全身情况稳定，骨折部位肿胀开始消退后，应鼓励伤员进行功能锻炼，2周后作关节活动，逐步加强活动强度，增大活动范围，防止伤肢及未牵引肢体肌肉萎缩、关节僵硬，有神经麻痹者，应作关节的被动活动，防止肌肉萎缩和关节僵硬。

7. 各部位的维持牵引重量仅供参考，临床上应根据病人身体状况及骨折复位情况作适当调整。

【思考题】

1. 牵引的目的和作用是什么?

2. 牵引术前、术后注意事项有哪些?

（柏立群　温鑫柱）

【参考文献】

1. 冷向阳. 骨伤科学基础. 北京:人民卫生出版社,2012.
2. 胥少汀,葛宝丰,徐印坎. 实用骨科学. 第4版. 北京:人民军医出版社,2012.
3. C Paterson. An Illustrated Guide to Taping Techniques Principles and Practice. Physical Therapy in Sport,2010.
4. 陈孝平. 外科学. 第2版. 北京:人民卫生出版社,2010.

第六章

骨折的急救固定和搬运技术

【学习目的】

1. 掌握　骨折急救固定和搬运的处理流程。

2. 熟悉　急救固定和搬运过程中并发症的处理原则。

【基础知识提炼】

1. 骨折急救固定的目的

（1）避免骨折端在搬运过程中对周围重要组织如血管、神经、内脏的损伤。

（2）减少骨折端的活动，减轻病人疼痛，有利于防止休克。

（3）便于运送。

2. 急救固定的方法和注意事项：固定可用特制的夹板或就地取材用木板、木棍、树枝等，若无任何可利用的材料时，上肢骨折可将患肢固定于胸部，下肢骨折可将患肢与对侧健肢捆绑固定。

3. 骨折的急救固定和搬运出现并发症的处理原则

（1）创伤性休克

1）概念：休克是机体由于各严重致病因素引起的神经-体液因子失调与急性循环障碍，并直接或间接导致以重要生命器官广泛细胞受损为特征的综合征。

2）分类：休克分为创伤性休克、低血容量性休克、感染性休克、神经源性休克四种类型。尽管导致休克的病人不同，但任何类型的休克都存在绝对或相对有效循环血量减少，即机体的组织细胞处于低灌流状态。

3）病因

①较大或较多的血管破裂造成大量失血。

②剧烈疼痛，组织破坏分解产物的吸收。

4）临床表现：

①休克代偿期：病人情绪紧张、烦躁不安、面色苍白、虚汗不止，四肢发凉、心率加快、尿量减少。

②休克抑制期：病人由兴奋转为抑制，表情淡漠、反应迟钝、口唇及肢端、四肢厥冷、脉细微弱、血压下降、尿量减少甚至无尿。

③休克失代偿期：病人由意识朦胧-浅昏迷-深昏迷，体温不升、脉极细弱、血压极低且心音遥远。血液纤溶系统受到破坏，血液由高凝趋向低凝，出现溶血、贫血、黄疸、瘀斑及内脏出血倾向，最终因重要生命器官的衰竭而死亡。

5）治疗护理原则

①一般紧急措施:止血、保持呼吸道通畅、解除疼痛。

②补充血容量、祛除失血、感染、过敏等病因。

③纠正酸碱平衡。

④充分合理用药,提升血压、增加心肌收缩力。

⑤观察:意识水平及表情变化:皮肤色泽、温度及湿度的变化;呼吸、体温、脉搏、血压和脉压的变化;尿量、尿质及尿比重的变化,如每小时尿量达30ml以上表示循环状况好转:中心静脉压显示右心房和胸腔大静脉的血压,下降表示静脉回心血量不足,上升表示补液量过快或心功能损害。

(2) 成人呼吸窘迫综合征

1) 概念:ARDS是指严重创伤或创伤后合并休克病人出现的急性呼吸衰竭,以致不能维持正常的动脉血氧分压和二氧化碳分压,即使增加给氧的浓度,也不能改善紫绀、二氧化碳潴留及肺顺应性减低等综合征。有的学者指出ARDS本身不是一种特殊的疾病,而是某种基础疾病,严重的呼吸并发症常是非呼吸系统的疾病。

2) 病因:严重创伤、烧伤、感染、多发性骨折及一些大手术后常诱发休克等,这些系列致病因素导致ARDS。

3) 临床表现:呼吸困难:一期为张口状急迫呼吸;二期表现为三凹式呼吸;三期表现为潮式呼吸和呼吸频率节律及深度的异常。紫绀、神志恍惚、焦躁不安、癫痫样抽搐及二氧化碳潴留症状。

4) 防治护理原则

①及时治疗休克,维持良好的循环功能。

②纠正低氧血症,维持足够的通气量。

③控制输液量并注意晶体、胶体的比例。

④避免输入大量库存陈血,减少微血栓形成。

⑤彻底清创,固定骨折。

(3) 脂肪栓塞综合征

1) 概念:创伤后脂肪栓塞综合征以意识障碍、皮肤瘀斑、进行性低氧血症、呼吸窘迫为特征的综合征。

2) 病因:骨折后脂肪细胞破裂,脂肪滴进入破裂的静脉,然后栓塞肺小血管或毛细血管。

3) 临床表现

①发热及出血点:分布在肩、颈、胸、腹部皮肤,多少不定,有时下眼睑结膜上也可见到。

②呼吸困难:频率在24~40次/分,伴不同程度的咳嗽、胸闷、发绀甚至排痰困难。

③中枢神经系统症状:昏迷、嗜睡、谵妄、痉挛、抽搐甚至小便失禁。

④循环系统:脉搏突然增快,继而心律不齐、心音遥远、血压骤降并伴有心肌缺血性改变。

4) 治疗护理原则

①纠正休克。

②支持呼吸:高流量吸氧、气管插管、人工呼吸机支持。

③减轻脑损害:采用冰帽、冰袋物理降温或人工冬眠疗法降低脑细胞耗氧量,采用脱水剂减轻脑水肿及降低颅内压,合理应用肾上腺皮质激素及抗生素。

④严密观察出血点、意识水平、呼吸及体温、脉搏变化。

【操作前准备】

模拟人、小夹板、纱布绷带、听诊器、血压计、担架、75%酒精、无菌棉球、一次性换药弯盘,及其他相关用品。

【操作步骤】

1. 一般处理　首先,抢救生命。若病人处于休克状态,应以抗休克治疗为首要任务,将病人头和躯干抬高2°~30°,下肢抬高15°~20°,以防止膈肌及腹腔脏器上移而影响心肺功能,增加回心血量及改善脑血流。其次,注意保暖,可加盖棉被毛毯等,有条件时应立即输血、输液。最后,对有颅脑复合伤而处于昏迷的病人,应注意保持呼吸道通畅,具体包括:①松开病人衣领、纽扣和裤带,减轻对呼吸道的机械性影响。②让病人去枕平卧,昏迷病人头后仰,用吸引器及时吸除口腔分泌物、血凝块、呕吐物等,清除口腔内异物、残牙,必要时使用开口器,用舌钳将舌牵出,以免舌根后坠阻塞呼吸道。一切动作要谨慎轻柔。不必脱去闭合性骨折病人的衣服、鞋袜,以免过多搬动患者而增加疼痛和损伤。若患肢肿胀较剧,可剪开衣袖或裤管,解除压迫。闭合性骨折有穿破皮肤、损伤血管和神经的危险时,先用夹板固定,小心搬运病人,防止骨折的移位。

2. 伤口包扎　绝大多数创口出血用绷带压迫包扎即可止血,若现场无无菌敷料,可用现场能得到的最清洁的布类包扎,用止血带阻断大血管的出血,以出血停止、远端无血管搏动为度,要标明上止血带的时间,止血带的时间应越短越好。如需延长应每隔1小时放松一次,待肢体组织有新鲜血液渗出后,再重新扎上。严重挤压伤和远端严重缺血,要忌用或慎用止血带。在抢救现场,若缺乏止血器材,可用三角巾、绷带、布条等代替止血带临时止血。包扎时动作要轻巧、迅速、准确,敷料要严密包扎住伤口,松紧适宜。包扎完毕应检查肢体远端血液循环是否正常,若完全阻断,应予放松,重新包扎。对伤口表面的明显异物可取掉,但对血凝块和大血管附近的骨折不要轻易移动,以免再次出血。一般伤口可用消毒纱布和清洁的毛巾、布类等覆盖创面,外用绷带或布条等包扎。对开放性气胸应及时进行密封包扎,以阻断气体从伤口进出而改善呼吸。露出伤口的骨折端不应回纳,以免将污物带进创口深处。

3. 妥善固定　骨折急救固定的目的:①避免骨折端在搬运过程中对周围重要组织如血管、神经、内脏的损伤。②减少骨折端的活动,减轻病人疼痛,有利于防止休克。③便于运送。固定可用特制的夹板或就地取材用木板、木棍、树枝等,伤肢固定应包括骨折部位上下两个关节,四肢固定应露出手指或足趾,以便观察肢体血液循环情况,若无任何可利用的材料时,上肢骨折可将患肢固定于胸部,下肢骨折可将患肢与对侧健肢捆绑固定。固定时注意捆扎松紧要适度,松则起不到固定作用;紧则影响肢体血液循环。单板固定时布带不可扎在骨折处,以免加重损伤。

4. 迅速运输　四肢骨折经固定后,可用普通担架运送,脊柱骨折病人必须平卧于硬板上,固定头颈部。运送时迅速、平稳。运送途中注意观察全身情况及创口出血情况,危及生命的情况要及时处理。

【注意事项】

1. 伤肢固定应包括骨折部位上下两个关节。
2. 四肢固定应露出手指或足趾,以便观察肢体血液循环情况。
3. 固定时注意捆扎松紧要适度,松则起不到固定作用。

4. 紧则影响肢体血液循环。单板固定时布带不可扎在骨折处，以免加重损伤。

5. 怀疑有脊柱骨折应注意搬用时患者始终处于“一”字形，即颈部、腰部和下肢始终处于一个平面。

【思考题】

1. 骨折急救固定和搬运的处理流程是什么？

2. 急救固定的具体操作方法？

（柏立群 张海英）

【参考文献】

1. 高晓艺. 骨折急救的中医疗法浅析. 光明中医杂志，2015，30(9)：1970-1972.

2. 谢静萍. 骨科严重创伤的急救及并发症的紧急处理探要. 实用内科杂志，2008，08期.

3. 潘进社，郑占乐. 骨盆骨折急救与内固定治疗进展. 中国矫形外科杂志，2011，19(6)：479-481.

4. 李建，李彦林等. AMD3100体内干预SDF-1/CXCR4信号通路对关节软骨组织退变的影响. 中国运动医学杂志，2015，1(34)：37-41.

第七章

骨关节穿刺术

临床上很多疾病表现为关节内积液，不同性质的关节内积液可能与不同性质的疾病有关。进行关节穿刺，获取关节积液并对其进行检测，可以了解关节积液的性质，便于协助关节疾病的诊断。

【学习目的】

1. 掌握　骨关节穿刺术的意义及目的及各个部位穿刺的手法操作。

2. 熟悉　各个部位穿刺的特点及注意事项。

【基础知识提炼】

1. 基本概念　关节穿刺术指在无菌技术操作下，用注射器刺入关节腔内抽取积液了解积液性质，为临床诊断提供依据，并可向关节内注射药物以治疗关节疾病的技术。

2. 适应证

（1）感染性关节炎关节肿胀积液。

（2）关节创伤所致关节积液、积血。

（3）骨性关节炎、滑膜炎所致关节积液。

（4）关节腔内药物注射治疗或向关节腔内注射造影剂行关节造影检查。

（5）不明原因的关节积液行滑液检查。

3. 关节穿刺点的选择原则

（1）选择避开血管、神经、肌腱等重要结构，并易于进入关节腔的部位。

（2）通过活动关节找到关节间隙确定穿刺点后作上标记。

【操作前准备】

施术对象、无菌注射器、无菌手套、帽子、口罩、消毒洞巾、2%利多卡因及相应注射药物等器材。

【操作流程】

1. 教师示范并介绍骨关节穿刺术操作方法及注意事项。

2. 操作内容

（1）穿刺方法

1）穿刺人员应严格无菌操作，戴口罩、帽子、无菌手套。

2）病人局部皮肤准备，穿刺点标记，碘酊和酒精消毒，范围为以穿刺点为中心的5cm半径或全关节表面，然后常规铺巾。

3）穿刺点局部皮肤及皮下组织麻醉（2%利多卡因），麻药不要打入关节腔，以免影响滑液检查结果。

4）穿刺时，一手手指可指向穿刺点旁1～2cm处皮肤，并使皮肤稍微绷紧，以便支持及固定穿刺针筒，利于准确进针和进入关节腔。穿刺针进入皮肤速度要快，轻轻抽取同时将针向前推进，直到出现滑液。

5）穿刺顺利时可感觉到关节囊的突破感，如不顺利或有骨性阻挡时，可以改变方向或穿刺点。切忌在深部大幅度改变方向或反复穿刺，以免损伤关节。尽量避免反复穿刺。

（2）常用的穿刺部位

1）腕关节（图3-7-1）：关节中立位，从腕背部的桡骨茎突远侧向尺侧刺入，或在桡骨、月状骨和舟状骨形成的“T”型小窝处，以朝向头侧成60°刺入关节。

2）肘关节（图3-7-2）：肘关节屈曲90°，从肘外侧肱桡关节垂直进针，寻找肱桡关节间隙，可通过被动旋转患者前臂，触摸患者肘部后外侧而确立。或从后侧肱尺关节（通过屈伸肘关节确立）垂直进入。

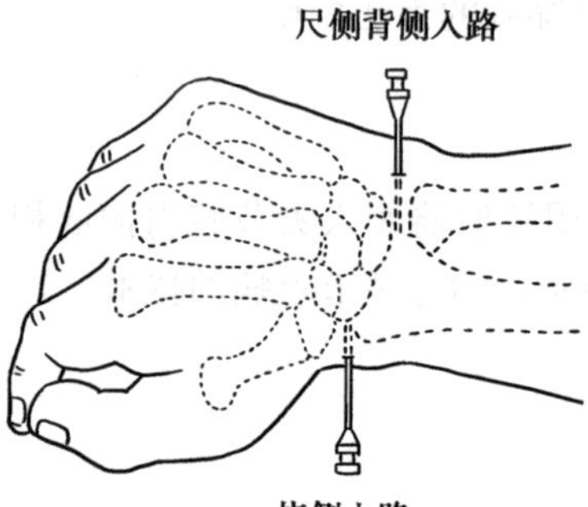

图3-7-1　腕关节穿刺入路

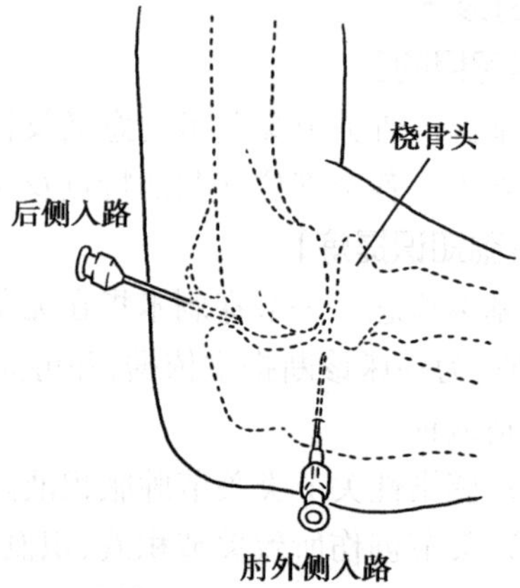

图3-7-2　肘关节穿刺入路

3）肩关节（图3-7-3）：患者取坐位，肩关节外旋位，从前侧穿刺，在喙突外下约1.5cm处向外侧倾斜约30°刺入。或从外侧穿刺，由肩峰与肩胛冈交界处侧向内刺入。

4）踝关节（图3-7-4）：患者取仰卧位，踝关节功能位，从前侧穿刺，于踝关节前，避开伸趾肌腱及足背动脉之外的任何关节间隙均可穿刺。或从外侧穿刺，在外踝与趾长伸肌腱之

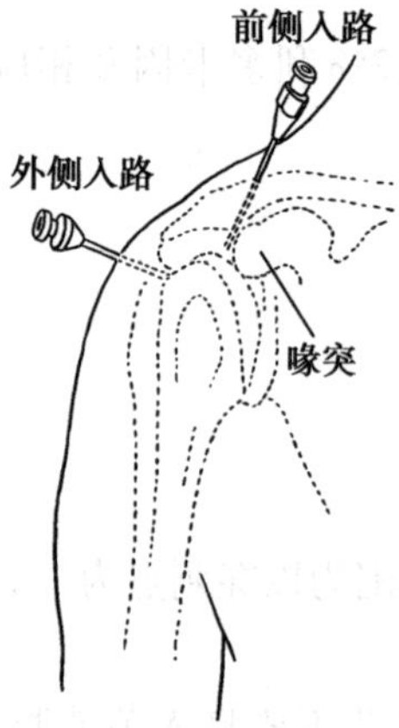

图3-7-3　肩关节穿刺入路

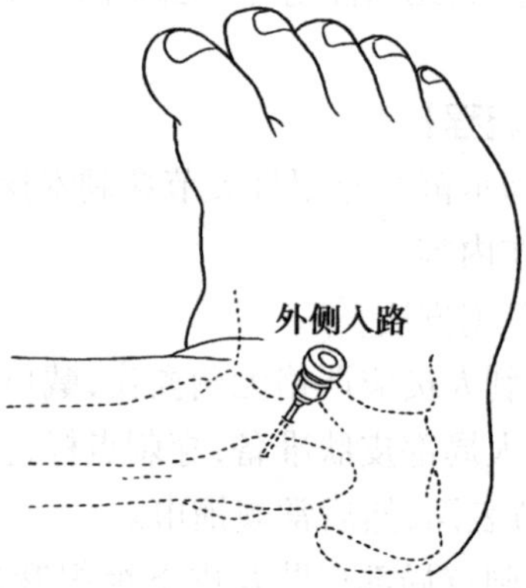

图3-7-4　踝关节穿刺入路

间刺入关节腔。

5）膝关节（图3-7-5）：患者取仰卧位，膝关节取伸直位，从髌骨上缘外上方或内上方，斜向髌骨关节中心进入关节腔。或膝关节微屈位，从髌骨下方的髌韧带内侧或外侧关节间隙穿刺。若滑液量较多，可在突出的髌上囊穿刺。

6）髋关节（图3-7-6）：①前入路：常用，患者平卧位，下肢伸直和外旋位，于腹股沟韧带与股动脉交点之外下方约2.5～4cm垂直向后穿刺；或自髂前上棘下2～3cm、股动脉搏动外侧2～3cm，与皮肤成60°，向后内侧方向进针。②外侧入路：患者平卧位，髋关节内旋，自股骨大粗隆前下方（与股骨约45°）向内上方（正好指向腹股沟韧带中部偏下）沿股骨颈进入关节腔。

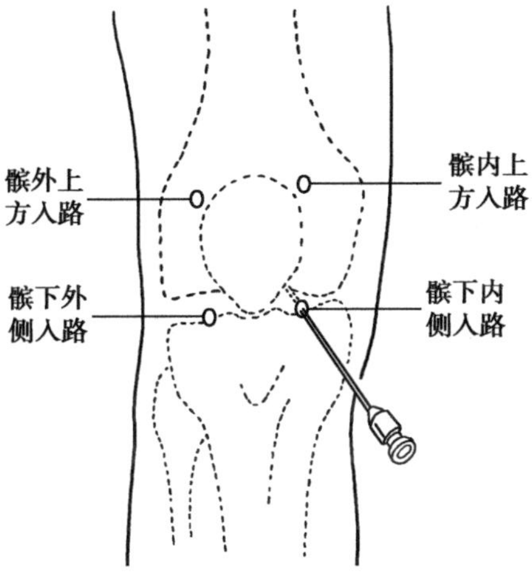

图3-7-5 膝关节穿刺入路

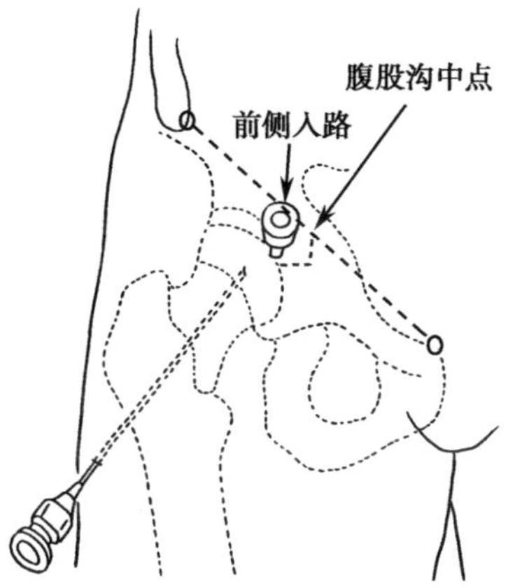

图3-7-6 髋关节穿刺入路

【注意事项】

1. 禁忌证

（1）穿刺部位皮肤有损伤、破溃，严重皮疹或感染。

（2）凝血机制障碍、出血性疾病等。

（3）严重的糖尿病、血糖控制不好。

（4）非关节感染病人，但体温升高，伴有其他部位的感染病灶者。

2. 并发症

（1）关节感染：是关节穿刺最严重的一种并发症。如严格掌握适应证及无菌操作技术，则很少发生，即使发生其发生率多低于1/10 000。关节穿刺后应以无菌敷料包扎，并连续观察局部情况。

（2）穿刺部位血肿或关节积血：严格按照的穿刺部位进行穿刺，并且尽量避免反复穿刺，则很少发生关节出血。如患者患有凝血机制障碍等血液疾病，纠正凝血障碍后再做关节穿刺。术后应制动1～2天或在关节部冰敷，应用弹性绷带加压包扎。

（3）关节软骨面损伤：很少发生，如穿刺针头不光滑或残缺，操作粗暴或未按正确要求进行操作则可能损伤关节软骨。

（4）断针：穿刺针本身折断或质量低劣于操作时易断损。所以在穿刺前应仔细检查各项穿刺物品，并按操作要求进行手术。

【思考题】

1. 关节穿刺术的适应证有哪些？
2. 膝关节穿刺的具体操作方法。

（柏立群　王少杰）

【参考文献】

1. 徐印坎，葛宝丰，胥少汀. 实用骨科学. 第4版. 北京：人民军医出版社. 2012.
2. 王和鸣，黄贵成. 中医骨伤科学. 第9版. 北京：中国中医药出版社. 2012.
3. 屈辉，王武，白荣杰. 实用骨科影像学. 第5版. 北京：科学出版社. 2012.
4. Todd W Thomsen, Sam Shen, Robert W Shaffer, et al. Arthrocentesis of the knee[J]. N Engl J Med, 2006, 354:19.

第四篇

妇科临床基本技能

第一章

妇科检查

第一节 总 论

妇科检查又称盆腔检查，为妇科的专科检查，包括对外阴、阴道、宫颈、宫体及双侧附件的检查。通过妇科检查，了解患者内、外生殖器官的形态及健康状况，初步排查妇科疾病，在各种妇科手术之前，了解内外生殖器官情况。妇科检查最基本的原则是要动作轻柔、检查仔细、没有遗漏。

【学习目的】

1. 掌握 妇科检查的基本内容、步骤及注意事项，包括外阴检查、窥器检查、双合诊、阴道分泌物检查等。

2. 熟悉 妇科检查报告的书写格式，以及各项检查的异常表现和诊断意义。

【基础知识提炼】

女性外生殖器包括阴阜、大阴唇、小阴唇、阴蒂、阴道前庭。阴阜指耻骨联合前面隆起的脂肪垫，青春期时，其上开始生长阴毛，呈倒三角形分布。大阴唇是阴阜向下、向后止于会阴的一对隆起的皮肤皱襞，外侧面为皮肤，内有皮脂腺和汗腺，内侧面似黏膜。小阴唇是位于大阴唇内侧的一对薄皱襞，富含皮脂腺，神经末梢丰富。阴道前庭是两侧小阴唇之间的菱形区域，前为阴蒂，后方以阴唇系带为界，内有尿道口、阴道口，阴道口被处女膜覆盖，产后留有处女膜痕。前庭大腺位于大阴唇后部，左右各一。

女性内生殖器包括阴道、子宫、输卵管及卵巢。阴道位于真骨盆下部中央，前壁长约7～9cm，后壁长约10～12cm，上端环绕宫颈周围的部分称为阴道穹窿，后穹窿最深，顶端与直肠子宫陷凹相邻，临床可经此处穿刺或引流。子宫位于骨盆腔中央，前方为膀胱，后方为直肠，成年妇女子宫长约7～8cm，宽约4～5cm，厚约2～3cm，容量约5ml，宫体与宫颈之比为2∶1。育龄期妇女卵巢约4cm×3cm×1cm，绝经后逐渐萎缩，正常输卵管在内诊中一般不可扪及。正常白带呈透明澄清的液体，无特殊气味，镜检以阴道杆菌为主，并可见大量上皮细胞，育龄期妇女排卵期可见蛋清样白带。

【操作前准备】

1. 阴道窥器、无菌手套、宫颈钳、长镊、卵圆钳、子宫探针、金属导尿管、宫颈刮板、玻片、棉拭子、棉球、消毒液、润滑剂（石蜡油、肥皂水、生理盐水）等。

2. 排空小便，必要时导尿排空膀胱。

3. 大便充盈者应排便或灌肠。

【操作步骤】

1. 体位 取膀胱截石位，暴露阴部。患者臀部置于检查台边缘，头部略高，两手放于身体两侧，以使腹壁松弛。检查者面向患者，立于患者双腿之间。

2. 外阴检查 观察外阴发育、阴毛分布，有无畸形、水肿、静脉曲张、溃疡、肿瘤，注意皮肤黏膜色泽、有无色素减退及质地变化，有无增厚、变薄或萎缩。分开两侧小阴唇，检查尿道口有无红肿、赘生物、脓性分泌物、尿道肉阜、尿道黏膜外翻或脱垂，挤压尿道旁腺时观察有无异常分泌物排出。查看处女膜是否完整或封闭（未婚者处女膜多完整，阴道口勉强能容 1 指；已婚者处女膜已破，阴道口可容纳 2 指；经阴道分娩者处女膜仅残留痕迹，或见到会阴后-侧切开的瘢痕）。嘱病人屏气向下用力，观察无阴道前后壁膨出、子宫脱垂、尿失禁。观察前庭大腺有无肿胀、破溃、硬结。

3. 窥器检查 根据患者阴道大小和阴道壁松弛情况，选用适当大小的阴道窥器。未婚者禁用窥器检查。放置阴道窥器时，应将前后两叶合拢并涂润滑剂，如需取宫颈刮片或阴道分泌物涂片检查时，不应使用润滑剂，可用生理盐水润滑。放置窥器时，检查者用一手将两侧阴唇分开，暴露阴道口，另一手将窥器斜行沿阴道后侧壁缓慢插入阴道内，而后向上向后推进，同时将窥器两叶转平并张开，暴露宫颈、阴道壁及穹窿部，然后旋转以观察前后壁。置入时要轻柔，避免窥器顶端碰伤宫颈出血。阴道窥器放好后应先进行阴道、宫颈视诊，观察阴道壁黏膜颜色、皱襞多少、弹性，有无阴道狭窄、阴道隔、双阴道等先天畸形，有无出血、溃疡、赘生物、囊肿。如阴道分泌物过多，应注意分泌物的颜色、性状、气味，必要时取分泌物检查病原体。宫颈视诊时，应观察宫颈位置、大小、颜色、外口形状，有无出血、糜烂、撕裂、外翻、肥大、宫颈腺体囊肿、息肉、溃疡及宫颈赘生物等，宫颈管内有无出血或分泌物，同时可采集宫颈外口鳞-柱交界部脱落细胞或宫颈分泌物标本进行进一步检查。取出窥器时，应先将两叶合拢再取出，避免小阴唇及阴道壁黏膜被夹在两叶侧壁间引起患者剧痛或不适。

4. 双合诊 即阴道腹部联合触诊。检查者一手示、中两指放入阴道，另一手在腹部配合检查。目的在于扪清阴道、宫颈、子宫、输卵管、卵巢、宫旁结缔组织及骨盆腔内壁的情况。检查时，一手示、中二指涂润滑剂，沿阴道后壁轻轻插入，通过阴道口时，可感觉阴道松紧，加用拇指可触摸阴道口两侧有无肿块或触痛，再深入可检查阴道长度及是否通畅、阴道后穹窿是否饱满，有无先天畸形、瘢痕和肿块，同时可触摸宫颈大小、硬度，有无抬举痛，宫颈口是否松弛。如向上抬举宫颈出现疼痛称为宫颈举痛，向两侧拨动宫颈出现疼痛称为宫颈摇摆痛，提示可能有盆腔急性炎症或盆腔内积血。扪及宫颈外口方向朝后时宫体多为前倾；朝前时宫体多为后倾；宫颈外口朝前且阴道内手指在后穹窿顶部可触及宫体时，子宫为后屈。随后腹部上的手从脐部逐渐向耻骨联合部移动，配合阴道内的手，通过内、外手指同时分别抬举、按压，检查子宫大小、位置、质地、形状、活动度、有无压痛。正常子宫位置通常是前倾前屈位，倾指宫体纵轴与身体纵轴的位置关系，若宫体朝向耻骨称为前倾，朝向骶骨称为后倾；屈指宫体与宫颈间的位置关系，若两者间纵轴形成的角度朝前为前屈，朝后为后屈。扪清子宫情况后，再将阴道内手指由宫颈后方移向一侧穹窿，向上向盆腔深部触摸，如患者配合较好，两手指可深及阔韧带后叶，此时腹部手从同侧下腹部髂嵴水平，自上而下按压腹壁，与阴道内手指相互对合，触诊该侧附件区有无增厚、压痛、肿块，并明确肿块的位置、大小、形状、硬度、活动度、与子宫的关系。正常卵巢偶可扪及，为大小约 4cm×3cm×1cm 的块状物，活动度好，触之稍有酸胀感。正常输卵管不能扪及。

5. 三合诊 即腹部、阴道、直肠联合诊。检查者一手的示指放入阴道，中指放入直肠，另一手置于下腹部协同触诊。三合诊可更清晰地了解盆腔后部及子宫直肠陷凹部肿物情况,及其与子宫、直肠的关系。也可查清极度后屈子宫、阴道直肠隔、子宫颈旁、主骶韧带的病变,估计盆腔癌肿浸润盆腔的范围。

6. 直肠-腹部诊 即直肠与腹壁联合诊。一手示指深入直肠内,另一手在腹部辅助检查。用于未婚、阴道狭窄、阴道闭锁、月经期等不宜行双合诊检查者。

【检查记录】

1. 外阴 发育情况、婚产式、有无异常。

2. 阴道 是否通畅,黏膜是否光滑,有无充血、肿物,阴道分泌物的量、色、质、气味。

3. 宫颈 大小、硬度、是否光滑,如有糜烂,注明分级,有无宫颈息肉、裂伤、腺体囊肿、接触性出血、举痛。

4. 宫体 位置、大小、硬度、活动情况、有无压痛。

5. 附件 有无肿块、压痛、增厚。如扪及肿块,应详述其位置、大小、硬度、表面是否光滑、活动度、有无压痛、与子宫及盆壁的关系。左右两侧情况应分别记录。

【注意事项】

1. 检查者应关心体贴被检查的病人,做到态度严肃、言语亲切、检查仔细、动作轻柔。检查前告知患者妇科检查可能引起的不适,嘱患者不必紧张。行双合诊时,如患者感疼痛不适,可单用示指代替双指,放入阴道的手指尽量压向后方会阴部,以避开敏感的尿道;三合诊时,嘱患者屏气同时向下用力,放松括约肌,以减轻不适感;如患者腹肌紧张,可与患者交谈,使其张口呼吸以放松腹肌。检查时应先检查健侧,后检查痛侧。

2. 每检查一人,应更换臀部下面的垫单,以免交叉感染。

3. 膀胱阴道瘘患者有时采取膝胸卧位检查。危重病人不宜搬动时,可在病床上做检查。

4. 经期一般不做妇科检查。

5. 异常出血患者必须检查时,应严格消毒外阴及器械,以防发生感染。

6. 此检查不需麻醉,对高度紧张不合作者,可以考虑肌内注射麻醉药或在骶管麻醉下进行。

7. 男医生对患者进行检查时,需有其他医护人员在场,以减轻患者的恐惧心理和不必要的麻烦。

8. 腹壁肥厚、高度紧张不合作或未婚患者,如妇科检查不满意,可行 B 超检查。

9. 未婚患者禁做阴道窥器和双合诊检查。

第二节 阴道分泌物检查

【操作前准备】

1. 阴道窥器、无菌手套、棉擦子、玻片、生理盐水。

2. 显微镜。

【操作步骤】

1. 体位 取膀胱截石位,阴道窥器暴露阴道宫颈。

2. 望诊 大量无色透明黏性白带,常见于应用雌激素药物及卵巢颗粒细胞瘤时;泡沫状白带,常见于滴虫性阴道炎;脓性、黄色或黄绿色白带,有臭味,多为滴虫、淋球菌或其他细菌感染引起;其他脓性白带见于慢性宫颈炎、老年性阴道炎、子宫内膜炎、宫腔积脓、阴道异物等；豆腐渣样白带为念珠菌阴道炎所特有；血性白带可见于慢性宫颈炎、宫颈息肉、子宫黏膜下肌瘤、老年性阴道炎，如有特殊臭味应警惕宫颈癌、宫体癌等可能；宫内节育器引起的不良反应也可在白带中见血；黄色水样白带多见于子宫黏膜下肌瘤、宫颈癌、子宫体癌、输卵管癌等。

3. 方法　在载玻片上滴一滴生理盐水，将棉签自阴道后穹窿蘸取分泌物后，与载玻片上的生理盐水和匀，立即在显微镜下检查，据所见白细胞、上皮细胞、杆菌、球菌多少，分成Ⅰ～Ⅳ度。Ⅰ～Ⅱ度为正常；Ⅲ度提示有炎症；Ⅳ度多为严重的阴道炎。

4. 诊断依据

Ⅰ度：镜下以阴道杆菌为主，并可见大量上皮细胞；

Ⅱ度：有部分阴道杆菌，上皮细胞亦可见，也有部分脓细胞和杂菌；

Ⅲ度：只见少量阴道杆菌和上皮细胞，但有大量脓细胞和其他杂菌；

Ⅳ度：可见大量脓细胞和其他杂菌，几乎未见阴道杆菌和上皮细胞。

滴虫检查：镜下可见活动的滴虫为阳性。滴虫呈梨形，有前鞭毛四根和后鞭毛一根，约为白细胞的2～3倍大。

真菌检查：真菌中的白色念珠菌常引起霉菌性阴道炎，镜下白色念珠菌形如链状或分枝状，注意寻找真菌孢子和菌丝。

【注意事项】

1. 阴道毛滴虫喜欢在温度为25～42℃环境中生长繁殖，故检查时要注意保温。

2. 检查前不要使用消毒剂。

3. 检查前3天避免性生活及阴道冲洗、放药等。

4. 出血期间禁做此项检查。

第三节　阴道脱落细胞学检查

【操作步骤】

对已婚妇女，在阴道侧壁上1/3处轻刮取分泌物及细胞，薄而均匀地涂于玻片上，置于95%乙醇内固定。对未婚妇女用卷紧的无菌棉签先在生理盐水中浸湿后，伸入阴道侧壁上1/3处涂抹，取出棉签，横放玻片上向一个方向滚涂，置于95%乙醇内固定。

【诊断依据】

一般有雌激素影响的涂片，基本上无底层细胞；轻度影响者表层细胞小于20%；高度影响者表层细胞大于60%。在卵巢功能低落时则出现底层细胞：轻度低落底层细胞小于20%；中度低落底层细胞占20%～40%；高度低落底层细胞大于40%。

【注意事项】

涂片前3天禁止性生活及阴道检查、冲洗、放药等。

第四节　细菌性阴道病（BV）检查

【操作方法】

放入阴道窥器后用棉签从阴道侧壁或后穹窿处取分泌物，立即送检；取BV反应管打开瓶盖，将棉签放置于反应液中；将反应液放置于37℃检测器中孵育10分钟后取出，滴加一滴终止液，观测结果。

【诊断依据】

阳性结果：反应液呈蓝色或绿色；阴性结果：反应液无色或淡黄色。

【注意事项】

采样前 24 小时禁止使用阴道乳状药剂和灌洗阴道；适用于非经期检查。

第五节　宫颈细胞学检查

【操作方法】

在宫颈外口鳞柱状上皮交接处，以宫颈外口为圆心，将木质小脚刮板轻轻刮取一周，避免损伤组织引起出血。

【诊断依据】

细胞学诊断标准一般常用巴氏 5 级分类：

Ⅰ级：正常，为正常的阴道细胞涂片。

Ⅱ级：炎症，细胞核普遍增大，淡染或有双核，有时染色质稍多。胞浆可有变性，有时可见核周晕及浆内空泡。

Ⅲ级：可疑癌，胞浆改变少，主要改变在胞核，出现核异质。

Ⅳ级：高度可疑癌，细胞具有恶性改变。

Ⅴ级：癌症，具有典型癌细胞的特征且量多。

【注意事项】

涂片前 3 天禁止性生活及阴道检查、冲洗、放药等。刮片时应操作轻柔，避免引起出血。阴道分泌物多时，先用无菌干棉球擦净黏液。

第六节　新柏氏液基细胞学检查（TCT）

【操作方法】

在宫颈外口鳞柱状上皮交接处，以宫颈外口为圆心，将宫颈刷向同一方向轻轻转取 3～5 圈，避免损伤组织引起出血。将已经刷取下脱落细胞的宫颈刷放入装有细胞保存液的小瓶中进行漂洗，使细胞转移到保存液瓶中；在瓶身上写上病人姓名、贴上条形码；同时填写申请单一份。标本送检。

【诊断依据】

细胞学诊断标准一般有以下 5 种：

1. 炎症反应性细胞改变：包含轻度炎症、中度炎症和重度炎症；
2. ASC：非典型鳞状细胞；
3. LSIL：上皮内低度病变；
4. HSIL：上皮内高度病变；
5. SCC：鳞状细胞癌。

【注意事项】

月经过后 3～7 天内进行；检查前 3 天禁止阴道上药；检查前 48 小时禁止性行为等。刮片时应操作轻柔，避免引起出血。阴道分泌物多时，先用无菌干棉球擦净黏液。

第七节 宫颈黏液检查

【操作方法】

患者取膀胱截石位，用阴道窥器暴露宫颈，先观察宫颈黏液性状，用棉球拭净宫颈及阴道穹窿的分泌物。用干燥长钳伸入宫颈管内 1cm 夹取黏液，缓慢分开钳柄，观察其拉丝度，再将黏液置于玻片上，待其干燥后，低倍光镜下观察。

【诊断依据】

正常月经周期中，一般在月经第 8～10 日出现Ⅲ型结晶，随着体内雌激素水平升高，转变为Ⅱ型，至排卵期见Ⅰ型典型的结晶。排卵后又转为Ⅱ型及Ⅲ型，在月经周期第 22 日左右转为排列成行的椭圆体。

【注意事项】

未婚妇女禁用，操作轻柔，避免引起出血。

【思考题】

1. 简述双合诊的检查内容和步骤。
2. 简述滴虫性阴道炎、霉菌性阴道炎、慢性宫颈炎、宫颈癌可能出现的白带改变。

（何心怡）

【参考文献】

1. 荆建红，史惠蓉. 妇产科常见疾病诊疗要点手册. 北京：人民军医出版社，2007.
2. 张怡，吴新华. 妇产科学住院医师手册. 北京：科学技术文献出版社，2008.
3. 邵振堂，陈静琴. 妇产科查房实用手册. 北京：人民卫生出版社，2006.

第二章

计划生育

第一节　避孕方法应用指导

【学习目的】 熟悉掌握各种避孕方法的适应证、禁忌证及副作用。

【掌握内容】 各种避孕方法的适应证、禁忌证及副作用。

【操作前准备】 相关视频及各种节育器。

【教师介绍避孕原理】

避孕就是用科学的方法阻止和破坏正常受孕过程中的某一个或几个环节，以避免怀孕，防止生育。通常是通过以下几个主要环节达到避孕目的：①抑制卵巢排卵。常用方法如女用短效、长效避孕药。②抑制精子发育：最常用的是男用口服避孕药（棉酚）。③阻止精卵相遇：外用杀精药物、切断或阻塞输卵管和输精管、安全期避孕法、体外排精法、放置宫内节育器、探亲避孕药均属于这一类。

【各种常见避孕方法】

避孕方法	优缺点	使用方法	指导要点	适宜人群
短效口服避孕药	优点： • 高效安全 • 停药后短期内可恢复生育能力 • 对月经周期和月经量有调节作用 缺点： • 必须每天服药 • 有的人有轻微副反应	一般于月经第一天或第五天开始服第一粒，依序在每天同一时间服用一粒	• 按时服药，不要错服或漏服，如有漏服可12小时内补服1粒 • 心、肝、肾功能不全者，哺乳期及生殖器官肿瘤者禁用 • 停药半年后方可妊娠	育龄且无禁忌证及身体健康的育龄妇女
长效避孕针	优点： • 长效 • 使用方便 • 不抑制乳汁分泌 • 能在产后或流产后及时起到避孕作用 缺点： • 初用时常有阴道出血 • 可能改变体重 • 可能有轻微头痛 • 生育恢复可能推迟	每3个月注射一次，注射时间在月经周期第五天内	• 按时注射 • 定期乳房检查 • 注射后观察20分钟，无过敏反应方可离开	• 哺乳期妇女 • 同口服避孕药

续表

避孕方法	优缺点	使用方法	指导要点	适宜人群
避孕套	优点： • 简便有效，无副作用 • 安全卫生，能预防性传播疾病 • 适合短期避孕 缺点： • 需男方合作	阴茎勃起后开始使用，全程使用	• 发现套破或滑落者，72小时内可用紧急避孕方法补救 • 橡胶过敏者禁用	• 新婚、探亲期或哺乳期、更年期夫妇
宫内节育器	优点： • 长效、安全、可逆、方便、经济 缺点： • 有经量增多，经期延长可能	医生放置，定期检查	• 定期检查 • 出现不明原因下腹痛、阴道出血、月经周期延长，需立即就诊	无禁忌证的育龄妇女
输卵管绝育术	优点： • 手术简单、安全、绝育效果好 缺点： 手术不可逆转	由开展手术单位的医生施术	• 手术不影响性功能 • 有输卵管再通及宫外孕可能	• 已婚妇女且无禁忌证者 • 因某些疾病不宜妊娠者 • 患有严重遗传病者
输精管绝育术	优点： • 简便、安全、出血少、无痛苦 • 绝育效果好 缺点： 永久性绝育不可复	由开展手术单位的医生施术	• 最有效的节育手段之一 • 术后一周不得从事使阴囊紧张的体力活动，避免性交	• 已婚男子自愿要求且无禁忌证 • 不宜生育，自愿绝育者

【注意事项】 了解各种避孕方法的优缺点及适宜人群。

第二节　宫内节育器放置术

【学习目的】 熟悉并掌握宫内节育器放置术的适应证、禁忌证、放置时间及手术步骤。

【基础知识提炼】 教师介绍宫内节育器放置术的适应证、禁忌证、放置时间及手术步骤。

1. 适应证　育龄妇女，自愿放置而无禁忌证者。

2. 禁忌证

（1）生殖器官炎症，如急慢性盆腔炎、阴道炎、宫颈急性炎症和性传播性疾病。

（2）频发月经、月经过多或有不规则出血者。

（3）生殖器官畸形，如双子宫、子宫纵隔等。

（4）生殖器官肿瘤，如子宫肌瘤、卵巢囊肿等慎用。

（5）各种较严重的全身性疾病，如心力衰竭、心瓣膜疾病、中重度贫血、血液病和各种疾病的急性期。

（6）子宫颈内口松弛（固定式 IUD 除外）及严重的子宫脱垂。

（7）宫腔小于 5.5cm 或大于 9cm 者不宜放置（人流术时例外）。

（8）妊娠或可疑妊娠者。

（9）宫外孕或葡萄胎病史。

（10）人工流产术中出血过多，或可疑胎盘组织残留者。

（11）铜过敏者或可疑铜过敏者不宜放置带铜节育器。

（12）中度贫血（HGB<90g/L）者慎用。

（13）痛经者慎用。

3. 放置时间

（1）月经干净后3~7天内。

（2）哺乳期闭经，或可疑妊娠者，应除外早孕后再行放置。

（3）正常产后42天，或转经后子宫恢复正常者。

（4）人工流产同时（除外子宫收缩不良、出血过多有感染可能或组织残留）。

（5）药物流产两次正常月经后。

（6）自然流产或中期妊娠引产转经后子宫已恢复正常。

（7）剖腹产后半年。

（8）用于紧急避孕，在无保护性交后5天内放置。

【操作前准备】女性生殖器官解剖模型，各种宫内节育器，宫内节育器放置术视频。

【操作步骤】

1. 术前准备　测体温；术者穿手术衣，常规刷手，戴手套，冲洗消毒受术者外阴、阴道，铺巾；询问受术者末次月经、末次分娩史、避孕史并复查子宫大小、位置、倾曲度及附件，换手套。

2. 手术步骤

（1）用手术窥器暴露宫颈，消毒；

（2）宫颈钳固定宫颈，长棉签蘸消毒液消毒宫颈管；

（3）探针探宫腔深度及两侧宫腔形态；

（4）向受术者说明IUD种类，出示节育器（母体乐）；

（5）将节育器及套管从宫口沿子宫腔方向送入，进入深度不超过探宫后深度，使节育器的顶部抵达宫底；

（6）退出套管，尾丝在宫颈口外保留1.5~2cm，剪去多余尾丝。

【注意事项】

1. 严格执行无菌操作，防止感染，在放置过程中应避免探针、扩宫器、节育器碰触阴道壁或窥器。

2. 放置时，节育器上缘必须到达宫底，使其平整地放置在宫腔内。

3. 放置时不能任意扭转放置器的方向，以防止节育器在宫腔内变形。

【思考题】放置宫内节育器术后的注意事项有哪些？

第三节　宫内节育器取出术

【学习目的】熟悉并掌握宫内节育器取出术的适应证、禁忌证、取出时间及手术步骤。

【基础知识提炼】教师介绍宫内节育器取出术的适应证、禁忌证、手术步骤。

1. 适应证

（1）因副反应或并发症治疗无效时。

（2）带器妊娠(包括宫内及宫外孕)。

（3）改换避孕措施。

（4）计划妊娠。

（5）节育器到期需更换时。

（6）无需避孕,离婚、丧偶、绝经半年后。

2. 禁忌证

（1）生殖器官炎症需经治疗后手术。

（2）各种较严重的全身性疾病,如心力衰竭、血液病和各种疾病的急性期。

3. 取出时间

（1）月经干净后3~7天内。

（2）因子宫出血需要取出者,随时可取。月经失调者可在经前或月经第一天作诊断性刮宫,刮出物送病理检查。术后给予抗生素。

（3）带器妊娠则于人工流产同时取出。

【操作前准备】女性生殖器官解剖模型,各种宫内节育器,宫内节育器取出术视频。

【操作步骤】

1. 术前准备　测体温;45岁以上取器者,应测血压,必要时作心电图检查。术者穿手术衣,常规刷手,戴手套,冲洗消毒受术者外阴、阴道,铺巾;询问受术者末次月经、末次分娩史、避孕史并复查子宫大小、位置、倾曲度及附件,换手套。

2. 手术步骤

（1）节育器尾丝取出法:用长止血钳夹住尾丝轻轻向外牵拉,取出宫内节育器。牵力不可过大,如在牵出过程尾丝断裂,可改用取环钩钩取或小卵圆钳夹取。

（2）取环钩取出法:

1）用手术窥器暴露宫颈,消毒;

2）宫颈钳固定宫颈,长棉签蘸消毒液消毒宫颈管;

3）探针探宫腔深度及节育器位置;

4）将取环钩(小卵圆钳)沿子宫方向放入宫底,触及节育器,钩住节育器的下缘后轻轻向外牵出;

5）尾丝卷入宫腔时,可试用取环钩钩取;

6）节育器嵌顿在内膜下,钩取有阻力时,可先用刮勺刮除表面内膜便于取出,如果累及浅肌层,可用小卵圆钳钳住节育器往外牵拉。

【注意事项】

1. 两周内禁止性交和盆浴。

2. 如有腹痛、发热、出血不止随诊。

【思考题】取环过程中环丝断裂应如何处理?

第四节　人工流产负压吸引术

【学习目的】掌握人工流产手术。

【基础知识提炼】教师介绍女性生殖器官解剖及人工流产负压吸引术的适应证、禁忌证及高危因素。

1. 适应证

(1) 妊娠在10周以内要求终止妊娠而无禁忌证者。

(2) 因某种疾病或遗传性疾病不宜继续妊娠者。

2. 禁忌证

(1) 各种疾病的急性阶段。

(2) 生殖器炎症,经治疗后再手术。

(3) 周身情况不良不能胜任手术者,经治疗好转后,可考虑住院手术。

(4) 术前两次体温在37.5℃以上者暂缓手术。

3. 高危因素

(1) 高血压病人,血压在150/100mmHg以上。

(2) 血红蛋白在80g/L及以下。

(3) 子宫肌瘤合并妊娠,子宫体在12周以上者或生殖道畸形合并妊娠者。

(4) 妊娠10周以上者。

(5) 早孕反应严重,尿酮体阳性者。

(6) 先天性心脏病、风湿性心脏病者。

(7) 急性肝炎或浸润型肺结核者。

(8) 盆腔或脊柱、肢体畸形不能采取膀胱截石位者。

(9) 子宫穿孔或阴道穹窿、宫颈穹窿部裂伤史。

(10) 一年内三次人流,产后3月内妊娠,剖腹产术后半年内妊娠。

【操作前准备】 女性生殖器官解剖模型,人工流产视频,负压吸引器,人工流产手术包。

【操作步骤】

1. 术前准备 测体温。术者穿手术衣,常规刷手,戴手套,冲洗消毒受术者外阴、阴道,铺巾;询问受术者末次月经、末次分娩史、避孕史并复查子宫大小、位置、倾曲度及附件,换手套。

2. 手术步骤

(1) 用手术窥器暴露宫颈,消毒;

(2) 宫颈钳固定宫颈,长棉签蘸消毒液消毒宫颈管;

(3) 探针探宫腔深度,扩宫器依次扩宫至所选用吸引管大0.5号;

(4) 0负压情况下将吸管依子宫方向进入宫腔,碰到宫底应退回1cm,打开吸引器顺时针或逆时针方向顺序转动吸管,上下移动,先吸胎囊,再吸引宫腔四壁,一般吸引2次,每次时间不超过1分钟;

(5) 将皮管折叠捏住,取出吸引管;

(6) 用刮匙轻刮宫角及宫底,检查是否已吸干净,再次测量宫腔深度;

(7) 检查胚胎及绒毛完整性,测量出血量。

【注意事项】

1. 吸管应根据妊娠天数、宫腔长度及宫颈口情况选择,一般宫腔12cm以下用6~7号管,12cm以上用7~8号管。

2. 手术操作应轻柔,负压最大不能超过66.5kPa(500mmHg),胎囊吸出后,负压降至

40kPa(300mmHg)。

3. 术后1个月内禁止性交、盆浴。

4. 术后14天仍有阴道出血,或术后阴道出血量多、腹痛、发热随诊。

【思考题】

1. 人工流产负压吸引术宫腔吸净的标志有哪些?

2. 人工流产手术子宫损伤的危险信号有哪些?

(陈　倩)

【参考文献】

1. 杜慧兰. 中西医结合妇产科学. 第2版. 北京:中国中医药出版社,2012.
2. 北京市计划生育技术服务工作规范,2008.

第三章

中医妇科常用外治法

第一节　中药灌肠疗法

中药灌肠疗法属于中医内病外治法之一，是在中医基础理论指导下，选择中药药液由肛门灌入直肠和结肠，使药液保留在肠道内，通过局部和全身作用治疗疾病的一种方法。

【学习目的】

1. 掌握中药灌肠疗法基本操作步骤。
2. 熟悉中药灌肠疗法的基本理论及妇科适应证。

【基础知识提炼】

1. 适应证　中药灌肠疗法在妇科常用于女性慢性盆腔痛、输卵管阻塞性不孕、痛经、子宫内膜异位症、异位妊娠等疾病的治疗。

2. 常用器具:灌肠器　灌肠器由灌肠筒/袋，导管及肛管三部分组成。目前临床常用的灌肠器如同一次性密闭式输液器，上有控制药液流速的调速器，称为一次性灌肠器。

【操作前准备】

1. 准备好中单、消毒纱布、医用手套、润滑油、灌肠器、水温计、量杯等灌肠用品。
2. 创造安静舒适的灌肠环境，避风保暖，光线充足，注意保护患者隐私部位。
3. 灌肠前30分钟排空大小便。
4. 药温36～41℃，药液量每次不超过100ml。

【操作步骤】

1. 体位　一般采取左侧卧位，充分暴露肛门，垫中单于臀下，置垫枕以抬高臀部10cm。

2. 插管　连接好排气装置后戴手套，润滑肛管，操作者左手分开患者两臀，露出肛门，嘱患者张口呼吸使肛门松弛，右手将涂有润滑剂的肛管一端轻轻旋转插入直肠10～15cm。

3. 灌肠速度　灌肠速度视病情而定，滴注时间15～20分钟，中药灌肠药量不宜超过100ml。

4. 拔管　注毕，留置肛管2～3分钟后轻轻拔出，用卫生纸轻按肛门，或将肛周皮肤、肌肉向肛门处捏紧，保持灌肠体位15～30分钟。

【注意事项】

1. 灌肠前做好医患沟通和解释工作，消除患者及家属的陌生感和紧张情绪。
2. 了解患者年龄、主要病史、适应证，以选择灌肠药液的种类、液量及温度。
3. 插管动作轻柔，插管深度、灌肠速度适宜，以免损伤肠道黏膜。
4. 灌肠过程中密切观察患者面色、呼吸、脉搏、体温、末梢循环、有无腹痛等，如发现异常情况，停止灌肠，立即采取急救措施或留观。

5. 灌肠结束，尽量卧床，保证灌肠液停留体内时间大于 1 小时。

6. 严格消毒隔离，避免交叉感染。

7. 经期、妊娠期、严重腹泻、消化道出血、急腹症（疑有肠坏死或穿孔）、严重心血管疾病如心力衰竭、严重心律失常、心肌梗死等危急重症者禁用中药灌肠疗法。

【思考题】

1. 中药灌肠疗法都适用于哪些妇科疾病？

2. 中药灌肠疗法有哪些注意事项？

【参考文献】

1. 钱溥，钱志华. 临床实用灌肠疗法. 北京：人民军医出版社，2008.

2. 谭柳纯. 灌肠器的临床应用进展. 护理研究，2004，18(5)：774-775.

3. 胡利明. 中医医院护理工作规范. 长沙：科学技术文献出版社，2012：75-79.

第二节　中药外洗坐浴疗法

中药外洗坐浴疗法属于中医内病外治法之一，是在中医基础理论指导下，借助外洗坐浴时洗液的温热之力及药物本身的功效，浸洗全身或局部皮肤，达到活血、消肿、止痛、祛瘀生新等作用的一种操作方法。

【学习目的】

1. 掌握中药外洗坐浴疗法基本操作步骤。

2. 熟悉中药外洗坐浴疗法的基本理论及妇科适应证。

【基础知识提炼】

适应证：中药外洗坐浴疗法在妇科常用于阴痒、带下病、阴疮等疾病的治疗。

【操作前准备】

1. 准备好治疗盘、药液及外洗坐浴装置、一次性药浴袋、水温计、毛巾、病服等用品。

2. 创造安静舒适的外洗坐浴环境，避风保暖。

3. 嘱患者排空二便。

4. 药温 40℃左右，药量足够浸泡外阴即可。

【操作步骤】

1. 将 40℃左右的药液注入盛药容器内，将前后二阴浸泡于药液中，浸泡 15～20 分钟。

2. 操作完毕，清洁局部皮肤，协助着衣，安置舒适体位。

【注意事项】

1. 出血性疾病患者及妇女月经期间不宜坐浴。

2. 水温不宜过高以防烫伤。

3. 外洗坐浴过程中，因关闭门窗，避免患者感受风寒。

4. 浸泡过程中应注意观察患者的面色、呼吸、汗出等情况，出现头晕、心慌等异常症状，立即停止外洗坐浴并留观。

【思考题】

1. 中药外洗坐浴疗法的基本操作步骤是什么？

2. 中药外洗坐浴疗法有哪些注意事项？

【参考文献】

1. 胡利明. 中医医院护理工作规范. 长沙:科学技术文献出版社,2012:31-36.
2. 陈红风. 中医外科学. 北京:中国中医药出版社,2013:42-45.

第三节　中药离子导入疗法

中药离子导入疗法属于中医内病外治法之一,是在中医基础理论指导下,利用直流电将药物离子通过皮肤或穴位导入人体,作用于病灶,达到活血化瘀、软坚散结、抗炎镇痛等作用的一种操作方法。

【学习目的】

1. 掌握中药离子导入疗法基本操作步骤。
2. 熟悉中药离子导入疗法的基本理论及妇科适应证。

【基础知识提炼】

适应证:中药离子导入疗法在妇科常用于慢性盆腔痛、输卵管不通、盆腔粘连、子宫内膜异位症、痛经等疾病的治疗。

【操作前准备】

1. 准备中药制剂、离子导入治疗仪、治疗盘、镊子、棉衬套(垫片)2个、绷带或松紧搭扣、沙袋、隔水布、小毛巾、水温计,必要时备听诊器。
2. 创造安静舒适的环境,避风保暖。
3. 药温控制在38~42℃。
4. 核对医嘱,评估患者,做好解释,调节室温。

【操作步骤】

1. 协助患者取舒适体位,暴露治疗部位。
2. 打开电源开关,将2块棉衬套(垫片)浸入38~42℃的中药液后取出,拧至不滴水为宜,将电极板放入衬套内,平置于治疗部位,2个电极板相距2~4cm,外用隔水布覆盖,绷带或松紧搭扣固定,必要时使用沙袋,启动输出,调节电流强度,至患者耐受为宜。具体操作参照仪器说明书进行。
3. 治疗中询问患者感受,调节电流强度。如患者主诉疼痛,立即停止治疗。
4. 操作结束,取下电极板,擦干局部皮肤,观察皮肤情况。
5. 操作完毕,协助患者着衣,安排舒适体位,整理床单。

【注意事项】

1. 治疗部位有金属异物者、带有心脏起搏器者慎用此治疗方法。
2. 同一输出线的两个电极不可分别放置于两侧肢体。
3. 注意操作顺序,防止电击患者。
4. 治疗时注意遮挡保护隐私,注意保暖。
5. 治疗过程中要注意观察病人的反应和机器运转情况。
6. 治疗部位皮肤出现红疹、疼痛、水泡等,应立即停止治疗。

【思考题】

1. 中药离子导入疗法的基本操作步骤是什么?
2. 中药离子导入疗法有哪些注意事项?

【参考文献】

1. 胡利明. 中医医院护理工作规范. 长沙：科学技术文献出版社，2012：57-60.
2. 陈红风. 中医外科学. 北京：中国中医药出版社，2013：36-39.

第四节　中药热敷疗法

中药热敷疗法又叫中药湿热敷，属于中医内病外治法之一，是在中医基础理论指导下，将中药煎汤或其他溶媒浸泡，根据治疗需要选择常温或加热，将中药浸泡的敷料敷于患处，通过疏通气机、调节气血，达到疏通腠理、通络止痛的一种操作方法。

【学习目的】

1. 掌握中药热敷疗法基本操作步骤。
2. 熟悉中药热敷疗法的基本理论及妇科适应证。

【基础知识提炼】

适应证：中药热敷疗法在妇科常用于慢性盆腔炎、外阴血肿吸收期、痛经等疾病的治疗。

【操作前准备】

1. 准备治疗盘、药液、敷料、水温计、镊子2把、纱布，必要时备中单、屏风等。
2. 创造安静舒适的热敷环境，避风保暖。
3. 药温控制在38～43℃。

【操作步骤】

1. 协助患者取舒适体位，暴露治疗部位。
2. 测试温度，将敷料浸于38～43℃药液中，将敷料拧至不滴水即可，敷于患处。
3. 及时更换敷料或频淋药液于敷料上，以保持湿度及温度，观察患者皮肤反应，询问患者感受。
4. 操作完毕，清洁皮肤，协助患者取舒适体位。

【注意事项】

1. 外伤后患处有伤口、皮肤急性传染病等忌用中药热敷疗法。
2. 湿敷液应现配现用，注意药液温度，防止烫伤。
3. 治疗过程中观察局部皮肤反应，如出现水泡、痒痛或破溃等症状时，立即停止治疗。
4. 治疗时注意遮挡保护隐私，注意保暖。

【思考题】

1. 中药热敷疗法的基本操作步骤是什么？
2. 中药热敷疗法有哪些注意事项？

（黄海涛）

【参考文献】

1. 胡利明. 中医医院护理工作规范. 长沙：科学技术文献出版社，2012：45-48.
2. 陈红风. 中医外科学. 北京：中国中医药出版社，2013：29-32.

第五篇

儿科临床基本技能

第一章

小儿体格检查的特点

第一节　中医儿科望、闻、问、切诊

【学习目的】

1. 掌握中医儿科望、闻、问、切诊的内容。

2. 掌握中医儿科望、闻、问、切诊各种病生理的主病。

【基础知识提炼】

1. 望诊　内容可分为总体望诊(望神色、望形态)和分部望诊(审苗窍、辨斑疹、察二便、察指纹)。

2. 闻诊　包括听声音和嗅气味。听声音主要包括小儿的啼哭、呼吸、咳嗽、语言等声音的高亢低微;嗅气味包括小儿口中之气味及大小便、痰液、汗液、呕吐物等的气味。

3. 问诊　“十问歌”“一问寒热,二问其汗,三问头身,四问胸间,五问饮食,六问睡眠,七问饥渴,八问溲便,九问旧病,十问遗传,要把年龄,放在最前。”

4. 切诊　包括脉诊和按诊两个方面,是诊断儿科疾病的重要手段。

一、望　诊

望诊是医生运用视觉,通过对患儿全身或局部的观察,获得与疾病有关辨证资料的一种诊断方法。小儿肌肤柔嫩,反应灵敏。凡外感六淫,内伤乳食,以及脏腑自身功能失调,或气血阴阳的偏盛偏衰,易从面、唇、舌等苗窍各部形诸于外,其反映病情的真实性较成人更为明显,不易受到患儿主观因素的影响。

望诊内容可分为总体望诊(望神色、望形态)和分部望诊(审苗窍、辨斑疹、察二便、察指纹)两个方面。

(一)望神色

神指小儿的精神状态,色指面部气色。望神色就是望小儿的精神气色。通过对小儿目光、神态、表情、反应等方面的综合观察,了解五脏精气盛衰和病情轻重及预后。凡精神振作,二目有神,表情活泼,面色红润,呼吸调匀,反应敏捷,均为气血调和,神气充沛的表现,是健康或病情轻浅之象;反之,若精神委顿,二目无神,表情呆滞,面色晦暗,呼吸不匀,反应迟钝,均为体弱有病之表现,或病情较重之象。

面部望诊是小儿望神色中的重要组成部分。《灵枢·邪气藏府病形》说:“十二经脉,三百六十五络,其血气皆上于面而走空窍。”望面色可以了解脏腑气血的盛衰,以及邪气之所在。常用的面部望诊方法有五色主病和五部配五脏,其中五色主病是望神察色诊病的主要方法。

1. 五色主病　又称五色诊,即按面色红、青、黄、白、黑五种不同颜色的偏向表现来诊察疾病(表 5-1-1-1)。

表 5-1-1-1　五色主证

颜色	主证	分类特点	
红	热证	面红耳赤,咽红,脉浮	风热外感
		午后颧红潮热,口唇红赤	阴虚内热,虚火上炎
		两颧艳红如妆,面白肢厥,冷汗淋漓	虚阳上越,阳气欲脱
		新生儿面色嫩红,或小儿面色白里透红	正常
青	寒证、痛证、瘀证、惊痫	白中带青,表情愁苦皱眉	里寒腹痛
		面青而晦暗,神昏抽搐	惊风和癫痫发作之时
		面青唇紫,呼吸急促	肺气闭塞,气血瘀阻
黄	脾虚证或有湿浊	面色萎黄,形体消瘦	脾胃功能失调
		面黄无华,脐周阵痛,夜间磨牙	肠寄生虫
		面目色黄而鲜明	湿热内蕴之阳黄
		面目黄而晦暗	寒湿阻滞之阴黄
白	寒证、虚证	面白浮肿	阳虚水泛之阴水
		面色惨白,四肢厥冷	滑泄吐利,阳气暴脱
		面白少华,唇色淡白	血虚
黑	寒证、痛证、瘀证、水饮证	面色青黑,手足逆冷	阴寒里证
		面色黑而晦暗,兼有腹痛呕吐	药物或食物中毒
		面色青黑晦暗	肾气衰竭

2. 五部配五脏　根据小儿面部不同部位出现的各种色泽变化,结合所属脏腑来推断病变的部位与性质,就是五部配五脏的望诊方法。五部指左腮、右腮、额上、鼻部、颏部,分别对应为肝、肺、心、脾、肾。其最早见于《小儿药证直诀·面上证》:"左腮为肝,右腮为肺,额上为心,鼻为脾,颏为肾。"(图 5-1-1-1)

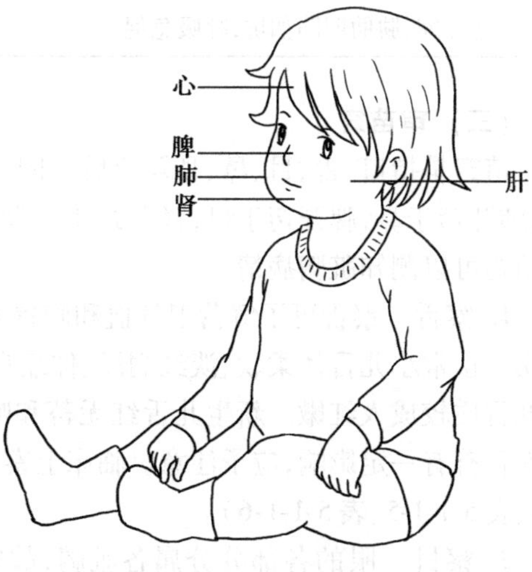

图 5-1-1-1　五部配五脏

(二)望形态

形指形体,态指动态。望形态就是观察病儿形体的强弱胖瘦和动静姿态,以推断疾病的性质。

1. 望形体　主要包括头囟、躯体、四肢、肌肤、毛发等。凡发育正常、筋骨强健、肌丰肤润、毛发黑泽、姿态活泼者,是胎禀充足,营养良好,属健康表现;若生长迟缓,筋骨软弱、肌瘦形瘠、皮肤干枯、毛发萎黄、囟门逾期不合、姿态呆滞者，为胎禀不足，营养不良，属于病态（表 5-1-1-2）。

表 5-1-1-2　望形体

症状	主证
头方发稀，囟门宽大，当闭不闭	五迟证
头大颌缩，前囟宽大，头缝开解，目睛下垂	解颅
前囟及眼窝凹陷，皮肤干燥	婴幼儿泄泻阴伤液脱
胸廓高耸形如鸡胸	佝偻病、哮喘病
肌肉松弛，皮色萎黄	厌食、偏食、反复感冒
腹部膨大，肢体瘦弱，发稀，额上青筋显现	疳积
毛发枯黄，或发竖稀疏，或容易脱落	气血虚亏

2. 望动态　通过动态观察，可以分析不同姿态显示的疾病（表 5-1-1-3）。

表 5-1-1-3　望动态

症状	主证
喜伏卧者	乳食内积
喜蜷卧者	腹痛
颈项强直，手指开合，四肢拘急抽搐，角弓反张	惊风
翻滚不安，呼叫哭吵，两手捧腹	盘肠气痛
端坐喘促，痰鸣哮吼	哮喘
咳逆鼻煽，胁肋凹陷如坑，呼吸急促	肺炎喘嗽

（三）审苗窍

苗窍是指口、舌、目、鼻、耳及前后二阴。苗窍与脏腑关系密切。舌为心之苗，肝开窍于目，肺开窍于鼻，脾开窍于口，肾开窍于耳及前后二阴。脏腑有病，能在苗窍上有所反映，审察苗窍可以测知脏腑病情。

1. 察舌　察舌可了解营卫气血和脾胃消化功能的病变，同时可以了解病之表里、寒热、虚实。正常小儿舌体柔软、淡红润泽、伸缩自如，舌面有干湿适中的薄苔，即淡红舌，薄白苔。小儿舌质较成人红嫩。新生儿舌红无苔和哺乳婴儿的乳白苔，均属正常舌象。食后或服药后对舌苔有一定影响，应予注意。临床上察舌，主要观察舌体、舌质和舌苔三个方面（表 5-1-1-4、表 5-1-1-5、表 5-1-1-6）。

2. 察目　眼的各部分分属各脏腑，故察目之各部，可知脏腑病变。黑睛等圆，目珠灵活，目光有神，开阖自如，是肝肾气血充沛之象。病变主证见表 5-1-1-7。

表 5-1-1-4 舌体

舌体	主证
舌体胖嫩，舌边齿痕显著	脾肾阳虚，或有水饮痰湿内停
舌体肿大，色泽青紫	气血瘀滞
舌体强硬	热盛伤津
舌体短缩，舌干绛	热甚津伤，经脉失养
舌体肿大，板硬麻木，转动不灵，甚则肿塞满口（木舌）	心脾积热
舌下红肿突起，形如小舌（重舌）	心脾火炽，上冲舌本
舌体不能伸出唇外，转动伸缩不灵，语音不清（连舌）	舌系带过短
舌吐唇外，掉弄如蛇（弄舌）	大病之后，心气不足或惊风之兆
舌吐唇外，缓缓收回（吐舌）	心经有热
吐舌不收	心气将绝
舌常吐于唇外，伴眼裂增宽，表情愚钝	智力低下
时时用舌舔口唇，以致口唇四周发红或有脱屑、作痒（舔舌）	脾经伏热

表 5-1-1-5 舌质

舌质	主证
淡白	气血虚亏
绛红，有红刺	温热病邪入营入血
红，少苔，甚则无苔而干	阴虚火旺
紫黯或紫红	气血瘀滞
舌起粗大红刺，状如杨梅	猩红热

表 5-1-1-6 舌苔

舌苔	主证
白	寒
黄	热
白腻	寒湿内滞，或有寒痰食积
黄腻	湿热内蕴，或乳食内停
热性病见剥苔	阴伤津亏
舌苔花剥，状如地图，时隐时现，经久不愈	胃之气阴不足
舌苔厚腻垢浊不化，状如霉酱伴便秘腹胀	宿食内积，中焦气机阻滞
黑	橄榄、乌梅、铁剂
青	青黛
白	牛奶、豆浆
黄	橘子、蛋黄
其他	有色糖果

表 5-1-1-7　察目

目	主证
眼睑浮肿	水肿
眼睑开阖无力	元气虚惫
寐时眼睑张开而不能闭合	脾虚气弱之露睛
上眼睑下垂不能提起	气血两虚之睑废
两目呆滞,转动迟钝	肾精不足,或为惊风之先兆
两目直视,瞪目不活	肝风内动
白睛黄染	黄疸
目赤肿痛	风热上攻
目眶凹陷,啼哭无泪	阴津大伤
瞳孔缩小或不等或散大,对光无反应	病情危殆

3. 察鼻　主要观察鼻内分泌物和鼻形的变化(表 5-1-1-8)。

表 5-1-1-8　察鼻

鼻	主证
鼻塞流清涕	风寒感冒
鼻流黄浊涕	风热客肺
长期鼻流浊涕,气味腥臭	肺经郁热
鼻孔干燥	肺经燥热伤阴
鼻衄鲜红	肺热迫血妄行
鼻翼煽动,伴气急喘促	肺气郁闭

4. 察口　主要观察口唇、口腔、齿龈、咽喉的颜色、润燥及外形变化(见表 5-1-1-9、表 5-1-1-10、表 5-1-1-11、表 5-1-1-12)。

表 5-1-1-9　察口唇

口唇	主证
唇色淡白	气血不足
唇色淡青	风寒束表
唇色红赤	热盛
唇色红紫	瘀热互结
唇色殷红	暴泻伤阴
唇白而肿	唇风
面颊潮红,唯口唇周围苍白	猩红热

表 5-1-1-10　察口腔

口腔	主证
黏膜色淡白	为虚为寒
黏膜色红	为实为热
破溃糜烂	心脾积热之口疮
口内白屑成片	鹅口疮
两颊黏膜有针尖大小的白色小点,周围红晕	麻疹黏膜斑
上下臼齿间腮腺管口红肿如粟粒,按摩肿胀腮部无脓水流出	痄腮(流行性腮腺炎)
若有脓水流出	发颐(化脓性腮腺炎)

表 5-1-1-11　察齿

齿	主证
萌出延迟	肾气不足
齿衄龈痛	胃火上炎
牙龈红肿	胃热熏蒸
新生儿牙龈上有白色斑点斑块	马牙

表 5-1-1-12　察咽喉

咽喉	主证
咽红恶寒发热	外感之象
咽红乳蛾肿痛	外感风热或肺胃之火上炎
乳蛾溢脓	热壅肉腐
乳蛾大而不红	瘀热未尽,或气虚不敛
咽痛微红,有灰白色假膜,不易拭去	白喉

5. 察耳　耳为肾窍,上通于脑,部位属少阳,为宗脉之所聚。前人将耳的各部分属五脏,即耳尖属心,耳垂属肾,耳轮属脾,耳外属肝,耳内属肺。正常小儿耳壳丰厚,颜色红润,是先天肾气充沛的表现(表 5-1-1-13)。

表 5-1-1-13　察耳

耳	主证
耳壳薄软,耳舟不清	先天肾气未充
耳内疼痛流脓	肝胆火盛
以耳垂为中心的腮部漫肿疼痛	痄腮(流行性腮腺炎)

6. 察二阴　肾开窍于二阴,察二阴可知病情之寒热虚实。男孩阴囊不紧不松是肾气充沛的表现(表 5-1-1-14)。

表 5-1-1-14　察二阴

二阴	主证
阴囊松弛	体虚或发热
阴囊中睾丸肿大透亮不红	水疝
阴囊中有物下坠,时大时小,上下可移	小肠下坠之狐疝
阴囊水肿	阳虚阴水
女孩前阴部潮红灼热	湿热下注,或蛲虫病
肛门潮湿红痛	尿布皮炎
肛门脱出	中气下陷之脱肛
肛门裂开出血	大便秘结,热迫大肠

(四) 辨斑疹

斑、疹均为肌肤上出现的皮疹。一般而言,斑点大成片,形态大小不一,不高出皮面,压之不退色;疹点小量多,高出皮面,压之退色。斑与疹在儿科多见于外感时行疾病,如麻疹、幼儿急疹、风疹、猩红热、水痘等;也见于杂病,如紫癜等(表 5-1-1-15)。

表 5-1-1-15　察斑疹

斑疹	主证
斑色红艳	热毒炽盛,病在营血
斑色紫暗,面色苍白,肢冷脉细	气不摄血,血溢脉外
疹细小状如麻粒,潮热 3 ~ 4 天出疹,口腔颊黏膜出现麻疹黏膜斑	麻疹
皮疹细小,呈浅红色,身热不甚	风疹
肤红如锦,稠布疹点,身热,舌绛如杨梅	猩红热
丘疹、疱疹、结痂并见,疱疹内有水液色清	水痘
斑丘疹大小不一,如云出没,瘙痒难忍	荨麻疹

(五) 察二便

主要观察二便的量、次、色、味、形态。婴幼儿期因喂养方式不同,粪便有不同特点。新生儿生后 3 ~ 4 天内,大便呈黏稠糊状,褐色,无臭气,日行 2 ~ 3 次,是为胎粪。单纯母乳喂养之婴儿大便呈卵黄色,稠而不成形,稍有酸臭气,日行 3 次左右。以牛乳、羊乳为主喂养者,大便色淡黄,质较干硬,有臭气,日行 1 ~ 2 次。当小儿饮食过渡到与成人接近时,大便亦与成人相似。正常小便色淡黄,清净而不浑浊。冬天汗少尿多,其色较清,夏天汗多尿少,其色较黄(表5-1-1-16)。

表5-1-1-16 察二便

二便	主证
大便燥结	内有实热或阴虚内热
大便稀薄,夹有白色凝块	内伤乳食
大便稀薄,色黄秽臭	肠腑湿热
下利清谷,洞泄不止	脾肾阳虚
大便赤白粘冻	湿热积滞,常见于痢疾
婴幼儿大便呈果酱色,伴阵发性哭闹	肠套叠
大便色泽灰白不黄	胆道阻滞
小便清澈量多	寒
小便色黄量少	热
尿色深黄	湿热内蕴
黄褐如浓茶	湿热黄疸
尿色鲜红	血热妄行
尿色淡红	气不摄血
尿色红褐	瘀热内结
尿色暗红	阴虚内热

(六)察指纹

小儿指纹是指食指桡侧的浅表静脉。婴幼儿皮肤薄嫩,络脉易于显露,故儿科对于3岁以下小儿常以察指纹作为望诊内容之一(图5-1-1-2)。

指纹分三关。自虎口向指端,第1节为风关,第2节为气关,第3节为命关。看指纹时要将小儿抱于光亮处,医生用左手食指、中指固定患儿腕关节,拇指固定其食指末端,用右手拇指在小儿食指桡侧命关向风关轻轻推几次,使指纹显露。正常小儿的指纹大多淡紫隐隐而不显于风关以上。若发生疾病,尤其是危重病证,指纹的浮沉、色泽、部位等可随之发生变化。因而,察指纹对疾病的诊断辨证有一定的参考价值。

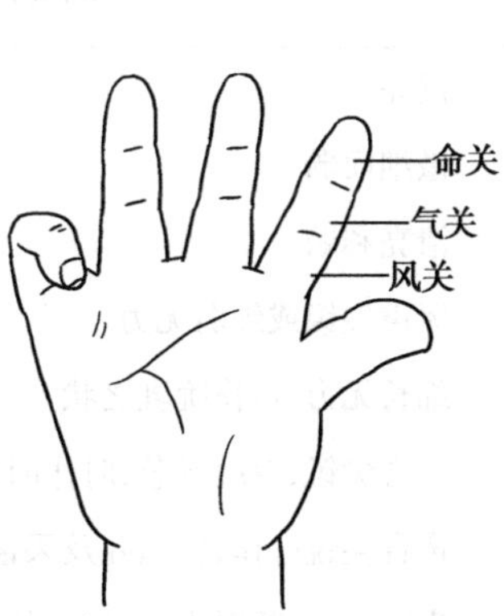

图5-1-1-2 察小儿指纹

指纹的辨证纲要,可以归纳为"浮沉分表里,红紫辨寒热,淡滞定虚实,三关测轻重"(表5-1-1-17)。

表 5-1-1-17　察指纹

指纹	主证
指纹浮现，显露于外	病邪在表
纹沉伏，深而不显	病邪在里
纹色鲜红浮露	外感风寒
纹色紫红	邪热郁滞
纹色淡红	内有虚寒
纹色青紫	瘀热内结
纹色深紫	瘀滞络闭，病情深重
指纹色淡，推之流畅	气血亏虚
指纹色紫，推之滞涩，复盈缓慢	实邪内滞
纹在风关	病邪初入，病情轻浅
纹达气关	病邪入里，病情较重
纹进命关	病邪深入，病情加重
纹达指尖（透关射甲）	病情重危

察指纹时，应结合患儿无病时的指纹状况，以及患病后的证候表现，全面分析。当指纹与病证不符时，当“舍纹从证”。病情轻者指纹的变化一般不著，故也可“舍纹从证”，不必拘泥。

二、闻　　诊

闻诊是用听觉和嗅觉来辅助诊查疾病的方法。儿科听声音主要包括小儿的啼哭、呼吸、咳嗽、语言等声音的高亢低微；嗅气味包括小儿口中之气味及大小便、痰液、汗液、呕吐物等的气味。

（一）听声音

1. 啼哭声　啼哭是婴儿的语言，既是新生儿的一种本能，也可能是身体不适的表现。新生儿及婴幼儿往往以啼哭声表达自己的诉求（表 5-1-1-18）。

表 5-1-1-18　啼哭声

啼哭声	主证
洪亮	实证
微细而弱	虚证
清亮和顺	正常或病轻
哭声尖锐或细弱无力	病重
绵长无力，口作吮乳之状	饥饿
声音尖锐，忽缓忽急，时作时止	腹痛
声音尖锐阵作，伴呕吐及果酱样或血样大便	肠套叠
夜卧啼哭，睡眠不安，白天如常	夜啼

2. 呼吸声　各年龄组小儿的呼吸频次是有差异的，一般来讲，年龄越小，呼吸越快。但正常小儿的呼吸必须是均匀调和的，否则多为病态表现(表 5-1-1-19)。

表 5-1-1-19　呼吸声

呼吸声	主证
呼吸稍促，用口呼吸	鼻塞
气粗有力	外感实证，肺蕴痰热
呼吸急促，喉间哮鸣	邪壅气道
呼吸急迫，甚则鼻煽，咳嗽频作	肺气闭郁
呼吸窘迫，面青不咳或呛咳	异物堵塞气道
呼吸微弱及吸气如哭泣样	肺气欲绝

3. 咳嗽声　咳嗽是肺系疾病的主症之一，从咳嗽声和痰鸣声可辨别其表里寒热(表 5-1-1-20)。

表 5-1-1-20　咳嗽声

咳嗽声	主证
干咳无痰或痰少黏稠	燥邪犯肺，或肺阴受损
咳声清高，鼻塞声重	外感
咳嗽频频，痰稠难咯，喉中痰鸣	肺蕴痰热，或肺气闭塞
咳声嘶哑如犬吠状者	白喉、急喉风
连声咳嗽，夜咳为主，咳而呕吐，伴鸡鸣样回声	顿嗽(百日咳)

4. 语言声　小儿语言以清晰响亮为佳(表 5-1-1-21)。

表 5-1-1-21　语言声

语言声	主证
语声低弱	气虚
呻吟不休	身体不适
突然语声嘶哑	外感
高声尖叫	剧痛
谵语妄言，声高有力，兼神识不清	热闭心包
语声謇涩	温病高热伤津，或痰湿蒙闭心包

（二）嗅气味

嗅气味包括病儿口中之气味及大小便、呕吐物等的气味。注意排除因食用某些食物后引起的特殊气味(表5-1-1-22)。

表5-1-1-22　嗅气味

气味		主证
口气	口气秽臭	肺胃积热,伤食积滞,浊气上蒸
	口气血腥	齿龈、肺部出血
	口气腐臭,兼吐脓痰带血	肺痈
二便	大便酸腐	伤食
	臭味不著,完谷不化	脾肾虚寒
	小便气味臊臭	湿热下注
	小便清长如水	脾肾阳虚
呕吐物	吐物酸腐	食滞化热
	吐物臭秽如粪	肠结气阻,秽粪上逆

三、问　诊

问诊是医生通过询问病情诊察疾病的一种方法。由于婴幼儿不会说话,较大儿童也难以用语言正确表达自己的病情,因此,除年长儿可由自己陈述外,儿科问诊主要靠询问家长。小儿问诊的内容可参考近代医家何廉臣在《儿科诊断学》中列出的“十问歌”:“一问寒热,二问其汗,三问头身,四问胸间,五问饮食,六问睡眠,七问饥渴,八问溲便,九问旧病,十问遗传,要把年龄,放在最前。”

（一）问年龄

询问年龄对诊断疾病具有重要意义,儿科某些疾病与年龄有密切关系,儿童用药的剂量也应按年龄的大小而定。问年龄要询问实足年龄,新生儿应问明出生天数;2岁以内的小儿应问明实足月龄;2岁以上的小儿,应问明实足岁数及月数。

1周内新生儿易患脐风、胎黄、脐湿、脐疮等;新生儿和乳婴儿易患鹅口疮、脐突、夜啼;婴幼儿易患泄泻;6个月以后的小儿易患麻疹,1岁左右的婴幼儿易患幼儿急疹等传染病;学龄前小儿易患水痘、百日咳等传染病;12岁以后疾病谱已基本上接近成人。

（二）问病情

包括询问疾病的症状及持续时间,病程中的病情变化,发病的原因等。着重询问以下内容:

1. 问寒热　主要问清寒热的微甚进退,发作时辰与持续时间,温度高低最好用体温计测量。为了辨别寒热性质,也需结合观察、触摸、询问等。如通过患儿头额、胸腹、四肢、手足心等部位的触摸，或哺乳时的感觉，呼吸时鼻气温度来测知小儿是否发热；通过观察其姿态，如依偎母怀，蜷缩而卧，喜暖避冷，测知有无畏寒存在（表5-1-1-23）。

表5-1-1-23 问寒热

寒热	主证
恶寒发热无汗	外感风寒
发热有汗	外感风热
寒热往来	邪郁少阳
但热不寒	里热
但寒不热	里寒
大热、大汗、口渴不已	阳明热盛
发热持续、热势鸱张，面黄苔厚	湿热蕴滞
夏季高热，持续不退，伴有无汗、口渴、多尿，秋凉后自平	夏季热
午后或傍晚低热，伴盗汗	阴虚燥热
夜间发热，腹壁手足心热，胸满不食	内伤乳食

2. 问出汗 小儿肌肤嫩薄，腠理疏松，清阳发越，易于出汗。问汗主要询问汗出的多少、部位、时间等（表5-1-1-24）。

表5-1-1-24 问出汗

出汗	主证
白天汗出较多，稍动尤甚，不发热	气虚卫外不固（自汗）
入睡则汗出淋漓，醒后汗止	阴虚或气阴两虚（盗汗）
热病中汗出热不解	表邪入里
口渴、烦躁、脉大、大汗	里热实证
大汗淋漓，伴呼吸喘促，肢冷脉伏	阳气将绝、元气欲脱之危象
头部汗出	表虚、里热，或阳热上蒸
前半夜出汗	营不内守
后半夜出汗	阴虚阳浮

3. 问头身（表5-1-1-25）

表5-1-1-25 问头身

头身	主证
头痛兼发热恶寒	外感风寒
头痛呕吐，高热抽搐	邪热入营，属急惊风
头晕兼发热	外感
头晕兼面白乏力	气血不足
肢体酸痛兼发热	外感，或邪阻经络

4. 问二便　询问患儿大小便的数量、性状、颜色及排便时的感觉，有些可从望诊中获悉（表 5-1-1-26）。

表 5-1-1-26　问二便

二便	主证
大便溏薄不化，或先干后溏，次数较多，或食后欲便	脾虚运化失职
便泻日久，形瘦脱肛	中气下陷
便时哭闹不安	腹痛
小便刺痛，点滴不尽，或见尿血鲜红，或排出砂石	湿热下注或湿热熬结成砂，灼伤血络
小便清长，夜间遗尿量多色清	肾气不足，下元虚冷

5. 问饮食（表 5-1-1-27）

表 5-1-1-27　问饮食

饮食	主证
不思饮食，或所食不多，兼见面白神疲	脾胃虚弱
腹部胀满，纳食不下，或兼呕恶	乳食积滞
嗜食异物	疳证、虫证
热病时渴饮	伤津
渴而不欲饮，或饮而不多	湿热内蕴

6. 问睡眠　小儿睡眠环境以安静为佳。一般来讲，小儿年龄越小，睡眠时间越长（表 5-1-1-28）。

表 5-1-1-28　问睡眠

睡眠	主证
睡眠不宁，辗转反侧，喜俯卧	气血失和，胃弱疳积
睡中齘齿	虫积，或胃气失和
寐而不宁，肛门瘙痒	蛲虫证
入夜心怀恐惧而难寐	心神失养，心理障碍
睡中惊惕，梦中呓语	肝旺扰神，或胃不和而寐不安
睡中露睛	久病脾虚
寐不安宁，多汗惊惕	佝偻病，脾虚肝旺证

（三）问个人史

包括胎产史、喂养史、生长发育史、预防接种史等。

1. 胎产史　要问清胎次、产次，是否足月，顺产或难产，有否流产以及接生方式、出生地点、出生情况、孕期母亲的营养和健康情况等。

2. 喂养史　包括喂养方式和辅助食品添加情况，是否已经断奶和断奶的情况。对年长儿还应询问饮食习惯，现在的食物种类和食欲等。

3. 生长发育史　包括体格生长和智能发育，如坐、立、行、语、齿等出现的时间；囟门闭合的时间；体重、身长增长情况；对已入学小儿还应了解学习成绩，推测智力情况。

4. 预防接种史　包括卡介苗、麻疹减毒活疫苗、脊髓灰质炎减毒活疫苗、白喉类毒素、百日咳菌苗、破伤风类毒素混合制剂、乙型脑炎疫苗、流行性脑膜炎菌苗，以及甲型肝炎减毒活疫苗、乙型肝炎血清疫苗、伤寒菌苗等疫苗的预防接种情况。记录接种年龄和反应等。

（四）其他方面

问诊中尚须注意问清主要痛苦，发病时间及经过，病因及治疗情况，即主诉及现病史；以往曾患何种疾病、治疗效果，即既往史；家庭人员健康状况，即家族史等。

四、切　诊

切诊是医生运用手指切按患儿体表以诊察疾病的方法，包括脉诊和按诊两个方面，是诊断儿科疾病的重要手段。

（一）脉诊

因小儿寸口部位较短，故对较小儿童采用“一指定三关”的方法。即医者用示指或拇指同时按压寸、关、尺三部，再根据指力轻、中、重的不同，取浮、中、沉，来体会小儿脉象的变化。较大儿童可采用成人三指定寸关尺三部的切脉方法，视患儿寸关尺脉位的长短以调节三指的距离。医者先调息呼吸，然后集中思想切脉。切脉时间应在 1 分钟以上，最好在小孩安静或入睡时进行。

小儿脉象较成人软而稍数，年龄越小，脉搏越快。注意因恐惧、活动、啼哭等影响脉象。一般认为，以成人一息 6～7 至为常度，5 至以下为迟，7 至以上为数。

小儿脉象，主要分浮、沉、迟、数、有力、无力六种，同时，应注意结、代、细、弦、滑、不整脉等病脉。浮为病在表，沉为病在里；迟为寒，数为热；有力为实，无力为虚。结脉为心气伤；代脉为脏气损；细脉为阴虚；弦脉为肝旺或为痛为惊；滑脉为痰食中阻。脉律不整，时缓时数，为心之气血失和。

（二）按诊

1. 按头囟　按察小儿头囟的大小、凹凸、闭合的情况，头颅的坚硬程度等（表 5-1-1-29）。

表 5-1-1-29　按头囟

头囟	主证
囟门隆凸，按之紧张（囟填）	风火痰热上攻，肝火上亢，热盛生风
囟门凹陷（囟陷）	阴津大伤
囟门凹陷，头颅骨软	气阴虚弱，精亏骨弱
颅骨按之不坚而有弹性感	维生素 D 缺乏性佝偻病

2. 按颈腋　正常小儿在颈项、腋下部位可触及少许绿豆大小之臖核（淋巴结），活动自如，不痛，不为病态。若臖核增大，按之疼痛，或肿大灼热，为痰热之毒；若仅见增大，按之不

痛，质坚成串，则为瘰疬。

3. 按胸腹　左侧前胸心尖搏动处古称“虚里”，是宗气会聚之所（表 5-1-1-30）。

表 5-1-1-30　按胸腹

胸腹	主证
搏动太强，节律不匀	宗气内虚外泄
搏动过速，伴喘促	宗气不继
胸廓高耸如鸡之胸，后凸如龟之背	骨痹
肋骨串珠	虚羸
剑突下疼痛	胃脘痛
脐周按之痛，可触及团块、推之可散	虫证
腹痛喜按	为虚为寒
腹痛拒按	为实为热
腹部胀满，叩之如鼓者	气胀
叩之音浊，按之有液体波动感，脐突	腹水
右下腹按之疼痛，兼发热，右下肢拘急	肠痈

4. 按四肢　高热时四肢厥冷为热深厥甚；平时肢末不温为阳气虚弱；手足心发热多为阴虚内热。四肢肌肉结实者体壮，松弛软弱者脾气虚弱。

5. 按皮肤　肤冷汗多为阳气不足；肤热无汗为热闭于内；肤热汗出，为热蒸于外；皮肤干燥失去弹性，为吐泻阴液耗脱之证。肌肤肿胀，按之随手而起，属阳水水肿；肌肤肿胀，按之凹陷难起，属阴水水肿。

【思考题】

1. 小儿望面色五色的主证各是什么？

2. 什么是察指纹？其辨证纲要是什么？

（陈自佳）

【参考文献】

王雪峰. 中西医结合儿科学. 第 9 版. 北京：中国中医药出版社，2014.

第二节　西医儿科体格检查

为了获得准确无误的体格检查资料，在采集病史时，医师应尽可能地创造一种自然轻松的氛围，以获得患儿的合作。体格检查主要有视诊、触诊、叩诊、听诊及嗅诊五种基本检查方法。

【学习目的】

1. 掌握体格检查的方法；

2. 熟悉体格检查时的注意事项。

【操作前准备】

1. 与患儿及家长沟通，解释体格检查的目的，争取其同意与配合。

2. 消毒洗手液清洁手，注意手的温度，协助患儿采取舒适体位。

3. 物品准备——体温计、血压计、听诊器、压舌板、体重秤、身长测量器或身高计、软尺、手表等。

4. 检查测量工具是否归零、准确。

【检查方法】

（一）一般状况

包括小儿的营养发育情况、神志、表情、对周围事物的反应、步态、体位及语言能力等，可在询问病史过程中，留心观察，以得到较为真实的资料，便于准确判断。

（二）一般测量

包括体温、呼吸、脉搏、血压、身高、体重、头围、胸围等。

1. 体温　体温的测量有四种，腋下测温法、口腔测温法、肛内测温法及耳内测温法，临床上可根据小儿的年龄和病情选择适当的方法。①腋下测温法：方便、安全，且不易发生交叉感染，是最为常用的测量方法。将消毒后的体温表置于腋窝中，夹紧上臂，保持5～10分钟。36～37℃为正常。②口腔测温法：准确、方便，但易被小儿咬碎，故应选用于神志清楚且配合较好的6岁以上儿童。将消毒的体温表含于口腔置于舌下，保持3分钟。36.2～37.3℃为正常。③肛内测温法：多用于昏迷、休克患儿或1岁以内、不配合的小儿。小儿取侧卧位，双下肢屈曲，将肛表头部用油类润滑后，慢慢插入肛门内4～6cm，保持3分钟后读数。正常值为36.5～37.5℃。④耳内测温法：准确、快速，不易造成交叉感染，但仪器较贵。目前临床比较少用。

体温的测量应在小儿安静时进行，一天之中，清晨2～5时体温最低，下午5～7时最高，但一天之内温差应小于0.8℃。

2. 呼吸、脉搏　小儿的呼吸、脉搏易受多种因素的影响，应在小儿安静时进行。

小儿的呼吸频率可通过观察腹部起伏或听诊获得，也可用少许棉花置于鼻孔边缘，观察棉花纤维摆动情况计数而得。同时观察呼吸节律、深浅及呼吸形态，婴幼儿以腹式呼吸为主，年长儿则以胸式呼吸为主。

脉搏的检查，年长儿一般选择较浅的动脉，大多选择桡动脉，必要时亦可选择颞动脉、足背动脉或肱动脉；婴幼儿可检查股动脉或通过心脏听诊对比检测。同时注意脉搏的节律、强弱及紧张度。各年龄组小儿呼吸脉搏正常值见表5-1-2-1。

表5-1-2-1　各年龄小儿呼吸、脉搏（次/分）

年龄	呼吸	脉搏	呼吸:脉搏
新生儿	40～45	120～140	1:3
<1岁	30～40	110～130	1:3～1:4
1～3岁	25～30	100～120	1:3～1:4
4～7岁	20～25	80～100	1:4
8～14岁	18～20	70～90	1:4

3. 血压　测量血压时应根据不同年龄选择不同宽度的袖带，袖带宽度通常应为上臂长度的1/2～2/3。如果袖带过宽，测得的血压值会比实际值偏低；反之，袖带过窄，则较实际值

偏高。年龄越小，血压越低。不同年龄小儿血压的正常值推算公式：

收缩压（mmHg）= 80+（年龄×2）；舒张压应为收缩压的 2/3。（mmHg 与 kPa 的换算为：mmHg 测定值÷7.5 = kPa 值）

4. 体重　测量体重，应在清晨空腹，排空大小便、仅穿单衣的状况下进行，以 kg 为单位。

5. 身高（长）　测量身高时，应脱去鞋袜，摘帽，取立正姿势，枕、背、臀、足跟均紧贴测量尺，测量头顶到足底的全身长度。3 岁以下小儿如立位测量不易准确，可采用仰卧位用量床测量，此测量结果称身长。立卧位测量值约相差 1～2cm，读数精确到 0.1cm。

（三）皮肤和皮下组织

应尽可能在自然光下观察才更准确。在保暖的前提下仔细观察身体各个部位的皮肤颜色，注意有无苍白、发红、黄染、发绀、潮红、色素沉着、色素脱失、皮疹、瘀斑（点）、脱屑等，触摸皮肤弹性、湿度、皮下组织及脂肪厚度，有无水肿及水肿的性质。观察毛发有无异常。

（四）淋巴结

包括全身各浅表淋巴结的部位、大小、数目、质地、活动度、有无压痛或（和）粘连等。颈部、耳后、枕部、腋窝、腹股沟等部位尤其要认真检查，正常情况下，在这些部位可触及单个、质软、黄豆大小的淋巴结，活动好，无粘连，无压痛。

（五）头部

1. 头颅　观察头颅大小、形状，必要时测量头围；有无枕秃、颅骨软化、血肿；前囟大小、紧张度，有无凹陷或隆起。

2. 面部　有无特殊面容，面色、眼距宽窄。

3. 眼　有无眼睑水肿、下垂；眼球有无突出、斜视；结膜有无充血、黄染、角膜混浊；瞳孔大小、形状、对光反射及眼分泌物情况。

4. 耳　双耳位置及形状，外观有无畸形、局部红肿，有无外耳牵拉痛，外耳道有无分泌物。如若疑似中耳炎时，应用耳镜检查鼓膜情况。

5. 鼻　观察外观，注意有无鼻翼扇动、鼻腔分泌物及通气情况。

6. 口腔　口唇色泽有无苍白、发绀、干燥、疱疹及口角糜烂。口腔黏膜是否平滑，有无充血、溃疡、黏膜斑、疱疹、及鹅口疮，腮腺导管口有无红肿及分泌物。牙齿的数量、畸形及龋齿情况，舌体大小、活动度、是否居中，舌质、舌苔的颜色。咽部检查一般放在体格检查的最后进行，有时需要家长协助配合，固定小儿头部使其面向光源，医师手持压舌板进入小儿口腔，压住舌根部，利用咽反射暴露咽部，迅速观察咽部及扁桃体有无充血、肿大、分泌物、假膜、疱疹，咽后壁有无脓肿及滤泡增生。

（六）颈部

颈部有无抵抗，有无斜颈、短颈或颈蹼等畸形，有无包块；有无颈部肌张力增高或迟缓，颈椎的活动情况。气管位置是否居中，有无三凹征；颈静脉充盈及搏动情况；甲状腺有无肿大。

（七）胸部

1. 胸廓　观察胸廓形态，双侧是否对称，有无桶状胸，肋间隙饱满、凹陷、增宽或变窄；有无鸡胸、漏斗胸、肋骨串珠、肋膈沟、肋骨外翻等佝偻病体征；心前区有无隆起。

2. 肺部

视诊：应注意观察呼吸频率、节律有无异常，有无呼吸困难及呼吸深浅改变。

触诊：应在小儿说话或啼哭时进行，双侧语颤是否对称。

叩诊：小儿胸壁薄，叩诊时可用直接叩诊法，用力要轻，用两个手指直接叩击胸壁。

听诊：尽量保持小儿安静，听小儿呼吸音是否对称，清或浊，是否有干湿啰音。小儿正常呼吸音较成人响，注意听腋下、肩胛区及肩胛下区等部位有无异常，因小儿肺炎时在这些部位更易听到湿啰音。小儿啼哭后深吸气时也易闻及细湿啰音。

3. 心脏

视诊：观察心前区是否隆起，心尖搏动强弱和搏动范围，正常小儿心尖搏动范围在 2～3cm^2之内，肥胖儿不易看到心尖搏动。

触诊：检查心尖搏动的位置及有无震颤，及出现的部位和性质。

叩诊：主要是叩心界，以了解心脏的大小、形状位置，叩诊时用力要轻分辨清浊界限，3 岁以内婴幼儿一般只叩心脏左右界。各个年龄小儿心界见表 5-1-2-2。

5-1-2-2　各年龄小儿心界

年龄	左界	右界
<1 岁	左乳腺外 1～2cm	沿右胸骨旁线
1～3 岁	左乳腺外 1cm	右胸骨旁线与右胸骨线之间
4～7 岁	左乳腺上或乳腺内 0.5～1cm	接近右胸骨线
8～14 岁	左乳腺内 0.5～1cm	右胸骨线

听诊：小儿心脏听诊应在安静环境中进行。听诊是否有杂音，杂音的部位、性质、强度和频率等。小婴儿第一心音和第二心音响度几乎一样，随着年龄的增长，心尖部听诊第一心音较第二心音响，心底部第二心音超过第一心音。小儿时期，肺动脉瓣区第二心音比主动脉瓣区第二心音响，有时可闻及吸气性第二心音分裂。学龄前期及学龄期儿童于肺动脉瓣区或心尖部可闻及生理性收缩期杂音，各年龄期可闻及窦性心律不齐。

（八）腹部

视诊：正常小婴儿在仰卧时腹部可高于胸部，在新生儿或消瘦小儿可见到肠型或蠕动波。新生儿则应注意观察脐部有无红肿、出血及分泌物，有无脐疝及其大小。

触诊：时动作要轻柔、快速，尽可能取得小儿合作。被检查患儿应排尿后取仰卧位，两手自然置于身体两侧，两腿屈起稍分开，以使腹肌松弛，作张口平静腹式呼吸，使膈下脏器随呼吸上下移动。检查者应位于其右侧，检查时手掌应保持温暖。触诊一般先从健康部位或从左下腹部开始，循逆时针方向，由下而上，先左后右，逐步移向病变区域。并注意病变区与健康区进行比较，检查有无压痛时不能完全依靠小儿的回答，应以观察小儿的表情反应为主。正常 6 岁以内的小儿肝脏可在肋缘下 1～2cm 触及，但质软无压痛；6 岁以后肋下不可触及。小婴儿肋下偶可触及脾脏边缘。

叩诊：一般采用间接叩诊法较为可靠。正常情况下，腹部叩诊除肝、脾所在部位呈浊音或实音外，其余部位均呈鼓音。

听诊：小儿腹部听诊可闻及肠鸣音亢进，如闻及血管杂音时应注意杂音的性质、强弱及部位。

（九）脊柱及四肢

注意有无畸形、脊柱侧弯、手足镯、膝外翻、膝内翻，四肢有无水肿；手指、足趾有无杵状指(趾)、多指(趾)等畸形。

(十) 会阴、肛门及外生殖器

观察有无畸形、肛裂。女婴有无阴道分泌物;男婴有无包皮过长、包茎、隐睾、鞘膜积液、腹股沟疝等。

(十一) 神经系统

1. 一般检查　包括观察小儿神志、精神状态、表情、反应灵敏度、动作语言能力、有无行为异常等。

2. 神经反射　包括生理反射及病理反射。有些神经反射具有一定的年龄特点:新生儿期特有吸吮反射、拥抱反射及握持反射。新生儿及婴儿期提睾反射、腹壁反射较弱或不能引出,跟腱反射亢进,可有踝阵挛,2 岁以内小儿巴宾斯基征可阳性,但婴儿期后仍出现,则为病理反射。

3. 脑膜刺激征　检查颈部有无抵抗,Kernig 征、Brudzinski 征是否阳性。

【儿科体格检查的注意事项】

1. 医师在询问病史时首先要与患儿建立良好的关系。态度要和蔼,微笑,呼唤患儿名字,可用听诊器等逗患儿玩耍,以消除或尽量减少患儿的恐惧心理,取得患儿的信任与合作;同时观察患儿的精神状态、对外界的反应程度及智能情况。

2. 检查时,尽量让患儿与亲人在一起,增加患儿安全感,可使患儿保持放松、配合状态,患儿可坐或躺于家长怀中进行检查,检查者则应顺应患儿体位。

3. 检查时动作要轻柔,手法要规范,冬天时应先搓热双手,捂暖听诊器胸件后再进行检查。检查过程中既要充分暴露检查部位,又要注意保暖,及时遮盖其他部位,以免过多暴露身体部位而着凉,做到全面仔细。对年长儿还要照顾他(她)们的自尊心。

4. 检查过程中,应防止交叉感染。先要清洗双手,使用一次性或消毒后的压舌板;医师的工作衣、听诊器及其他检查器械需定期消毒。

5. 体格检查的检查顺序可根据患儿情况灵活掌握,应特别注意以下几点:当患儿处于安静状态时,首先检查易受哭闹影响的项目,如心肺的听诊、心率和呼吸次数及腹部触诊等,可在患儿刚刚开始接受检查时即进行;对于患儿不易接受有刺激的部位应最后检查,如口腔、咽部等,有疼痛的部位也应放在最后检查;容易观察的部位则可随时检查,如全身浅表淋巴结、四肢、躯干、骨骼等。

6. 对危急重症病例,应先重点检查生命体征及与疾病有关的部位,全面的体格检查则可待病情稳定后再进行,也可边抢救边检查。

【思考题】

1. 测量小儿血压的注意事项?

2. 小儿体格检查的检查顺序?

(刘　奕)

【参考文献】

王俊宏. 中医儿科临床技能实训. 北京:人民卫生出版社,2013.

第二章 中医儿科常用诊疗技术及应用

第一节　小儿推拿疗法

【学习目的】

1. 掌握小儿推拿疗法的基本理论及儿科适应证。

2. 熟悉小儿推拿疗法基本操作方法。

3. 了解常见儿科疾病的小儿推拿技术。

4. 了解小儿推拿的注意事项。

【基础知识提炼】

1. 小儿推拿定义　是中医推拿疗法重要的组成部分，又称小儿按摩。是一种通过运用特定的手法，刺激某些穴位或部位，调节改善小儿自身机能，进而达到治疗疾病的治疗方法。具有操作方法简单，疗效明显，无痛苦，在正确应用的前提下无副作用，患儿依从性好等特点。

2. 适应证　小儿推拿疗法适应证广泛，儿科的大部分病症都可应用。尤以消化、呼吸以及神经系统的功能性疾患疗效最为显著。对泌尿、呼吸、运动等系统疾病及新生儿病症均有良好的治疗效果。

3. 推拿介质　介质是小儿推拿治疗过程中常用到的一类物质。主要有润滑或增强手法治疗的作用，以保证在推拿运用手法时不损伤患儿皮肤，一般凡是会产生摩擦作用的手法都需要应用。目前比较常用的介质主要有：

（1）滑石粉、爽身粉、痱子粉等（市场有售）。

（2）葱姜水：用大葱的葱白及生姜切片煮水，取汁备用。

（3）针对疾病的介质：它是由针对某种疾病的治疗药物配制而成的，呈膏体状，既可以起到润滑作用，也可以起到针对疾病的外用药物的作用。

4. 禁忌证　应用小儿推拿疗法治疗疾病时出现以下情况应加以注意：

（1）皮肤有破损处，如烧伤、烫伤、擦伤、裂伤及生有疮疖等，破损的局部不宜推拿。

（2）各种恶性肿瘤、严重的心、肝、肺、肾病症等应慎用推拿。

（3）某些感染性疾病，如蜂窝织炎、骨结核、骨髓炎、丹毒等，局部不宜推拿。

（4）骨折的早期、脱位等病症局部不宜推拿。

（5）对危重病人应在积极应用其他治疗方法的同时，进行推拿治疗。

（6）对一些急腹症等疾病，不能简单地以为是功能性腹痛加以治疗，以免贻误病情。

【常用手法】

小儿推拿手法是小儿推拿的两大基本要素之一，正确的掌握手法操作，合理的应用手法是保证治疗效果的重要因素。小儿推拿手法在操作时主要强调——“轻快柔和，平稳着实”。“轻”是指操作力度轻；“快”指操作频率快；“柔和”是指操作手法不可生硬、呆板，应柔和舒适；“平稳”是指操作时用力的大小和速度的快慢应保持平稳，不可忽快忽慢；“着实”即轻而不浮之意。

（一）推法及临床应用

1. 直推法　用拇指桡侧缘或指面或食、中二指指面贴在穴位上，作由此到彼的单方向直线移动称直推法。

2. 旋推法　用拇指指面贴在穴位上，作顺时针方向的环旋移动称旋推法。

3. 分推法　用拇指桡侧缘或指面，或食、中二指指面由穴位中央向两侧作分向推动或做“∧”形推动称分推法。

4. 合推法　与分推相反，即由穴位两端向中央合拢推动。

临床应用：推法主要用在线状或面状穴位上，操作力度较轻，一般以不带动皮下组织或微带动皮下组织为宜，推动时要有节律，用力要均匀、柔和。操作时需要应用介质。

（二）揉法及临床应用

用中指或拇指端，或掌根或大鱼际吸定于穴位，通过腕关节回旋活动或以腕关节和掌指关节活动为主，带动前臂作顺时针或逆时针方向旋转活动称揉法。

临床应用：指揉法多用在点状穴位上，且常和按法、掐法合用。掌揉法和大鱼际揉法多用在面状穴位及部位上，特别是脘腹和头面部。揉法操作时，压力要轻柔而均匀，动作要有节律。吸定处不要离开接触的皮肤，不要在皮肤上摩擦，要使该处皮下筋脉随着揉动而滑动，所用力度较推法稍大。

（三）掐法及临床应用

手握空拳，用拇指甲垂直用力重刺穴位称掐法。

临床应用：掐法刺激量较大，拇指甲应逐渐用力，垂直刺激穴位。一般掐后多继以揉法以缓解不适。掐法多在急救时和某些慢性疾病时应用。

（四）按法及临床应用

用拇指或中指指端或掌心置于一定的穴位上向下逐渐用力按压称按法。

临床应用：指按法多用在点状穴位上，掌按法多用在面状穴位或部位上，指按后多继以揉法，或按揉复合应用，形成按揉复合手法。

（五）摩法及临床应用

用食、中、无名指及小指指面或掌心贴在穴位上作顺时针或逆时针方向的环旋抚摩动作称摩法。

临床应用：摩法主要用在面状穴位和部位上，用力要柔和自然，速度要均匀协调，压力大小适当。操作时需要应用介质。

（六）捏法及临床应用

捏法有两种操作方法：

1. 将双手食指屈曲，用食指桡侧缘顶住皮肤，拇指前按，两指同时用力捏拿皮肤，双手交替捻动向前。

2. 用拇指桡侧顶住皮肤，食、中二指前按，三指同时用力捏拿皮肤，双手交替捻动向前。

临床应用:捏法主要用在脊柱穴上,捻动向前时,双手要交替使用,不可间断,直线前进不可歪斜,捏脊的方向应由下向上。捏脊具体操作时双手每交替三下即同时捏住皮肤向上提一下,称“捏三提一”。捏脊的力度以能捏住捻动,不应过分用力,以免患儿疼痛。

(七) 运法及临床应用

用拇指或中指指面贴在穴位上由此往彼或弧形摩擦移动称运法。

临床应用:运法多用在点状及面状穴位上。运法宜轻不宜重,宜缓不宜急,操作时需应用介质。

(八) 捣法及临床应用

用中指中节作有节律的叩击穴位称捣法。

临床应用:捣法主要用在小天心穴上,捣击时穴位应准确,用力要均匀一致。

(九) 搓法及临床应用

用双手掌挟住患者肢体或其他部位,相对用力快速搓动,称为搓法。

临床应用:主要用于四肢部,用双手掌做快速摩擦移动。

(十) 擦法及临床应用

用手掌面或掌侧或大鱼际或小鱼际,贴在体表一定部位或穴位上做来回快速摩擦,称擦法。

临床应用:擦法着力部分要紧贴皮肤,但不要硬用压力,以免把患处皮肤擦破。

【操作穴位及方法】

小儿推拿的常用穴位，是小儿推拿的另一基本要素，主要由小儿推拿的特定穴和部分十四经腧穴、经外奇穴、阿是穴、经验穴等几部分构成。其中小儿推拿的特定穴在小儿推拿常用穴位中占有主导地位。这些小儿推拿的特定穴，多分布在头面和上肢肘关节以下。

小儿推拿穴位在应用时比较注重手法的治疗量以及补泻,因此在小儿临床推拿中比较强调在操作某一个穴位时所施用手法的次数(时间)、频率(速度)、强度、方向等诸多因素,这些就如同应用药物治疗时所用药物的治疗量是同一道理。下面介绍的穴位在关于“次数”一项仅作6个月~1周岁患儿临床治疗时参考。临诊时可根据患儿年龄大小,身体强弱和病情轻重,主、配穴等具体情况,进行加减变化应用。此外对小儿上肢部穴位,习惯上只推拿左手(亦可只推拿右手)。而对其他部位的穴位则双侧均取。

1. 天门

【位置】 两眉之间向上至前发际成一直线。

【操作方法】 用两拇指由下向上交替直推,称开天门(图5-2-1-1)。

【次数】 50~100次。

【主治】 外感表证,如发热、恶寒、无汗、头痛等,以及夜啼、惊风、惊惕不安,烦躁不宁,屈光不正、眼睑下垂等病症。

2. 坎宫

【位置】 由眉头沿眉至眉梢成一横线。

【操作方法】 由眉头沿眉向眉梢作分推,称分推坎宫(图5-2-1-2)。

【次数】 50~100次。

【主治】 外感表证,如发热、恶寒、无汗、头痛等,以及夜啼、惊风、屈光不正、眼睑下垂、目赤痛、弱视、斜视等病症。

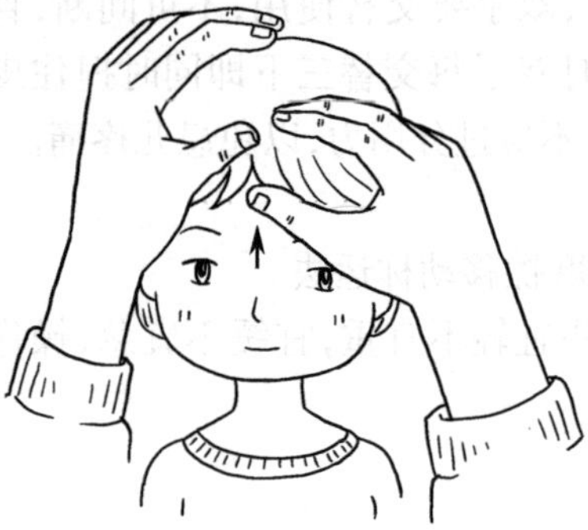

图 5-2-1-1　开天门

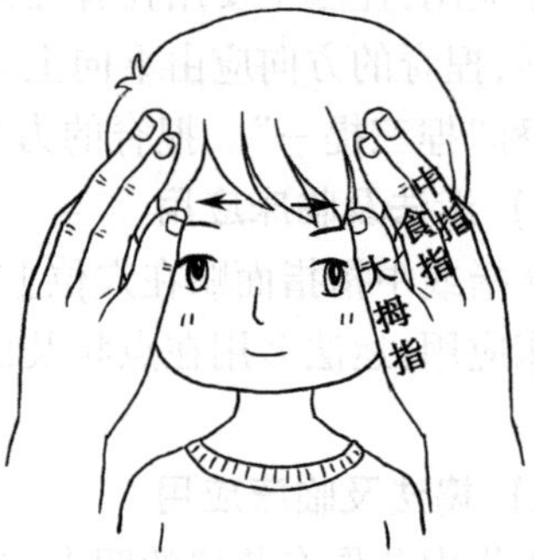

图 5-2-1-2　分推坎宫

3. 太阳

【位置】眉外梢与目外眦连线中点向后一横指。

【操作方法】用指端揉称揉太阳;用两拇指由前向后作直推,称推太阳。

【次数】推 50 ~ 100 次,揉 2 ~ 3 分钟。

【主治】外感表证,如发热、恶寒、无汗、头痛等,以及屈光不正、口眼歪斜、弱视、斜视、头晕等病症。

4. 耳后高骨

【位置】耳后高骨下凹陷处。

【操作方法】用指端揉称揉耳后高骨。

【次数】50 ~ 100 次。

【主治】外感表证,如发热、恶寒、无汗、头痛等,以及惊风、神昏、烦躁不安等病症。

5. 迎香

【位置】鼻翼两侧旁开 0.5 寸。

【操作方法】用指端揉称揉迎香。

【次数】揉 1 ~ 3 分钟。

【主治】感冒、鼻塞流涕,口眼歪斜。

6. 人中

【位置】鼻唇沟中上 1/3 交界处。

【操作方法】用掐或按法称掐人中或按人中。

【次数】按 10 ~ 30 次或掐醒后即止。

【主治】神昏、抽搐、遗尿、面瘫。

7. 牙关

【位置】咬肌隆起处。

【操作方法】指端揉或按,称揉牙关或按牙关。

【次数】揉 1 ~ 3 分钟,按牙关数次。

【主治】人事不省、牙关紧闭、口眼㖞斜、牙痛、面瘫。

8. 囟门

【位置】前发际正中直上 2 寸百会前骨陷中。

【操作方法】用指端揉,称揉囟门,用掌心摩,称摩囟门;用两拇指由前向后作直推,称推囟门。

【次数】揉、推、摩各 50 ~ 100 次。

【主治】惊风、抽搐、夜惊、鼻塞不通、鼻衄、头痛、神昏烦躁。

【注意事项】一般小儿囟门未闭合时多采用摩法或推法，而囟门闭合后则多采用揉法或摩法。

9. 百会

【位置】两耳尖连线与前后正中线交点处。

【操作方法】用指端揉按称揉百会、按百会。

【次数】按或揉 1 ~ 3 分钟。

【主治】惊风、目眩、脱肛、遗尿、夜惊、头痛、癫痫。

10. 风池

【位置】后头部，乳突向后 1.5 寸。

【操作方法】用拿法或揉法称拿风池或揉风池。

【次数】揉 1 ~ 3 分钟，拿数次。

【主治】感冒、头痛、发热、目眩、颈项强痛。

11. 天柱骨

【位置】颈后发际正中至大椎穴成一直线。

【操作方法】向下直推称推下天柱骨，用刮法向下刮称刮天柱骨。

【次数】推 100 ~ 300 次，刮至皮下轻度淤血即可。

【主治】恶心、呕吐、发热、项强、咽喉肿痛、发热。

12. 桥弓

【位置】在颈部两侧，沿胸锁乳突肌成一直线。

【操作方法】用拇、食两指在两侧胸锁乳突肌处揉、抹、拿。称揉桥弓、抹桥弓、拿桥弓。

【次数】揉桥弓 100 ~ 300 次，抹桥弓 10 ~ 30 次，拿桥弓 15 ~ 20 次。

【主治】小儿肌性斜颈、落枕。

13. 天突

【位置】胸骨柄上方凹陷处。

【操作方法】用指端揉或点称揉或点天突，用双手拇食指对称挤捏，称挤捏天突。

【次数】揉 1 ~ 3 分钟，点数次，挤捏至皮下淤血。

【主治】咳嗽、喘促、痰壅气急、恶心、呕吐、食滞胃脘、误食毒物。

14. 膻中

【位置】两乳头连线中点。

【操作方法】用指端揉称揉膻中；用掌擦法称擦膻中；用分推法称分推膻中。

【次数】揉 3 ~ 5 分钟。分推 50 ~ 100 次；擦至局部发热。

【主治】痰鸣、咳喘、胸闷、呕吐、呃逆。

15. 胁肋

【位置】两腋下至天枢穴处。

【操作方法】用两掌由上向下快速搓摩称搓摩胁肋。

【次数】50 ~ 100 次。

【主治】痰鸣、咳喘、胸闷、胁痛、疳积、肝脾肿大。

16. 中脘

【位置】前正中线脐上 4 寸。

【操作方法】用指端揉或大鱼际揉称揉中脘。

【次数】揉 1 ~5 分钟。

【主治】腹泻、腹痛、厌食、呕吐、腹胀、嗳气、疳积。

17. 腹

【位置】整个腹部。

【操作方法】用摩法称摩腹;用分推法称分腹阴阳。

【次数】摩腹 3 ~5 分钟,分腹阴阳 50 ~100 次。

【主治】腹泻、腹痛、厌食、呕吐、腹胀、疳积、便秘。

18. 脐

【位置】肚脐。

【操作方法】用掌根或大鱼际揉肚脐称揉脐。

【次数】揉 1 ~3 分钟。

【主治】腹泻、腹痛、疳积、便秘、呕吐、蛔虫性肠梗阻。

19. 天枢

【位置】脐旁 2 寸。

【操作方法】用指端揉或按称揉天枢、按天枢。

【次数】揉或按 1 ~3 分钟。

【主治】腹泻、痢疾、腹痛、食积、腹胀、便秘。

20. 丹田

【位置】脐下 2 ~3 寸之间。

【操作方法】用大鱼际揉称揉丹田,用指端按称按丹田。

【次数】揉 3 ~5 分钟;按 10 ~20 次。

【主治】腹痛、遗尿、疝气、尿频、癃闭、水泻、脱肛。

21. 肚角

【位置】天枢穴下 2 寸脐旁两侧的大筋。

【操作方法】用指端揉或按称揉或按肚角,用拿法称拿肚角。

【次数】揉或按 1 ~3 分钟。拿数次。

【主治】腹痛、腹泻、腹胀。

22. 肩井

【位置】大椎与肩峰连线中点,肩部筋肉处。

【操作方法】用指端揉或按,称揉或按肩井;用拿法称拿肩井。

【次数】揉或按 1 ~3 分钟,拿数次。

【主治】感冒、发热、气血不通、上肢痹痛、活动不利。

23. 大椎

【位置】第七胸椎棘突下凹陷处。

【操作方法】用指端揉或按称揉大椎、按大椎。

【次数】揉或按 1 ~3 分钟。

【主治】外感发热、项强、咳嗽、咽痛。

24. 肺俞

【位置】第三胸椎棘突下旁开 1.5 寸。

【操作方法】用指端揉或按称揉按肺俞;用掌擦法,称擦肺俞。

【次数】揉 50 ~ 100 次,按数次,擦至局部发热。

【主治】发热、咳嗽、喘促、肺炎、胸闷、胸痛。

25. 脾俞

【位置】第十一胸椎棘突下旁开 1.5 寸。

【操作方法】用指端揉或按称揉或按脾俞。

【次数】揉或按 3 ~ 5 分钟,按数次。

【主治】黄疸、水肿、慢惊风、四肢乏力。

26. 肾俞

【位置】第二腰椎棘突下旁开 1.5 寸。

【操作方法】用指端揉或按称揉肾俞或按肾俞。

【次数】揉或按 1 ~ 3 分钟。

【主治】腹泻、便秘、少腹痛、下肢痿软无力。

27. 腰俞

【位置】第三腰椎棘突下旁开 3.5 寸凹陷中。

【操作方法】用指端揉或按称按腰俞或揉腰俞。

【次数】揉或按 1 ~ 3 分钟。

【主治】腰痛、下肢瘫。

28. 脊柱

【位置】后背正中线大椎至龟尾成一直线。

【操作方法】由下向上用捏法称捏脊;由上向下直推称推脊(图 5-2-1-3)。

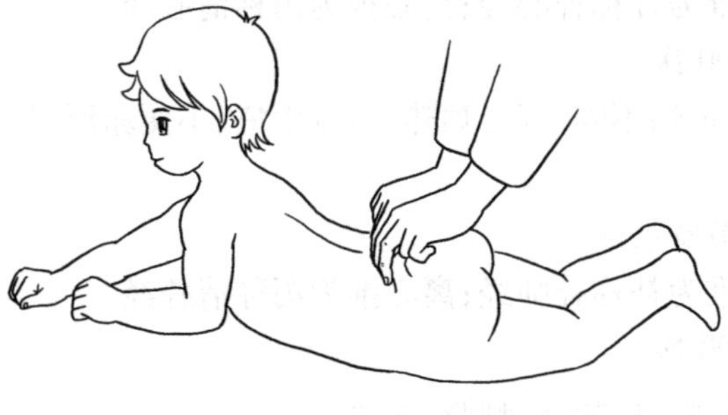

图 5-2-1-3　捏脊

【次数】捏脊:5 ~ 7 遍;推脊:50 ~ 300 次。

【主治】捏脊治疗疳积、腹泻、腹痛、厌食等一切先后天不足之症及惊风等病症,推脊可治疗各种热症。

29. 七节骨(别名:七节)

【位置】第四腰椎至尾骨尖端成一直线。

【操作方法】向上直推称推上七节骨;向下直推称推下七节骨。

【次数】推 100 ~ 500 次。

【主治】腹泻、痢疾、腹痛、便秘、遗尿、脱肛。

30. 龟尾

【位置】尾骨尖端。

【操作方法】用指端揉称揉龟尾。

【次数】揉1~3分钟。

【主治】腹泻、便秘、脱肛、遗尿。

31. 八髎

【位置】骶骨第一、二、三、四对骶后孔处。

【操作方法】用手掌面擦至局部发热，称擦八髎。

【次数】擦至局部发热。

【主治】腹泻、脱肛、遗尿、尿频、疝气、腹痛、腰痛。

32. 脾经

【位置】拇指桡侧缘指端到指根(或拇指末节罗纹面)。

【操作方法】向心推为补称补脾经；离心推为泻称清脾经。

【次数】推300~500次。

【主治】体质虚弱、食欲缺乏、肌肉消瘦、呕吐、腹泻、便秘、痢疾、黄疸、痰饮、咳嗽、便血、及斑、疹、痧证隐出不透者。

33. 肝经

【位置】食指末节罗纹面。

【操作方法】向心推为补称补肝经；离心推为泻称清肝经。

【次数】推300~500次。

【主治】目赤、惊风、烦躁不安、五心烦热、口苦、咽干、头痛、头晕、耳鸣。

34. 心经

【位置】中指末节罗纹面。

【操作方法】向心推为补称补心经；离心推为泻称清心经。

【次数】推300~500次。

【主治】高热神昏、惊惕不安、五心烦热、口舌生疮、小便赤涩、目赤、心血不足、夜啼。

35. 肺经

【位置】无名指末节罗纹面。

【操作方法】向心推为补称补肺经；离心推为泻称清肺经。

【次数】推300~500次。

【主治】感冒、发热、咳嗽、喘促、顿咳、遗尿、

36. 肾经

【位置】小指末节罗纹面。

【操作方法】向心推为补称补肾经；离心推为泻称清肾经。

【次数】推300~500次。

【主治】遗尿、盗汗、脱肛、便秘、腹泻喘息、解颅、小便赤涩、先天不足、久病体虚。

37. 大肠

【位置】食指桡侧缘指端到虎口。

【操作方法】向心推为补称补大肠；离心推为泻称清大肠。

【次数】推300~500次。

【主治】脱肛、便秘、腹泻、腹痛、脱肛。

38. 小肠

【位置】小指尺侧缘从指端到指根成一直线。

【操作方法】向心推为补称补小肠；离心推为泻称清小肠。

【次数】推300～500次。

【主治】小便赤涩不利、遗尿、尿频、水泻、癃闭、口舌生疮。

39. 肾顶

【位置】小指顶端。

【操作方法】用指端揉称揉肾顶。

【次数】揉100～500次。

【主治】烦渴喜饮、衄血、便秘、呕吐、呃逆、腹胀、厌食。

40. 四横纹

【位置】手掌面食、中、无名、小指近掌端指间关节横纹处。

【操作方法】用指甲掐后继以揉法称掐揉四横纹。用推法来回推称推四横纹。

【次数】掐3～5次，推100～300次。

【主治】气血不和、腹痛、腹胀、烦躁、疳积、消化不良、口唇破裂。

41. 小横纹

【位置】手掌面食、中、无名、小指掌指关节横纹处。

【操作方法】用指甲掐后继以揉法称掐揉小横纹。用推法来回推称推小横纹。

【次数】掐3～5次，推100～150次。

【主治】腹胀、烦躁、疳积、消化不良、口唇破裂、口疮、咳嗽，并对肺部干性啰音有良好的消退作用。

42. 掌小横纹

【位置】手掌面小指根下尺侧掌纹头。

【操作方法】用指端揉称揉掌小横纹。

【次数】揉100～150次。

【主治】口舌生疮、唇肿、腹胀、喘咳、肺炎、百日咳、流涎。

43. 胃经

【位置】拇指掌面近掌端一节(手掌大鱼际外侧赤白肉际交界处)。

【操作方法】以拇指罗纹面旋推患儿近掌端一节称补胃经。

或在手掌大鱼际外侧赤白肉际交界处做由腕横纹向指端方向的直推称清胃经，反之称补胃经。

【次数】推300～500次。

【主治】烦渴喜饮、衄血、便秘、呕吐、呃逆、腹胀、厌食。

44. 板门

【位置】手掌面大鱼际顶面。

【操作方法】用指端揉称揉板门；用推法在指根与腕横纹之间来回推称清板门(图5-2-1-4)。

【次数】推300～500次，揉3～15分钟。

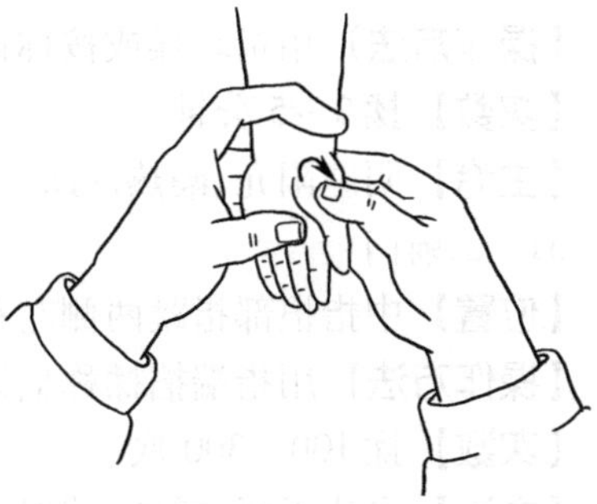

图5-2-1-4　揉板门

【主治】呕吐、呃逆、腹胀、厌食、疳积、口疮、牙龈肿痛。

45. 内劳宫

【位置】手掌面掌心正中。

【操作方法】以拇指端或中指端揉称揉内劳宫;用拇指指腹自小指根掐运,经掌小横纹,小天心至内劳宫止称运内劳宫。

【次数】揉100~300次,运10~30次。

【主治】口舌生疮、发热、烦渴等症。

46. 小天心

【位置】手掌面大小鱼际交接处。

【操作方法】一手中指端揉称揉小天心;用中指尖或屈曲的指间关节捣,称捣小天心。

【次数】揉100~150次,掐3~5次,捣10~30次。

【主治】惊风、抽搐、口疮、目赤痛、夜啼、小便短赤。

47. 内八卦

【位置】手掌面以掌心内劳宫为圆心,内劳宫到中指根中外1/3交界处为半径所作圆周上的八个点。从小鱼际起按顺时针排列依次为乾、坎、艮、震、巽、离、坤、兑。

【操作方法】用拇指端运,称运内八卦;按乾、坎、艮、震依次推运一周,称顺运内八卦;反之,称逆运内八卦。

【次数】运100~500次。

【主治】胸膈不利、气闷不舒、疳积、消化不良、腹胀、喘咳、腹痛、呕吐。

48. 手阴阳

【位置】手掌面腕掌关节横纹处。

【操作方法】用分法分推大横纹称分手阴阳。

【次数】推50~100次。

【主治】寒热往来、烦躁不安、腹泻、腹胀、痢疾、痰热喘咳、口疮、唇肿、喘咳、肺炎。

49. 五指节

【位置】手背面五指近端指间关节横纹处。

【操作方法】掐揉称掐揉五指节。

【次数】分别掐揉数次。

【主治】惊风、抽搐、胸膈不利、气闷不舒、痰喘、惊惕不安。

50. 上马

【位置】手背无名指及小指掌指关节后陷中。

【操作方法】用指端揉或按称揉上马或按上马。

【次数】揉3~5分钟。

【主治】阴虚阳亢、潮热烦躁、牙痛、目赤、喘咳。

51. 二扇门

【位置】中指根部指蹼两侧左右各一。

【操作方法】用指端掐揉称掐揉二扇门。

【次数】揉100~300次。

【主治】发热无汗、感冒、喘促。

52. 外劳宫

【位置】手背正中与内劳宫相对处。
【操作方法】用指端揉称揉外劳宫。
【次数】揉 3 ~ 5 分钟。
【主治】寒证之感冒、咳嗽、喘促、腹胀、腹痛、腹泻、脱肛、遗尿。
53. 一窝风（别名：乙窝风）
【位置】手背腕掌关节横纹正中凹陷处。
【操作方法】用指端揉称揉一窝风。
【次数】揉 200 ~ 500 次。
【主治】腹痛、腹泻、寒证之感冒、头痛。
54. 膊阳池
【位置】前臂背侧一窝风上三寸。
【操作方法】用指端揉称揉膊阳池。
【次数】揉 5 ~ 10 分钟。
【主治】小便短赤、便秘、感冒、头痛。
55. 三关
【位置】前臂桡侧腕横纹至肘横纹成一直线。
【操作方法】由腕向肘方向直推称推上三关（图 5-2-1-5）。
【次数】100 ~ 500 次。
【主治】气血虚弱、阳气不足、四肢厥冷、疳积、吐泻、风寒感冒、腹痛、疹出不畅。
56. 六腑
【位置】前臂尺侧腕横纹至肘横纹成一直线。
【操作方法】由肘向腕方向直推称退下六腑（图 5-2-1-6）。

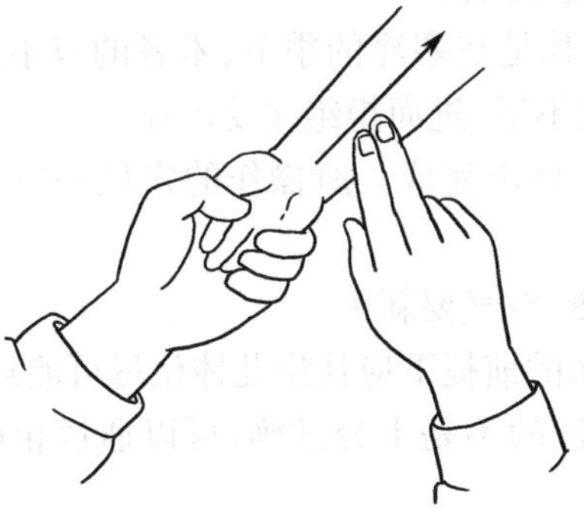
图 5-2-1-5　推上三关

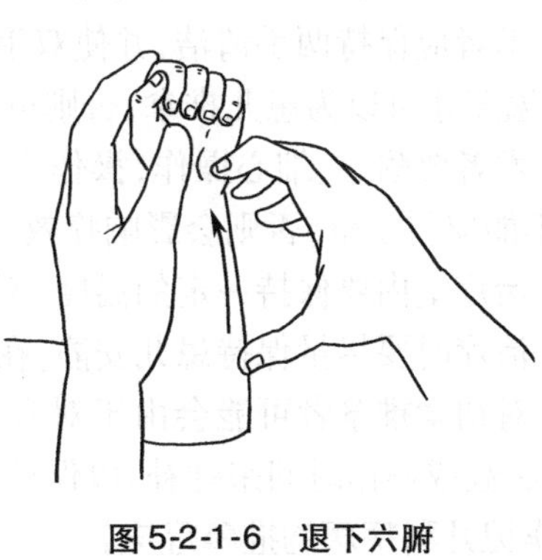
图 5-2-1-6　退下六腑

【次数】100 ~ 500 次。
【主治】脏腑郁热、壮热烦渴、痄腮肿毒、汗证、咽痛。
57. 天河水
【位置】前臂内侧正中腕横纹至肘横纹成一直线。
【操作方法】由腕向肘方向直推称清天河水。
【次数】100 ~ 500 次。
【主治】五心烦热、口燥咽干、口舌生疮、弄舌、夜啼、感冒发热、头痛、咽痛。

58. 箕门

【位置】大腿内侧髌骨内上缘至腹股沟中点成一直线。

【操作方法】向上直推称推箕门。

【次数】推 100～500 次。

【主治】尿潴留、水泻、小便赤涩不利。

59. 足三里

【位置】外膝眼下 3 寸,胫骨旁开 1 寸。

【操作方法】用指端按揉称按揉足三里。

【次数】揉 3～5 分钟。

【主治】腹胀、腹痛、腹泻、呕吐、下肢痿软无力。

60. 三阴交

【位置】内踝上 3 寸,胫骨后缘凹陷中。

【操作方法】用指端按揉称按揉三阴交。

【次数】揉 3～5 分钟。

【主治】尿潴留、尿频、遗尿、痿证、痹痛、消化不良。

61. 涌泉

【位置】足底面前中 1/3 交界处。

【操作方法】用指端揉称揉涌泉。

【次数】揉 3～5 分钟。

【主治】呕吐、腹泻、发热、盗汗、五心烦热、哮喘。

【注意事项】

小儿推拿在施术时有以下几点注意事项:

1. 术者应修剪指甲,长短适度,以免操作时损伤患儿皮肤。

2. 术者应保持两手清洁,并使双手温度适当,尤其是在寒冷的季节,术者的双手要保持一定的温度才可以为患儿推拿,否则可能引起患儿的不适,进而拒绝接受治疗。

3. 术者要耐心、细心操作,操作手法应严格按照要求完成。所操作的穴位一定要定位准确,不能应付了事,否则会影响疗效。

4. 治疗室内要保持一定的温度,不可过凉或过热,空气要新鲜。

5. 治疗时要尽量保持患儿安静,在利于手法操作的前提下应让患儿体位尽可能舒适。

6. 对初学推拿者可能会由于对穴位、手法等掌握的不是十分准确,可以通过相应的增加操作次数或操作时间来弥补,以保证疗效。

【常见儿科疾病的推拿疗法】

(一) 外感发热

外感发热是指风寒外邪侵袭体表,卫外之阳被郁而致发热,体温高于正常标准(高于腋下温度 37.4℃)的一种症状。

【治法】发汗解表,兼清热。

【操作】开天门、推坎宫、揉太阳、揉耳后高骨、退六腑、推脊柱。风寒胜者加推三关、拿风池;风热胜者加清天河水、清肺经。

(二) 咳嗽

凡以咳嗽为主要表现的病症,均属本病的范畴,本病一年四季均可发生,但以冬春居多,常因气候变化诱发，相当于现代医学的支气管炎等。

【治法】 宣肺止咳。

【操作】 清肺经、推四横纹、运内八卦、擦膻中至局部发热、擦肺俞至局部发热、搓摩胁肋。外感咳嗽加开天门、推坎宫、揉太阳、揉耳后高骨；痰湿咳嗽加补脾经、揉足三里、捏脊；痰热咳嗽加清天河水、退六腑；气虚咳嗽加补脾经、补肾经、推三关；阴虚咳嗽加揉二马、揉涌泉。

（三）小儿腹泻

腹泻是以大便次数增多，便质稀薄甚至如水样为特征的一种消化系统疾病。为小儿常见病之一，尤以2周岁以内的婴幼儿更为多见。本病一年四季均可发生，但以夏秋之季居多。中医认为本病多因感受外邪，伤于饮食或脾胃虚弱所致。病变脏腑主要在脾、胃与大肠。

【治法】 健脾、调中、止泻。

【操作】 补脾经、补大肠、推上七节骨、揉龟尾、摩腹、揉脐、揉天枢、捏脊。风寒者加推三关、揉一窝风；湿热者加清小肠、清天河水；伤食者加运内八卦、揉中脘；脾虚者加推三关、揉足三里；脾肾阳虚者加补肾经、推三关。

（四）便秘

便秘是指大便秘结不通，排便困难的一种病症。以排便时间延长，3天以上一行，粪便干燥坚硬，难解。重者大便艰难，干燥如栗，可伴有少腹胀，神疲乏力，食欲缺乏，甚至脾气暴躁，哭闹不宁。

【治法】 通利大便。

【操作】 运内八卦、清大肠、摩腹、揉天枢、推下七节骨、捏脊。实性便秘者加清天河水、退六腑；虚性便秘加补脾经、推三关、揉涌泉。

（五）厌食

厌食指小儿较长时间见食不贪，食欲缺乏，甚至拒食，经久如此，而无外感、内伤疾病为特点的一种病症。若长期未能得到治疗，可能会导致继发性营养不良，贫血，佝偻病等。

【治法】 健脾和胃。

【操作】 补脾经、运内八卦、揉板门，摩腹、推三关、捏脊。脾虚健运者加揉四横纹；脾胃气虚者加揉外劳；脾胃阴虚者加揉二马、揉涌泉。

（六）积滞

积滞指小儿内伤乳食，停聚不化，气滞不行所形成的一种胃肠疾患。以不思饮食，食而不化，腹部胀满，大便不调等为特征。

【治法】 消食导滞。

【操作】 补脾经、运内八卦、揉板门，揉足三里、捏脊。乳食内积者加清胃经、揉中脘、分腹阴阳；脾虚夹积加摩腹、分腹阴阳。

（七）呕吐

呕吐是指乳食由胃从口中吐出为主要症状的一种上消化道疾病。多见于婴幼儿，可单独出现，也可为多种疾病的伴发症状。严重的呕吐常使体液丧失过多，出现气阴亏虚，电解质紊乱等。长期反复呕吐，可导致脾胃虚弱，气血不足，营养不良等后果。

【治法】 降逆止呕。

【操作】 清胃经、补脾经、运内八卦、揉板门、揉中脘、揉脾俞、揉胃俞、捏脊。乳食积滞者加分腹阴阳；胃热气逆者加清天河水、脾胃虚寒者加推三关、推下天柱骨；肝气犯胃者加清肝经、搓摩胁肋。

（八）遗尿

遗尿又称尿床，是指3周岁以上的小儿睡中小便自遗，醒后方知的一种病症。

【治法】固涩小便。

【操作】揉百会、补肾经、揉夜尿点、揉丹田、揉三阴交、揉肾俞、捏脊。肺脾气虚者加推三关、揉足三里；心肾不交者加清心经；肝经湿热加清心肝经、清小肠经。

（九）夜啼

本病多见于婴幼儿，是指经常入夜则啼哭不安，或每夜定时啼哭，甚至通宵达旦，而白天又如常者，故称夜啼。

【治法】镇静安神。

【操作】揉百会、开天门、捣小天心、摸囟门、捏脊。脾寒气滞者加补脾经、推上三关、揉一窝风；心经积热者加清心经、清肝经、清天河水；惊恐伤神者清心经、清肝经。

（十）肌性斜颈

肌性斜颈简称斜颈，俗称歪脖。是由于一侧胸锁乳突肌病变引起的以头向患侧歪斜、前倾，颜面旋向健侧为特征的一种病证。本病早期治疗疗效常较满意。若不治，日久有可能导致颜面部发育畸形。

【治法】早期发现、早期治疗、局部治疗为主。

【操作】

1. 患儿取仰卧位，暴露患侧胸锁乳突肌，医生先用拇指或食、中、无名指在患侧的胸锁乳突肌及周围软组织做按揉5～8分钟。
2. 然后用拇、食指反复提拿和拿揉患侧胸锁乳突肌10～20分钟。
3. 将患儿头向健侧搬动或旋转，反复数次。用此法时要由轻逐渐到重，幅度由小逐渐到大，手法一定要柔和，且不能超出正常生理活动范围。
4. 用两拇指分向理抹牵拉患处胸锁乳突肌肌腱，逐渐拉长患侧肌肉10～20次。
5. 抹桥弓10～20次。
6. 最后在患处用按揉法放松局部肌肉，点按天宗、肩井、肩外俞等穴位。

【思考题】

1. 小儿推拿常用的推拿手法有哪些？
2. 请列举小儿推拿的常见适应证？

（马娜娜）

【参考文献】

丛德毓，王立新，黄铁银. 推拿学. 长春：吉林科学技术出版社，2008.

第二节　贴 敷 疗 法

【学习目的】

1. 掌握贴敷疗法的基本理论及儿科适应证。
2. 掌握贴敷疗法的基本操作方法。
3. 熟悉贴敷疗法的注意事项。
4. 熟悉贴敷疗法的不良反应的处理。

【基础知识提炼】

1. 贴敷定义 敷贴法是将药物制成软膏、药饼，或研粉撒于普通膏药上，敷贴于局部的一种外治法。

2. 贴敷原理 小儿的生理特点为“腠理疏松，藩篱不蔽”，提示小儿肌肤薄弱，所敷药物更易于被机体吸收；又因小儿为“纯阳之体”，刺激其经络俞穴，更易激发其经气，鼓舞气血津液的运行，从而达到祛邪扶正的功效；“可与内治并行，而能补内治之不及”，对许多沉疴痼疾常能取得意想不到的显著功效。而且，对一些慢性病需多次反复用药者，或因吐泻不能口服者，免除了儿童内服中药的困难，易于被患儿接受；且不经胃肠给药，无损伤脾胃之弊。所以，敷贴疗法在儿科广泛应用。

3. 适应证

（1）敷脐疗法：汗证、腹泻、便秘、遗尿。

（2）穴位贴敷：咳嗽、汗证、口疮，遗尿。

（3）冬病夏治三伏贴：反复呼吸道感染、鼻炎、咳嗽、哮喘。

（4）敷背疗法：肺炎恢复期、支气管炎恢复期、慢性咳嗽。

4. 禁忌证

（1）皮肤对贴敷药物极度敏感者。

（2）特殊体质极易皮肤过敏、有接触性皮炎等皮肤病者，对胶布过敏者慎用。

（3）贴敷穴位局部皮肤有破损的，都不适宜贴敷。

【操作前准备】

器具及药物：将所用的各种贴敷中药研末，过 100 目筛，备用；黄酒；独头蒜榨汁，保鲜膜、防过敏胶贴。

【操作步骤】

1. 穴位及药物选择 贴敷的适应证较多，疾病不同，所用的穴位与药物也不同，临床治疗时，需要根据不同的疾病，对穴位及药物进行选择。

2. 贴敷方法

（1）穴位贴敷：将药粉用黄酒调好，直径 2cm，厚 2mm，置于无纺布防过敏胶贴正中，贴于穴位上。

（2）敷脐疗法、冬病夏治三伏贴：贴敷方法同上。

（3）敷背疗法

1）根据患儿背部面积大小，剪出保鲜膜大小。

2）将药粉与蒜泥混匀，加入少量凉白开水，搅拌成半固体状，涂于保鲜膜上。

3）将药物涂层直接覆盖于患儿脊柱两侧背部。

【注意事项】

1. 发热期间不能贴敷。

2. 6 个月以下婴儿不建议进行贴敷疗法。1 岁以下的宝宝不建议三九贴敷。3 岁以下儿童不建议敷背贴敷。

3. 贴敷后不要进行剧烈运动，以免药物脱落；不要受寒着凉。

【常见儿科疾病的贴敷治疗法】

（一）小儿哮喘

小儿哮喘是指由多种细胞（如嗜酸性粒细胞、肥大细胞、淋巴细胞、中性粒细胞及气道平滑肌细胞和上皮细胞等）和细胞组分共同参与的气道慢性炎症性疾患。主要表现为反复发作的喘息、气促、胸闷、咳嗽等症状，常在夜间和（或）清晨加重。本病属于中医“哮喘”“哮证”“齁喘”等疾病的范畴。小儿哮喘的病因以素体禀赋虚弱为主，即肺脾肾不足为本，以风、寒、热、湿、痰、瘀为标。

【治法】 急性期以攻邪为主，寒性哮喘以温肺散寒为主，热性哮喘以清热化痰为主；缓解期扶正以治其本，治以补肺固表，健脾化痰，补肾固本。

【穴位】 天突、定喘、肺俞、膏肓、肾俞。

【操作】 预防时以黄芪10g、菟丝子10g、白术9g、白芥子5g、细辛3g、甘遂5g研细末，以姜汁调匀，在三伏天的每伏头三天敷于天突、定喘、肺俞、膏肓、肾俞，每次约2～4小时。在哮喘发作时，辨证为寒哮者，以白芥子3g、细辛3g、甘遂3g、白附子5g、地龙5g研末，每晚敷于天突、定喘、大杼、肺俞、肾俞，次晨取下，2日一次，5次为一疗程。

提示：反复呼吸道感染、鼻炎、慢性咳嗽均可以采用以上同样的方法。

（二）小儿腹泻

小儿腹泻是一组由多病原、多因素引起的消化道疾病，临床以大便次数增多和大便性状改变为特点。临床表现以胃肠道症状为主，大便次数增多，每日数次或数十次，多为黄色水样或蛋花样大便，含有少量黏液，少数患儿也可有少量血便。食欲低下，常有呕吐。严重者，可伴有较明显的脱水、电解质紊乱和全身中度症状。本病属于中医“泄泻”范畴。临床上多因脾胃虚弱、脾肾阳虚、内伤饮食、外感寒邪、湿热下注所引起。

【治法】 运脾化湿、温补脾肾。

【穴位】 神阙。

【操作】 根据不同中医证型选择用药。如患儿病程较久，辨证属于脾虚泻，以吴茱萸5g、丁香5g、党参5g、白术5g、山楂3g、车前子2g、肉桂2g，研末，以黄酒调之，敷于脐部神阙穴，1天1次，每次约2～8小时，3次为一疗程。

提示：本疗法只选用神阙穴，也称为“敷脐”疗法。小儿便秘也可以采用敷脐疗法。

（三）小儿夜啼

小儿夜啼是指小儿入夜啼哭不安，时哭时止，或每夜定时哭闹，甚至通宵达旦，但昼能安静入睡的一种病证。临床上多因脾虚中寒、心经蕴热、暴受惊恐引起。

【治法】 温脾散寒，清心导赤，镇惊安神。

【穴位】 涌泉。

【操作】 以吴茱萸10g研末，醋调敷于涌泉穴，1天1次，每次3～10小时，连敷3天。

提示：小儿口疮临床上多因心脾积热、风热乘脾、心火上炎、虚火上浮引起。临床也可以吴茱萸10g、生大黄6g研末，醋调敷于双侧涌泉穴，每晚敷于患处，次晨取下，每次3～10小时，连敷3天。

（四）小儿遗尿

小儿遗尿又称尿床，是指5周岁以上的小儿睡中不自主排尿，每周2次以上，并持续6个月以上的一种病证。临床多因下元虚寒、肺脾气虚、心肾不交、肝经湿热引起。

【治法】 固涩止遗，培元益气补肾。

【穴位】 神阙、关元、气海、肾俞。

【操作】 以丁香10g、肉桂5g、菟丝子10g、益智仁10g、乌药9g，共研细末，取适量，用黄酒调如饼状，敷于神阙、关元、气海、肾俞，每次选2穴，交替使用，每天一次，每次5～10小时，连续七天为一疗程，隔一天再行第二疗程，以每晚贴敷最好。

（五）小儿肺炎恢复期

小儿肺炎是指各种致病原如病毒、细菌、支原体等感染引起的感染性疾病。临床表现急性期发热、咳嗽，肺部闻及湿啰音，属于中医“肺炎喘嗽”范畴。恢复期体温恢复正常，但仍咳嗽，肺部闻及干湿啰音，辨证属于痰湿蕴肺。

【治法】 化痰利湿，活血通络。

【穴位】 双侧背部。

【操作】 取大黄、玄明粉 1∶4，大蒜泥适量，温开水调匀成半固体状，摊平于保鲜膜上，敷于患儿背部。每次约 10～20 分钟，每天一次，如果患儿有明显不适感，可以提前揭掉。

提示：支气管炎恢复期、慢性咳嗽等可以采用同样方法。

【不良反应处理】

贴敷后局部皮肤微红或轻度瘙痒均为正常反应，不影响疗效。如果贴敷后皮肤局部出现刺痒难忍、灼热、疼痛感觉时，应立即取下药膏，可以涂以炉甘石洗剂。禁止抓挠，不宜擅自涂抹药物，一般可自行痊愈；如出现水疱，小水疱一般不需特殊处理，若是大水疱，及时到医院就诊。

【思考题】

1. 小儿贴敷治疗常用于儿科哪些疾病？
2. 简述贴敷治疗小儿遗尿的取穴及操作步骤。
3. 小儿贴敷的不良反应应该怎么处理？

（郝宏文）

第三节　拔 罐 疗 法

【学习目的】

1. 掌握拔罐疗法的适应范围及各种疾病的操作方法。
2. 熟悉拔罐疗法的作用及禁忌证。
3. 熟悉拔罐的注意事项。

【基础知识提炼】

1. 拔罐疗法的定义　拔罐疗法是以罐为工具，通过燃烧罐内空气，造成负压，使之吸附于体表特定部位（患处、穴位），产生广泛刺激，形成局部充血或淤血现象，而达到防病治病的一种外治法。根据中医的寒、热、虚、实辨证，选择一些经络所过或经气聚集的部位。因拔罐不像针灸那样对穴位定位要求十分准确，主要是点、线、面结合的问题，因此操作简单，且疗效好，治疗范围广泛。

2. 拔罐疗法的原理　中医认为拔罐疗法具有温经通络、行气活血、营卫运行、祛风散寒、舒筋止痛等作用。现代研究发现拔罐疗法具有行气活血、兴奋神经、疏通经脉的作用。通过排气造成罐内的负压，从而使罐缘能够附着于皮肤的表面，并牵拉肌肉、血管、神经以及皮下的腺体，从而起到改善局部血液循环的作用；另外可以使机体局部迅速充血，细小的毛细血管可发生破裂，使得血管壁的通透性增强，同时增加了细胞的吞噬能力，增强机体的免疫能力。

3. 拔罐疗法的适应证　在临床上拔罐疗法适用范围较广泛，主要适用于小儿呼吸系统、消化系统疾病。如肺炎喘嗽、哮喘、咳嗽、小儿厌食病及小儿泄泻病等。

4. 拔罐疗法的禁忌证　高热惊厥、水肿、出血、严重消瘦、皮肤过敏、皮肤感染、凝血机制障碍的小儿，禁用拔罐疗法。另外慎用于过度紧张、恐惧等不能耐受拔罐疗法的小儿。

【操作前准备】

（一）准备材料

玻璃罐、镊子、95%乙醇、棉球、打火机。

备注：临床上罐的种类很多，包括玻璃罐、竹筒罐、陶罐、抽气罐等，小儿多以玻璃火罐为主。玻璃罐质地透明，可以直接观察罐内皮肤的充血、淤血、水疱等变化，便于操作者掌握拔罐的治疗程度，故在儿科应用广泛。

（二）操作方法

由于小儿皮肤娇嫩，不能承受很大的吸力，加之恐惧心理，所以小儿拔罐疗法以闪罐和留罐为主。

1. 留罐法　留罐法是拔罐法中最常见的一种方法。拔罐后将罐留置一定时间，一般为10～15分钟左右。拔罐的力度要适当，根据年龄、肌肉的厚薄及小儿的承受能力选择适度的力量及留罐的时间。留罐时间不宜过长，以免损伤皮肤。

2. 闪罐法　闪罐法是将罐拔上后立即取下，如此反复吸拔多次，至皮肤潮红充血或淤血的一种拔罐方法（图5-2-3-1）。一般选择小罐。

3. 起罐法　起罐时用一手拿住火罐，另一手拇指或食指按压罐边皮肤，使空气进入罐内，火罐可自行脱落，切不可用力硬拔，以免引起患儿疼痛及损伤皮肤（图5-2-3-2）。

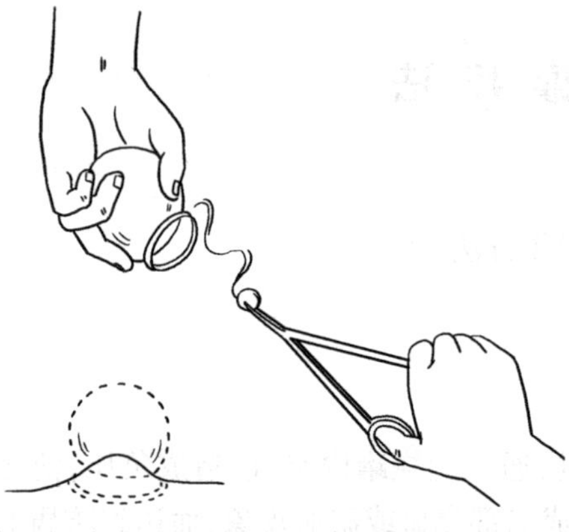

图5-2-3-1　闪罐法

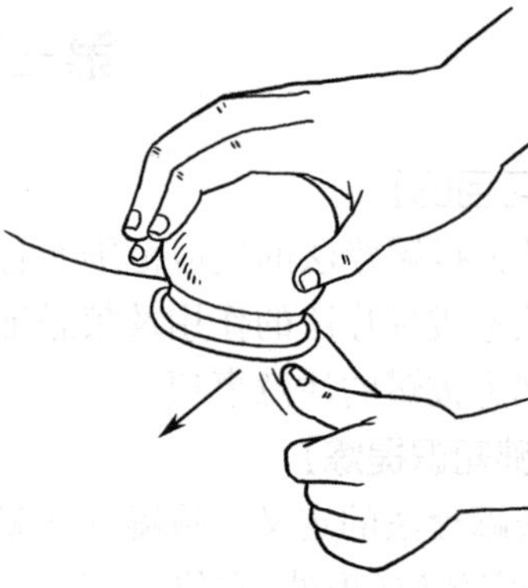

图5-2-3-2　起罐法

【注意事项】

1. 严格掌握拔罐疗法的适应证及禁忌证。

2. 拔罐疗法在应用前要检查罐具，要求罐口光滑平整无破损。

3. 注意罐的清洁，一般每使用1次后应对罐具进行1次清洗，以防止交叉感染。

4. 拔罐时患儿暴露的部位应注意保暖。另外家长应在患儿身边鼓励患儿，消除其恐惧，减少其不适感。

5. 要根据所拔部位的面积大小及小儿年龄而选择大小适宜的罐具。操作时必须熟练、迅速，才能使罐拔紧，吸附有力，做到轻、快、稳、准。

6. 拔火罐时应将火伸进罐内，切勿烧灼罐口，注意火要远离患儿身体，另外要注意棉球所吸酒精量适中，挤出过量酒精，以免灼伤或烫伤患儿皮肤。若烫伤或留罐时间太长导致皮肤起水疱，小的勿须特殊处理，仅敷以消毒纱布，保持皮肤干燥清洁，防止擦破即可；水疱较大时，需用消毒针将水放出，涂以龙胆紫药水或用消毒纱布包敷以防感染。

7. 拔罐后不宜立即洗澡，注意保暖。因为拔罐后皮肤处于被伤害的状态下，非常脆弱，洗澡容易导致皮肤破损、发炎。另外拔罐后皮肤毛细血管处于扩张状态，易感外邪，加重病情。一般在24小时内禁止洗澡。

【儿科常见疾病治疗】

（一）肺炎喘嗽恢复期

肺炎喘嗽是小儿时期常见的肺系疾病之一，以发热、咳嗽、痰壅、气急、鼻煽为主要症状，相当于西医小儿肺炎。本病全年皆有，冬春两季为多，好发于婴幼儿。经抗感染及对症治疗后患儿临床症状缓解明显，但往往肺部啰音吸收相对较慢，延长了住院时间，拔罐疗法可以促进肺部啰音的吸收。

【治法】宣肺止咳、化痰平喘、温经通络。

【操作】让患儿取俯卧位，去枕，两手放于前额，使肩胛骨自然放松（婴幼儿可由家长抱着），暴露平坦的背部。首先在背部闪罐3遍，然后在背部啰音区、两侧肺俞、大椎穴部位留罐，维持10分钟左右，以皮肤微微潮红为度。每日一次，3～5天为1疗程。

（二）小儿哮喘

小儿哮喘是儿童期最常见的慢性呼吸道疾病，表现为反复发作性喘息、呼吸困难、胸闷或咳嗽。常在夜间和/或清晨加重。本病属于中医“哮喘”的范畴。哮喘发作与肺、脾、肾三脏有关，小儿肺、脾、肾功能常不足，痰伏于内，遇新感引动而触发。治疗按哮喘的急性期及缓解期施治。

【治法】急性期以攻邪为主，治以止咳化痰平喘为主；缓解期以扶正以治其本，治以补气益肺、健脾温肾。

【操作】哮喘急性期首先循督脉、足太阳膀胱经闪罐1分钟，后取定喘、肺俞、膈俞、膻中、大椎、阿是穴（听诊哮鸣音明显处）拔罐，前后各留罐3～5分钟，每日一次，7天为一疗程。缓解期取穴：肺俞、膈俞、膻中、肾俞，每次10～15分钟，以皮肤出现隐隐瘀斑为宜，隔日1次。（备注：大年龄的哮喘患儿可采用循足太阳膀胱经走罐疗法。）

（三）小儿咳嗽

小儿脏腑娇嫩，外感、内伤均易伤肺而致咳嗽。外感风、寒、暑、湿等邪气，犯于肺卫，或小儿脾常不足，饮食不节，脾困生湿生痰，痰湿蕴肺，均导肺失宣肃，肺气上逆，发为咳嗽。拔罐疗法多用于外感咳嗽。

【治法】疏风散邪、宣肃止咳化痰。

【操作】取穴为天突、膻中、肺俞、膈俞、肺底。取大小适宜玻璃火罐，于上述穴位，先行闪罐法，至局部皮肤充血潮红后，再留罐3～5分钟。5～7天为一个疗程。（备注：天突穴操作时嘱患儿微抬下颌，且勿用力牵拉喉部。）

（四）小儿厌食

小儿厌食是小儿时期的一种常见病证，临床以较长时期厌恶进食，食量减少为特征。本病可发生于任何季节，多发生在长夏暑湿当令之时。各年龄儿童均可发病，临床尤以1～6岁儿童为多见。

【治法】健脾助运、调和脾胃。

【操作】采用单纯拔罐法，取穴中脘、天枢、气海、胃俞、脾俞、足三里，留罐10~15分钟，然后将罐取下，隔日1次，连续治疗10次。

(五) 小儿泄泻

小儿泄泻是以大便次数增多和大便性状改变为特点，由多种病因、病原体引起，多发生于婴幼儿。临床表现为大便次数增多，每日数次或数十次，多为黄色水样或蛋花样大便，含有少量黏液，少数患儿也可有少量血便。食欲缺乏，常伴有呕吐。小儿脾常不足，加之感受外邪、内伤饮食所引起。拔罐法多用于风寒泻。

【治法】祛风散寒、调理脾胃。

【操作】取天枢、中脘穴行拔罐疗法，每日一次，每次5~10分钟，4天为一疗程。

【思考题】

1. 请简述拔罐疗法的注意事项。

2. 请简述小儿肺炎喘嗽恢复期及哮喘拔罐疗法的操作方法。

(尹英敏)

【参考文献】

1. 石学敏. 针灸学. 第2版. 北京：中国中医药出版社，2007.
2. 周秀玲. 腧穴拔罐疗法治疗小儿外感咳嗽(风寒咳嗽)疗效观察. 中国中西医结合儿科学，2014，6(3)：224-225.
3. 覃彩霞，赵玉明. 拔罐法配合针刺治疗小儿厌食症52例. 中医中药，2014，269.

第四节　熏洗疗法

熏洗疗法是在中医药基本理论指导下，利用药物煎汤，趁热在皮肤或患处进行熏蒸、淋洗的治疗方法，属于中医外治法之一。

熏洗疗法的理论：借助药力和热力，通过皮肤、黏膜作用于机体，促使腠理开通、脉络调和、气血顺畅，从而达到防治疾病的目的。正如《礼记·曲礼》所云“头有疮则沐，身有疡则浴”，《黄帝内经》所云“其有邪者，渍形以为汗”。其次，结合现代医学实验，熏洗时的温热刺激能改善局部的血液和淋巴循环，活跃网状内皮系统的吞噬功能，并借助中药的特定作用抑制或杀灭病原菌，从而达到治疗效果。

【学习目的】

1. 掌握熏洗疗法的操作步骤。

2. 熟悉熏洗疗法的适应证。

【基础知识提炼】

1. 适应证　熏洗疗法主要治疗肛肠、骨伤、皮肤、五官、妇儿科疾病，在儿科常用于外感发热、脑性瘫痪、脱肛、痒疹、汗证、紫癜、鞘膜积液等疾病的治疗。

2. 常用器具　桶或盆(木质、陶瓷、塑料等)、热水、小凳、毛巾、布单。目前还有智能型熏洗床、熏洗桶、中药汽浴器等。

3. 分类　熏洗疗法分为全身熏洗法和局部熏洗法(如手、足、眼熏洗和坐浴法)。

【操作前准备】

1. 准备熏洗药液　根据患儿的病证，选择相应的药物煎取药液，放入不同的容器内。

2. 选择熏洗部位　外感发热及其他全身性疾病，采用全身熏洗的方式；局部疾病根据患儿病情，选择相应的熏洗部位。

【操作步骤】

将容器内的中药熏洗液兑入温开水，调整水温至合适温度，以不烫伤患儿皮肤为度，进行全身或局部的先熏后浴，熏时将患处以布单包裹，使热与蒸汽不宜外泄，待水温降至37～40℃，将患儿或患处置于熏洗液中浸浴或淋洗。熏洗完毕，干毛巾及时擦干患儿或患处。每次熏洗10～30分钟，每日熏洗1～3次。

【注意事项】

1. 熏洗前做好沟通和解释工作，消除患儿的紧张情绪。
2. 控制室内温度和湿度，注意保暖，防止受寒。
3. 熏洗前排空大小便，饭前、饭后半小时内及临睡前不宜进行全身熏洗。
4. 熏洗温度应适宜，防止烫伤皮肤。
5. 熏洗过程中注意观察患儿神志、面色、体温、呼吸、出汗情况，如有异常，及时终止熏洗治疗，并进行相应处理。
6. 熏洗治疗后，患儿多饮温开水，防止出汗过多导致虚脱。
7. 对熏洗液成分过敏者慎用或禁用熏洗疗法，过敏性哮喘患儿禁用香包熏洗。

【思考题】

1. 熏洗疗法的操作步骤是什么？
2. 熏洗疗法有哪些注意事项？

（卫　利）

【参考文献】

1. 张俊忠，秦长伟，等. 中药熏洗疗法研究概况. 山东中医药大学研究概况，2011，35(5)：463-465.
2. 吕英豪，葛金玲. 自拟中药熏洗方治疗小儿外感发热临床疗效观察. 实用医学杂志，2010，26(18)：3429-2431.
3. 王旭昀，张宏，等. 熏洗疗法在中医外科疾病应用研究进展. 中华中医药学刊，2015，33(1)：146-148.
4. 柯少云. 浅谈中药熏洗疗法在治疗小儿外感发热的应用和护理. 医学信息，2014，27(10)：137.

第五节　中药冷敷技术

中药冷敷技术又称中药冷敷疗法，是指将配伍处方中草药的某一剂型（如水煎剂、散剂、酊剂、洗剂等）经低温处理后，直接或间接敷于机体表面或患处的一种外用疗法。

中药冷敷技术理论：该技术采用药物经皮渗透原理，使中药在低温环境中通过化学刺激和冷刺激使作用局部和整个机体达到降温、散热、止血、止痛、消炎、退肿的功效。西医理论认为，冷刺激可以减慢神经传导速率、降低神经终板兴奋、提高疼痛阈值；可以收缩周围血管、减少局部血流量、降低毛细血管通透性、抑制炎性细胞浸润和炎性介质释放，起到止血、消肿、消炎的效果；另外，能够促进受损细胞修复、降低自由基释放、促进炎症吸收。中医治则中强调"热者寒之"，即针对热证疾病或热性体质患者施用寒凉药物或寒凉方法，以达到清热解毒、凉血止痛等功效。

【学习目的】

1. 掌握中药冷敷技术基本操作方法。
2. 熟悉常见儿科疾病的中药冷敷技术。

3. 了解中药冷敷技术的注意事项。

【操作前准备】

器具准备:市售冷敷贴、纱布若干、自制中药袋(规格不限)。

【操作步骤】

1. 冷敷贴使用 沿缺口撕开包装袋,取出贴剂,揭开防黏膜,将凝胶面紧贴于需冷敷部位皮肤,轻轻按压,也可根据需要剪成相应大小使用。

2. 纱布使用 将中草药放在砂锅内,加水煎汤,过滤去渣冷却后,放冰箱冷藏室保存,用时用消毒纱布 7~8 层或干净毛巾,浸取药液,微挤压至不滴水为度,外敷患处,并及时更换,以保持患处的纱布层或毛巾保持 8~15℃的低温。

3. 中药袋使用 将中草药研碎,缝于布袋内,隔水蒸 30 分钟后冷却,冰箱冷藏室冷藏保存,用时取出置于患处,每次冷敷大约 15~30 分钟,冷敷完毕后,用毛巾将冷敷部位皮肤擦干。

【注意事项】

1. 单次冷敷时间不宜过长,每次 20~30 分钟为度。

2. 如使用冰袋冷敷,不要直接让冰直接和皮肤接触,可用毛巾包裹后使用。

3. 适时观察患者皮肤变化,特别是皮下脂肪较少者,建议每隔 15 分钟观察一次,并询问患者局部感受。

4. 对于长时间冷敷造成患处冻伤者,如皮肤苍白、发灰、青紫、水疱等,表示静脉血淤积,应立刻停止冷敷,必要时到医院就诊。

5. 对于眼部冷敷,冷敷用具一定要严格消毒使用,以防止污染。

6. 冷敷完毕后,注意保持局部干燥,注意保温。

常见儿科疾病的冷敷疗法

(一) 急性发热

急性发热是指发热时间≤1 周,体温升高超出正常范围(口腔温度>37.3℃,直肠温度>37.6℃),或一日内体温变动范围超出 1.2℃。根据伴随症状不同见于多种疾病,主要是由内源性致热原、细菌、真菌、病毒、内毒素、抗原抗体复合物等引起。本疗法适用于大多数发热性疾病的治疗。

【治法】物理降温。

【操作】沿缺口撕开包装袋,取出贴剂,揭开透明胶膜,直接贴敷于发热局部,如额头、太阳穴、颈部大椎穴等,为加快退热速度还可同时加贴于左右颈总动脉、左右腋动脉、左右股动脉处。一天 1~3 次,每次 4~6 小时。

(二) 痄腮

痄腮西医称其为流行性腮腺炎(简称流腮),是由腮腺炎病毒引起的急性、全身性感染,以发热,耳下腮部漫肿、疼痛为主要表现,冬春季节易流行,5~10 岁儿童发病率高,并发症为病毒脑炎、睾丸炎、胰腺炎及卵巢炎。中医将本病称为“大头瘟”“虾蟆瘟”“蛤蟆瘟”“时行腮肿”等,是由感受风温邪毒引起,临床多见邪犯少阳、热毒壅盛、邪陷心肝、毒窜睾腹等证型。本疗法适用于所有证型。

【治法】清热解毒、消肿散结。

【组方】青黛 15g、仙人掌(去刺)120g、枯矾 6g(无仙人掌可用蒲公英 120g 代替)。

【操作】将中草药进行粉碎，混合均匀制成外用散剂备用。使用时用凉开水将中药散剂调成糊状外敷于红肿部位，厚度0.5～1cm，面积大于病变部位，其上覆盖3～5层纱布，再用冷敷袋敷于纱布上以保持低温。其温度控制在-3℃～-4℃，一次冰敷时间30分钟左右。

【思考题】

1. 请简述纱布冷敷的操作步骤？
2. 请简述冷敷法治疗痄腮的治法、用药及操作方法？

（王道涵）

第六节 中药灌肠疗法

中药灌肠疗法属于中医内病外治法之一，是在中医基础理论指导下，选择中药药液由肛门灌入直肠和结肠，使药液保留在肠道内，通过局部和全身作用治疗疾病的一种方法。

中药灌肠疗法的理论：中医认为大肠具有传化糟粕、吸收部分水液的功能，其络脉络肺，与肺相表里，药物自大肠吸收至体内，通过经脉复归于肺，肺朝百脉，宣发肃降，将药物输布于五脏六腑、四肢百骸，从而达到整体治疗作用，正如《内经》所云“食气入胃，浊气归心，淫精于脉，脉气流经，经气归于肺，肺朝百脉，输精于皮毛”。若病变部位在肠腑，灌肠疗法可使药物直达病所，充分发挥局部疗效。

【学习目的】

1. 掌握中药灌肠疗法基本操作步骤。
2. 熟悉中药灌肠疗法的基本理论及儿科适应证。

【基础知识提炼】

1. 适应证

（1）中药灌肠疗法在儿科常用于外感发热、肺炎、泄泻、痢疾、便秘等常见病，高热惊厥、乙型脑炎、肠套叠等危急重症，以及肾功能衰竭、婴儿肝炎综合征等疑难杂证的治疗。

（2）中药灌肠疗法主要分为直肠注入法、直肠滴注法。通过注射器将药液直接经肛管注入肠道内，称为直肠注入法，适用于暴病实证、短期用药、给药频次少、耐受力强或哭闹好动的小儿。通过灌肠器将药液滴入肠道内，称为直肠滴注法，适用于久病体虚、耐受力差、需反复多次用药的小儿。

2. 常用器具：灌肠器。

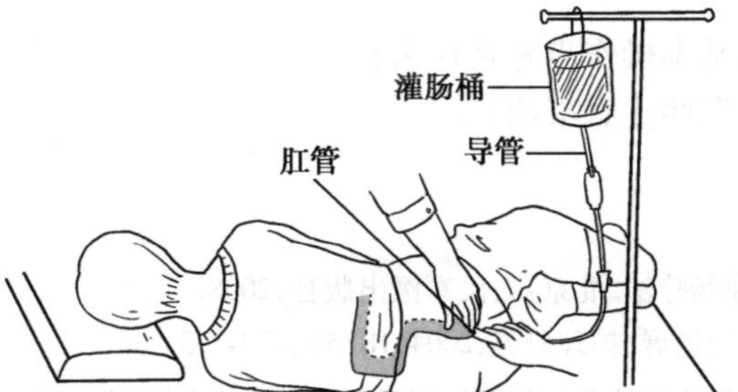

图5-2-6-1 中药灌肠疗法

灌肠器由灌肠筒/袋，导管及肛管三部分组成（图 5-2-6-1）。目前临床常用的灌肠器如同一次性密闭式输液器，上有控制药液流速的调速器，称为一次性灌肠器。

【操作前准备】

1. 准备好中单、消毒纱布、医用手套、润滑油、灌肠器、水温计、量杯等灌肠用品。

2. 创造安静舒适的灌肠环境，避风保暖，光线充足，较大的患儿注意保护其隐私部位。

3. 灌肠前 30 分钟排空大小便。

4. 药温 36 ~41℃，虚寒证药温偏高，湿热证药温偏低，一般药液温度以接近肠腔温度，患儿感觉舒适为宜。药液量 1 ~2ml/kg · 次，每次不超过 50 ~100ml。

【操作步骤】

1. 体位　一般采取左侧卧位或俯卧位，婴幼儿可采用仰卧位。

2. 插管　连接好排气装置后戴手套，润滑肛管，操作者左手分开患儿两臀，露出肛门，右手将涂有润滑剂的肛管一端轻轻旋转插入直肠，婴儿 2. 5 ~4cm，幼儿 5 ~7. 5cm，如果肛管插入深度至 10 ~20cm，越过直肠到达乙状结肠，可延长药液保留时间，当患儿肛门括约肌收缩等原因致肛管难以插入时，可用指腹按摩肛周，待患儿放松后再将肛管缓缓插入。

3. 灌肠速度　4 ~6ml/分钟，胶布固定肛管于臀部。

4. 拔管　注毕，留置肛管 2 ~3 分钟后轻轻拔出，用卫生纸轻按肛门，或将肛周皮肤、肌肉向肛门处捏紧，保持灌肠体位 15 ~30 分钟。患儿午睡前或夜间睡前进行灌肠，可延长药液保留时间。

【注意事项】

1. 灌肠前做好医患沟通和解释工作，消除患儿及家属的陌生感和紧张情绪。

2. 了解患儿年龄、主要病史、适应证，以选择灌肠药液的种类、液量及温度。

3. 对于不合作的患儿，可分散其注意力。

4. 插管动作轻柔，插管深度、灌肠速度适宜，以免损伤肠道黏膜。

5. 灌肠过程中密切观察患儿面色、呼吸、脉搏、体温、末梢循环、有无腹痛等，如发现异常情况，停止灌肠，立即采取急救措施或留观。

6. 灌肠结束，温水清洗肛周，保持局部皮肤清洁干燥。

7. 严格消毒隔离，避免交叉感染。

8. 准备常规抢救和抗过敏的药物，以备不时之需。

9. 脱水、电解质紊乱、严重腹泻、消化道出血、急腹症（疑有肠坏死或穿孔）、严重心血管疾病如心力衰竭、严重心律失常、心肌梗死等危急重症者禁用中药灌肠疗法。

【思考题】

1. 中药灌肠疗法的基本操作步骤是什么？

2. 中药灌肠疗法有哪些注意事项？

（卫　利）

【参考文献】

1. 钱溥，钱志华. 临床实用灌肠疗法. 北京：人民军医出版社，2008.

2. 谭柳纯. 灌肠器的临床应用进展. 护理研究，2004，18（5）：774-775.

3. 丁梦南，马乐宜，等. 中药灌肠疗法在儿科的应用. 中国中医药现代远程教育，2015，13（10）：152-154.

第七节　耳穴压豆

耳穴压豆法，是用胶布将药豆准确地粘贴于耳穴处，给予适度的揉、按、捏、压，使其产生麻、胀、痛等刺激感应，以诊治疾病的一种方法。耳廓与人体各部存在着一定的生理联系，刺激耳部穴位可以防治疾病。

耳穴压豆法治疗的理论：根据中医传统脏腑经络理论，手足三阳经都联系耳部，阴经则通过经别合于阳经而与耳廓相通，耳部与全身经络的联系是相当密切的。正如《灵枢·口问》云："耳为宗脉之所聚。"其次，根据现代医学理论，耳廓上有丰富的神经、血管、淋巴，对其进行刺激可对各内脏和各种感觉机能的调节有较好的疗效。

【学习目的】

1. 掌握耳穴压豆疗法的基本理论及儿科适应证。
2. 熟悉耳穴压豆疗法基本操作方法。
3. 了解常见儿科疾病的耳穴压豆技术。
4. 了解耳穴压豆的主要事项。

【操作前准备】

（一）常用器具

1. 王不留行籽或菜籽。
2. 消毒液，棉球，镊子。

（二）操作方法

小儿耳穴压点每次贴压一侧耳廓，取5～6穴为宜，每日按压3～5次，隔1～3天换1次，两耳穴交替贴用。

1. 穴位选择

（1）根据病变部位选穴：根据人体的患病部位，在耳廓的相应部位取穴，如胃病选胃穴，肩关节痛选肩穴，肺病选肺穴等。这种取穴方法是最常见的取穴方法。

（2）根据脏腑病症选穴：根据传统中医脏腑学说的理论，按照各脏腑生理功能的表现进行辩证取穴，如胃病取胃穴、肺病取肺穴、肾病取肾穴等。也可按脏腑所主所属部位发生病变，相关脏腑之耳穴，如"肺主皮毛"，因此可选肺穴治疗各种皮肤疾病；又因"肾开窍于耳"，因此耳鸣可选肾穴等。

（3）按照西医学理论取穴：耳穴中很多穴位是根据现代医学理论命名的，如交感、肾上腺、皮质下等。因此凡因某一功能发生病变可取某一耳穴治疗，如胃肠疾患与自主神经系统有关，可取交感穴；又可取肾上腺治疗过敏、风湿疾病等。

（4）根据临床经验选穴：是临床医师在实践中发现某穴位对某病的治疗有较好的疗效，多为其临床反复实践所得，如胃痛取腕穴、目赤肿痛用耳尖穴等。

2. 详细操作步骤

（1）备齐所需物品，与患者做好解释，取合理体位，患儿多取坐位或卧位。

（2）核对穴位后，常规消毒。

（3）用王不留行籽或菜籽等物在相应穴位按压，并用小块方形胶布黏附，留埋期间嘱咐患者多按压压豆的穴位。

3. 治疗时间　耳穴压豆留埋时间为夏季留置1～3日，冬季留置7～10日。

【操作步骤】

耳穴压豆疗法在儿科常用于哮喘、遗尿、积滞、功能性腹痛、夜啼、抽动症、多动症、偏头痛等疾病的治疗。

（一）小儿哮喘

哮喘是一种反复发作的痰鸣气喘疾病，是儿童时期的常见疾病。临床表现为常突然发作，发作之前多有喷嚏、咳嗽等先兆症状，发作时患儿有喘促，气急，喉间痰鸣，咳嗽阵作，严重者不能平卧，烦躁不安，口唇青紫。哮喘发作期以邪实为主，缓解期以正虚为主，亦有发作期与缓解期不明，发作迁延，虚实夹杂的复杂证候。本疗法适用于所有证型。

【治法】止咳化痰平喘。

【穴位】气管、交感、内分泌、脾、三焦、枕。

【操作】同具体操作方法。

（二）遗尿

遗尿又称尿床，指 3 周岁以上的小儿在睡中小便自遗，醒后方觉的一种病症。正常小儿 1 岁后白天已能渐渐控制小便，排尿的控制会逐步完善。若 3 岁以后仍夜间不能自主控制排尿，即为遗尿症。本病多见于 10 岁以下的儿童。本疗法适用于肾气不足、脾肺气虚型。

【治法】补肾健脾，缩尿止遗。

【穴位】肾、脾、肝、膀胱、三焦。

【操作】同具体操作方法。

（三）积滞

本病是指小儿乳食内积，停而不化，导致脾胃受损所形成的一种胃肠疾患。临床以不思乳食，腹胀、腹泻或便秘为特征。本疗法适用于乳食内积、脾虚夹积型。

【治法】健脾和胃，消食化积。

【穴位】脾、胃、大肠、交感、直肠下段。

【操作】同具体操作方法。

【注意事项】

1. 耳穴压豆的药籽需要严格消毒，耳穴压豆的部位皮肤需要常规消毒。
2. 夏季耳穴不易过多，留埋时间不宜过长。
3. 换贴时以休息 1 日为宜，注意将耳部胶布痕迹擦净，以免出现皮肤感染。
4. 外耳皮肤有明显炎症或病变，如感染、冻疮破溃、溃疡及湿疹等，耳部皮肤有过敏症状，应暂停治疗。

【思考题】

1. 请简述耳穴压豆疗法的注意事项？
2. 请简述小儿哮喘耳穴压豆的穴位及操作方法？

（刘晓芳）

【参考文献】

国家卫生和计划生育委员会妇幼健康服务司，国家中医药管理局医政司. 儿科中医医疗技术及中成药用药指导. 北京：中国中医药出版社，2015.

第八节　刮　　痧

【学习目的】

1. 了解刮痧疗法的基本理论和注意事项。

2. 掌握刮痧的基本操作步骤。

【基础知识提炼】

1. 刮痧的定义　刮痧疗法是用光滑硬物器具(水牛角、瓷勺等)的钝缘,蘸介质(植物油、清水等)在体表部位进行由上而下、由内向外反复刮动,用以治疗疾病的一种外治疗法。

2. 刮痧的原理　刮痧疗法是以中医的整体观和经络学说为理论基础的传统自然疗法之一。经络是运行全身气血,联系脏腑、沟通人体内外环境的通路,皮肤与经络密切相连,因此,刮拭刺激皮部就能通过经络传至相应的脏腑,对脏腑功能起到双向调节作用。本疗法有疏通气血、发汗解表、疏经活络、调理脾胃等功能,刮治后可使脏腑秽浊之气通达于外,促使周身气血流畅,逐邪外出。

3. 刮痧的禁忌证

(1) 有出血倾向的疾病要慎用。

(2) 新发生骨折的患者不宜刮痧。

(3) 局部皮肤表面损伤,以及传染性皮肤病的病变局部禁刮。

【操作前准备】

刮痧板:水牛角刮痧板、玉质刮痧板、瓷勺、硬币等。

介质:清水、植物油、刮痧油。

【操作步骤】

1. 刮痧板要消毒,刮治部位要保持清洁。

2. 手拿刮板,治疗时手掌握持刮板厚的一面,保健时或年幼儿手掌握持刮板薄的一面,蘸取刮痧介质,在病变部位或穴位上进行反复刮动。

3. 刮拭方向从颈到背、腹、上肢再到下肢,从上向下刮拭,胸部从内向外刮拭。刮板与刮拭方向一般保持在45°~90°进行刮痧。

4. 刮痧时间一般每个部位刮2~3分钟,以出现紫红色斑点或斑块为度。对于一些不易出痧或出痧少的患者,不可强求出痧。

5. 刮痧次数一般是第一次刮完,痧退后再进行第二次刮治。

【注意事项】

1. 刮痧前应严格消毒,包括刮具、术者的双手及患者待刮部位的消毒,防止交叉感染。

2. 操作前应在刮痧部位涂抹适量刮痧油,以减少摩擦损伤皮肤。

3. 勿在过饥过饱及情绪紧张情况下进行刮痧治疗。

4. 刮痧治疗后避免吹风受凉。

【基本刮治部位】

1. 背部　从第7颈椎起,沿督脉从上而下刮至第5腰椎,从第1胸椎旁沿肋间向外侧斜刮。

2. 头部　眉心、太阳穴。

3. 颈部　颈部两侧胸锁乳突肌。

4. 胸部　第2～4肋间，从胸骨向外侧斜刮，乳房禁刮。

5. 四肢　取肘弯、腘窝等处。

【常见儿科疾病治疗】

外感发热　外感发热是指感受六淫之邪或温热疫毒之气，导致营卫失和，脏腑阴阳失调，出现病理性体温升高（≥37.5℃），伴有恶寒、面赤、烦躁、脉数等为主要临床表现的一类外感病证。

【治法】疏通经络，解表发汗。

【取穴】风池、大椎、肺俞，夹脊穴，天河水。

【操作】从颈到背，依次从上向下反复刮治。

【思考题】

1. 刮痧疗法的禁忌证有哪些？

2. 刮痧的基本操作方法有哪些？

（霍婧伟）

【参考文献】

1. 杨继军，佘延芬. 新世纪全国高等中医药院校创新教材：刮痧疗法. 北京：中国中医药出版社，2011.

2. 冯晓纯，冯晓娜，张强等. 刮痧治疗小儿外感发热. 吉林中医药，2014，34(5)：486-488.

第九节　体　针

【学习目的】

1. 掌握体针疗法的基本理论及儿科适应证。

2. 熟悉常见儿科疾病的体针技术及注意事项。

【基础知识提炼】

1. 体针定义　体针疗法是以毫针为针刺工具，运用不同的操作手法针刺身体各部位经脉，腧穴，以达到疏通经络，调和气血，调整脏腑功能而治疗疾病的一种方法。体针是与耳针、头针等相对而言。

2. 体针适应证　体针在儿科应用较多且疗效显著的疾病有急惊风、遗尿、脑瘫、儿童注意力缺陷多动症等。

3. 体针禁忌证

（1）小儿囟门未闭合时，头项部腧穴不宜针刺。

（2）皮肤有感染、溃疡、瘢痕的部位，不宜针刺。

（3）有自发性出血倾向或因损伤后出血不止的患儿，不宜针刺。

【操作前准备】

针具：多以毫针为主，常按针身长度分为不同规格，儿童常用的为0.5～3寸。

【操作步骤】

1. 穴位选择　主要是根据疾病受累的脏腑、所属的经脉进行辨证选穴、对症选穴、近部选穴及远端选穴。针灸处方的组成主要分为主穴和配穴。主穴一般是治疗主症，起主要作用的穴位。而配穴是在此基础上，选取具有协同作用的腧穴进行配伍应用，有加强腧穴的治病作用。常用的配穴方法主要包括本经配穴、表里经配穴、上下配穴、前后配穴和左右配穴等。

2. 进针方法　根据选取穴位的不同采取不同的体位，通常为仰卧位和俯卧位，部分可有坐位。进针时要快、稳、准，常用进针法有单手进针法和双手进针法。其中单手进针法适用于短针及较熟练的操作者。双手进针法，一般部位可选用指切进针法；若选用长针多用夹持进针法；皮肉浅薄的部位适用提捏进针法（图 5-2-9-1）；若腹部和肌肉松弛处多采取舒张进针法。

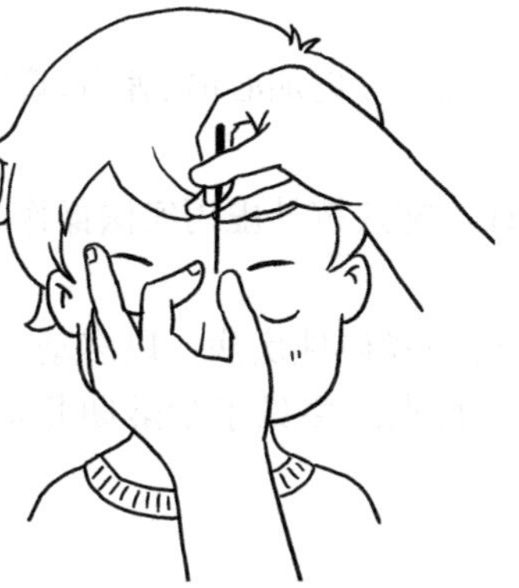

图 5-2-9-1　提捏进针法

3. 针刺手法　基本手法有提插、捻转两种。进针后经反复提插、捻转，使患者有酸、麻、重、胀等感觉，或医生手下有沉紧的感觉，此时为得气。如不易得气时，可采用循、弹、刮、摇、飞、震颤等手法加以辅助，促使针感加强。

4. 起针　起针前先适当行针，松动后将针缓慢退至皮下，然后迅速出针，有出血倾向按压止血。

【注意事项】

1. 因小儿不能合作，针刺时宜采用速针法，不宜留针。

2. 过度劳累、饥饿、精神紧张的患儿，不宜立即针刺。

3. 体质虚弱的患儿，刺激不宜过强，并尽量采用卧位。

【针刺异常现象的处理及预防】

1. 晕针　在针刺过程中，若患儿突然出现面色苍白，心慌气短，出冷汗，严重者出现神志昏迷，二便失禁。此时有可能发生晕针，应立即停止针刺，并将刺入的针起出。让患者采用头低脚高平卧位，松解衣带，给以温水或糖水。一般休息片刻便能恢复，重者可刺人中、涌泉等穴，必要时配合抢救。发生晕针先兆要及时处理。

2. 弯针与折针　有时进针用力过猛，或患儿突然改变体位不配合，或外物碰压均可造成弯针或折针。为防止弯针、折针，进针前应检查针具，嘱咐患儿放松不紧张，取舒适体位，进针时须指力均匀，留针时体外应留 1/4 针身，便于意外时取出。

【常见儿科疾病治疗】

（一）急惊风

起病急骤，常由外感时邪，内蕴湿热和暴受惊恐引发。临床以突然四肢抽搐、颈项强直、两目上视、牙关紧闭甚或神昏为主要表现的儿科常见危急病证。常有热、痰、惊、风四证具备的特点。多见于高热、乙型脑炎、流行性脑膜炎等。

【治法】息风、开窍，镇惊。

【穴位】主穴：人中、合谷、内关、太冲、涌泉；配穴：热盛者配大椎、十宣；痰多配丰隆。

【操作】泻法，强刺激。人中穴向上斜刺，用雀啄法。其余穴位施以提插捻转泻法，留针 20～30 分钟，留针期间 3～5 分钟施术 1 次。大椎、十宣点刺放血。

（二）遗尿

遗尿是指 3 岁以上的小儿睡眠中小便自遗、醒后方知的一种病症。中医学认为，多因肾气不足、下元亏虚，或脾肺两虚、下焦湿热等导致膀胱约束无权而发生。

【治法】温补肾阳、补益肺脾、清热利湿、调理膀胱。

【穴位】主穴：肾俞、关元、中极、膀胱俞、三阴交。配穴：睡眠较深加神门、心俞；肺脾气虚加肺俞、足三里。下焦湿热加阴陵泉。

【操作】刺腹部时针尖偏向下,中等刺激,使针感向阴部传导,刺下肢时针尖向上;留针15分钟,若患儿配合较差则不宜留针,宜浅刺快针。每日1次,7次为一疗程。

(三)脑瘫

脑瘫是指脑损伤所致的非进行性中枢性运动障碍,属于中医学五迟、五软、五硬、痿证的范畴。中医学认为本病多因先天不足、肝肾亏损或后天失养、气血虚弱所致。

【治法】补益肝肾、益气养血、疏通经络、强壮筋骨。

【穴位】主穴:百会、四神聪、悬钟、阳陵泉、足三里;配穴:气血亏虚加心俞、脾俞;痰瘀阻络加血海、膈俞。

【操作】主穴毫针刺,用补法或平补平泻法或速刺不留针。配穴按补虚泻实法操作。

(四)儿童注意力缺陷多动症

注意力缺陷多动症简称儿童多动症,是一种常见的儿童行为障碍性疾病。以多动、注意力不集中、动作过多、情绪不稳、冲动任性,但智力基本正常为特点。多见于学龄期儿童,男孩多于女孩。

【治法】育阴潜阳、补益心脾、安定神志。

【穴位】主穴:内关、太冲、大椎、曲池;配穴:百合、四神聪、神门、三阴交。

【操作】每日1次,每次留针20分钟,留针期间行针1~2次。百会、四神聪平刺,其余穴位直刺,平补平泻。

【思考题】

1. 晕针的表现及处理方法?
2. 针刺治疗急惊风选用穴位及针刺手法?

(霍婧伟)

【参考文献】

1. 王启才.新世纪全国高等中医药院校规划教材:针灸治疗学.第2版.北京:中国中医药出版社,2004.
2. 汪受传.新世纪全国高等中医药院校规划教材:中医儿科学.第2版.北京:中国中医药出版社,2007.

第十节　灸　　法

【学习目的】

1. 掌握灸法的基本理论及儿科适应证。
2. 熟悉灸法基本操作方法。
3. 了解常见儿科疾病的灸法及注意事项。

【基础知识提炼】

1. 灸法的定义　灸法是中医针灸疗法中的一种,以艾叶制成艾绒为原料,产生的艾热在体表穴位上进行烧灼或者温熨,利用灼灸的热力透入肌肤,起到温通经络、调和气血、扶正祛邪作用。《灵枢·官能》:"针所不为,灸之所宜。"因此灸法在临床上应用较为广泛,通常与针疗并用。

2. 灸法的分类　近代对灸法的应用分为:直接灸(化脓灸、非化脓灸)和间接灸(隔姜灸、隔盐灸等)。

3. 灸法适应证　灸法主要以虚证、寒证和阴证为主要治疗对象。在儿科主要用于治疗泄泻、遗尿等疾病,疗效显著。

【操作前准备】

施灸材料:灸用材料均以艾叶为主,如用艾叶制成的艾条、艾炷等。

【操作方法】

1. 艾炷灸　将纯净的艾绒放在平板上,用手指搓捏成圆锥形状,称为艾炷。每燃烧一个艾炷称为一壮。艾炷灸分为直接灸和间接灸两类。

(1) 直接灸法:是将大小适宜的艾炷,直接放在皮肤上施灸。若施灸时需将皮肤烧伤化脓,愈后留有瘢痕者,称为化脓灸。若不使皮肤烧伤化脓,不留瘢痕者,称为非化脓灸。

(2) 间接灸法:是用药物将艾炷与施灸腧穴部位的皮肤隔开,进行施灸的方法。临床常用的如隔姜灸、隔盐灸等。隔姜灸:取鲜生姜一块,将其切成0.2～0.5cm厚的姜片,中间用三棱针穿刺数孔。施灸时,将其放在穴区,将艾柱放其上点燃即可。隔盐灸:令患儿仰卧,暴露脐部。取纯净干燥之细白盐适量,填于脐上,然后上置艾炷施灸,至患儿稍感烫热,即更换艾炷。

2. 艾条灸　施灸时将艾条的一端点燃,对准应灸的腧穴部位,距离皮肤1.5～3cm左右,进行熏烤。若施灸时,将艾条点燃的一端与施灸部位的皮肤像鸟雀啄食一样,一上一下活动地施灸,称为雀啄灸,若将艾条在皮肤上做顺时针或逆时针转动,称为回旋灸。

雷火灸:在古代雷火神灸实按灸的基础上,将其改变为悬灸法,并在普通艾条中掺入沉香、穿山甲、干姜、茵陈、木香、羌活、乳香、麝香等药物创新发展而成的一种治疗方法,利用植物燃烧时发出的红外线及热能起到畅通经络、调和气血、活血散瘀、消炎镇痛等作用。较艾条灸相比有药力峻、火力猛、渗透力强的特点。

【注意事项】

1. 施灸时要避免燃烧后的残灰掉落烫伤皮肤,用过的艾条应及时熄灭。
2. 在灸疮化脓时应保持局部清洁,并用敷料保护灸疮,以防感染。
3. 凡辨证属实证、热证,禁止施灸。
4. 若有咯血、吐血、衄血等出血倾向慎用灸法。
5. 颜面部、阴部、大血管走行的区域以及关节活动部位,禁止进行瘢痕灸。

【常见儿科疾病治疗】

(一) 遗尿

遗尿是指3岁以上的小儿睡眠中小便自遗、醒后方知的一种病症。多与膀胱和肾的功能失调有关,临床多以肾气不足、下元亏虚,或脾肺两虚为多见。

【治法】温肾助阳

【穴位】中极、关元、三阴交、百会。肾阳不足加肾俞;脾肺气虚加足三里。

【操作】施以隔姜灸,每穴灸约5～6壮,约15～20分钟;百会穴使用艾条行雀啄灸15分钟,以上均以患者皮肤红润而不起泡为度。每日1次,5次为1个疗程。

(二) 泄泻

泄泻是以大便次数增多,粪质稀薄或如水样为特征的一种常见病。小儿脾常不足,加之乳食不节、饮食不洁、或冒风受寒等均可损伤脾胃,而致泄泻。久病迁延不愈,脾损及肾,造成脾肾阳虚。故此法主要用于脾虚泻、脾肾阳虚泻。

【治法】温补脾肾。

【穴位】神阙、中脘、天枢和足三里。

【操作】神阙穴用隔盐隔姜灸,天枢、中脘穴用隔姜灸,足三里用雀啄灸法,每穴位5～6壮,以皮肤红润为度。一般在25～30分钟之间。每日治疗1次,7日为1个疗程。

【思考题】

1. 常用灸法的基本操作方法有哪些？

2. 灸法治疗小儿泄泻常选用穴位及艾灸方法？

（霍婧伟）

【参考文献】

1. 王启才. 新世纪全国高等中医药院校规划教材：针灸治疗学. 第2版. 北京：中国中医药出版社，2004.
2. 汪受传. 新世纪全国高等中医药院校规划教材：中医儿科学. 第2版. 北京：中国中医药出版社，2007.
3. 田谧，史耀勋，林艳等. 灸法治疗泄泻心得. 北方药学，2011，8(6)：65-66.

第十一节　头　　针

【学习目的】

1. 掌握头针疗法的基本理论及儿科适应证。

2. 掌握头针疗法基本操作方法。

3. 熟悉常见儿科疾病的头针技术。

4. 熟悉头针的主要事项。

【基础知识提炼】

1. 头针定义　头针又称头皮针，是指在头皮特定部位针刺治疗疾病的方法。

2. 头针原理　头针治疗的理论：根据传统脏腑经络理论，手足六阳经皆上循于头面，六阴经中手少阴与足厥阴经直接循行于头面部，其他阴经则通过各自的经别与阳经相合后上达于头面，因此，头面部是脏腑经络之气汇集的重要部位，正如《素问·脉要精微论篇》所云"头者精明之府"。其次，结合西医学关于大脑皮层功能定位的原理，在头皮相关区域进行针刺，刺激脑的体表投影区及其邻近腧穴，调节皮层功能而达到治疗效果。

3. 头针适应证　头针主要适用于脑源性疾病，在儿科常用于脑性瘫痪、癫痫、抽动障碍、注意力缺陷多动障碍、遗尿症等疾病的治疗。

4. 头针禁忌证

（1）囟门和骨缝尚未骨化的婴儿。

（2）头部颅骨缺损处或开放性脑损伤部位，头部严重感染、溃疡、瘢痕者。

（3）高热、急性炎症以及心肌炎、心力衰竭、重度贫血患儿。

【操作前准备】

针具：选用直径0.35mm，长40～50mm的毫针。

【操作步骤】

1. 穴位选择　单侧肢体疾病，选用对侧头针线；双侧肢体疾病或不易区分左右的疾病，双侧取穴。根据疾病具体情况选择相应的头针线。

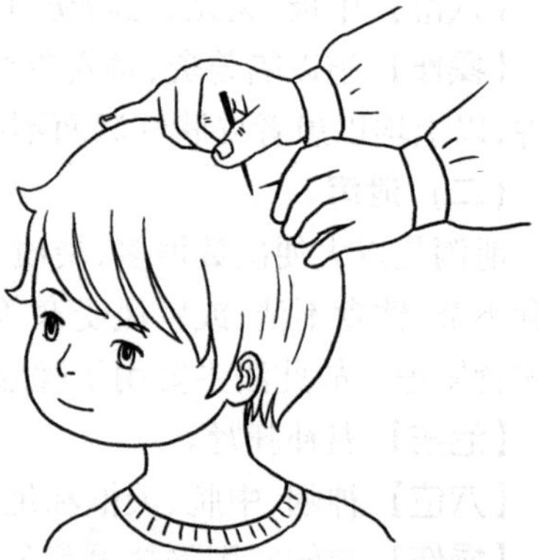

图5-2-11-1　头针行针示意图

2. 进针方法　患儿多取坐位或卧位，局部皮肤常规消毒。一般针尖与头皮呈30°左右夹角，快速进针刺入皮下，当针尖达到帽状腱膜下层时，指下感到阻力减小，然后使针与头皮平行，继续捻转进针。进针深度宜根据患儿具体情况和处方要求决定。一般情况下，针刺入帽状腱膜下层后，使针体平卧，进针 2～3cm 左右为宜（图 5-2-11-1）。

3. 针刺手法

（1）捻转：头针的运针多捻转不提插。在针体进入帽状腱膜下层后，用示指第一节的桡侧面与拇指第一节的掌侧面持住针柄，然后示指掌指关节作连续伸屈运动，使针体快速旋转，要求捻转频率在 100 次/分钟左右，持续 2～3 分钟。

（2）留针：在留针期间不再施行任何针刺手法，让针体安静而自然地留置在头皮内。一般情况下，头针留针时间宜在 20～30 分钟。留针期间间歇进行捻转，以加强刺激，部分患者在病变部位会出现热、麻、胀、抽动等感应。一般情况下，在 20～30 分钟内，宜间歇行针 2～3 次，每次 2 分钟左右。

4. 起针　刺手夹持针柄轻轻捻转松动针身，押手固定穴区周围头皮，先缓慢出针至皮下，然后迅速拔出，拔针后必须用消毒干棉球按压针孔，以防出血。

【注意事项】

1. 因头皮有毛发，必须认真严格消毒，以防感染。

2. 留针时针体应露出头皮，不宜碰触留置在头皮下的毫针，以免折针、弯针。如局部不适，可稍稍退出 0.5～1cm 左右。对有严重心脑血管疾病，但需要留针时间较长者，应加强监护，以免发生意外。

3. 行针捻转时应注意观察，防止晕针等不良反应发生；对精神紧张、过饱、过饥者应慎用，不宜采取强刺激手法。

4. 头发密集的部位常易遗忘所刺入的毫针，起针时需反复检查。

5. 头皮血管丰富，容易出血，故出针时必须用干棉球按压针孔 1～2 分钟。

【儿科常见疾病治疗】

（一）脑性瘫痪

脑性瘫痪简称脑瘫，是指出生前到出生后 1 个月内各种原因所引起的非进行性脑损伤所致的综合征，主要表现为中枢性运动障碍及姿势异常，可伴有智力低下、惊厥发作、行为异常、听力障碍、视力障碍等。本病属于中医的“五迟”“五软”“五硬”“痿证”等疾病范畴。临床上多因肝肾亏虚、脾肾两亏、肝强脾弱、痰瘀阻络引起。本疗法适用于所有证型。

【治法】调补肝肾、疏经通络。

【穴位】额中线、顶中线、顶颞前斜线、枕上正中线；视觉异常者加枕上旁线，听觉异常者加顶颞后斜线，智力异常者加额旁 3 线，共济失调者加枕下旁线。

【操作】沿头皮进针，达帽状腱膜下层，持续捻转 2 分钟，频率约 60～90 次/分，留针 30 分钟，出针前再捻转 2 分钟，治疗 1 周后改用强刺激手法，每次进针后持续捻转 3 分钟，频率约 100～160 次/分，留针 30 分钟，出针前再捻转 3 分钟，每日 1 次，10 次为 1 疗程。

（二）癫痫

癫痫是多种原因引起的一种脑部的慢性疾患，其特点是大脑神经元反复发作性异常放电引起相应的突发性和一过性脑功能障碍。临床以突然仆倒，昏不识人，口吐涎沫，两目上视，肢体抽搐，惊掣啼叫，喉中发出异声，片刻即醒，醒后一如常人为特征，具有反复发作特点。中医称为“痫证”“羊癫风”。临床上多因顽痰内伏、暴受惊恐、惊风频发、外伤瘀血等引起。本疗法适用于所有证型。

【治法】发作期醒脑开窍；间歇期健脾化痰熄风。

【穴位】额中线、顶中线、项旁 2 线、枕上正中线。

【操作】沿头皮进针，达帽状腱膜下层，捻转3～5分钟，留针30分钟作用，留针期间再捻转1～3次，每次3～5分钟，每日1次，10次为1疗程。癫痫发作时手法宜重。

（三）抽动障碍

抽动障碍是一种复杂的慢性神经精神障碍，起病于儿童和青少年时期，主要表现为不自主的、反复的、快速的一个部位或多个部位肌肉运动性抽动，伴或不伴发声性抽动，并常伴有诸多行为问题，如注意缺陷多动障碍、强迫障碍、睡眠障碍和情绪障碍等。本病属于中医"慢惊风""瘈疭""筋惕肉瞤""痉风""肝风"等疾病范畴。临床多因肝亢风动、痰火内扰、脾虚肝旺、阴虚风动等引起。本疗法适用于所有证型。

【治法】平肝息风、健脾化痰、滋阴降火。

【穴位】额中线、额旁1线、额旁2线。

【操作】沿头皮进针，达帽状腱膜下层，捻转3～5分钟，留针30分钟～1小时，留针期间再捻转1～3次，每次3～5分钟，每日或者隔日治疗1次，7～10次为1疗程。

（四）注意力缺陷多动障碍

注意力缺陷多动障碍又称儿童多动综合征，简称多动症，是一种常见的儿童行为障碍，临床特点是智能正常或接近正常的小儿，表现出与年龄不相称的注意力易分散，注意力广度缩小，不分场合的过度活动，情绪易冲动伴有学习困难的一组证候群。本病属于中医"脏躁""躁动证"等疾病范畴。临床上多因肾虚肝亢、心脾不足、痰热扰心引起。本疗法适用于所有证型。

【治法】调和阴阳，清热化痰。

【穴位】顶中线、额中线、额旁1线、额旁2线、顶颞前斜线。

【操作】沿头皮进针，达帽状腱膜下层，快速捻转1分钟，频率150～200次/分，留针30分钟，留针期间行针1次，每日或者隔日治疗1次，10次为1疗程。

（五）遗尿症

遗尿症是指5岁以下小儿在睡眠状态下不自主排尿≥2次/周，持续6个月以上的一种病症。临床上可分为原发性与继发性遗尿或单纯性与复杂性遗尿，可伴随有多种排尿障碍和精神异常的表现。本病属于中医"尿床""夜尿症""遗溺"等疾病范畴。临床上多因下元虚寒、脾肺气虚、心肾失交、肝经郁热等引起。本疗法适用于所有证型。

【治法】温补肾阳、固涩缩尿。

【穴位】顶中线、额旁3线。

【操作】沿头皮进针，达帽状腱膜下层，每次行针2～3分钟，留针30分钟，留针期间行针1～2次，每日或隔日治疗1次，7～10次为1疗程。

【思考题】

1. 头针常用于治疗哪些儿科常见疾病？
2. 请简述头针治疗小儿抽动障碍的取穴及操作步骤。
3. 小儿头针留针时有哪些注意事项？

（吴力群）

【参考文献】

1. 国家卫生和计划生育委员会妇幼健康服务司，国家中医药管理局医政司. 儿科中医医疗技术及中成药用药指导. 北京：中国中医药出版社，2015.
2. 梁繁荣. 针灸学. 上海：上海科学技术出版社，2006.

第三章

儿科急救操作技能

第一节　婴幼儿心肺复苏术

心肺复苏（CPR）指在心跳呼吸骤停时所采取的一系列急救措施，目的是使心肺恢复正常功能，使生命得以维持。

【学习目的】

1. 熟悉心跳骤停的病因。
2. 掌握心跳骤停的诊断、心肺复苏流程、心跳呼吸骤停的处理。

【基础知识提炼】

（一）心跳呼吸骤停的病因

1. 原发疾病所致　常见新生儿窒息、早产并发症、重症肺炎、心源性疾病等各种病致休克后期。

2. 意外伤害所致　溺水、呛奶窒息、电击等。

儿童心跳呼吸骤停，多由上述因素造成呼吸循环功能衰竭并逐渐恶化，往往先引起呼吸骤停，继而心搏骤停，即：窒息性心脏骤停。因此，儿童心肺复苏保持呼吸道通畅和有效的人工通气非常重要。

（二）心跳骤停的诊断

临床上通过1、2、3即可做出快速判断。

1. 突然意识丧失。
2. 呼吸停止或不能正常呼吸（仅仅是喘息）。
3. 大动脉搏动消失。
4. 瞳孔散大，固定。
5. 心音消失或心率极缓慢。

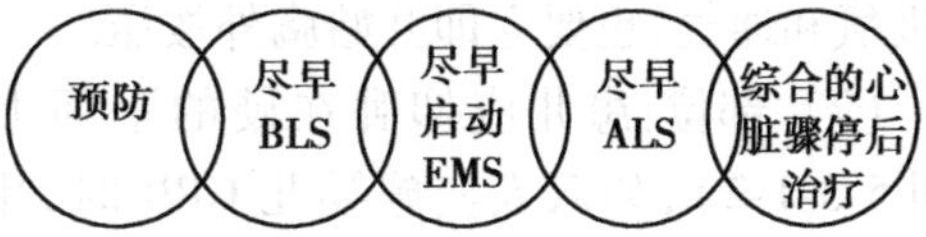

图 5-3-1-1　儿童生存链

（三）心肺复苏标准程序

1. 基本生命支持（BLS）　包括生存链中的前3个环节（图5-3-1-1）。任何受过训练的医务人员或非医务人员均可实施BLS，是自主循环恢复、挽救心跳呼吸骤停患者生命的基础。应尽早进行CPR，同时启动急救医疗服务系统（EMS），迅速将患儿送到能进行ALS的医疗机构。包括实施：C：Circulation 人工循环，即心脏按压；A：Airway 开放气道；B：Breathing 人工呼吸；D：Defibrillation AED 除颤。

2. 高级生命支持(ALS)　为心肺复苏第二阶段,由有经验的医护人员参与且分工明确。此阶段重点:最大限度地改善预后,包括在不导致胸外按压明显中断和电除颤延迟的情况下,建立静脉通路、使用药物、气管插管等。

3. 综合的心脏骤停后治疗　主要针对自主循环恢复后的治疗和护理,需多学科联合,对提高患者生存率和生活质量非常重要。包括转运患儿至具有心肺复苏系统治疗能力的医院或重症监护中心、优化机械通气和减少肺损伤、器官功能支持、降低多器官衰竭风险、提供必要的复苏后康复训练等。

【操作前准备】

1. 人员准备　呼救,尽早启动急救系统。

2. 平常抢救间常规准备物品　球囊面罩、气管插管、喉镜、心电监护、吸氧管、氧气、除颤仪、电极片、相关常用抢救药品。

【操作步骤】

争分夺秒的现场抢救十分必要,强调黄金4分钟:在4分钟内进行BLS,并在8分钟内进行ALS。

(一) 迅速评估并启动EMS

包括迅速评估环境对抢救者和患儿是否安全、呼救、评估患儿有无创伤、有无反应和呼吸(5~10秒内完成)、检查脉搏(婴儿的肱动脉,儿童的颈动脉或股动脉,10秒内完成),迅速决定是否需要CPR;积极联系尽早启动EMS(如果仅有一名施救者,患儿又需要立即CPR,则2分钟CPR后启动EMS)。

(二) 迅速实施CPR

迅速有效地CRP对于自主循环恢复、避免复苏后神经系统后遗症至关重要。婴儿和儿童CPR程序为C-A-B,即胸外按压-开放气道-建立呼吸;新生儿仍为A-B-C。

1. 胸外按压

(1) 指征:如果患儿无反应且没有呼吸或不能正常呼吸(即仅仅是喘息),非专业人员可立即开始胸外按压;专业人员如果在此之后10秒内没有触摸到脉搏或不确定已触摸到脉搏,也要立即开始胸外按压。

如果无呼吸或呼吸力度不足但脉搏存在,则单作人工呼吸12~20次/分(即3~5秒1次)直至自主呼吸恢复,无需胸外按压,每2分钟重新评估一次脉搏。

如果未触到或不确定触到脉搏或脉搏小于60次/分,且有体循环灌注不良表现时,即使已吸氧和通气,也要立即开始胸外按压。

(2) 部位:患儿应仰卧在硬的平面上,用两手指紧贴患儿乳头连线下方按压胸骨(图5-3-1-2);如双人实施婴儿CPR时,用双手环抱拇指按压法(图5-3-1-3),两手掌及四手指托住两侧背部,双手大拇指按压胸骨下1/3处;儿童用单手(一手固定头部以便通气,另一手的掌根部置于胸骨下半段,手掌根的长轴与胸骨的长轴一致)或双手(一手掌根部重叠放在另一手背上,十指相扣,使下面手指抬起,掌根部垂直按压)按压胸骨下半部分。

(3) 方法:强调实施高质量的胸外按压是高质量心肺复苏的需要。包括:快速压:按压速率为至少100~120次/分;用力压:足够的力量和幅度按压,按压幅度至少为胸部前后径的三分之一(婴儿大约为4厘米,儿童大约为5厘米,不超过6厘米),按压频率和深度与冠脉和脑灌注密切相关;保证每次按压后充分胸部回弹-以利增加回心血量;尽量减少胸外按压的中断(<10 秒);避免过度通气。如有 2 人以上的救护人员,应每 2 分钟交替按压,以防疲劳导致按压质量和速度下降(5 秒钟内完成角色转换)。

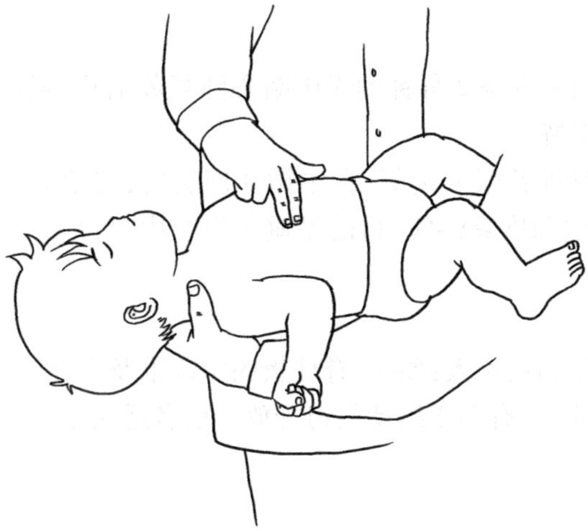

图 5-3-1-2 单人胸外按压

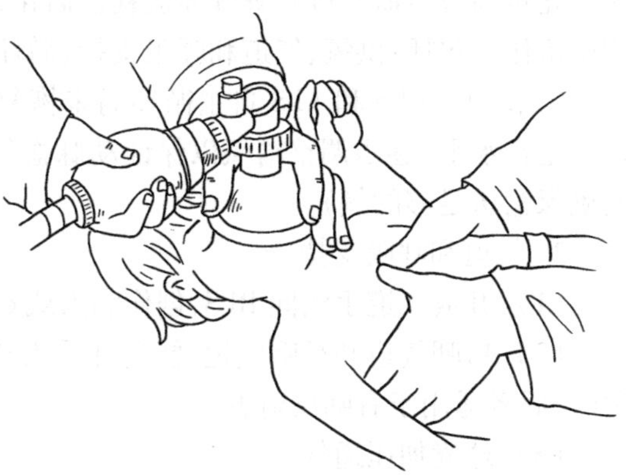

图 5-3-1-3 双手环抱拇指按压法

(4) 胸外按压有效指征:每次按压均可触及脉搏搏动。

2. 开放气道 儿童,尤其低龄儿主要为窒息性心脏骤停,故开放气道、有效人工呼吸是儿童复苏成功关键措施之一。首先要清理呼吸道异物、分泌物、呕吐物。

方法:仰头抬颏法:非专业人员施救时,用此法。一手小鱼际部位置于患儿前额,另一手食指、中指置于下颏将下颌骨上提,使下颌角与耳垂连线和地面垂直,注意手指不要压颏下软组织以免阻塞气道;托颌法:疑有颈椎损伤者,专业人员可用此法。双手放在患儿头部两侧,握住下颌角向上托下颌,使头部后仰程度为下颌角与耳垂连线和地面 60°(儿童)或 30°(婴儿)。

3. 人工呼吸 开放气道后立即 2 次有效呼吸。要点:保持气道开放位;只要给予使胸廓抬起的最小潮气量即可,以避免过度通气。

(1) 口对口人工呼吸:适合现场急救。施救者深吸一口气,如患儿是婴儿,可将嘴覆盖口鼻,儿童则用口对口封住,拇指和食指紧捏住患儿鼻子,保持其头后倾,将气吹入,同时可见患儿胸廓抬起。停止吹气后放开鼻孔,使患儿自然呼气。此操作吸入氧浓度低(小于 18%),施救者易疲劳,也有感染疾病的潜在危险,故如条件允许,应尽快采取以下辅助呼吸方式。

(2) 球囊面罩通气:不带贮氧囊的气囊仅能递送 40% 氧气至患儿;带贮氧囊的气囊可递送 90% ~100% 氧气至患儿,气囊常配有压力限制活瓣装置,压力水平为 35 ~40cmH_2O。面罩要紧密覆盖住患儿口鼻,并托颌保证气道通畅。可采取 EC 钳方式。

(3) 胸外按压与人工呼吸比:新生儿:3∶1;若未建立高级人工气道:婴儿和儿童(>1 月):1 人施救:30∶2,2 人施救:15∶2;成人(青春期以后):不论 1 人或 2 人施救均为 30∶2;高级气道建立后,呼吸频率 10 次/分,期间不停止心脏按压,频率不小于 100 ~120 次/分。

4. 除颤 在能获取 AED(急救人员和非专业人员均可使用)的条件下,尽早使用 AED,以行心电监护或者除颤。若目击的突发性心脏骤停或院内心电监测有室颤(VF)或无脉性室速(VT)时,应在CPR同时尽快除颤,院内不应超过3分钟。除颤1次后立即行CPR(电击前后胸外按压中断时间小于10秒),2分钟后重新评估心跳节律。剂量:首剂:2~4J/kg,后续:≥4J/kg,<10J/kg或成人最大剂量。

(三)高级生命支持

儿童高级生命支持心脏骤停流程已简化,强调围绕2分钟的无中断心肺复苏治疗,强调团队协作。包括:供氧、气道和呼吸支持、循环支持。

1. 供氧　BLS和ALS自主循环尚未恢复时推荐吸入纯氧;自主循环恢复后,将给氧限制在正常水平(逐步调整给氧以保证动脉血氧饱和度≥94%,目的是避免组织内氧过多,同时确保输送足够的氧)。

2. 气道和呼吸支持

(1)开放气道手法同BLS,创伤病人或疑似创伤病人:颈托、脊柱板固定颈椎及脊柱。

(2)口咽气道和鼻咽气道:能避开舌头和软腭,有助于维持气道开放。前者适用于无反射者,后者适用于有咽反射者。

(3)球囊加压通气

(4)气管插管:因为高级气道置入会阻碍胸外按压,如果可以在前几分钟成功的使用球囊面罩为呼吸骤停患儿进行通气的话,就不要中断CPR去进行插管。在以下情况下才考虑插管:团队无法通过球囊面罩通气;团队可以在不中断心脏按压的前提下插管;对最初的CPR或除颤无反应,心脏骤停持续;有自主循环恢复的表现。

(5)喉面罩通气道

3. 循环支持

(1)建立和维持输注通道:静脉通道(IV);骨内通道(IO);气管通道(ET):次于IV、IO,仅脂溶性药可以:利多卡因、肾上腺素、阿托品、纳洛酮。

(2)有条件尽快给予复苏药物

1)肾上腺素:公认的CPR首选药物,有正性肌力和正性频率作用。剂量:IV、IO:0.01mg/kg(1∶10 000,0.1ml/kg);ET:0.1mg/kg(1∶1000,0.1ml/kg);单次最大剂量:IV、IO:1mg,ET:2.5mg。碱性液可使肾上腺素灭活而影响药效,故肾上腺素不能与碱性液在同一管道输注;药物不能渗出,可致局部皮肤坏死、溃疡形成;可每3~5分钟重复给药一次。

2)碳酸氢钠:迅速建立有效的通气和恢复全身灌注是处理酸中毒和低氧血症的基本措施,故心脏骤停时不主张常规给予此药。仅适用于:对通气和吸氧无反应的重度代谢性酸中毒的长时间的心脏停搏患儿,可考虑使用碳酸氢钠;高钾血症、钠通道阻滞剂中毒导致的心脏毒性可用碳酸氢钠。

3)胺碘酮:用于多种心律失常,尤其对于VF、VT经CPR、2~3次除颤及给肾上腺素无效的患儿,若无胺碘酮可用利多卡因。剂量:5mg/kg IV、IO,重复给药至总剂量达15mg/kg,单次最大剂量300mg。用药时监测心电图和血压;心跳停止时可快速负荷,出现灌注心率时给药要慢(20~60分钟);慎与其他可引起Q-T间期延长的药物(如普鲁卡因酰胺)合用。

4)阿托品:已不作为常规性使用,仅适用于有症状的心动过缓。剂量:IV、IO:0.02mg/kg/次,ET:0.04~0.06mg/kg/次,间隔5分钟可重复给药1次。最小单次剂量:0.1mg,最大单次剂量:儿童0.5mg,青少年1.0mg。

5）葡萄糖高血糖、低血糖均可导致脑损伤，故危重患儿应监测血糖。低血糖：应给予葡萄糖，0.5～1g/kg，IV 或 IO；新生儿用 10% 葡萄糖 5～10ml/kg，婴儿和儿童用 25% 葡萄糖 2～4ml/kg，青少年用 50% 葡萄糖 1～2ml/kg。CRP 期间宜用无糖液，血糖高于 10mmol/L 需要控制，伴有高血糖的患儿预后差。

其他治疗包括预防及处理复苏后患儿出现的低血压、心律失常、颅内高压等。

【注意事项】

1. 保证高质量胸外按压的方法。

2. 保证有效人工呼吸的方法。

3. 胸外按压与人工呼吸次数比。

【思考题】

1. 怎样快速判断患者是否已发生心跳骤停？

2. 怎样做到高质量的胸外按压？

3. CPR 首选药物是什么？

（赵丽斯）

【参考文献】

1. 美国心脏协会. 心肺复苏指南. 美国. 2010.

2. 美国心脏协会. 心肺复苏指南. 美国. 2015.

第二节　小儿经口气管内插管术

小儿经口气管内插管术是将特制的气管导管通过口腔插入气管内迅速开放气道的一种有效措施。它不仅可解除气道内的阻塞，提供有效的通气，还可进行气管内给药。气管插管在急重危症病人的抢救中起着关键的作用。

【学习目的】

1. 掌握小儿经口气管插管术的操作步骤。

2. 熟悉小儿经口气管插管术的注意事项。

【操作前准备】

1. 喉镜　分为镜柄、镜片两部分。镜片有直、弯两种。年长儿一般选用弯镜片。采用直镜片则显露效果较好。早产儿用 0 号；足月儿～婴幼儿用 1 号；4～8 岁儿童选用 2 号。

2. 气管导管

（1）气管导管应具备的条件：

1）导管材料应对喉头、气管无毒性，无刺激性，不引起过敏反应。

2）导管内外壁光滑，以保证不损伤声带和气管黏膜，不增加气流阻力。

3）导管质地柔软，又有良好的弹性和硬度，管壁薄，内径大，能保持一定弯度，又有可塑性，不易被折屈或压扁。

（2）套囊：导管有带套囊和无套囊之分。成人及年长儿选用带套囊的导管，婴幼儿一般选择无套囊导管。

（3）导管的标号：目前采用两种：

1）导管内径（ID）标号，每号相差 0.5mm。

2）法制 F 标号：F＝标号外径 mm ＊ 3.14，即为导管的外周径值，每号相差 2F（14、16、

18……)。

两者的换算为:ID=F/4

(4) 小儿气管导管的选择:导管的粗细一般根据年龄选择,新生儿气管插管的型号即内径(mm)=体重(kg)/2+2;2岁以上可用年龄(岁)/4+4,ID 5.5mm以下一般选用不带套囊的导管。根据下表选择好导管后,再准备两根±0.5mm的导管。

小儿气管插管用型号的选择

年龄	体重(kg)	镜大小	镜片直弯	插管内径(mm)	插管套囊(cm唇边)	插管套囊	引导丝(F)
0~3个月	3~5	0~1	直	2.5~3.5*	10~10.5	无套囊	6
3~6个月	6~7	1	直	3.5	10~10.5	无套囊	6
7~10个月	8~9	1	直	3.5~4.0	10.5~12	无套囊	6
11~18个月	10~11	1	直	4.0	11~12	无套囊	6
19~35个月	12~14	2	直	4.5	12.5~13.5	无套囊	6
3~4岁	15~18	2	弯	5.0	14~15	无套囊	6
5~6岁	19~22	2	弯	5.5	15.5~16.5	无套囊	14
7~9岁	24~30	2~3	弯	6.0	17~18	带套囊	14
10~12	32~40	3	弯	6.5	18.5~19.5	带套囊	14

* 早产儿用2.5mm,足月儿用3.0~3.5mm

3. 牙垫　用于经口腔插管时防止咬瘪气管导管,常用较硬的橡胶及硬塑料制成。

4. 吸引装置　用于清除口腔、咽喉部分分泌物及残留的呕吐物,便于暴露声门。

【操作步骤】

1. 优点　操作简单、迅速,常用于急救复苏术。

2. 缺点　导管活动度大,不易固定,易脱管;对喉、气管的压迫、摩擦较大;清醒患儿较难耐受;易咬合导管,影响通气;影响吞咽及口腔护理,口腔分泌物较多。

3. 安置头位　插管前安置一定的头位,使上呼吸道三条轴线重叠成一条直线,年长儿肩部贴手术台或床面,头垫高10cm,呈"嗅物位",这样可使颈椎呈伸直位,颈部肌肉松弛,门齿与声门之间距离缩短,咽轴线与喉轴线成一线。在此基础上再使环枕关节部处于后伸位,利用弯型喉镜将舌根上提,即可使三条轴线重叠成一线而显露声门。此头位安置较简单,轴线重叠较理想,喉镜着力点在舌根、会厌之间的脂肪组织,无需用门齿作支点,故较为通用。

婴幼儿头比躯干相对大,因此,不必将头部垫高,仅使环枕关节部处于后伸位,即可使三条轴线重叠。垫高头部往往难以看到声门。新生儿只需将头部稍稍后伸即可,若过度后伸可使未成熟的气管拉长、损伤,并招致气道闭塞。若存有颈椎外伤,应用推下颌法。

4. 插管法

(1) 首先用右手开启口腔,方法有两种:

1) 双指交叉法:用右手拇指与食指从右嘴角交叉分开病儿的上下齿列。

2) 推下颌法:右手掌固定在患儿前额部,用中、小指向下推开下颚,主要用于婴幼儿。

(2) 显露声门:张口后,左手持喉镜沿口角右侧置入口腔,将舌体向左推开,使喉镜片移至正中位，此时可见到悬雍垂（此为显露声门的第一标志）。继续慢慢推进喉镜，使其顶端抵达舌根，稍上提喉镜，可见到会厌的边缘（此为显露声门的第二标志）。继续推进喉镜片，使其顶端抵达舌根与会厌交界处，然后上提喉镜，以挑起会厌而显露声门。如果用直型喉镜片，应使喉镜片顶端越过会厌的喉侧面，然后上提喉镜，挑起会厌显露声门。

（3）插入导管：右手以握毛笔式手势持气管导管，斜口端对准声门裂，轻柔地插过声门，进入气管。若遇到阻力，不要强行推入，应换小一号气管导管插入。如果病人自主呼吸未消失，应在病人吸气末（声带外展最大位）顺势将导管插入。

5. 判断、确定气管导管的位置及导管的固定

（1）导管位置的判断：导管插入气管的合适位置为导管开口位于气管中部。气管插管时，气管插管尖端的标志线应置于声带处。有些气管插管有三处标志线，可将远端或中间标志线置于声带处。若为带囊气管内导管，则气囊刚好完全过声带。若过浅容易脱出，过深则进入支气管（尤易进入右支气管），造成单侧肺通气，或直对隆突，气流刺激易发生呛咳等反应。另外，气管导管极易误入食管，若不及时判断和纠正，则发生严重后果。正确判断方法：

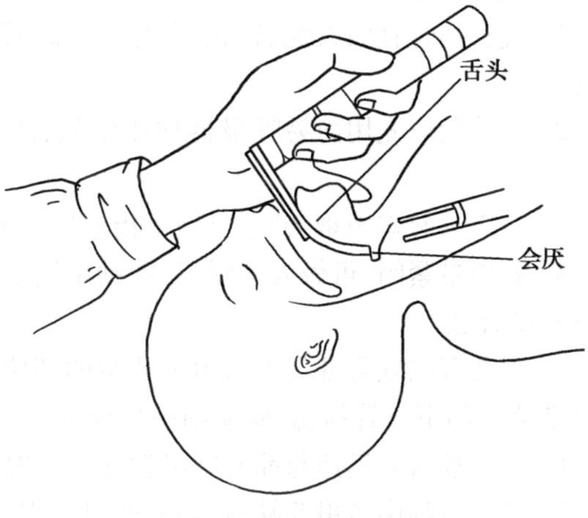

图 5-3-2-1　放置喉镜的解剖标志

1）插管前应听诊两肺呼吸音情况，以便和插管后对比。有时误吸或痰已阻塞了支气管或肺段支气管使该叶呼吸音减弱或消失，若插管前不了解清楚，易引起判断失误。

2）在明视插管时，直视导管进入气管的深度，一般成人为5cm，小儿为2～3cm（插至导管前端黑线部位即可）。

3）观察气管导管插入的深度：1岁以下小儿的气管长度（声门至气管分叉部）为5～10cm。

经口腔插管：新生儿经口插入深度即唇-管端（cm）=体重（kg）+6；3个月至1岁小儿，气管导管插入10cm（自门齿部位算起）；2岁小儿一般插入12cm；2岁以上小儿合适的插管深度按以下公式计算。

插管深度（cm）=年龄（岁）/2+12 或体重（kg）/5+12 或身长（cm）/10+5

或：插管深度（cm）=气管插管内径（cm）*3

4）插管后接简易呼吸器正压通气，可以观察到：呼气时透明导管内有雾气出现，吸气时消失；两侧胸廓上下运动良好，左右对称；听诊两肺（两肺尖及腋中线高位）呼吸音对称（和插管前比较）；听诊胃部无气过水声，且胃肠无膨胀。

5）不易判断正确深度时，可将导管先送入较深，使左侧呼吸音减弱或消失，然后边听诊左肺，边缓慢后退导管至隆突（左肺出现呼吸声音），再后退1～2cm即可。

6）摄床旁胸片：一般导管内都含有钡丝，导管末端在气管隆突上1～2cm，或第三胸椎为宜。

（2）导管粗细的判断：选用不带套囊的气管导管时，当气道内压达2~2.7kPa（15~20cm H_2O），出现漏气则导管粗细适宜；若不漏气，则提示导管太粗；若气道内压低于1.3kPa（10cm H_2O），出现漏气，则提示导管太细，都应予以更换，也可于小儿病情稳定后予以更换。

（3）导管的固定：经口腔气管导管插入后，应立即放置牙垫，以防咬瘪导管。经判断导管确在气管内，且导管粗细、深度适当后，先以一根胶布在鼻与上唇之间交叉固定导管，然后再用另一根胶布固定导管、牙垫于下颌。刚出生的新生儿皮肤上有胎脂，不易固定，应将胎脂擦去。

【注意事项】

1. 气管插管宜两人配合，助手负责送器械，并注意患儿面色、心电及经皮氧饱和度的变化。

2. 插管前应先用简易呼吸器加压给氧，改善全身缺氧状况，以提高机体对插管时缺氧的耐受力。

3. 若声门暴露困难，助手可用手指轻压患儿环状软骨处或减少患儿头后仰程度。

4. 若声带紧闭，可做人工呼吸，即助手用手掌在患儿胸骨下1/3处按压，使其下陷2cm，促使声带开放。

5. 小儿环状软骨处是上气道最狭窄的部位，导管进声门后若阻力较大，不可硬性推进，否则造成声门下气管损伤，应换细一号导管。

6. 导管插入后迅速与简易呼吸器连接，加压给氧，以改善缺氧及确定插管位置。

7. 插管过程中若患儿缺氧、心率明显减慢，应停止操作，气囊加压给氧，待缺氧改善、心率恢复后再进行操作，并争取30秒内完成。若应用高频通气下插管，整个插管过程均在持续供氧和人工通气下进行，氧分压、氧饱和度上升，对初学插管者或估计插管困难者尤其适用。

8. 气管内插管的并发症及预防

（1）喉损伤：喉损伤其中多为喉水肿，表现为声音嘶哑、吸气性呼吸困难、犬吠样咳嗽，一般于拔管后3天逐渐恢复。治疗：地塞米松每日0.5~1.0mg/kg或氢化可的松每日8~10mg/kg，静脉滴注1~3天；注射用水20ml、地塞米松1mg及庆大霉素2万U，局部雾化，每4~6小时一次，每次20分钟，至症状消失。如喉梗阻严重，需再次插管时，应选细一号的导管，继续应用肾上腺皮质激素，争取24~28小时内拔管。喉损伤与操作动作粗暴、导管过粗、患儿躁动、导管活动度大、导管材料性质、留置时间及感染（原有上呼吸道感染或导管消毒不严）有关。应选用聚氯乙烯导管，小儿可留置2~3周。

（2）堵管：常见原因为痰堵，其他见于导管与呼吸器连接处扭曲、打折，经口插管时牙垫固定不当、导管被咬、套囊脱落等。此时患儿呼吸困难及缺氧加重、烦躁、两肺呼吸音减低至消失。完全堵管及套囊脱落，应及时拔出导管，更换新管。加强吸入气湿化、人工鼻的反应及定时拍背吸痰、可防止痰堵。

（3）脱管：小儿气管较短，导管在气管内留置相对更短，若导管固定不牢，加之患儿躁动，则导管易滑出。若进入食道，形成“内托管”，常不易被发现。有时患儿手未加束缚，可自行将导管拔出。脱落后若原发病仍较严重，应重新插管。病情好转者，可按拔管处理，但需要观察。

（4）继发下呼吸道感染：气管插管后，上呼吸道对吸入气体的加温、加湿、“净化”作用消失，下呼吸道分泌物黏稠，纤毛运动减弱，加之吸痰时无菌操作不严格、呼吸器管道消毒不彻底等因素，极易引起下呼吸道感染。除选用强有力的抗生素外，注意无菌操作及呼吸道管理，痰培养以了解病原菌及指导用药。

（5）肺不张：分泌物堵塞为常见原因。插管期间加强拍背、吸痰、体位引流及吸入气湿化可避免痰液堵塞。

9. 气管拔管注意事项

（1）拔管指征

1）上呼吸道梗阻解除或基本解除。

2）下呼吸道分泌物已充分引流、冲洗，痰液量明显减少，感染已得到控制，患儿咳嗽有力。

3）自主呼吸恢复，有足够通气量，隔离氧无明显呼吸困难及发绀。

4）患儿循环及中枢神经系统功能稳定。

5）满足其他撤离呼吸机条件。

（2）拔管及拔管后的处理

1）拔管前4小时内不进食，并抽出胃内容物。

2）拔管前1～2小时静脉给予地塞米松0.5mg/kg或氢化可的松5mg/kg。

3）拔管前应作好再次插管的准备。

4）充分拍背，吸净口、鼻、咽腔及气管内分泌物后，边手控加压，边将导管拔出。

5）拔管后立即给予吸氧，吸氧浓度较原吸氧浓度高5%～10%，同时听诊双肺呼吸音，了解通气情况，如出现缺氧，应分析原因，及时处理，直至再次插管。

6）拔管后根据情况禁食8～12小时，如有喉头水肿等并发症，应鼻饲喂养，至症状消失。摄入不足可由静脉补充液量及热量。

7）拔管后3天内定时为患儿雾化、翻身、拍背、吸痰、变换体位。吸痰管不宜插入过深，以免加重局部水肿及引起喉痉挛。

8）避免应用有呼吸抑制作用的镇静药或减少其用量。早产儿如出现呼吸暂停或呼吸表浅，可静脉缓慢滴注氨茶碱，负荷量5mg/kg，此后1～2mg/mg，8～12小时一次。

9）拔管后24小时内适当控制液体入量。

10）拔管后加强监护，1～2小时后复查血气。

【思考题】

1. 请简述小儿经口插管术的插管法？
2. 请简述小儿经口插管术导管位置的判断？

（薛小娜）

【参考文献】

李礼娟. 小儿复苏期气管插管意外拔管的原因分析及防护. 现代医药卫生，2010，26(21)：3271-3272.

第六篇

针灸科临床基本技能

第一章

毫 针 法

毫针，为古代“九针”之一。毫针刺法泛指毫针的持针法、进针法、行针法、补泻法、留针法、出针法等完整的针刺方法，是针灸疗法中的一项非常重要的内容。《标幽赋》中说：“观夫九针之法，毫针最微。七星上应，众穴主持。”说明细巧的毫针适用于全身任何穴位，应用面最广，是针灸医生必须掌握的基本方法和操作技能。

【学习目的】

1. 掌握基本的进针手法、针刺角度及深度、行针手法。掌握得气的概念并体悟其深意。掌握捻转补泻、提插补泻及平补平泻三种常用手法。

2. 熟悉临床上针灸中可能遇到的异常情况能够紧急处理与预防。熟悉针刺的注意事项（如给孕妇进行针刺、针刺特殊部位等）。

【操作前准备】

1. 针具选择　对针具的选择，现在多选用不锈钢所制针具，因不锈钢不仅能防锈蚀，耐热，而且具有一定的硬度、弹性和韧性。金质、银质的针，弹性较差，价格昂贵，故较少应用。在临床应用前还须按照要求注意检查，以免在针刺施术过程中，给病人造成不必要的痛苦。在选择针具时，除应注意上述事项外，在临床上还应根据病人的性别、年龄的长幼、形体的肥瘦，体质的强弱，病情的虚实，病变部位的表里浅深和所取腧穴所在的具体部位，选择长短、粗细适宜的针具。如男性，体壮、形肥，且病变部位较深者，可选稍粗稍长的毫针。反之若女性，体弱形瘦，而病变部位较浅者，就应选用较短、较细的针具。至于根据腧穴的所在具体部位进行选针时，一般是皮薄肉少之处和针刺较浅的腧穴，选针宜短而针身宜细；皮厚肉多而针刺宜深的腧穴宜选用针身稍长、稍粗的毫针。临床上选针常以将针刺入腧穴应至之深度，而针身还应露在皮肤上稍许为宜。如应刺入 0.5 寸，可选 1.0 寸的针，应刺入 1.0 寸时，可选 1.5～2.0 寸的针。临床上常用的几种有 1 寸（图 6-1-1）、1.5 寸（图 6-1-2）及 3 寸（图 6-1-3）。

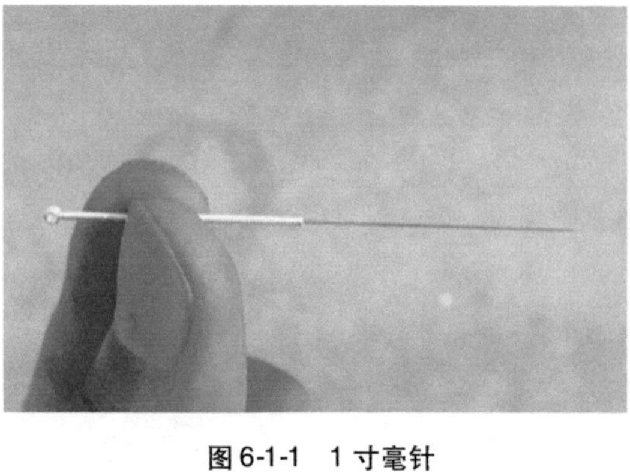

图 6-1-1　1 寸毫针

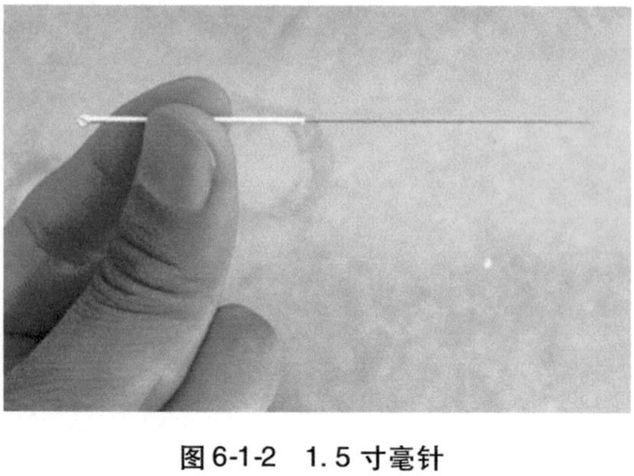

图 6-1-2　1.5 寸毫针

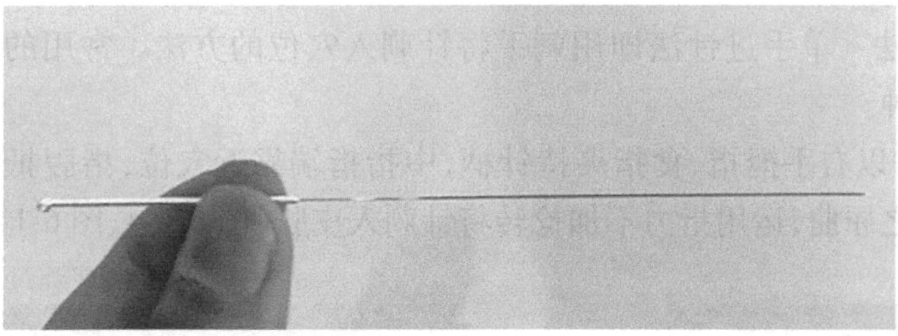

图6-1-3 3寸毫针

2. 体位选择 针刺时患者体位选择的是否适当,对腧穴的正确定位,针刺的施术操作,持久的留针以及防止晕针、滞针、弯针甚至折针等,都有很大影响,如病重体弱或精神紧张的病人,采用坐位,易使病人感到疲劳,往往易于发生晕针。又如体位选择不当,在针刺施术时或在留针过程中,病人常因移动体位而造成弯针、带针甚至发生折针事故。因此根据处方选取腧穴的所在部位,选择适当的体位,既有利于腧穴的正确定位,又便于针灸的施术操作和较长时间的留针而不致疲劳为原则,临床上针刺时常用的体位,主要有以下几种:

(1) 仰卧位:适宜于取头、面、胸、腹部腧穴,和上、下肢部分腧穴。

(2) 侧卧位:适宜于取身体侧面少阳经腧穴和上、下肢的部分腧穴。

(3) 伏卧位:适宜于取头、项、脊背、腰尻部腧穴,和下肢背侧及上肢部分腧穴。

(4) 仰靠坐位:适宜于取前头、颜面和颈前等部位的腧穴。

(5) 俯伏坐位:适宜于取后头和项、背部的腧穴。

(6) 侧伏坐位:适宜于取头部的一侧、面颊及耳前后部位的腧穴。

在临床上除上述常用体位外,对某些腧穴则应根据腧穴的具体不同要求采取不同的部位。同时也应注意根据处方所取腧穴的位置,尽可能用一种体位而能针刺处方所列腧穴时,就不应采取两种或两种以上的体位。如因治疗需要和某些腧穴定位的特点而必须采用两种不同体位时,应根据患者体质、病情等具体情况灵活掌握。对初诊、精神紧张或年老、体弱、病重的患者,有条件时,应尽量采取卧位,以防病人感到疲劳或晕针等。

3. 消毒 针刺前的消毒灭菌范围应包括针具器械、医生的手指和病人的施针部位。

(1) 针具器械消毒:应尽量采用高压蒸气灭菌法。高压蒸气灭菌:将毫针等针具用布包好,放在密闭的高压蒸汽锅内灭菌。一般在 1.0～1.4kg/cm^{2}的压力、115～123℃的高温下保持30分钟以上,才可达到灭菌要求。药液浸泡消毒法:将针具放在75%乙醇内浸泡30～60分钟,取出擦干后使用。也可置于器械消毒液内浸泡(如0.1%新洁尔灭加0.5%亚硝酸钠)。目前均使用一次性针灸针,或专人专用。经过消毒的毫针,必须放在消毒过的针盘内,外以消毒纱布遮覆。

(2) 医生手部消毒:医生手部在施术前要用肥皂水洗刷干净,或用酒精棉球涂擦后,才能持针操作。

(3) 施针部位消毒:在病人需要针刺的穴位皮肤上用75%乙醇的棉球擦拭,应从中心点向外绕圈擦拭。或先用2%碘酊涂擦,稍干后再用75%酒精涂擦脱碘。穴位皮肤消毒后,必须保持洁净,防止再污染。

【进针方法】

1. 单手进针法　单手进针法即用刺手将针刺入穴位的方法。常用的单手进针法有插入法和捻入法两种。

(1) 插入法:以右手拇指、食指夹持针柄,中指指端靠近穴位,指腹抵住针尖和针身下端,拇指、食指随之屈曲,运用指力不加捻转将针刺入皮肤(图 6-1-4、图 6-1-5)。

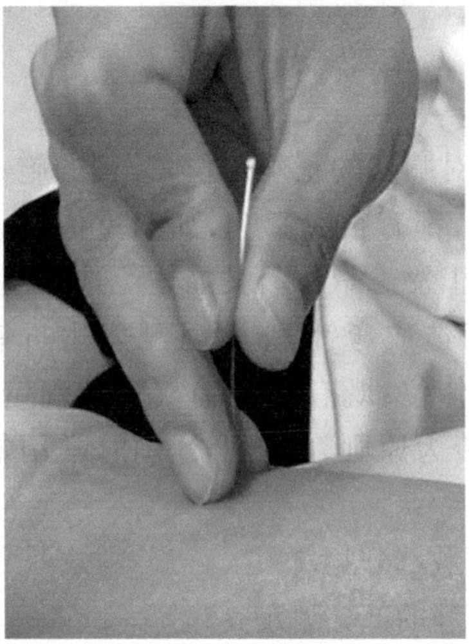

图 6-1-4　插入法

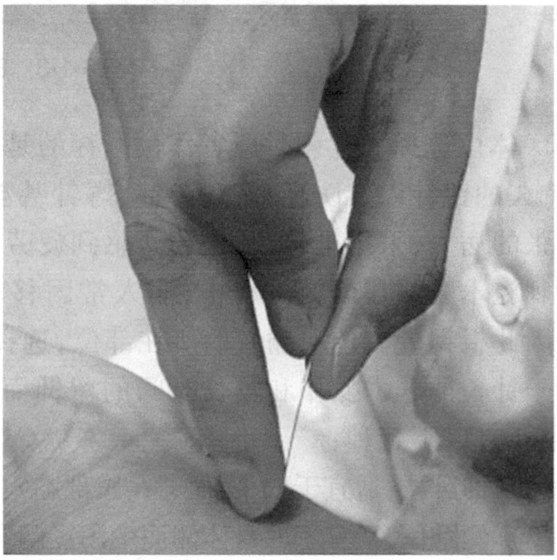

图 6-1-5　插入法

(2) 捻入法:右手拇、食两指夹持针柄,针尖抵于腧穴皮肤时,运用指力稍加捻转将针刺入皮肤。

2. 双手进针法　双手进针法即左右手配合将针刺入穴位皮肤的方法。常用的双手进针法有指切进针法、夹持进针法、舒张进针法和提捏进针法四种。

(1) 指切进针法:又称爪切进针法。用左手拇指或食指端切按在腧穴位置的旁边,右手持针,紧靠左手指甲面将针刺入腧穴。适用于短针的进针(图 6-1-6)。

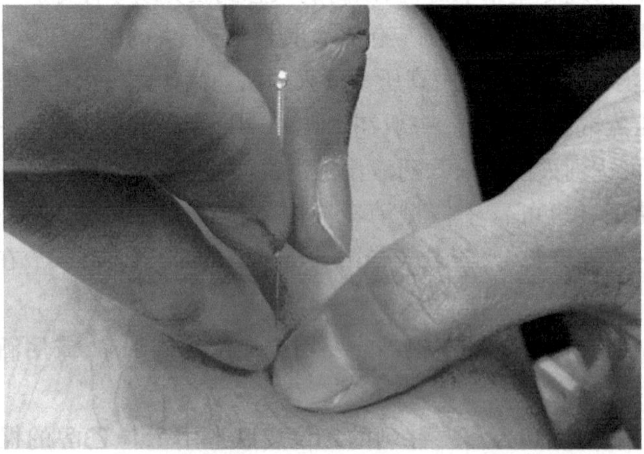

图 6-1-6　指切进针法

（2）夹持进针法：以左手拇、食二指夹持住针身下端，露出针尖，将针尖固定于针刺穴位的皮肤表面，右手持针柄，使针身垂直，在右手指力下压时，左手拇、食两指同时用力，两手协同将针刺入穴位皮肤。适用于长针的进针（见图 6-1-7）。

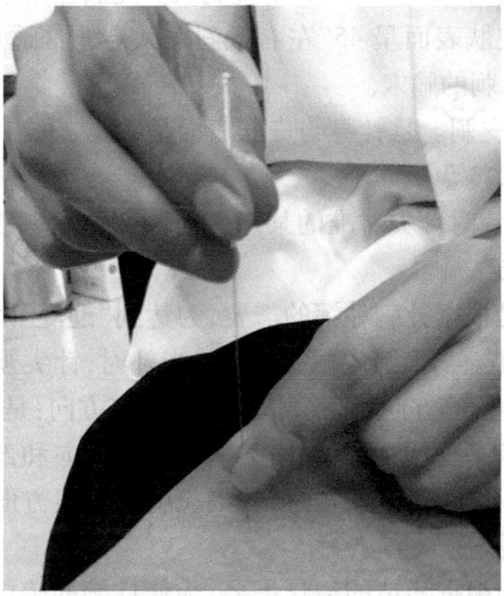

图 6-1-7　夹持进针法

（3）舒张进针法：用左手拇指、食指将所刺腧穴部位的皮肤向两侧撑开，使皮肤绷紧，右手持针，使针从左手拇、食二指中间刺入。此法主要用于皮肤松弛部位的腧穴（图 6-1-8）。

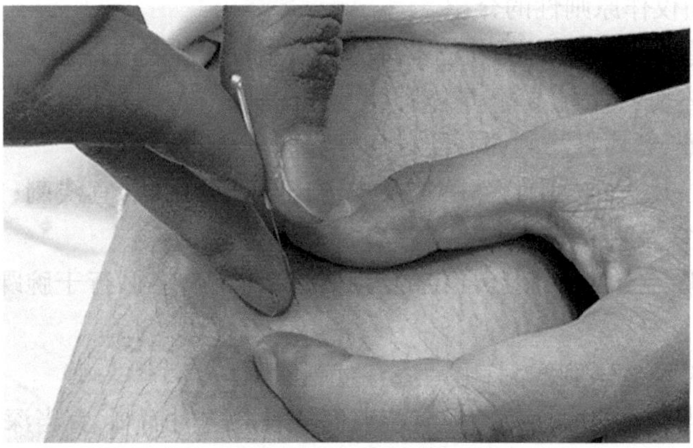

图 6-1-8　舒张进针法

（4）提捏进针法：用左手拇、食二指将针刺腧穴部位的皮肤捏起，右手持针，从捏起皮肤的上端将针刺入。此法用于皮肉浅薄部位的腧穴进针，如印堂穴等。

3. 针管进针法　针管进针法即利用不锈钢、玻璃或塑料等材料制成的针管代替押手进针的方法。针管一般比针短约 5cm，针管直径约为针柄的 2～3 倍。选用平柄针装入针管中，将针尖所在的一端置于穴位之上，左手夹持针管，用右手食指或中指快速叩打针管上端露出针柄的尾端，使针尖刺入穴位，再退出针管，施行各种手法。

【针刺的角度、方向、深度】

1. 针刺的角度　指进针时针身与皮肤表面所形成的夹角。主要根据腧穴所在部位的解剖特点和医生针刺时所要达到的目的而定。一般分为直刺、斜刺、横刺。

（1）直刺：针身与皮肤表面呈 90°左右垂直刺入。此法适用于人体大部分腧穴。

（2）斜刺：是针身与皮肤表面呈 45°左右倾斜刺入。此法适用于肌肉较浅薄处或内有重要脏器或不宜于直刺、深刺的腧穴。

（3）平刺：即横刺，沿皮刺。是针身与皮肤表面呈 15°左右沿皮刺入。此法适用于皮薄肉少部位的腧穴，如头部腧穴等。

2. 针刺的方向　指进针时针尖对准的某一方向和部位。一般依经脉的循行方向、腧穴的部位特点和治疗需要而定。

（1）依循行定方向：是根据针刺补泻的需要，为达到"迎随补泻"的目的，在针刺时结合经脉的方向，或顺经而刺，或逆经而刺。一般地说，当补时，针尖须与经脉循行的方向一致，而当泻时，针尖须与经脉循行的方向相反。依腧穴部位定方向：是根据所刺腧穴所在部位的特点，为保证针刺的安全，某些穴位必须刺向某一特定的方向和部位。如针刺哑门穴时，针尖应朝向下颌方向缓慢刺入；针刺廉泉穴时，针尖应朝向舌根方向缓慢刺入；针刺背部某些腧穴，针尖朝向脊柱方向刺入。

（2）依病情定方向：即根据病情的治疗需要，为使针刺的感应达到病变所在部位，针刺时针尖应朝向病所，也就是说要达到"气至病所"的目的，采用行气手法时须依病变部位决定针刺的方向。

3. 针刺的深度　指针刺入腧穴部位的深浅程度。掌握针刺的深浅度，一般应以既有针下气至的感应，又不伤及重要脏器为原则。每个腧穴的针刺深度，还必须结合患者的年龄、体质、病情、腧穴部位、经脉循行深浅、时令、医者针刺方法经验和得气的需要等因素综合考虑，灵活掌握。下面仅作原则性的介绍。

（1）年龄：年老体弱及小儿娇嫩之体，宜浅刺；年轻体壮者宜深刺。

（2）体质：身体瘦弱者宜浅刺；身体肥胖者宜深刺。

（3）病情：阳证、新病宜浅刺；阴证、久病宜深刺。

（4）腧穴部位：凡头面及胸背部腧穴及皮薄肉少部位腧穴，宜浅刺；四肢、腹部、臀部及肌肉丰满部位腧穴宜深刺。

（5）经络：凡循行于肘臂、腿膝部位的经脉较深，宜深刺；循行于腕踝、指趾部位的经脉较浅，应浅刺。

（6）针法：用补法宜斜刺浅刺；用泻法宜直刺深刺。

（7）时令：时当春夏之时而刺，宜当浅刺；时当秋冬之时而刺，宜当深刺。

（8）得气：施针时针下酸麻胀重感应大、出现快者宜浅刺；针下感应迟钝、出现慢者宜深刺久留针。

针刺的角度、方向、深度，这三者之间有着不可分割的关系。一般来说，深刺多用直刺，浅刺多用斜刺或平刺。

【行针手法】

1. 基本手法

（1）提插法：是指将针刺入腧穴后，使针在穴内进行上下进退的操作方法。使针从浅层向下刺入深层为插，由深层向上退到浅层为提。对于提插幅度大小，层次的变化，频率的快慢，和操作时间的长短，应根据病人体质、病情、腧穴部位、针刺目的等灵活掌握。使用提插法时指力要均匀一致，幅度不宜过大，提插的幅度一般掌握在3～5分。提插的幅度大，频率快，时间长，刺激量就大；提插的幅度小，频率小，时间短，刺激量就小。

（2）捻转法：是指将针刺入腧穴的一定深度后，以右手拇指和中、食二指夹持针柄，进行一前一后地来回旋转捻动的操作方法。捻转角度的大小、频率的快慢、时间的长短要根据体质、病情、腧穴部位、针刺目的等具体情况而定。使用捻转时，指力要均匀，角度要适当，一般应掌握在180°～360°左右，不能单向捻转，否则针身易被肌纤维等缠绕，引起针刺时疼痛和滞针等。一般认为捻转的角度大，频率快，时间长，刺激量则大；捻转的角度小，频率慢，时间短，刺激量则小。

2. 辅助手法

（1）循法：是以左手或右手于所刺腧穴的四周或沿经脉的循行部位，进行徐和的循按或叩打的方法。此法在未得气时用之可以通气活血，有行气、催气之功。若针下过于沉紧时，用以宣散气血，使针下徐和。

（2）刮法：是指针刺达到一定深度后，用指甲刮动针柄的方法。用拇指或食指抵住针尾，用拇指或食指指甲由下而上或由上而下刮动针柄，或以拇指和中指夹持针根部位用食指从上而下刮动针柄，此法称之为单手刮柄法。用左手拇、食二指夹持针根，用右手的拇指或食指从上而下或从下而上刮动针柄的方法称之为双手刮柄法。本法在不得气时用之以激发经气，如已得气者可以加强针刺感应的传导与扩散。

（3）弹法：针刺后在留针过程中，以手指轻弹针尾或针柄，使针体轻轻振动，以加强针感、助气运行的方法，称为弹柄法。操作时用力不可过猛，弹的频率也不可过快，避免引起弯针。此法有激发经气、催气速行的作用。

（4）飞法：将针刺入腧穴后，若不得气，右手拇、食两指夹持针柄，细细搓捻数次，然后张开两指，一搓一放，反复数次，状如飞鸟展翅，故称之为飞法。此法有催气、行气、增强针刺感应的作用。

（5）摇法：是将针刺入腧穴一定深度后，手持针柄进行摇动，如摇橹之状。此法若直立针身而摇，多自深而浅随摇随提，用以出针泻邪；若卧针斜刺或平刺而摇，一左一右，不进不退，如青龙摆尾，可使针感单向传导。

（6）震颤法：是将针刺入腧穴一定深度后，右手持针柄，用小幅度，快频率的提插捻转动作，使针身产生轻微的震颤，以促使得气。

【得气、候气、催气和守气】

1. 得气　当针刺入腧穴后，通过使用捻转提插等手法，使针刺部位产生特殊的感觉和反应，谓之“得气”，亦称为“针感”。当这种经气感应产生时，医者会感到针下有徐和或沉紧的感觉。同时，患者也会在针下出现相应的酸、麻、胀、重等感觉，这种感觉可沿着一定的部位向一定的方向扩散传导。若无经气感应不得气时，医者则感到针下空虚无物，患者亦无酸、麻、胀、重等感觉。

得气与否与针刺疗效关系密切，般地说，得气迅速，疗效就好；得气迟缓，疗效就差；若不得气，就没有治疗效果。但是也应注意，得气的强弱，也须因人、因病而异。

在临床上针刺不得气时，就要分析经气不至的原因。影响得气的因素很多，主要取决于患者体质的强弱和病情的变化，且与取穴准确与否和施术手法也有关系。如因取穴定位不准确，手法运用不当，或针刺角度有误，深浅失度，就应重新调整腧穴的针刺部位、角度、深度，运用必要的针刺手法，这样再次行针，一般即可得气。如果患者病久体虚，正气虚惫，以致经气不足，或因其他病理因素致感觉迟钝、丧失而不得气时，可采用行针催气，或留针候气，或用温针，或加艾灸，以助经气的来复，而促使得气，或因治疗而随着疾病的向愈，经气可逐步得到恢复，针刺时则可迅速得气。若用上法而仍不得气者，多为脏腑经络之气虚衰已极。《针灸大成·经络迎随设为问答》说："只以得气为度，如此而终不止者，不可治也。"对此，当考虑配合或改用其他治疗方法。

2. 候气　将针置留于所刺腧穴之内，安静地较长时间地留针，亦可间歇地运针，施以提插、捻转等催气手法，直待气至为度。

3. 催气　针刺后若不得气，可以均匀地提插、捻转，或轻轻地摇动针柄，亦可用弹、循、刮等方法，以激发经气，促其气至，这就是催气。催气法是促使得气的施术手法。

4. 守气　得气是临床取得疗效的关键，一旦得气就必须谨慎地守护其气，防止其散失，这就是守气。

【针刺补泻手法】

1. 单式补泻手法（表6-1-1）

表6-1-1　单式补泻手法简要总结

名称	补法	泻法
捻转补泻	捻转角度小，用力轻，频率慢，时间长，大指向后，食指向前	捻转角度大，用力重，频率快，时间短，大指向前，食指向后进
提插补泻	先浅后深，重插轻提，幅度小，频率慢，时间短，以下插为主	先深后浅，轻插重提，幅度大，频率快，时间长，以上提为主
疾徐补泻	进针慢，出针快	进针快，出针慢
迎随补泻	针尖随着经脉循行方向顺经而刺	针尖迎着经脉循行方向逆经而刺
呼吸补泻	呼气时进针，吸气时出针	呼气时出针，吸气时进针
开阖补泻	出针后迅速按揉针孔	出针时摇大针孔而不按
平补平泻	进针得气后，均匀地提插捻转	

（1）捻转补泻：针下得气后，捻转角度小，用力轻，频率慢，操作时间短者为补法；捻转角度大，用力重，频率快，操作时间长者为泻法。拇食指捻转时，补法须以大指向前，食指向后，左转为主；泻法须以大指向后，食指向前，右转为主。

（2）提插补泻：针下得气后，先浅后深，重插轻提，提插幅度小，频率慢，操作时间短者为补法；先深后浅，轻插重提，提插幅度大，频率快，操作时间长者为泻法。

（3）疾徐补泻：针刺得气后，由浅而深徐徐刺入，少捻转，疾速出针者为补法；进针时疾速刺入，多捻转，徐徐出针者为泻法。

（4）迎随补泻：进针时针尖随着经脉循行去的方向刺入为补法；进针时针尖迎着经脉循行来的方向刺入为泻法。

（5）呼吸补泻：患者呼气时进针，吸气时出针为补；患者吸气时进针，呼气时出针为泻。

（6）开阖补泻：出针时迅速揉按针孔为补法；出针时摇大针孔而不立即揉按为泻法。

（7）平补平泻：进针得气后均匀地提插、捻转后即可出针。

2. 复式补泻手法

(1) 烧山火:针刺入腧穴应刺深度的上1/3(天部),得气后重插轻提9次,再将针刺入中1/3(人部),得气后重插轻提9次,再将针刺入下1/3处(地部),得气后重插轻提9次。如此反复操作3次,即将针紧按至地部留针。在操作过程中,可配合呼吸补泻法的补法。此即为烧山火法。多用于治疗冷痹顽麻,虚寒性疾病等。

(2) 透天凉:针刺入腧穴应刺深度的下1/3(地部),得气后轻插重提6次,再将针紧提至中1/3(人部),得气后轻插重提6次,再将针紧提至上1/3(天部),得气后轻插重提6次,将针缓缓地按至下1/3。如此反复操作3次,将针紧提至上1/3即可留针。操作过程中,可配合呼吸补泻法中的泻法。此即为透天凉法。多用于治疗热痹、急性痈肿等实热性疾病。

【留针与出针】

在临床上留针与否或留针时间的长短不可一概而论,应根据具体情况而定。一般病证可酌情留针15~30分钟。而慢性、顽固性、疼痛性、痉挛性疾病,可适当增加留针时间,如急性腹痛、三叉神经痛、痛经等,留针时间可达数小时。有些病证,只要针下得气,施术完毕即可出针,如感冒、发热等。小儿一般不便留针,刺络放血亦无须留针。还有一些腧穴常用快速针刺法,亦不必留针。

出针时应先以左手拇指、食指或食指、中指固定被刺腧穴周围皮肤,右手持针轻微捻转退至皮下,然后迅速拔出,或将针轻捷地直接向外拔出。出针的快慢,必须结合病情各种补泻手法的需要而定。若拔针后,针孔偶有出血,是由于刺破血管所致,可用消毒干棉球在针孔处轻轻按压片刻即可。出针之后,应核对针数,防止遗漏。

【针刺异常情况的处理与预防】

1. 晕针　在针刺过程中患者发生晕厥的现象。

(1) 原因:多见于初次接受治疗的患者,可因精神紧张、体质虚弱、过度劳累、饥饿,或大汗、大泻、大失血之后,或体位不适,或施术手法过重,而致针刺时或留针过程中发生此现象。

(2) 表现:患者突然出现头晕目眩,面色苍白,心慌气短,出冷汗,恶心欲吐,精神疲倦,血压下降,脉沉细。严重者会出现四肢厥冷,神志昏迷,二便失禁,唇甲青紫,脉细微欲绝。

(3) 处理:立即停止针刺,将已刺之针迅速起出,让患者平卧,头部放低,松开衣带,注意保暖。轻者静卧片刻,给予热茶或温开水饮之,糖水亦可,一般可渐渐恢复。重者在行上述处理后,可选取水沟、素髎、内关、合谷、太冲、涌泉、足三里等穴指压或针刺之,亦可灸百会、气海、关元等穴,即可恢复。若仍人事不省、呼吸细微、脉细弱者,可考虑配合其他治疗或采用急救措施。

(4) 预防:主要根据晕针发生的原因加以预防。对于初次接受针灸治疗者和精神紧张者,应先做好解释工作,以消除其疑虑。注意患者的体质,尽量采取卧位,并正确选择舒适自然且能持久的体位。取穴宜适当,不宜过多;手法宜轻,切勿过重。对于饥饿或过度疲劳者,应待其进食或体力恢复后再进行针刺。医者在治疗施术过程中,应思想集中,谨慎细心,密切观察患者的神态变化,询问其感觉。只要做好预防,晕针现象完全可以避免。

2. 滞针　在行针时或留针后医者感觉针下涩滞,捻转、提插、出针均感困难,而患者则感觉疼痛的现象。

(1) 原因:患者精神紧张,或因疼痛,或当针刺入腧穴后,患者局部肌肉强烈收缩,或行针手法不当,向单一方向捻针太过,以致肌肉纤维缠绕针体所致。若留针时间过长,有时也可出现滞针。

（2）现象：针在体内捻转不动，提插、出针均感困难，若勉强捻转、提插，患者痛不可忍。

（3）处理：若因患者精神紧张，或肌肉痉挛而引起的滞针，可嘱患者不要紧张，医者用手指在邻近部位做循按动作，或弹动针柄，或在附近再刺一针，以宣散气血，缓解痉挛。若因单向捻转而致者，须向相反方向将针捻回。

（4）预防：对于初诊患者和精神紧张者，做好解释工作，消除其顾虑。进针时应避开肌腱，行针时手法宜轻巧，不可捻转角度过大，或单向捻转，留针时嘱患者放松。若用搓法，应注意与提插法配合，避免肌纤维缠绕针身而滞针。

3. 弯针　进针时或将针刺入腧穴后针身在体内形成弯曲的现象。

（1）原因：医者进针手法不熟练，用力过猛过速，或针下碰到坚硬组织，或因患者体位不适，在留针时改变了体位，或因针柄受外力碰击：或因滞针处理不当，而造成弯针。

（2）现象：针柄改变了进针或刺入留针时的方向和角度，伴有提插、捻转和出针困难，而患者感到疼痛。

（3）处理：出现弯针后，不得再行提插、捻转等手法。如轻度弯曲，可按一般出针法，将针慢慢退出。若针身弯曲较大，应注意弯曲方向，顺着弯曲的方向将针退出。如弯曲不止一处，须视针柄扭转倾斜的方向，分段退出，切勿急拔猛抽，以防断针。如患者体位改变，应嘱患者恢复原来体位，使局部肌肉放松，再行退针，出针后检查针身是否完整。

（4）预防：医者施术避免进针过猛、过速。患者体位要舒适，留针期间不得随意更动体位。针刺部位和针柄不得受外物碰压，针身应保留部分在体外。

4. 断针　又称折针，是指针体折断在人体内。若能术前做好针具的检修和施术时加以应有的注意，断针是可以避免的。

（1）原因：多因针具质量不佳，或针身、针根有剥蚀损伤，术前失于检查，或针刺时将针身全部刺入，行针时强力提插、捻转，致肌肉强力收缩，或留针时患者体位改变，或遇弯针、滞针未及时正确处理，并强力抽拔，或外物碰压，均可出现断针。

（2）现象：行针时或出针后发现针身折断，或部分针体浮露于皮肤之外，或全部没于皮肤之下。

（3）处理：医者态度必须从容镇静，嘱患者切勿变动原有体位，以防断针向肌肉深部陷入。若残端部分针身显露于体外时，可用手指或镊子将针起出。若断端与皮肤相平或稍凹陷于体内者，可用左手拇、食二指垂直向下挤压针孔两旁，使断针暴露体外，右手持镊子将针取出。若断针完全深入皮下或肌肉深层时，应在X线下定位，手术取出。

（4）预防：为了防止折针，应认真仔细地检查针具，对认为不符合质量要求的针具，应剔出不用。避免过猛、过强地行针。在行针或留针时，应嘱患者不要随意更换体位。针刺时更不宜将针身全部刺入腧穴，应留部分针身在体外，以便于针根断折时取针。在进针行针过程中，如发现弯针，应立即出针，切不可强行刺入、行针。对于滞针等亦应及时正确地处理，不可强行硬拔。

5. 血肿　指针刺部位出现皮下出血并引起肿痛。

（1）原因：针尖弯曲带钩，使皮肉受损，或刺伤血管所致。

（2）现象：出针后，针刺部位肿胀疼痛，继则皮肤呈现青紫色。

（3）处理：若为微量的皮下出血而局部小块青紫时，一般不必处理，可自行消退。若局部肿胀疼痛较剧，青紫面积大而且影响到活动功能时，可局部用力按压，必要时冷敷，24小时后再做热敷，以促使局部瘀血消散吸收。

（4）预防：避开血管针刺，出针时立即用消毒干棉球揉按压迫针孔，眼周或深刺部位出针时需用力按压。

【注意事项】

1. 患者在过于饥饿、疲劳、精神过度紧张时，不宜立即进行针刺。对身体瘦弱、气虚血亏的患者，进行针刺时手法不宜过强，并应尽量选用卧位。

2. 妇女怀孕 3 个月者，不宜针刺小腹部的腧穴。若怀孕 3 个月以上者，腹部、腰骶部腧穴也不宜针刺。至于三阴交、合谷、昆仑、至阴等一些通经活血的腧穴，在怀孕期亦应禁刺。妇女行经时，若非为了调经，亦不应针刺。

3. 小儿囟门未合时，头顶部的腧穴不宜针刺。

4. 常有自发性出血或损伤后出血不止的患者，不宜针刺。

5. 皮肤有感染、溃疡、瘢痕或肿痛的部位，不宜针刺。

6. 对胸、胁、腰、背脏腑所居之处的腧穴，不宜直刺、深刺。肝脾肿大、肺气肿患者更应注意。如刺胸、背、腋、胁、缺盆等部位的腧穴，若直刺过深，都有伤及肺脏的可能，使空气进入胸腔，导致创伤性气胸，轻者出现胸痛、胸闷、心慌、呼吸不畅，甚者出现呼吸困难、唇甲发绀、出汗、血压下降等。体检可见患侧胸部肋间变宽，叩诊过度反响，气管向健侧移位，听诊时呼吸明显减弱或消失。X 线胸部透视，可根据气体多少、肺组织受压情况等而确诊。对气胸应及时采取治疗措施。医者在进行针刺过程中精神必须高度集中，令患者选择适当的体位，严格掌握进针的深度、角度，以防事故的发生。

7. 针刺眼区和项部的风府、哑门等穴以及脊椎部的腧穴，要注意掌握一定的角度，更不宜大幅度地提插、捻转和长时间地留针，以免伤及重要组织器官，产生严重的不良后果。

8. 对于尿潴留患者，在针刺小腹部腧穴时，也应掌握适当的针刺方向、角度、深度等，以免误伤膀胱等器官出现意外事故。

【思考题】

1. 毫针刺法的常用进针方法。

2. 针灸中可能出现的异常情况处理。

（刘迪　李华）

【参考文献】

王华. 针灸学. 北京：高等教育出版社，2008.

第二章

灸 法

灸法，是用艾绒或其他药物放置在体表的穴位部位上烧灼、温熨，借灸火的温和热力以及药物的作用，通过经络的传导，起到温通气血、扶正祛邪的作用，以达到治病和保健目的的一种外治法。它能治疗针刺效果较差的某些病症，或结合针法应用，更能提高疗效，所以是针灸疗法中的一项重要内容。故《医学入门》说："凡病药之不及，针之不到，必须灸之。"

【学习目的】

1. 掌握几种常用灸法的操作，明确施灸的顺序，补泻及禁忌，避免操作中不必要的损伤。
2. 熟悉灸法的作用，灸法的材料及分类。

第一节 艾 炷 灸

艾炷灸施灸时所燃烧的锥形艾团，称为艾炷。临床上根据不同的灸法，使用大小不同的艾炷。艾炷的制作一般用手捻。将纯净的艾绒放在平板上，用拇、食、中三指边捏边旋转，把艾绒捏紧成规格大小不同的圆锥形艾炷，小者如麦粒大，中者如半截枣核大，大者如半截橄榄大。每燃烧尽一个艾炷，称为一壮。施灸时，即以艾炷的大小和壮数多少来掌握刺激量的轻重。艾炷灸可分为直接灸和间接灸两类。

一、直 接 灸

又称明灸、着肤灸，即将艾炷直接置放在皮肤上施灸的一种方法。根据灸后对皮肤刺激的程度不同，又分为瘢痕灸和无瘢痕灸两种。

1. 瘢痕灸　又称化脓灸，即用黄豆大或枣核大艾炷直接放在穴位上施灸，局部组织经烫伤后产生无菌性化脓现象，以改善体质，增强机体的抗病能力，从而起到防治疾病的目的。目前临床上对哮喘、慢性胃肠病、体质虚弱、发育障碍等证多采用本法。其操作方法是：

（1）选择体位及点穴：因灸治要将艾炷安放在穴位表面，并且施治时间较长，所以选取的体位要求平正、舒适。待体位选好后正确点穴，可用棉签蘸龙胆紫或用墨笔在穴位上划点标记。

（2）艾炷的安放和施灸：艾炷安放时先在穴位上涂少量蒜液或凡士林，以增加粘附性和刺激作用。放好后，用线香点燃艾炷，烧近皮肤时患者有灼痛感，可用手在穴位四周拍打以减轻痛感。灸完1壮后，除去灰烬，方可换炷，每换1壮，即可涂凡士林或大蒜液1次，可连续灸7~9壮。

（3）敷贴灸疮膏药：灸后，在施灸穴上敷贴灸疮膏药，可每天换贴1次。大约1周，灸穴逐渐出现无菌性化脓反应，如脓液多，膏药应勤换，约经 30 ~ 40 天，灸疮结痂脱落，局部留有疤痕。在灸疮化脓时，局部应注意清洁，避免污染，以免并发其他炎症（正常的无菌性化脓，脓液较淡色白，若感染细菌而化脓，脓色多呈黄绿色）。同时可多吃一些营养较丰富的食物，促使灸疮的正常透发，有利于提高疗效。此灸法有后遗瘢痕，灸前应征求患者同意。

2. 无瘢痕灸　又称非化脓灸，临床上多用中小艾炷。施灸时先在所灸腧穴部位涂少量的凡士林，以使艾炷便于粘附，然后将艾炷放置于腧穴部位点燃施灸，当艾炷燃剩五分之二或四分之一而患者感到微有灼痛时，即可易炷再灸。若用麦粒大艾炷施灸，当患者感到有灼痛时，医者可用镊子将艾炷熄灭，然后继续易炷再灸，待将规定壮数灸完为止。一般应灸至局部皮肤红晕而不起疱为度。因其皮肤无灼伤，故灸后不化脓，不留瘢痕。一般虚寒性疾患均可采用此法。

二、间 接 灸

又称隔物灸、间隔灸，是用药物将艾炷与施灸腧穴部位的皮肤隔开进行施灸的方法。古代的隔物灸法种类很多，广泛用于临床各种病证。所隔的物品有动物、植物和矿物，多数属于中药。药物又因病、因、证的不同，既有单方，又有复方。故治疗时既发挥了艾灸的作用，又有药物的功能。有特殊效果且常用的间接灸有以下几种：

1. 隔姜灸　将鲜生姜切成直径大约 2 ~ 3 厘米、厚约 0.2 ~ 0.3 厘米的薄片，中间用针刺数孔，然后将姜片置于应灸腧穴部位或患处，再将艾炷放姜片上面点燃施灸。当艾炷燃尽，再易炷施灸。灸完规定的壮数，以使皮肤潮红而不起疱为度。常用于因寒而致的呕吐、腹痛、腹泻以及风寒痹痛等。

2. 隔蒜灸　将鲜大蒜头切成厚约 0.2 ~ 0.3 厘米的薄片，中间用针刺数孔（捣蒜如泥亦可），置于应灸腧穴或患处，然后将艾炷放在蒜片上点燃施灸。待艾炷燃尽，易炷再灸，直至灸完规定的壮数。此法多用于治疗瘰疬、肺痨及初起的肿疡等症。

3. 隔盐灸　用纯净的食盐填敷于脐部，或于盐上再置一薄姜片，上置大艾炷施灸，可防止食盐受火爆起而伤人。一般灸 3 ~ 7 壮。此法有回阳、救逆、固脱之功，但需连续施灸，不拘壮数，以待脉起、肤温、证候改善。临床上常用于治疗急性寒性腹痛、吐泻、痢疾、淋病、中风脱证等。

4. 隔附子饼灸　将附子研成粉末，以黄酒调和，做成直径约 3 厘米、厚约 0.8 厘米的附子饼，中间留一小孔或用针刺数孔，将艾炷置于附子饼上，放在应灸腧穴或患处，点燃施灸。由于附子辛温大热，有温肾补阳的作用，故多用于治疗命门火衰而致的阳痿、早泄、遗精或疮疡久溃不敛等症。

第二节　艾 条 灸

用桑皮包裹艾绒卷成圆筒形的艾卷，将其一端点燃，对准穴位或患处施灸的一种方法。有关艾条灸的最早记载见于明代朱权的《寿域神方》一书，其中有“用纸实卷艾，以纸隔之点穴，于隔纸上用力实按之，待腹内觉热，汗出即瘥”的记载。后来发展为在艾绒内加入药物，再用纸卷成条状艾卷施灸，名为“雷火神针”和“太乙神针”。在此基础上又演变为现代的单纯艾条灸和药物艾条灸。

按操作方法艾卷灸又分为悬起灸、实按灸两种，介绍如下：

一、悬起灸

悬起灸按其操作方法又可分为温和灸、雀啄灸、回旋灸等。

1. 温和灸　将艾条的一端点燃，对准应灸的腧穴或患处，约距离皮肤 2～3 厘米处进行熏烤，使患者局部有温热感而无灼痛为宜，一般每处灸 5～7 分钟，至皮肤红晕为度。如果遇到局部知觉减退者或小儿等，医者可将中、食两指分开，置于施灸部位两侧，这样可通过医者手指的感觉来测知患者局部的受热程度，以便随时调节施灸的距离和防止烫伤。

2. 雀啄灸　施灸时，艾条点燃的一端与施灸部位的皮肤并不固定在一定的距离，而是像鸟雀啄食一样，一上一下活动地施灸。

3. 回旋灸　施灸时，艾条点燃的一端与施灸部位的皮肤虽保持一定的距离，但不固定，而是向左向右方向移动或反复旋转地施灸。

二、实按灸

施灸时，先在施灸腧穴部位或患处垫上布或纸数层，然后将药物艾条的一端点燃，趁热按到施术部位上，使热力透达深部，若艾火熄灭，再点再按；或者以布 6～7 层包裹艾火熨于穴位，若火熄灭，再点再熨。最常用的为太乙针灸和雷火针灸，适用于风寒湿痹、痿证和虚寒证。

1. 太乙神针的通用方　艾绒 100 克，硫黄 6 克，麝香、乳香、没药、松香、桂枝、杜仲、枳壳、皂角、细辛、川芎、独活、穿山甲、雄黄、白芷、全蝎各 1 克。上药研成细末，和匀，以桑皮纸 1 张，约 30 厘米见方，摊平，先取艾绒 24 克均匀铺在纸上，次取药末 6 克，均匀掺在艾绒里，然后卷紧如爆竹状，外用鸡蛋清涂抹，再糊上桑皮纸 1 层，两头留空 3 厘米，捻紧即成。

2. 雷火神针的药物处方　沉香、木香、乳香、茵陈、羌活、干姜、穿山甲各 9 克，麝香少许，艾绒 100 克。其制法与太乙神针相同。

第三节　温针灸

温针灸是针刺与艾灸相结合的一种方法，适用于既需要艾灸又须针刺留针的疾病。在针刺得气后，将针留在适当的深度，在针柄上穿置一段长约 2 厘米的艾条施灸，或在针尾上搓捏少许艾绒点燃施灸，直待燃尽，除去灰烬，再将针取出。此法是一种简而易行的针灸并用的方法，其艾绒燃烧的热力可通过针身传入体内，使其发挥针和灸的作用，达到治疗的目的。用此法应注意防止灰火脱落烧伤皮肤。

第四节　温灸器灸

温灸器是一种专门用于施灸的器具，用温灸器施灸的方法称温灸器灸。临床常用的温灸器有温灸盒和温灸筒。施灸时，将艾绒点燃后放入温灸筒或温灸盒里的铁网上，然后将温灸筒或温灸盒放在施灸部位即可。适用于灸治腹部、腰部的一般常见病。临床上此种方法较为安全便捷（图 6-2-4-1）。

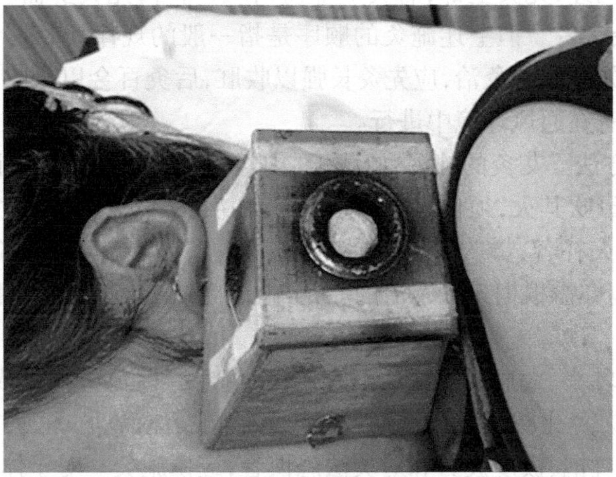

图 6-2-4-1 面瘫患者

第五节 其他灸法

又称非艾灸法，是指以艾绒以外的物品作为材料的灸治方法。常用的有以下几种：

一、灯火灸

灯火灸又称灯草灸、油捻灸，也称神灯照，是民间沿用已久的简便灸法。取 10～15 厘米长的灯心草或纸绳，蘸麻油或植物油，浸渍长约 3～4 厘米，点燃起火后用快速动作对准穴位猛一接触，听到“叭”的一声迅速离开，如无爆淬之声可重复 1 次。此法主要用于小儿痄腮、喉蛾、吐泻、惊风等病证。

二、天 灸

天灸又称药物灸、发疱灸。将一些具有刺激性的药物涂敷于穴位或患处，敷后皮肤可起疱，或仅使局部充血潮红。所用药物多是单味中药，也有用复方者。常用的天灸法有蒜泥灸、细辛灸、天南星灸等数十种。

1. 蒜泥灸　将大蒜捣烂如泥，取 3～5 克贴敷于穴位上，敷灸 1～3 小时，以局部皮肤发痒发红起疱为度。如敷涌泉穴治疗咯血、衄血，敷合谷治疗扁桃腺炎，敷鱼际穴治疗喉痹等。

2. 细辛灸　取细辛适量，研为细末，加醋少许调和成糊状，敷于穴位上，外覆油纸，胶布固定。如敷涌泉或神阙穴治小儿口腔炎等。

3. 天南星灸　取天南星适量，研为细末，用生姜汁调和成糊状，敷于穴上，外覆油纸，胶布固定。如敷于颊车、颧髎穴治疗面神经麻痹等。

4. 白芥子灸　将白芥子适量研成细末，用水调和成糊状，敷贴于腧穴或患处，外覆以油纸，胶布固定。一般可用于治疗关节痹痛、口眼㖞斜，或配合其他药物治疗哮喘等证。

【注意事项】

1. 施灸的先后顺序　古人对于施灸的先后顺序有明确的论述。如《千金要方》说：“凡灸当先阳后阴……先上后下。”《明堂灸经》也指出：“先灸上，后灸下；先灸少，后灸多。”这是说应先灸阳经,后灸阴经;先灸上部,后灸下部;就壮数而言,先灸少而后灸多;就大小而言,先灸艾炷小者而后灸大者。但上述施灸的顺序是指一般的规律,临床上需结合病情灵活应用,不能拘执不变。如脱肛的灸治,应先灸长强以收肛,后灸百会以举陷,便是先灸下而后灸上。此外,施灸应注意在通风环境中进行。

2. 施灸的补泻方法　艾灸的补泻,始载于《内经》。《灵枢·背俞》说:"气盛则泻之,虚则补之。以火补者,毋吹其火,须自灭也。以火泻者,疾吹其火,传其艾,须其火灭也。"《针灸大成》也记载说:"以火补者,毋吹其火,须待自灭,即按其穴。以火泻者,速吹其火,开其穴也。"指出灸法的补泻亦需根据辨证施治的原则,虚证用补法,而实证则用泻法。

3. 施灸的禁忌

(1) 面部穴位、乳头、大血管等处均不宜使用直接灸,以免烫伤形成瘢痕。关节活动部位亦不适宜化脓灸,以免化脓溃破,不易愈合,甚至影响功能活动。

(2) 一般空腹、过饱、极度疲劳和对灸法恐惧者,应慎施灸。对于体弱患者,灸治时艾炷不宜过大,刺激量不可过强,以防"晕灸"。一旦发生晕灸,应及时处理。

(3) 孕妇的腹部和腰骶部也不宜施灸。

4. 灸后的处理　施灸过量,时间过长,局部出现水疱,只要不擦破,可任其自然吸收,如水疱较大,可用消毒毫针刺破水疱,放出水液,再涂以龙胆紫。瘢痕灸者,在灸疮化脓期间,1个月内慎做重体力劳动,疮面局部勿用手搔,以保护痂皮,并保持清洁,防止感染。

【思考题】

1. 灸法的分类。
2. 常用灸法的操作。

(刘迪　李华)

【参考文献】

王华. 针灸学. 北京:高等教育出版社,2008.

第三章

拔 罐 法

拔罐法是以罐为工具，利用燃烧排除罐内空气，造成负压，使之吸附于腧穴或应拔部位的体表，产生刺激，使被拔部位的皮肤充血、瘀血，以达到防治疾病的目的。拔罐法古称角法，又称吸筒法，早在马王堆汉墓出土的帛书《五十二病方》中就有记载，历代中医文献中亦多论述，主要为外科治疗疮疡时，用来吸血排脓。后来又扩大应用于肺结核、风湿病等内科病证。随着医疗实践的不断发展，不仅罐的质料和拔罐的方法不断得到改进和发展，而且治疗的范围也逐渐扩大，外科、内科等都有它的适应证，并经常和针刺配合使用。因此，拔罐法成为针灸治疗中的一种重要方法。

【学习目的】

1. 掌握拔罐方法、起罐方法。

2. 熟悉拔罐法的应用、拔罐的作用、适用范围、注意事项。

【操作步骤】

1. 罐的吸附方法

（1）火罐法：利用燃烧时火的热力排出罐内空气，形成负压，将罐吸在皮肤上。

临床主要使用闪火法，用镊子夹95%的乙醇棉球，点燃后在罐内绕1～3圈再抽出，并迅速将罐子扣在应拔的部位上。这种方法比较安全，是常用的拔罐方法，但须注意的是点燃的乙醇棉球切勿将罐口烧热，以免烫伤皮肤（图6-3-1）。

另有投火法、贴棉法、架火法、滴酒法等，现临床不常用。

（2）煮罐法：此法一般是先用5～10枚完好无损的竹罐放在沸水或药液中，煮沸1～2分钟，然后用镊子夹住罐底，颠倒提出水面，迅速用凉毛巾紧扪罐口吸干水液，立即将罐扣在应拔部位，即能吸附在皮肤上。煮罐时放入适量的祛风活血药物，如羌活、独活、当归、红花、麻黄、艾叶、川椒、木瓜、川乌、草乌等，即称药罐，多用于治疗风寒湿痹等症。

（3）抽气法：此法是将罐紧扣在穴位上，将注射器从橡皮塞刺入瓶内，抽出空气，使其产生负压，即能吸住。或用抽气筒套在

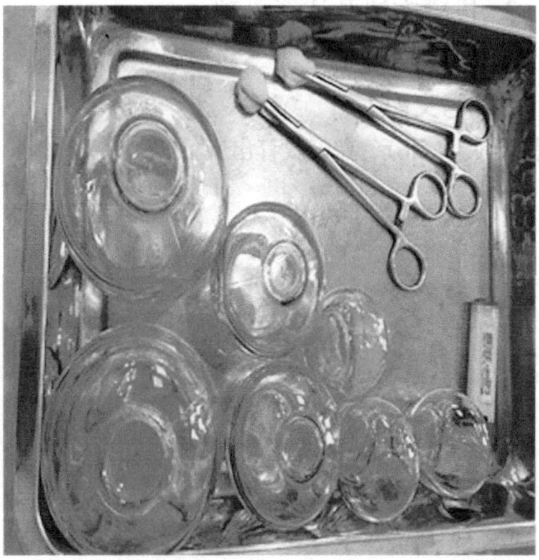

图6-3-1 火罐法器具

塑料杯罐活塞上，将空气抽出，使之吸拔在选定的部位上。

以上各种方法，一般留罐5～10分钟，待施术部位的皮肤充血、瘀血时，将罐取下。若罐大吸拔力强时，可适当缩短留罐的时间，以免起泡。

2. 罐的应用种类

（1）留罐法：将罐吸拔在皮肤上，留罐5～10分钟，然后起罐。

（2）走罐法：可在应拔部位涂凡士林等润滑剂，先留罐，然后施术者手握罐体，将罐沿着一定路线往返推动，走罐至皮肤红润，充血时起罐，适用于面积较大、肌肉丰厚的地方。

（3）闪罐法：将罐吸拔于所选部位，立即取下，再迅速吸拔、取下，如此反复，直至皮肤潮红，闪罐动作要迅速、准确、手法轻巧，吸附力适中，适用于不宜留罐的部位及儿童患者，闪罐多次后，罐口温度升高，应及时换罐，以免烫伤。

（4）刺络拔罐法：局部消毒，用三棱针、皮肤针等点刺或叩刺出血后，在出血部位留罐。

（5）留针拔罐：先以毫针针刺得气后留针，再在留针部位留罐。

【注意事项】

1. 起罐时，一般先用左手夹住火罐，右手拇指或示指在罐口旁边按压一下，使空气进入罐内，即可将罐取下。若罐吸附过强时，切不可硬行上提或旋转提拔，以轻缓为宜。

2. 要选择适当的体位和肌肉丰满的部位。若体位不当或有所移动，及骨骼凸凹不平、毛发较多的部位，均不可用。

3. 拔罐时要根据所拔部位的面积大小而选择大小适宜的罐。操作时必须迅速，才能使罐拔紧，吸附有力。

4. 用火罐时应注意勿灼伤或烫伤皮肤。若烫伤或留罐时间太长而皮肤起水疱时，小的无须处理，仅敷以消毒纱布，防止擦破即可。水疱较大时，用消毒针将水疱刺破放出水液，涂以龙胆紫药水，或用消毒纱布包敷，以防感染。

5. 皮肤有过敏、溃疡、水肿者，及大血管分布部位，不宜拔罐。高热抽搐者，以及孕妇的腹部、腰骶部，亦不宜拔罐。

【思考题】

1. 拔罐适用范围。

2. 拔罐方法及注意事项。

（刘迪　李华）

【参考文献】

王华. 针灸学. 北京：高等教育出版社，2008.

第四章

三棱针法

三棱针法是指使用三棱针刺破患者身体上的一定穴位或浅表血络，放出少量血液治疗疾病的方法。亦称“刺络法”。三棱针是点刺放血的工具，取法于古代九针中的“锋针”，早在《内经》中就有记载。如《灵枢·九针十二原》中说：“锋针者，刃三隅，以发痼疾。”又说：“宛陈则除之，去血脉也。”故现今有人称三棱针法为“放血疗法”。《灵枢·官针》中还记载：“病在经络痼痹者……病在五脏固居者，取以锋针。”另外，《内经》中还有“络刺”“赞刺”“豹文刺”等具体方法的论述，表明三棱针法已成为临床刺络放血的常用针法。

【学习目的】

1. 掌握三棱针基本的操作方法。

2. 熟悉三棱针的适用范围及注意事项。

【基础知识提炼】

三棱针刺络放血具有通经活络、开窍泻热、调和气血、消肿止痛等作用，各种实证、热证、瘀血、疼痛等均可应用。目前较常用于某些急症和慢性病，如昏厥、疳疾、痔疮、久痹、头痛、丹毒、指(趾)麻木等。

【操作步骤】

针刺时左手捏紧被刺部位，或夹持、舒张皮肤，右手拇指，食指持住针柄，中指扶住针尖部，露出针尖1~2分许，以控制针刺深浅度。常用的刺法有以下几种：

1. 腧穴点刺　先在腧穴部位上下推按，使血聚集穴部，用2%碘酒棉球消毒，再用75%乙醇棉球脱碘，针刺时一手拇、食、中三指夹紧施术部位，另一只手持针对准穴位迅速刺入3毫米左右，立即出针，轻轻按压针孔周围，使出血少许，然后用消毒干棉球按压针孔。此法多用于四肢末端放血，如十宣、十二井穴等处(图6-4-1)。

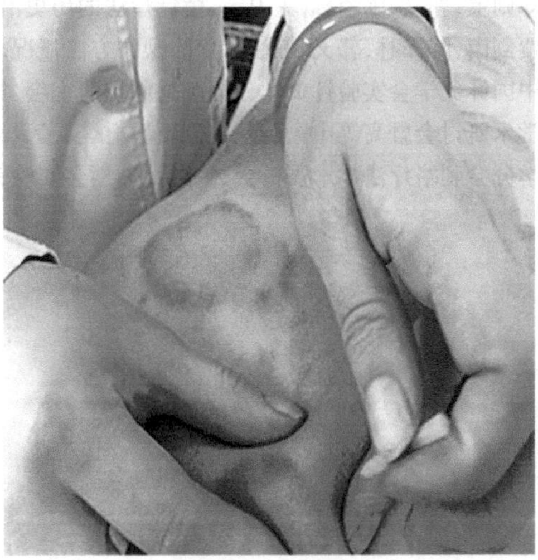

图6-4-1　腧穴点刺

2. 散刺法　亦称豹纹刺，是对病变局部周围进行点刺的一种方法。根据病变部位大小的不同，可刺10~20针以上，由病变外缘环形向中心点刺以促使淤滞的瘀血或水肿得以排除，达到祛瘀生新、通经活络的目的。此法多用于局部瘀血、血肿或水肿、顽癣等。针刺深浅根据局部肌肉厚薄、血管深浅而定。

3. 刺络法 先用带子或橡胶皮管结扎在针刺部位上端(近心端),然后迅速消毒,针刺时,左手拇指按压在被针刺部位下端,右手持三棱针对准针刺部位的静脉,刺入脉中立即将针退出,使其流出少量血液,出血停止后,再用消毒棉球按压针孔。在其出血时,也可轻轻按压静脉上端,以助瘀血外出,毒邪得泻。此法多用于曲泽、委中等穴,治疗急性吐泻、中暑发热等。

4. 挑刺法 用左手按压施术部位两侧,或夹起皮肤,使皮肤固定,迅速消毒后,右手持针迅速刺入皮肤 1~2mm,随即将针身倾斜挑破皮肤,使之出少量血液或少量黏液;也可再刺入 3~5mm 左右深,将针身倾斜并使针尖轻轻提起,挑破皮下部分纤维组织,然后出针,覆盖敷料。此法常用于血管神经性头痛、肩周炎、失眠、胃脘痛、颈椎病、支气管哮喘等。

【注意事项】

1. 对患者要做必要的解释工作,以消除其思想上的顾虑。

2. 操作时手法宜轻、宜稳、宜准、宜快,不可用力过猛,防止刺入过深,创伤过大,损害其他组织,更不可伤及动脉。

3. 注意严格消毒,防止感染。

4. 对体弱、贫血、低血压者及怀孕和产后妇女等,均要慎重使用。凡是凝血机制不好的患者和血管瘤患者,不宜使用本法。

5. 三棱针法刺激较强,治疗过程中须注意患者体位,以防晕针。

6. 每日或隔日治疗 1 次,1~3 次为 1 疗程,出血量多者,每周 1~2 次,一般每次出血量以数滴至 3~5ml 为宜。

【思考题】

1. 三棱针的操作方法。

2. 三棱针的适用范围及注意事项。

(刘迪 李华)

【参考文献】

1. 石学敏. 针剂学. 第 2 版. 北京. 中国中医药出版社,2007.
2. 郑则宝,郭义,陈泽林,王卫. 三棱针疗法的历史沿革考. 针灸临床杂志,2007,02:1-3+58.
3. 贾剑南,陈泽林,郭义. 三棱针疗法操作方法概况. 中国针灸学会刺法灸法学分会刺络疗法学术委员会、中国针灸学会实验针灸学分会刺络原理研究会. 第三届全国刺络放血学术研讨会暨首届亚洲刺络放血学术研讨会暨高等中医药院校创新教材《实验针灸学》教材编写会论文集[C]. 中国针灸学会刺法灸法学分会刺络疗法学术委员会、中国针灸学会实验针灸学分会刺络原理研究会,2007.

第五章

皮肤针疗法

皮肤针，又有“梅花针”“七星针”“罗汉针”之分，是以多支短针组成，用来叩刺人体一定部位或穴位的一种针具。皮肤针法源于古代的“半刺”“毛刺”“扬刺”等刺法，《素问·皮部论》说：“凡十二经脉者，皮之部也。是故百病之始生也，必先于皮毛。”说明十二皮部与经络、脏腑的密切联系，运用皮肤针叩刺皮部可激发、调节脏腑经络功能，以达到防治疾病的目的。皮肤针治病主要经络学说之皮部理论为依据，应用皮肤针叩击皮部，通过孙脉-络脉-经脉而作用于脏腑，以调整脏腑虚实，调和气血，通经活络，平衡营养，达到治病目的。

【学习目的】

1. 掌握皮肤针操作方法。
2. 熟悉皮肤针适用范围。

【基础知识提炼】

适应范围：临床各种病症均可应用，如近视、视神经萎缩、急性扁桃体炎、感冒、咳嗽、慢性肠胃病、便秘、头痛、失眠、腰痛、皮神经炎、斑秃、痛经、儿童弱智等。

【操作前准备】

皮肤针外形似小锤状，针柄有硬柄和软柄两种规格，硬柄用硬塑做成，弹性小软柄有弹性，一般用牛角做成，长度约 15 ~ 19cm，一端附有莲蓬状的针盘，下边散嵌着不锈钢短针。根据针的数目多少不同，分别称为梅花针（五支针）、七星针（七支针）、罗汉针（十支针）。针尖要求不可太锐，应呈松针状，全束针类要平齐，防止偏斜、钩曲、锈蚀和铁损。现代又发明了一种滚刺筒，是用金属制成的筒状皮肤针，具有刺激面广、刺激量均匀、使用简便等优点。检查针具时，可用干脂棉轻沾针尖，如针尖有钩曲或有缺损，则棉絮易被带动（图 6-5-1）。

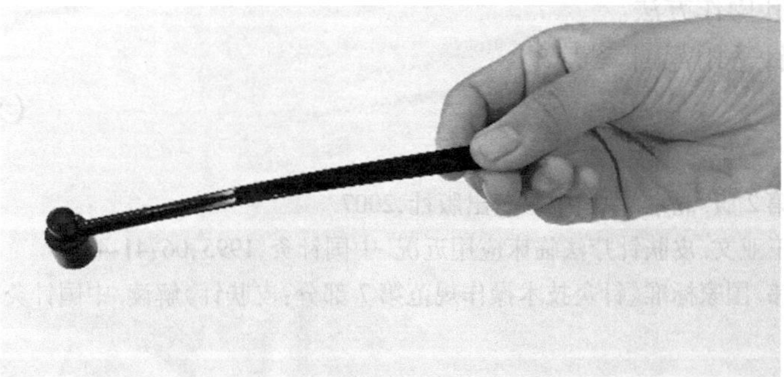

图 6-5-1 皮肤针

【操作步骤】

1. 操作方法

（1）叩刺部位

1）循经叩刺：指沿着经脉进行叩刺的一种方法，常用于项背腰骶部的督脉和足太阳膀胱经。

2）穴位叩刺：指在穴位上进行叩刺的一种方法，常用的是各种特定穴、华佗夹脊穴、阿是穴等。

3）局部叩刺：是指在患部进行叩刺的一种方法，如扭伤后局部的瘀肿疼痛、顽癣等，可在局部进行围刺或散刺。

（2）刺激强度

1）轻刺：用力稍小，皮肤仅现潮红、充血为度。适用于头面部、老弱妇女患者，以及病属虚证、久病者。

2）重刺：用力较大，以皮肤有明显潮红，并有微出血为度。适用于压痛点、背部、臀部、年轻体壮患者，以及病属实证、新病者。

3）中刺：介于轻刺与重刺之间，以局部有较明显潮红，但不出血为度，适用于一般部位，以及一般患者。

2. 操作

（1）叩刺：针具和叩刺部位用75%乙醇消毒后，以右手拇指、中指、无名指握住针柄，食指伸直按住针柄中段，针头对准皮肤叩击，运用腕力弹刺，使针尖叩刺皮肤后，立即弹起，如此反复叩击。叩击时针尖与皮肤必须垂直，弹刺要准确，强度要均匀。

（2）滚刺：是指特制的滚刺筒，经75%乙醇消毒后，手持筒柄，将针筒在皮肤上来回滚动，使刺激范围成为一狭长的面，或扩展为广阔的区域。

【注意事项】

1. 针具要经常检查，注意针尖有有无毛刺，注意针尖有无毛刺，针面是否平齐，滚刺筒转动是否灵活。

2. 叩刺时作要轻捷，正直无偏斜，以免造成患者疼痛。

3. 局部溃疡或有伤者不宜使用本法，急性传染病和急腹症也不宜使用本方法。

4. 叩刺局部和穴位，若手法重而出血者，应进行清洁和消毒，注意防止感染。

5. 滚刺筒不要在骨骼突出的部位处滚动，以免产生疼痛和出血。

【思考题】

1. 掌握皮肤针操作方法。

2. 熟悉皮肤针适用范围。

（刘迪　李华）

【参考文献】

1. 石学敏. 针剂学. 第2版. 北京. 中国中医药出版社，2007.

2. 阎圣秀，杨昌习，王亚文. 皮肤针疗法临床应用近况. 中国针灸，1995，06：41-44.

3. 王华，吴绪平，黄伟. 国家标准《针灸技术操作规范第7部分：皮肤针》解读. 中国针灸，2011，07：657-660.

第六章

穴位注射法

穴位注射法，是将药水注入穴位以防治疾病的一种治疗方法。它可将针刺刺激和药物的性能及对穴位的渗透作用相结合，发挥其综合效应，故对某些疾病有特殊的疗效。凡是针灸的适应证大部分可以用本法治疗，如痿证、痹证、腰腿痛等。

【学习目的】

1. 掌握穴位注射操作方法。
2. 熟悉穴位注射适应范围及注意事项。

【基础知识提炼】

1. 穴位选择　选穴原则同毫针刺法。但作为本法的特点，常结合经络、腧穴触诊选取阳性反应点，如在背腰部、胸腹部或四肢部的特定部位出现的条索、结节、压痛，以及皮肤的凹陷、隆起、色泽变异等，软组织损伤可选取最明显的压痛点。选穴宜少而精，以 1 ~ 2 个腧穴为宜，最多不超过 4 个穴，一般选取肌肉比较丰满的部位进行穴位注射。

2. 注射剂量　一般耳穴每穴注射 0.1ml，头面部每穴注射 0.3 ~ 0.5ml，四肢部每穴注射 1 ~ 2ml，胸背部每穴注射 0.5 ~ 1ml，腰臀部每穴注射 2 ~ 5ml 或 5% ~ 10% 葡萄糖每次可注射 10 ~ 20ml。中药注射液的穴位注射常规剂量为 1 ~ 4ml。

3. 疗程　急性患者每日 1 ~ 2 次，慢性病一般每日或隔日 1 次，6 ~ 10 次一疗程。反应强烈者可隔 2 ~ 3 日 1 次，穴位可左右交替使用，每个疗程间可休息 3 ~ 5 日。

4. 常用药物　凡是可供肌肉注射用的药物，都可供穴位注射用。常用于制作注射液的中药有：当归，丹参，红花，板蓝根，徐长卿，灯盏花，补骨脂，柴胡，鱼腥草，川芎等；西药有：25% 硫酸镁，维生素 B_1、B_{12}、C、K，0.25% ~ 2% 盐酸普鲁卡因，阿托品，利血平，安络血，麻黄素，抗生素，生理盐水，风湿宁，骨宁等。

【操作步骤】

患者取舒适体位，选择适宜的消毒器具和针头（图 6-6-1），抽取适量的药液，在穴位局部消毒后，右手持注射器对准穴位或阳性反应点，快速刺入皮下，然后将针缓慢推进，达到一定深度后产生得气感，如无回血，便可将药液注入。凡急性病体强者，可用较强刺激，推液可快，慢性病体弱者宜较轻刺激，推液可慢，一般病，则用中等刺激，推液也宜中等速度。如所用液体较多时，可由浅至深边推药液边退针，或将注射针向几个方向注射药液。

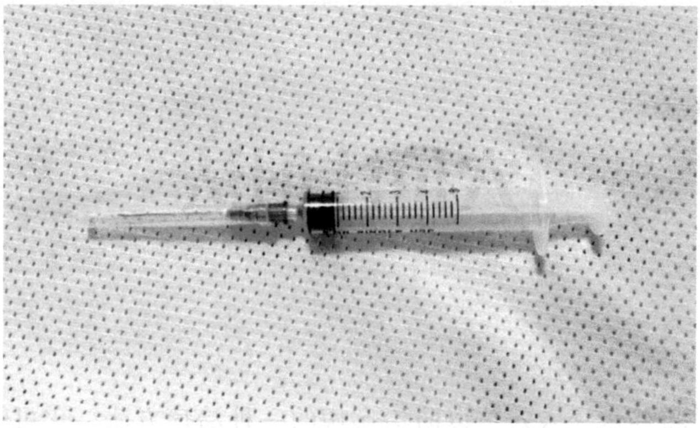

图 6-6-1　注射器具

【注意事项】

1. 严格无菌操作,防止感染。

2. 注意药物的性能、药理作用、剂量、配伍禁忌、副作用、过敏反应、药物的有效期、药液有无沉淀变质等情况。

3. 一般药液不宜注入关节腔、脊髓腔和血管内,否则会导致不良后果。此外,应注意避开神经干,以免损伤神经。

4. 孕妇的下腹部、腰骶部和三阴交、合谷穴等不宜用穴位注射法,以免引起流产。年老、体弱者,选穴宜少,药液剂量应酌减。

【思考题】

1. 穴位注射操作方法。

2. 穴位注射注意事项。

（刘迪　李华）

【参考文献】

1. 石学敏. 针剂学. 第 2 版. 北京. 中国中医药出版社,2007.
2. 陈幼楠.《针灸技术操作规范 第 6 部分穴位注射》的研制与研究. 北京中医药大学,2007.

第七章

电针刺法

电针法是在针刺腧穴“得气”后，在针上通以接近人体的生物电的微量电流以防治疾病的一种疗法。它的优点是：在针刺腧穴的基础上，加以脉冲电的治疗作用，针与电两种刺激相结合，故对某些疾病能提高疗效；能准确地掌握刺激参数；代替手法运针，节省人力（图6-7-1、图6-7-2）。

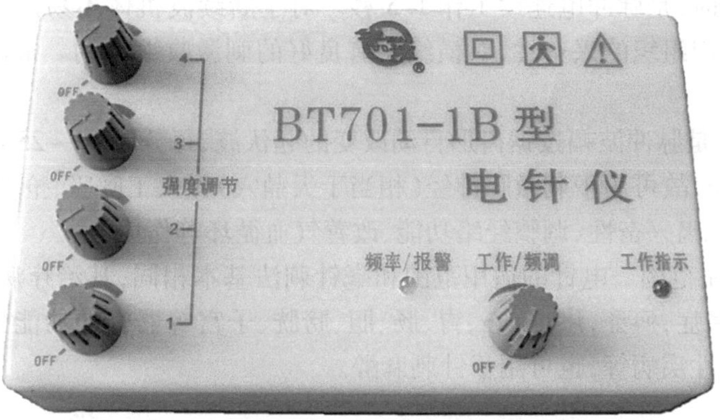

图6-7-1　电针仪1

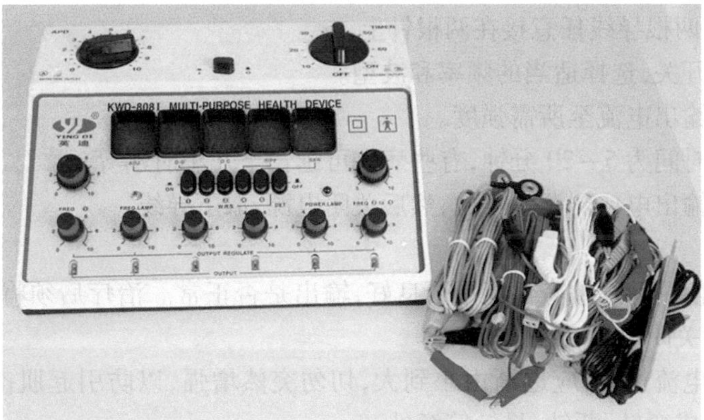

图6-7-2　电针仪2

【学习目的】

熟悉电针刺法操作。

【基础知识提炼】

1. 电针的选穴　电针的选穴与毫针刺法的选穴方法大致相同,即循经选穴、局部选穴、经验选穴与按神经分布选穴。但须选取两个穴位以上,一般以取用同侧肢体 1 ~3 对穴位(即是用 1 ~3 对导线)为宜,不可过多,过多则会刺激太强,患者不易接受。

2. 根据临床实际需要,单个脉冲可采用不同方式组合而形成连续波、疏密波、断续波等。

(1) 连续波:指的是电针机输出的电脉冲是某一单一固定频率的脉冲序列,它是没有经过调制的波。

(2) 疏密波:是疏波和密波自动交替出现的一种波形。疏、密交替持续的时间约各 1.5 秒,能克服单一波形易产生适应的缺点。疏密波动力作用较大,治疗时兴奋效应占优势,能促进代谢,促进气血循环,改善组织营养,消除炎性水肿。常用于治疗疼痛、扭挫伤、关节周围炎、气血运行障碍、坐骨神经痛、面瘫、肌无力、局部冻伤等。

(3) 断续波:是指有节律地时断时续自动出现的一种波形。断时,在 1.5 秒时间内无脉冲。电流输出,续时,是脉冲电连续工作 1.5 秒。对于断续波机体不易产生适应,其动力作用颇强,能提高肌肉组织的兴奋性,对横纹肌有良好的刺激收缩作用。常用于治疗痿证、瘫痪等。

(4) 锯齿波:是脉冲波幅按锯齿形自动改变的起伏波,每分钟 16 ~25 次不等,其频率接近人体的呼吸节律,故可用于刺激膈神经(相当于天鼎穴)做人工呼吸,抢救呼吸衰竭。锯齿波还有提高神经肌肉兴奋性、调整经络功能、改善气血循环等作用。

3. 电针的适用范围　电针的适用范围和毫针刺法基本相同,其治疗病症较广泛。临床常用于治疗各种痛症,痹证,痿证,心、胃、肠、胆、膀胱、子宫等器官的功能失调,癫狂,肌肉、韧带、关节的损伤性疾病等,也可用于针刺麻醉。

【操作步骤】

1. 先将毫针刺入腧穴有了所需要的“得气”感应。

2. 把输出电位器旋钮调到零位。

3. 将电针器上每对输出的两个电极分别接在两根毫针上,负极接主穴,正极接配穴;也可不分正负极,将两根导线任意接在两根针上。

4. 打开电源开关,选择适当的频率和波型。

5. 逐步调高输出电流至所需强度。

6. 一般通电时间为 5 ~20 分钟,有些病人可延长至几小时不等。

7. 结束时将输出电位器调到零位,然后关闭电源,取下导线。

【注意事项】

1. 电针器在使用前须检查性能是否良好,输出是否正常。治疗后须将输出调节旋钮全部退至零位,随后关闭电源,撤去导线。

2. 调节输出电流量时,应逐渐由小到大,切勿突然增强,以防引起肌肉强烈收缩,致患者不能忍受,或造成弯针、断针、晕针等意外。

3. 心脏病患者,应避免电流回路通过心脏。在接近延髓、脊髓部位使用电针时,电流输出量宜小,切勿通电太强,以免发生意外。孕妇亦当慎用电针。

4. 温针灸用的毫针,针柄因氧化而不导电;有的毫针针柄是用铝丝绕制而成,并经氧化处理镀成金黄色，氧化铝绝缘不导电。以上两种毫针应将电针器输出导线夹在针体上。

【思考题】

1. 电针操作方法。
2. 电针注意事项。

（刘迪 李华）

【参考文献】

1. 王华. 针灸学. 北京：高等教育出版社，2008.
2. 清·张璐. 张氏医通. 北京：中国中医药出版社，1995.
3. 孙国杰，梁繁荣. 针灸学. 北京：中国中医药出版社，1999.

第八章

穴位贴敷法

穴位贴敷法是指在一定的穴位上贴敷药物，通过药物和穴位的共同作用以治疗疾病的一种外治方法。其中某些带有刺激性的药物贴敷穴位可以引起局部发泡化脓如“灸疮”，则此时又称为“天灸”或“自灸”，现代也称发泡疗法。若将药物贴敷于神阙穴，通过脐部吸收或刺激脐部以治疗疾病时，又称敷脐疗法或脐疗。

穴位贴敷法既有穴位刺激作用，又通过皮肤组织对药物有效成分的吸收，发挥明显的药理效应，因而具有双重治疗作用。经皮肤吸收的药物极少通过肝脏，也不经过消化道，一方面可避免肝脏及各种消化酶、消化液对药物成分的分解破坏，从而使药物保持更多的有效成分，更好地发挥治疗作用；另一方面也避免了因药物对胃肠的刺激而产生的一些不良反应。所以，此法可以弥补药物内治的不足。除极少有毒药物外，穴位贴敷法一般无危险性和毒副作用，是一种较安全、简便易行的疗法。对于衰老稚弱者、病药格拒、药入即吐者尤宜。

【学习目的】

掌握穴位贴敷法的操作。

【基础知识提炼】

1. 方药的选择　凡是临床上有效的汤剂、方剂，一般都可以熬膏或为研末用作穴位贴敷来治疗相应疾病。但与内服药物相比，贴敷用药多有以下特点：

应有通经走窜、开窍活络之品。现在常用的这类药物有冰片、麝香、丁香、花椒、白芥子、姜、葱、蒜、肉桂、细辛、白芷、皂角、穿山甲。

（1）多选气味俱厚之品，有时甚至选用力猛有毒的药物。如生南星、生半夏、川乌、草乌、巴豆、班蝥、附子、大戟等。

（2）补法可用血肉有情之品。如羊肉、动物内脏、鳖甲。

（3）选择适当溶剂调和贴敷药物或熬膏，以达药力专、吸收快、收效速的目的。醋调贴敷药，而起解毒、化瘀、敛疮等作用，虽用药猛，可缓其性；酒调贴敷药，则起行气、通络、消肿、止痛等作用，虽用缓药，可激其性；水调贴敷药，专取药物性能；油调贴敷药，可润肤生肌。常用溶剂有水、白酒或黄酒、醋、姜汁、蜂蜜、蛋清、凡士林等。此外，还可针对病情应用药物的浸剂作溶剂（图 6-8-1）。

2. 穴位的选择　穴位选择与针灸疗法是一致的，也是以脏腑经络学说为基础，通过辨证选取贴敷的穴位，并力求少而精。此外，还应结合以下选穴特点：

选择离病变器官、组织最近、最直接的穴位贴敷药物。

（1）选用阿是穴贴敷药物。

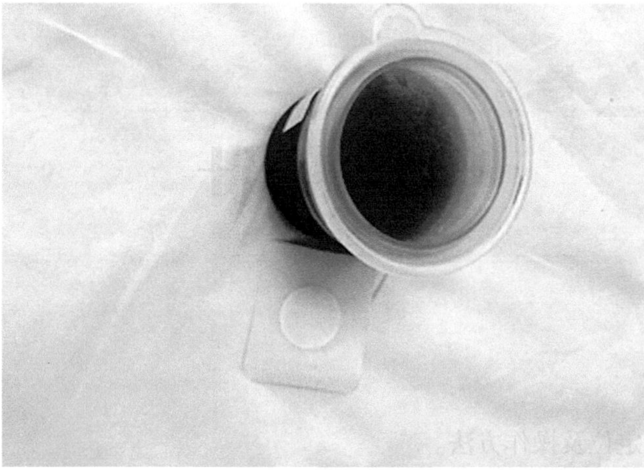

图 6-8-1　膏剂与敷料

（2）选用经验穴贴敷药物，如吴茱萸贴敷涌泉穴治疗小儿流涎；威灵仙贴敷身柱穴治疗百日咳等。

3. 适应范围　穴位贴敷法适应范围相当广泛，不但可以治疗体表的病症，而且可以治疗内脏的病症；既可治疗某些慢性病，又可治疗一些急性病证。此外，还可用于防病保健。

【操作步骤】

根据所选穴位，采取适当体位，使药物能敷贴稳妥。贴药前，定准穴位，用温水将局部洗净，或用乙醇棉球擦净，然后敷药。也有使用助渗剂者，在敷药前，先在穴位上涂以助渗剂或助渗剂与药物调和后再用。

对于所敷之药，无论是糊剂、膏剂或捣烂的鲜品，均应将其很好地固定，以免移动或脱落，可直接用胶布固定，也可先将纱布或油纸覆盖其上，再用胶布固定。目前有专供贴敷穴位的特制敷料，使用固定都非常方便。如需换药，可用消毒干棉球蘸温水或各种植物油，或石蜡油轻轻揩去粘在皮肤上的药物，擦干后再敷药。

一般情况下，刺激性小的药物，每隔 1～3 天换药 1 次，不需溶剂调和的药物，还可适当延长至 5～7 天换药 1 次；刺激性大的药物，应视患者的反应和发泡程度确定贴敷时间，数分钟至数小时不等，如需再贴敷，应待局部皮肤基本正常后再敷药。

对于寒性病证，可在敷药后，在药上热敷或艾灸。

【注意事项】

勿贴敷时间过长，起疱后及时换药清洁。

【思考题】

1. 穴位贴敷法的作用。

2. 穴位贴敷的操作。

（刘迪　李华）

【参考文献】

1. 王华. 针灸学. 北京：高等教育出版社，2008.
2. 清・张璐. 张氏医通. 北京：中国中医药出版社，1995.
3. 孙国杰，梁繁荣. 针灸学. 北京：中国中医药出版社，1999.

第九章

耳　针

【学习目的】

1. 掌握耳针的定位及操作方法。

2. 熟悉耳穴的主治、临床应用及注意事项。

【基础知识提炼】

1. 耳针适应证　疼痛性疾病、炎性疾病及传染病、功能紊乱疾病、过敏及变态反应性疾病、内分泌及代谢性疾病。

2. 耳穴处方的选穴原则

(1) 按疾病的相应部位选穴:如胃病选胃穴,阑尾炎选阑尾穴。

(2) 按中医理论选穴:根据脏腑经络学说的理论结合疾病所出现的症状辨证取穴。如耳鸣选肾穴,因为“肾开窍于耳”;目病选肝穴,因“肝开窍于目”。

(3) 按西医学知识选穴:如高血压选降压沟,十二指肠溃疡选十二指肠、交感,心律失常选心穴。

(4) 根据临床经验选穴:如目赤肿痛选耳尖,癫狂选神门,牙痛选齿穴等。选穴须注意精练,一般以选用2~3穴为宜。一侧有病取同侧,两侧病或脏腑病选双侧穴,也可左病取右,右病取左。

3. 耳穴的定位　耳中、直肠、尿道、外生殖器、肛门、耳尖、结节、轮1~4、指、腕、风溪、肘、肩、锁骨、跟、趾、踝、膝、髋、臀、坐骨神经、交感、腰骶椎、腹、胸椎、胸、颈椎、颈、角窝上、内生殖器、角窝中、神门、盆腔、上屏、下屏、外耳、屏尖、外鼻、肾上腺、咽喉、内鼻、屏间前、额、屏间、颞、枕、皮质、对屏尖、缘中、脑干、口、食道、贲门、胃、脾、心、气管、肺、三焦、内分泌、十二指肠、小肠、大肠、阑尾、艇角、膀胱、肾、输尿管、胰胆、肝、艇中、牙、舌、颌、垂前、眼、内耳、面颊、扁桃体、耳背心、耳背肺、耳背脾、耳背肝、耳背肾、耳背沟、上耳根、耳迷根、下耳根。

【操作前准备】

探棒、耳穴探测仪、酒精、0.25mm×25mm的一次性针灸针、皮内针、耳豆、镊子、消毒棉签等器材(图6-9-1)。

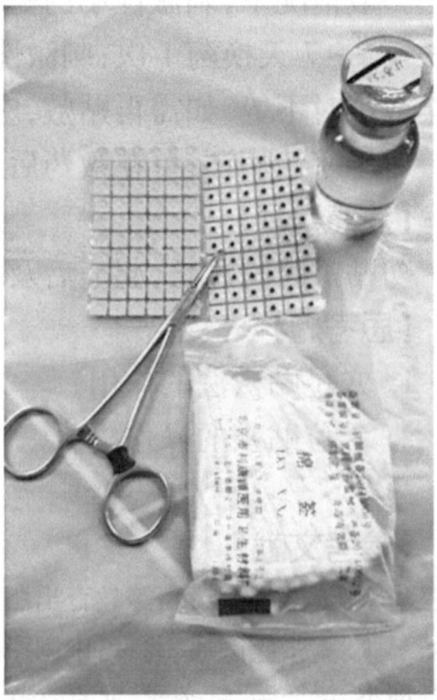

图6-9-1　准备物品

【操作步骤】

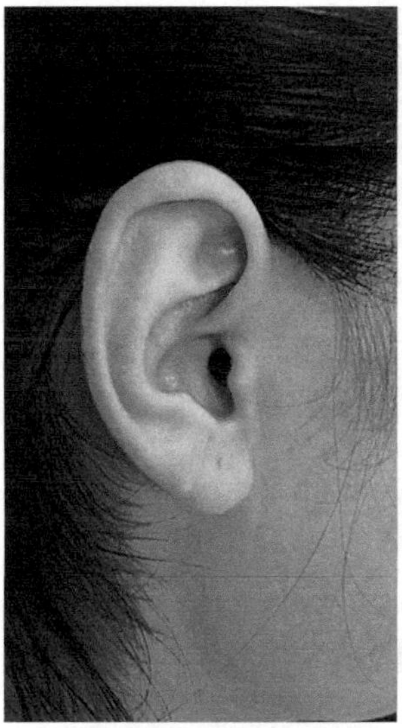

图 6-9-2 耳廓

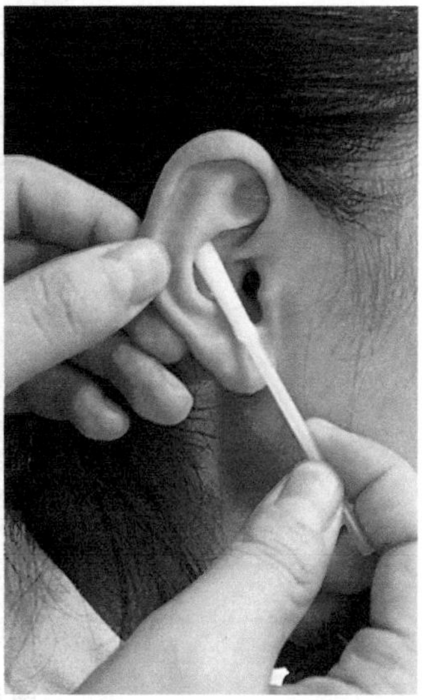

图 6-9-3 使用酒精棉签消毒外耳廓

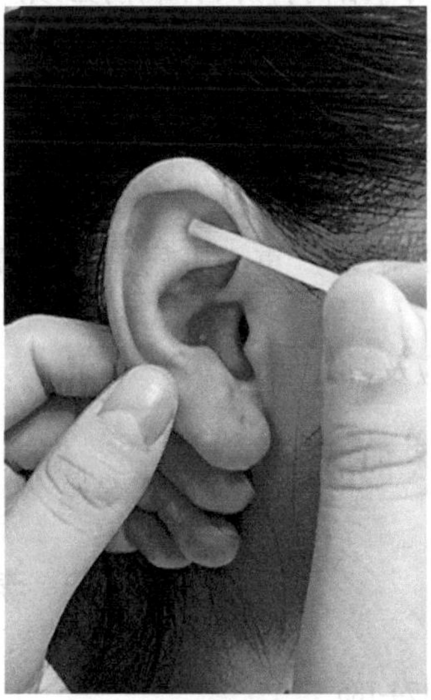

图 6-9-4 使用探棒探查耳穴

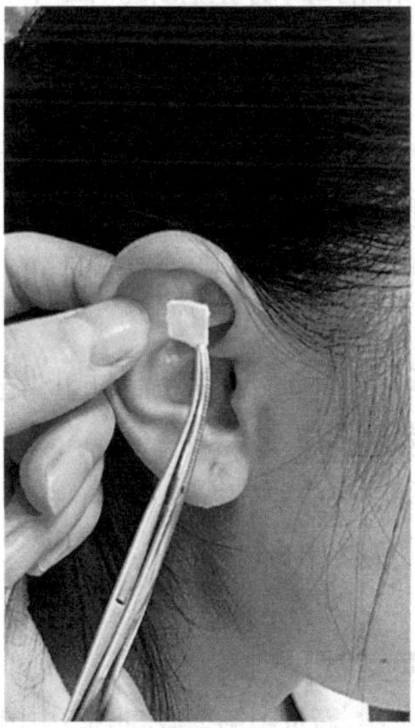

图 6-9-5 使用止血钳夹取耳豆进行贴压

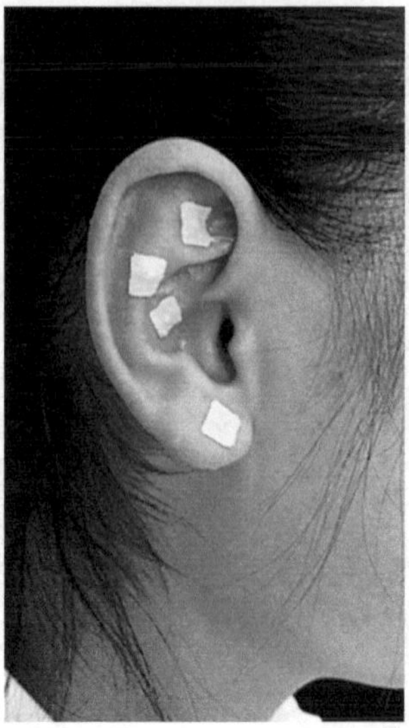

图 6-9-6　耳穴压豆结束

【注意事项】

1. 严格消毒,防止感染。因耳廓在外,表面凸凹不平,结构特殊,针刺前必须严格消毒,有伤面和炎症部位禁针,针刺后如针孔发红、肿胀应及时涂 2.5% 碘酒,防止化脓性软骨膜炎的发生。

2. 对扭伤和有运动障碍者,进针后宜适当活动,有利于提高疗效。

3. 对习惯性流产的孕妇应禁针。

4. 患有严重器质性病变和伴有高度贫血者不宜针刺,对严重心脏病、高血压患者不宜行强刺激。

5. 耳针治疗时亦应注意防止发生晕针,万一发生应及时处理。

【思考题】

1. 耳穴的主要定位。

2. 耳穴操作方法。

（刘迪　李华）

【参考文献】

石学敏. 针灸学. 新世纪第 2 版. 北京:中国中医药出版社,2007:174-185.

第十章

头　针

【学习目的】

1. 掌握标准头穴线的定位及操作方法。

2. 熟悉头针的适应证及注意事项,熟悉标准头穴线的主治。

【基础知识提炼】

1. 头针适应证及注意事项　头针主要治疗脑源性疾病,如中风偏瘫、肢端麻木、失语、皮层性多尿、眩晕、耳鸣、舞蹈病、癫痫、脑瘫、小儿弱智、震颤麻痹、假性球麻痹等。此外,也可以治疗头痛、脱发、脊髓性截瘫、高血压病、精神病、失眠、眼病、鼻病、肩周炎、腰腿痛、各种疼痛性疾病等常见病和多发病。

2. 标准头穴线的定位及操作方法　额中线、额旁1线、额旁2线、额旁3线、顶中线、顶颞前斜线、顶颞后斜线、顶旁1线、顶旁2线、颞前线、颞后线、枕上正中线、枕上旁线、枕下旁线的定位。

【操作前准备】

酒精、0.30mm×40mm或0.25mm×25mm的一次性针灸针、消毒棉签等器材(图6-10-1)。

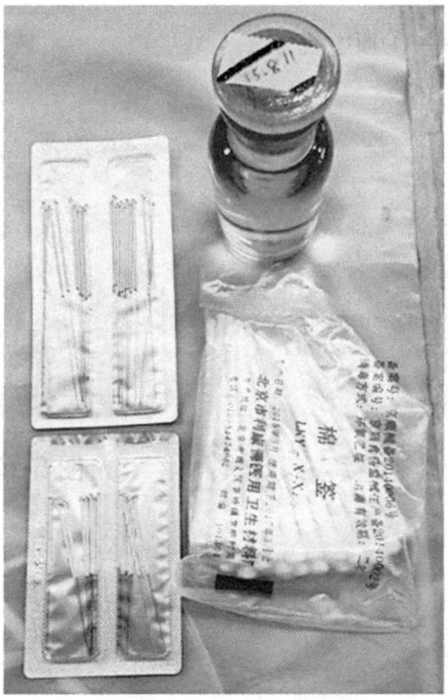

图6-10-1　75%乙醇、针灸针、棉签

【操作步骤】

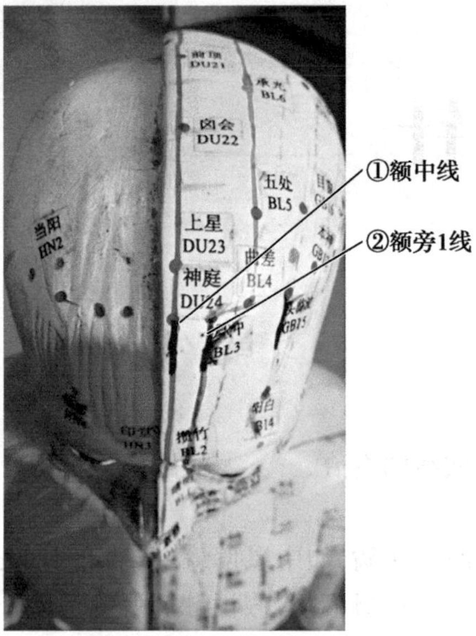

图 6-10-2 额中线、额旁 1 线

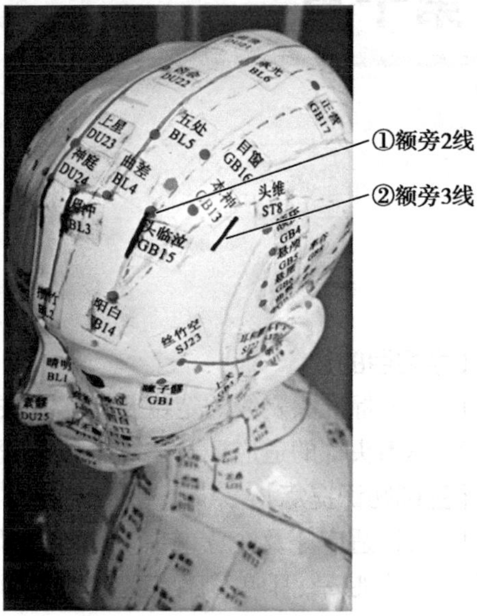

图 6-10-3 额旁 2 线、额旁 3 线

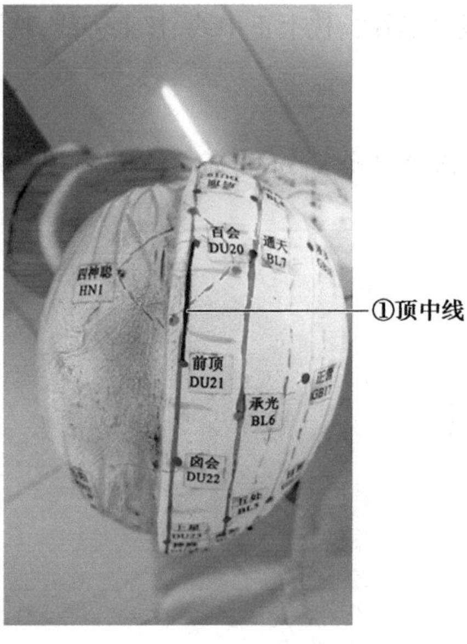

图 6-10-4 顶中线

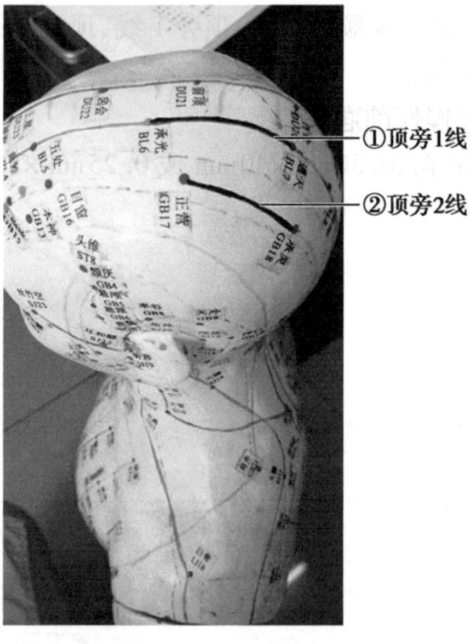

图 6-10-5 顶旁 1 线、顶旁 2 线

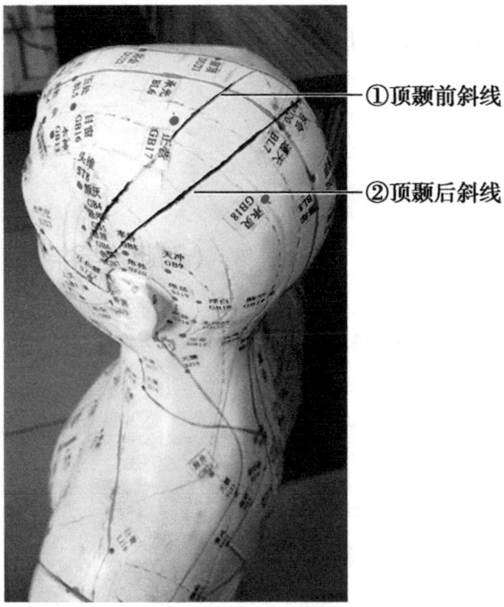

图 6-10-6 顶颞前斜线、顶颞后斜线

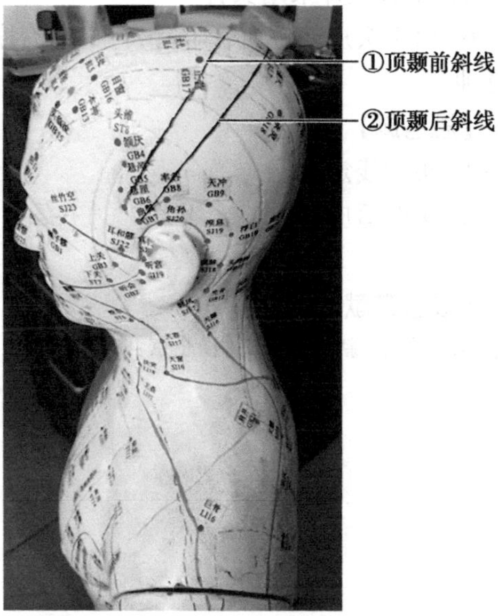

图 6-10-7 顶颞前斜线、顶颞后斜线

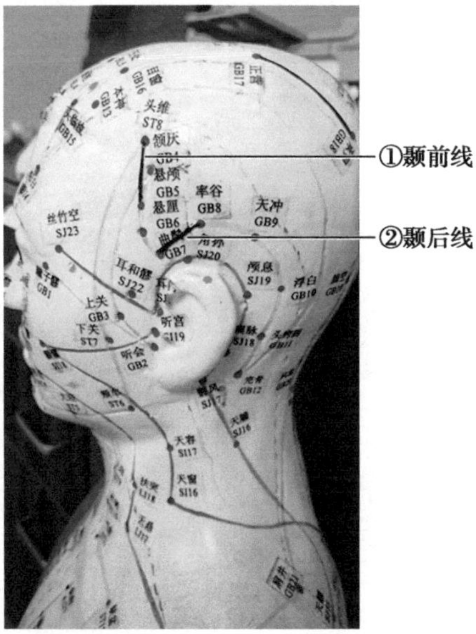

图 6-10-8 颞前线、颞后线

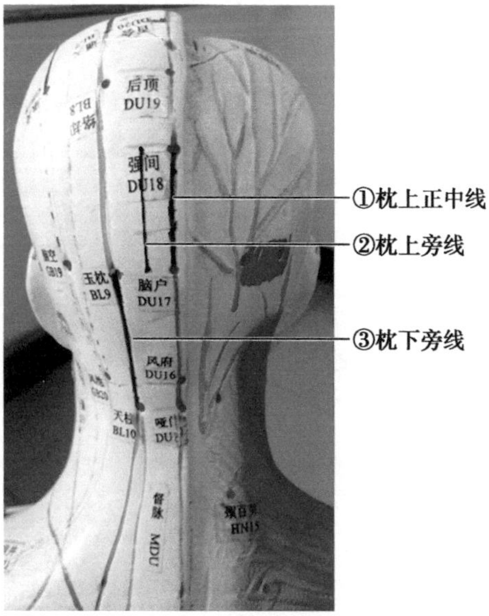

图 6-10-9 枕上正中线、枕上旁线、枕下旁线

【注意事项】

1. 头部长有头发,因此尤须做到严格消毒,以防感染。

2. 毫针推进时,术者针下如有抵抗感,或患者感觉疼痛,应停止进针,将针往后退,然后改变角度再进针。

3. 由于头针刺激感强,刺激时间较长,医者必须注意观察患者病情,以防晕针。

4. 婴幼儿由于颅骨缝骨化不完全,不宜采用头针治疗。

5. 对脑出血患者,须待病情及血压稳定后方可做头针治疗。凡并发有高热、心力衰竭等症者，不宜立即采用头针。

6. 由于头皮部位血管丰富，行头针治疗容易出血，故出针时必须用干棉球按压针孔 1 ~ 2 分钟。

【思考题】

1. 头穴线定位。

2. 头针适应证。

（刘迪　李华）

【参考文献】

石学敏. 针灸学. 新世纪第 2 版. 北京：中国中医药出版社，2007：170-173.

第七篇

推拿科临床基本技能

第一章

基本手法

第一节　摆动类手法

摆动类手法是指用指、掌、腕关节通过前臂的主动摆运动，在操作部位做协调的连续摆动的一类手法。其代表性手法有一指禅推法、㨰法、揉法等。

一、一指禅推法

【学习目的】

1. 掌握一指禅推法的操作方法及注意事项。

2. 熟悉一指禅推法的基本知识。

【基础知识提炼】

1. 用拇指罗纹面、指端或拇指桡侧偏峰着力，通过前臂的主动摆动来带动拇指或拇指指间关节做屈伸往返运动的手法，称为一指禅推法。

2. 本手法具有接触面积小，刺激较强，作用柔和深透等特点，可广泛运用于头面、颈项、胸腹及四肢等部位。

【操作步骤】

1. 沉肩、肘垂、腕悬、掌虚、指实　肩关节放松下沉，不能耸肩用力。肘关节屈曲并自然下垂，与胸壁保持一拳的距离（约10cm），肘尖部低于腕关节。腕关节自然悬屈，在保持腕关节放松状态下，尽量使腕关节悬屈约90°，尺侧略低于桡侧。手掌部与其余四指放松，除拇指外其余四指均自然弯曲。拇指自然着力，拇指端或罗纹面吸定于一点，不要来回移动或摩擦（图7-1-1-1）。

2. 拇指着力部位　一指禅推法训练时应视拇指条件来选择拇指的着力部位，拇指指间关节能上翘呈30°~45°的，宜用罗纹面着力；拇指指间不能上翘（直指）的，宜用指端或桡侧偏峰着力；拇指指间关节上翘大于45°的，宜屈示指，用示指中节部抵住拇指指间关节做指端或罗纹面着力训练（图7-1-1-2）。

3. 紧推慢移　手法在体表移动操作时，前臂维持较快的摆动频率，即每分钟120~160次，但拇指端或罗纹面移动的速度要慢。

【注意事项】

1. 操作时，着力处要吸定于施术部位，不可跳跃或滑动，自然压力，不能用蛮力，以免锁死腕关节。

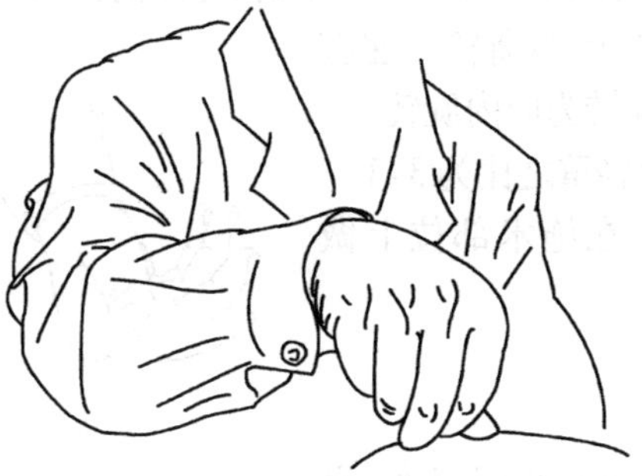

图 7-1-1-1 肩、臂、腕、手静止姿势

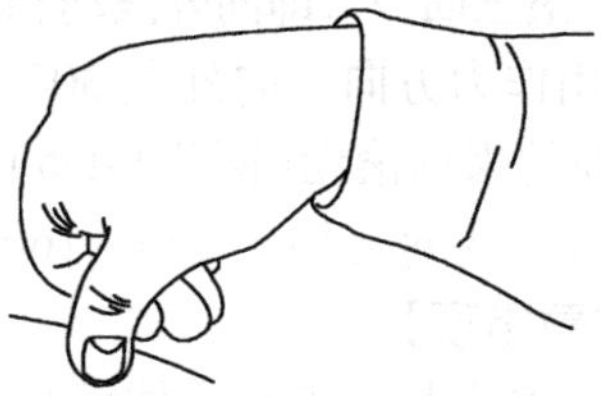

图 7-1-1-2 示指末节部抵住拇指指间关节

2. 前臂、腕、指间关节的摆动要协调灵活,可以先作定点练习,再沿经络循行进行走线练习。

二、㨰 法

【学习目的】

1. 掌握㨰法的操作方法及注意事项。

2. 熟悉㨰法的基本知识。

【基础知识提炼】

1. 以小鱼际掌背侧或掌指关节部附着于体表一定的治疗部位上,运用腕关节屈伸、内外旋转连续往返运动的手法,称为㨰法。

2. 本法具有接触面积大、压力大、刺激柔和的特点,可广泛运用于颈项、肩背、腰臀及四肢等肌肉丰厚处。

【操作步骤】

1. 腕关节放松,拇指自然伸直,余指屈曲如佛手状(中药佛手的形状)(图 7-1-1-3),手背沿掌横弓排列呈弧面,使之形成滚动的接触面。

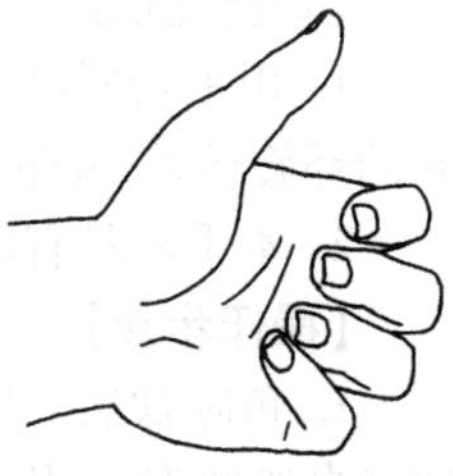

图 7-1-1-3 中药佛手的形状

2. 腕关节伸屈的幅度控制在 120°,即向外滚动(屈腕)约 80°,向内回滚(伸腕)约 40°(以手中立位计)(图 7-1-1-4)。

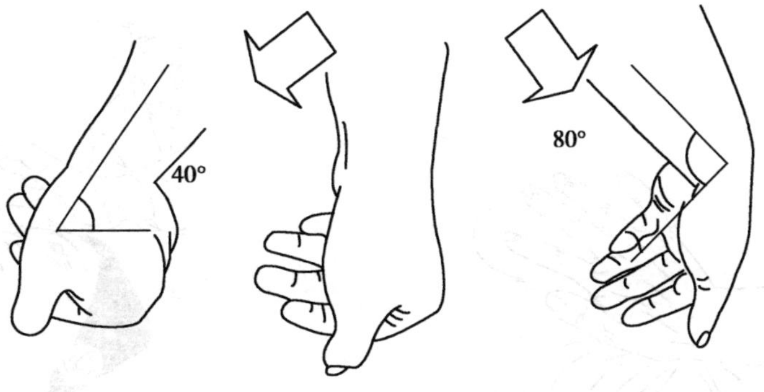

图 7-1-1-4 向外滚动约 80°,向内回滚约 40°

3. 以小鱼际掌背侧或掌指关节部着力，吸定于治疗部位，以肘关节为支点，前臂做主动旋转运动。向外滚动时，前臂外旋，带动腕关节先向外旋后逐渐转为屈腕状；向内回滚时，前臂内旋，带动腕关节先伸腕后逐渐转为向内旋转。

4. "滚三回一"，即向外滚动和向内回滚时发力轻重之比为3∶1。

5. 用作力方向　向外上30°～45°方向发力，在施术部位上做持续不断的来回滚动（图7-1-1-5）。

6. 频率为每分钟约120～160次。

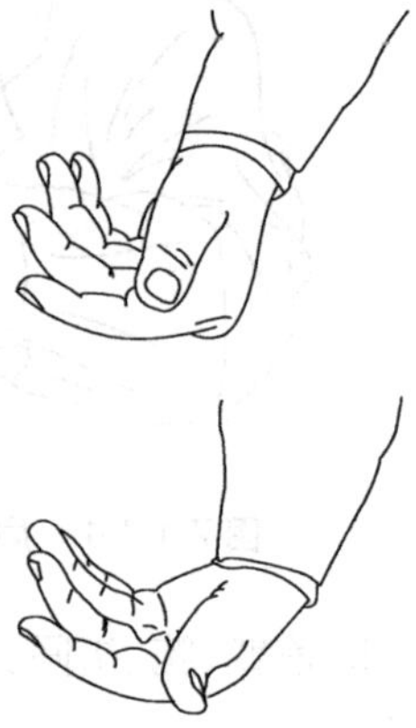

图7-1-1-5　向外上30°～45°方向发力

【注意事项】

1. 基本姿势要求为身体保持直立，双脚自然分开约同肩宽，肩关节自然下垂，上臂不可紧贴于胸壁，腕关节放松，保持屈伸自如，手指自然放松，不刻意并拢或放松。

2. 着力处要吸定于施术部位，不可出现跳跃、摩擦位移、顶压以及手背撞击体表施术部位。

3. 滚动要均匀协调有节奏，不可忽快忽慢，避免"以硬碰硬"情况出现，即掌指关节突起部碰撞施术部的骨突处。

4. 操作过程中，可沿着肌肉走行进行。

三、揉　　法

【学习目的】

1. 掌握揉法的操作方法及注意事项。

2. 熟悉揉法的基本知识。

【基础知识提炼】

1. 用手指罗纹面，掌根或手掌鱼际着力吸定于一定治疗部位或某一穴位上，做轻柔缓和的环旋运动，并带动该处的皮下组织一起揉动的方法，称为揉法。

2. 本手法具有轻柔缓和，刺激量小，作用温和的特点，可广泛运用于全身各部。

【操作步骤】

1. 鱼际揉法　用鱼际附着于治疗部位上，腕关节放松，呈微屈或水平状，大拇指内收，四指自然伸直，稍用力下压，以肘关节为支点，利用前臂作主动摆动，带动腕部做轻柔缓和的环旋揉劲，要求带动皮下组织一起揉动，使产生的功力持续作用于治疗部位上。频率控制在每分钟约120～160次（图7-1-1-6、图7-1-1-7）。

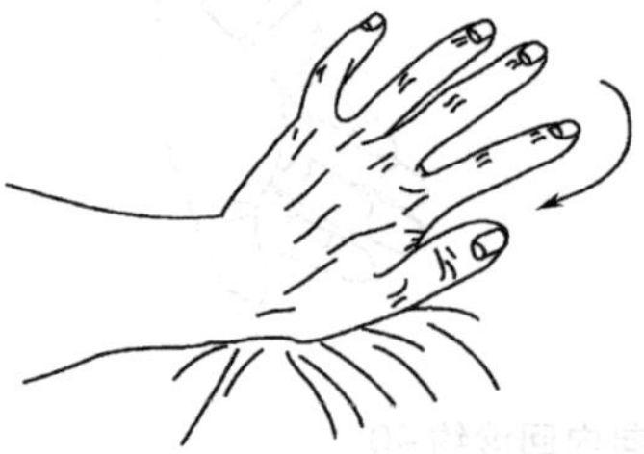

图7-1-1-6　鱼际揉法（背面观）

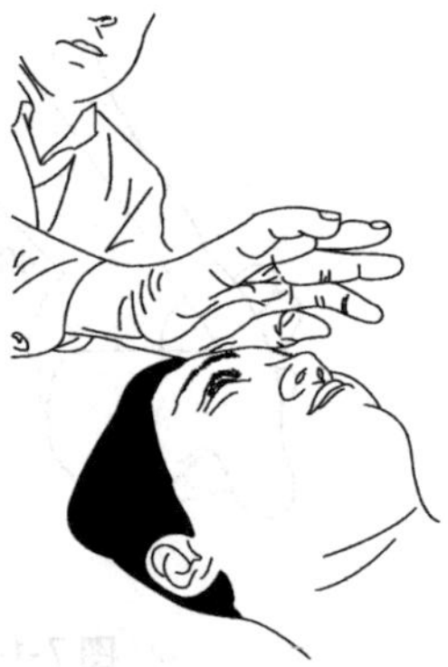

图7-1-1-7　鱼际揉法（掌面观）

2. 掌揉法　用手掌或掌根着力于治疗部位上，腕关节放松，以肘关节为支点，前臂主动摆动，带动腕及手掌连同前臂做轻柔缓和的环旋揉动，并带动皮下组织一起揉动，使产生的功力持续作用于治疗部位上。做掌根揉时，要求掌根部稍用力下压，以加大渗透力。频率控制在每分钟约 120～160 次（图 7-1-1-8）。

3. 指揉法　用指腹着力于治疗部位上，做轻柔缓和的环旋揉动，并带动皮下组织一起揉动。单用中指着力的称中指揉法；示用、中指着力的称双指揉法；用示、中、环三指着力的称为三指揉法。

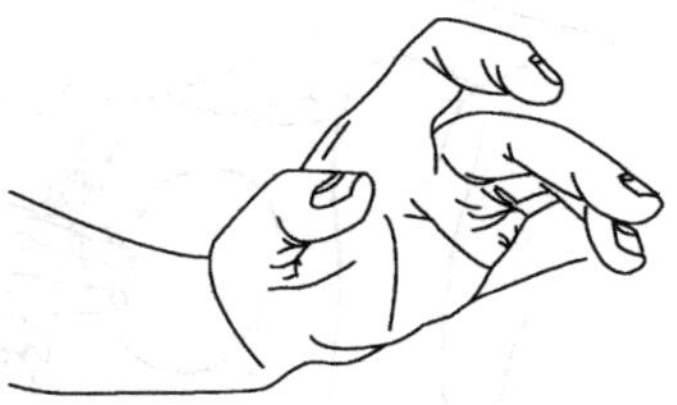

图 7-1-1-8　腕背伸，指弯曲，掌根附着

【注意事项】

1. 本手法要施以一定的压力，在与局部皮肤吸定的基础上带动皮下组织进行回旋运动，不可在体表摩擦，或压力过大而无法揉动。

2. 大鱼际揉法操作时，腕关节要放松。

3. 在治疗部位移动时，一定在揉动的基础上缓慢移动，不可出现“跳跃”现象。

4. 操作要连贯、均匀、协调。可以沿经络循行路线或肌肉纤维走行进行。

第二节　摩擦类手法

摩擦类手法是指以手的掌面、指面或肘臂部贴附在体表，做直线或环旋移动，使之产生摩擦功力的一类手法。包括摩法、擦法、推法、搓法、抹法等。

一、摩　法

【学习目的】

1. 掌握摩法的操作方法及注意事项。

2. 熟悉摩法的基本知识。

【基础知识提炼】

1. 用手掌掌面或示、中、环三指相并指面附着于穴位或部位上，腕关节做主动环形有节律的抚摩运动的手法，称为摩法。

2. 本手法具有刺激量小，轻柔缓和的特点，常运用于头面、胸腹、胁肋部，尤其腹部多用。临床中可根据病情的虚实，参考“顺摩为泻，逆摩为补”“缓摩为补法，急摩为泻法”的理论，或根据解剖结构、病理状况、经络循行分布情况进行相应的补泻。

【操作步骤】

1. 指摩法　以示、中、环三指的末节指面附着于治疗部位或穴位上，指掌关节自然伸直、并拢，腕关节微屈，沉肩、垂肘，以肘关节为支点，前臂主动摆动，带动腕、指在体表做顺时针或逆时针方向的环旋抚摩（图 7-1-2-1）。频率每分钟 120 次左右。

2. 掌摩法　以手掌面平放于体表治疗部位上，手掌自然伸直，腕关节微背伸，以掌心或掌根部作为接触面，连同前臂一起做顺时针或逆时针方向的环旋抚摩（图 7-1-2-2）。频率每分钟 120 次左右。

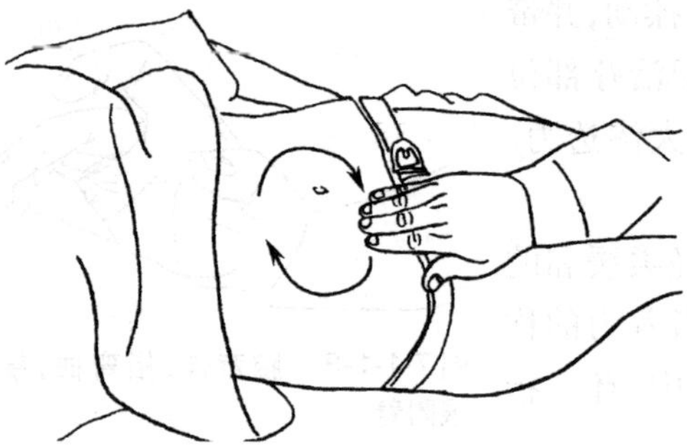

图 7-1-2-1　指摩法

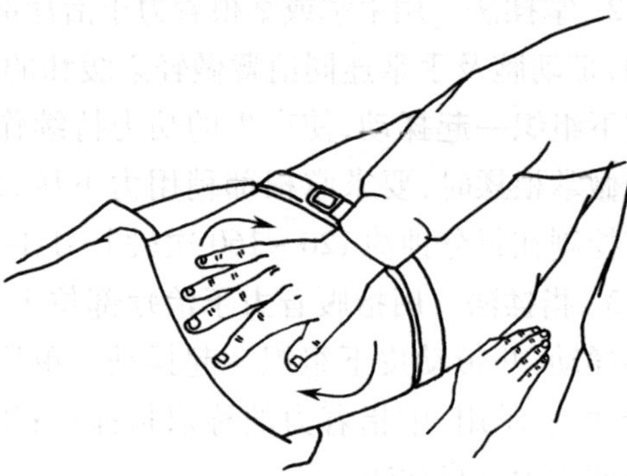

图 7-1-2-2　掌摩法

【注意事项】

1. 本手法要求对施术处体表进行摩擦回旋，不带动皮下组织，因此着力处要求自然置于腧穴或体表，不可用力。

2. 操作时肘关节自然屈曲，腕部放松，指掌自然伸直，动作要缓和而协调。

二、擦　　法

【学习目的】

1. 掌握擦法的操作方法及注意事项。

2. 熟悉擦法的基本知识。

【基础知识提炼】

1. 用手掌、鱼际等部位紧贴体表一定的治疗部位，做直线来回摩擦，使产生的热能渗透到深层组织的手法，称为擦法。

2. 本手法具有压力大、速度快、刺激皮肤强的特点，具有很强的产热助阳作用。根据不同的手法，可运用于胸胁、背腰和四肢部位。

【操作步骤】

1. 掌擦法　以全手掌紧贴体表治疗部位，腕关节伸直，使前臂与手掌相平，以肘关节为支点，前臂做主动屈伸运动，使着力部位在体表做上下方向或左右方向的直线往返摩擦移动，使产生的热能渗透到深层组织（图 7-1-2-3）。

2. 小鱼际擦法　以手掌的小鱼际部位紧贴体表的治疗部位，动作要领同掌擦法（图 7-1-2-4）。

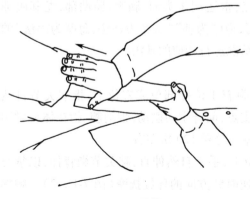

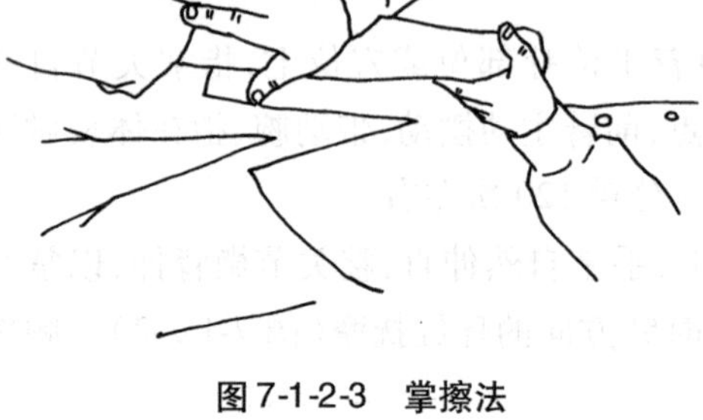

图 7-1-2-3　掌擦法

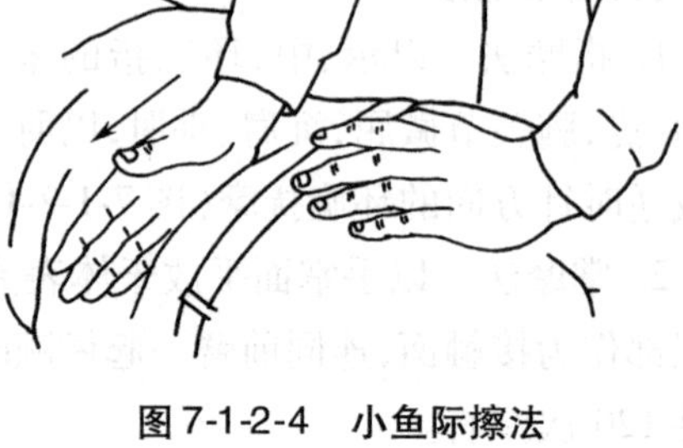

图 7-1-2-4　小鱼际擦法

【注意事项】

1. 压力要适中。压力过重时,产热过快,热能不能深透,且易擦破皮肤;压力过轻时,热能不能积聚,同样不能深透。

2. 直线往返摩擦,用力要稳。不可歪斜,以免影响热能深透和出现手法意外。擦法使用后,一般不再施行其他手法,以免破皮。

3. 直线距离要拉得长,如拉锯状,动作要均匀连续,使热能积聚。

4. 施术部位可涂少许润滑剂或介质,以防皮肤受损害,并可以提高手法治疗的效应。

5. 操作时要保持呼吸自然,切忌屏气,以免造成自身屏气伤。

6. 频率为每分钟 100~120 次。

三、推　　法

【学习目的】

1. 掌握推法的操作方法及注意事项。

2. 熟悉推法的基本知识。

【基础知识提炼】

1. 以指或掌、肘等部位着力于施术部位上,做单向直线推动,称推法,又称平推法。

2. 本手法具有压力大,刺激量大的特点,可运用于全身各部。

【操作步骤】

1. 拇指平推法　以拇指罗纹面着力于穴位或施术部位上,余四指并拢前按助力,腕关节略屈曲。拇指及腕部主动用力,拇指沿经络循行路线或肌肉纤维平行方向,做向示指端单向直线缓慢推移(图 7-1-2-5)。

2. 掌平推法　以手掌面及手指紧贴体表治疗部位,以掌根部为着力重心,腕关节略背伸,以肩关节为支点,上臂主动施力,沿经络循行路线或肌纤维方向做单方向直线推移(图 7-1-2-6)。

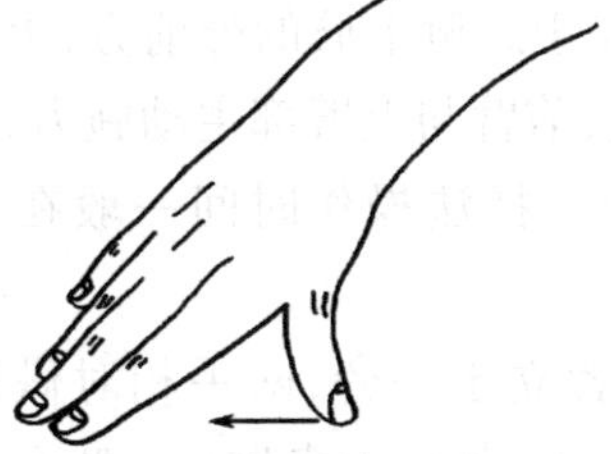

图 7-1-2-5　拇指平推法

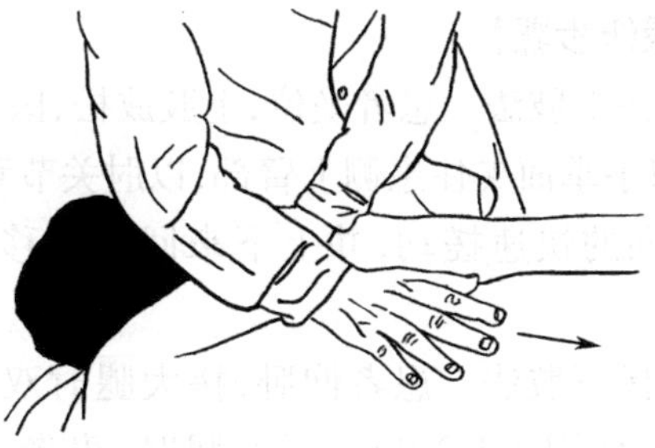

图 7-1-2-6　掌平推法

3. 拳平推法　手握实拳,以示指、中指、环指及小指四指的近侧指间关节的突起部着力于治疗部位上,腕关节挺劲伸直,肘关节略屈,以肘关节为支点,前臂主动施力,沿经络循行路线或肌纤维方向做单方向直线推移。

4. 肘平推法　屈肘,以肘关节尺骨鹰嘴突起部着力于治疗部位上,以肩关节为支点,上臂部主动施力,沿经络循行路线或肌纤维方向做单方向直线推移(图 7-1-2-7)。

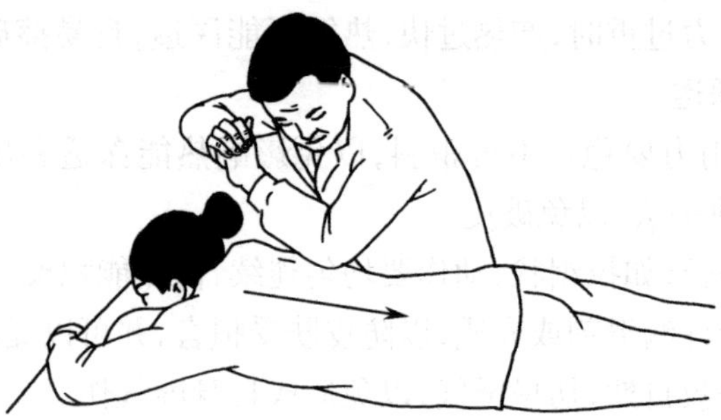

图 7-1-2-7　肘平推法

【注意事项】

1. 压力要适中,用力要稳,按压要实。施术部位可涂少许润滑剂或介质,以防皮肤受损害。

2. 肘平推法也可用另一侧手掌部扶握屈肘侧拳顶助力,以增加推移力度。

3. 操作路线单向而平直,不可偏歪或深浅不一,速度宜缓慢均匀。推动可沿经络循行或肌肉纤维走行进行,也可按具体部位变换。

四、搓　　法

【学习目的】

1. 掌握搓法的操作方法及注意事项。

2. 熟悉搓法的基本知识。

【基础知识提炼】

1. 用双手掌面夹住一侧肢体,做动作协调的交替搓动或往返搓动的手法,称为搓法。

2. 本手法刺激较温和,具有显著的疏通经络,调和气血,滑利关节,疏肝理气的作用,属推拿手法中辅助手法,常作为治疗的结束手法。常用于四肢、胸胁及背部。

【操作步骤】

1. 搓上肢法　患者坐位,上肢放松,医者面对患者而立于患侧上肢的外前方,上身稍前倾,以双手掌面夹住患侧上臂部,以肘关节和肩关节为支点,前臂与上臂部主动施力,两手做相反方向的快速搓动,并上下来回往返移动(图 7-1-2-8)。搓法操作时间一般在 1 分钟左右。

2. 搓下肢法　患者仰卧,搓大腿时双下肢伸平。医者立于一旁,两手相对做快速的来回搓动(图 7-1-2-9)。搓小腿时,患者下肢微屈、放松,医者坐于患肢旁,双手对称性地用力扶持住患者小腿近心端,做方向相反的来回快速搓动,自上而下向远心端方向移动。

【注意事项】

1. 施术者两手掌对称用力,操作时动作要协调、连贯,重而不滞,轻而不浮,搓动的速度宜稍快,上下往返移动速度宜缓慢。

2. 本手法较费力,要合理分配体力,呼吸自然,不能屏气,以免伤害医者身体。

3. 搓动由上而下反复进行,达到均匀协调而有节律,不可忽快忽慢。

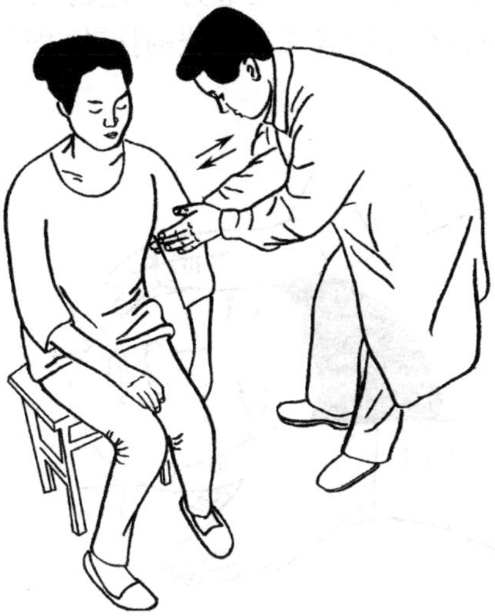

图 7-1-2-8　搓上肢法

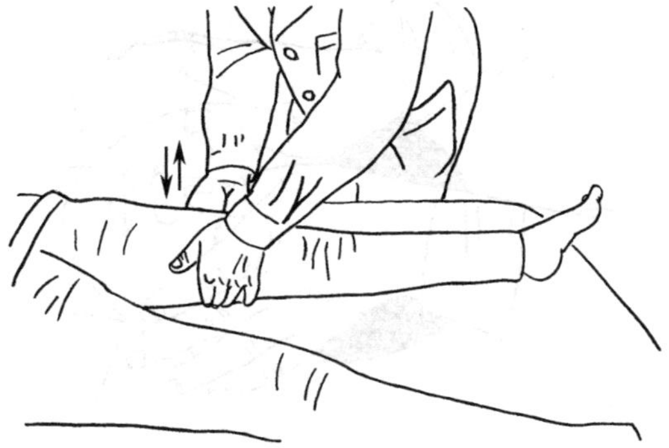

图 7-1-2-9　搓下肢法

五、抹　　法

【学习目的】

1. 掌握抹法的操作方法及注意事项。

2. 熟悉抹法的基本知识。

【基础知识提炼】

1. 用单手或双手罗纹面或掌面紧贴皮肤，做上下、左右、弧形、曲线或任意往返推动的手法，称为抹法。

2. 本手法具有轻缓柔和的特点，可起到镇静安神的作用。指抹法常用于面、项部，掌抹法常用于背腰部。本手法同推法近似，用力较轻、往返移动是区别要点。

【操作步骤】

1. 指抹法　以单手或双手拇指罗纹面或桡侧面紧贴施术部位上，余指置于相应的位置以固定助力。以拇指的掌指关节为支点，拇指主动运动，做上下、左右方向或直线往返、弧形曲线的抹动。或做拇指平推然后拉回，或做分推、旋推及合推，可根据施术部位的不同而灵活运用（图 7-1-2-10）。

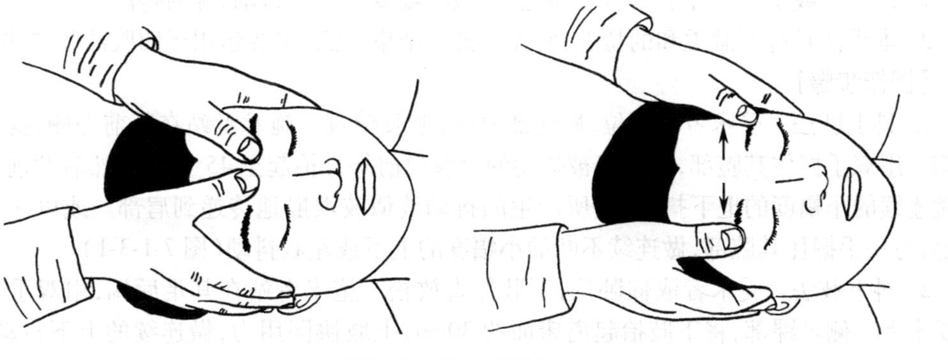

图 7-1-2-10　指抹法

2. 掌抹法 以单手或双手掌面置于施术部位上。以肘关节和肩关节为双重支点,前臂与上臂部协调用力,腕关节适度放松,做上下、左右方向直线往返或弧形曲线的抹动(图 7-1-2-11)。

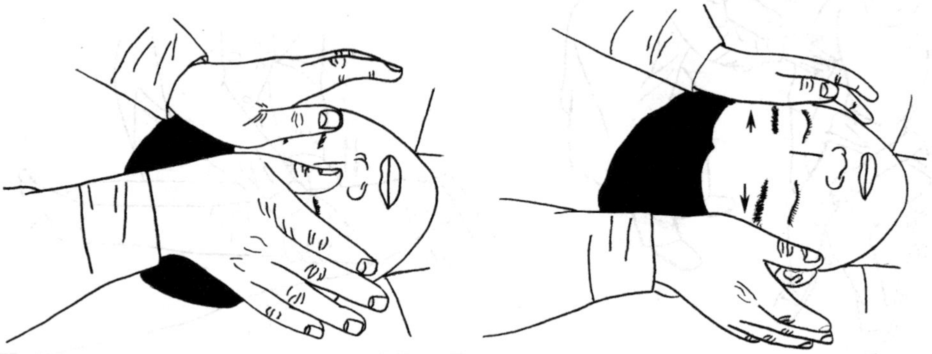

图 7-1-2-11 掌抹法

【注意事项】

1. 操作时手指罗纹面或掌面要紧贴于施术部位的皮肤,用力要适中、均匀,动作要缓和、灵活,做到轻而不浮,重而不滞。

2. 抹法常在面部操作,因此推动的方向或上或下,或左或右,或直线往来,或曲线运转,应根据面部的起伏灵活变化运用。

第三节 振动类手法

以较高的频率进行节律性的轻重交替振抖运动,持续作用于人体,使受术部位产生振动、颤动或抖动等运动形式,称为振动类手法。振动类手法主要包括抖法、振法。

一、抖 法

【学习目的】

1. 掌握抖法的操作方法及注意事项。

2. 熟悉抖法的基本知识。

【基础知识提炼】

1. 以双手或单手握住受术者肢体远端,做小幅度的连续抖动,称为抖法。

2. 本手法具有刺激柔和的特点,常作为推拿结束手法,主要运用于四肢部及腰部。

【操作步骤】

1. 抖上肢法 受术者取坐位,肩臂部放松,上肢伸直。施术者站在其前外侧,身体略为前俯。用双手握住其腕部,慢慢将被抖动的上肢向前外方抬起至 45°~60°,然后两前臂微用力做连续的小幅度的上下抖动,使所产生的抖动波似波浪般地传递到肩部。或以一手按其肩部,另一手握住其腕部,做连续不断的小幅度的上下或左右抖动(图 7-1-3-1)。

2. 抖下肢法 受术者取仰卧位,下肢伸直放松。施术者站在其足后端,用双手分别握住受术者一侧足踝部,将下肢抬起离床面约 30cm,上肢协同用力,做连续的上下抖动,使其下肢及臀部有舒适轻松感(图 7-1-3-2)。

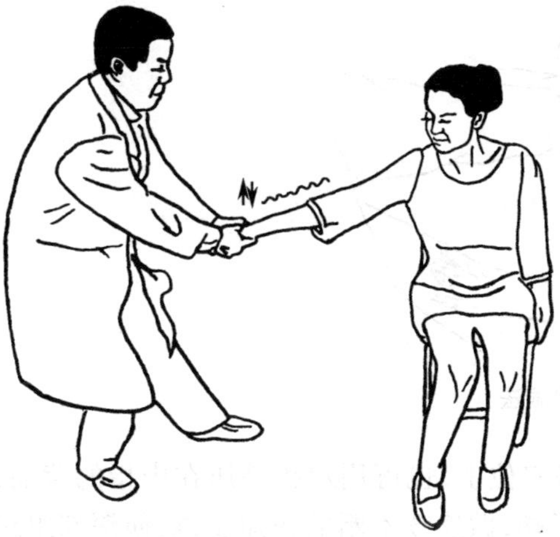

图 7-1-3-1 抖上肢法

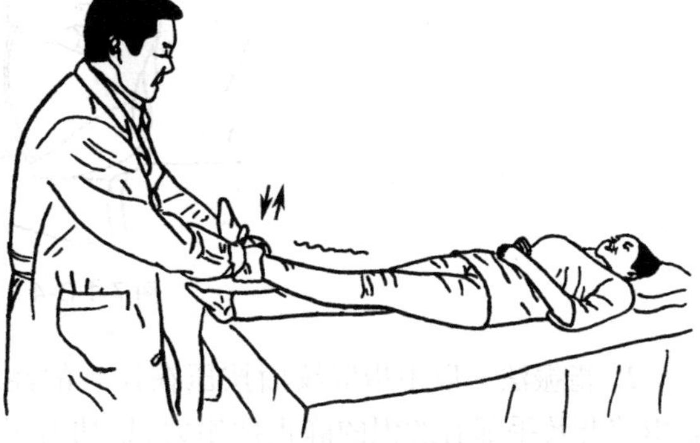

图 7-1-3-2 抖下肢法

3. 抖腰法 受术者取俯卧位两手拉住床头或由助手固定其两腋部，施术者两手握住其两足踝部，两臂伸直，身体后仰，与助手相对用力，牵引其腰部片刻，待其腰部放松后，身体前倾，以准备抖动。其后随身体起立之势，瞬间用力，做较大幅度的抖动，使抖动之力作用于腰部，使腰部产生松动（图 7-1-3-3）。

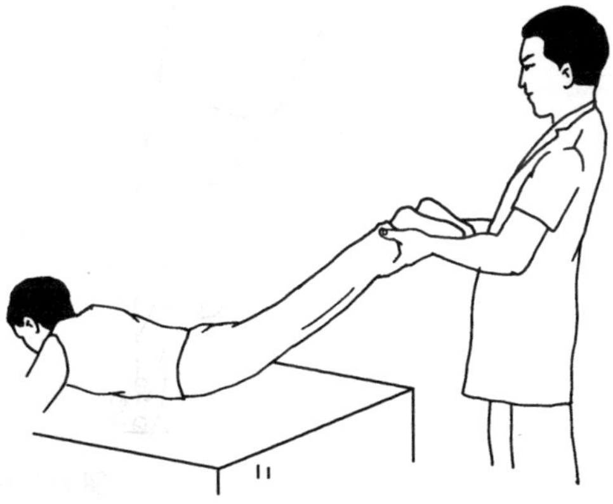

图 7-1-3-3 抖腰法

【注意事项】

1. 被抖的肢体要充分放松。操作时须握持受术者腕、踝关节上方。

2. 尽量做到小幅度，高频率。抖上肢一般每分钟 250 次，抖下肢一般每分钟 100 次，抖腰一般抖 1 ~ 3 次即可。

3. 操作时切忌屏气。对肩、肘、腕关节有习惯性脱位者禁用抖法。

二、振　　法

【学习目的】

1. 掌握振法的操作方法及注意事项。

2. 熟悉振法的基本知识。

【基础知识提炼】

1. 以掌或指附着于体表部位，施以高频率的快速振颤动作的方法，称为振法，也称震颤法。一般认为振法频率较高，而颤法频率稍低，但在操作时很难区别。

2. 掌振法接触面大，振动波幅相对较宽，适于头顶部、胃脘部、小腹部；指振法接触面小，振动波幅相对集中，适用于全身各部腧穴。

【操作步骤】

1. 掌振法 以手掌面按压在体表的一定部位或经络穴位上，掌、臂肌肉强力的静止性用力，做有意识的连续不断地快速震颤，使深部组织有振动感和温热感（图 7-1-3-4）。

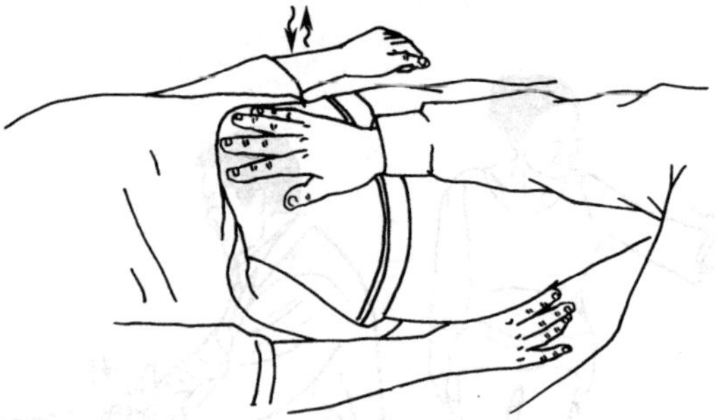

图 7-1-3-4　掌振法

2. 指振法　以中指罗纹面按压在体表的经络穴位上，也可用示指叠压在中指的背面，运用前臂及手部有意识的静止性用力，集功力于指端，做连续不断的快速震颤，使深部组织有振动感和温热感（图 7-1-3-5）。

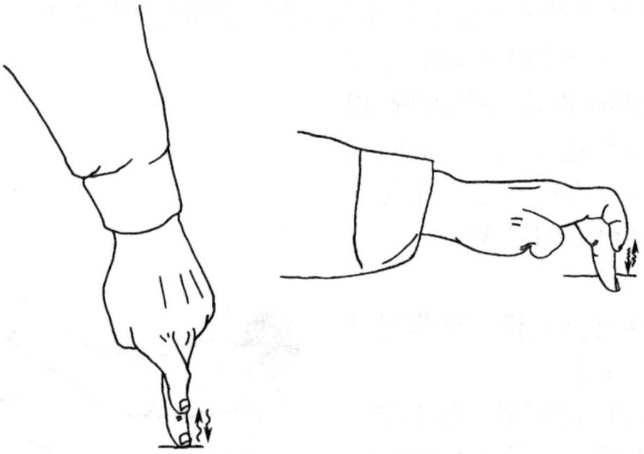

图 7-1-3-5　指振法

【注意事项】

1. 操作时，注意力要集中在指、掌上。掌心或指端不可过度用力下压，也不可离开施术部位。

2. 操作时呼吸要自然，不可屏气用劲，一般要求能持续 3 分钟以上。动作要求快频率、小幅度，每分钟 300 次左右。

第四节　挤压类手法

用指、掌或肢体其他部位垂直按压或对称挤压体表一定的治疗部位或穴位的手法，称挤压类手法。本类手法包括按、点、拿、捏、捻、拨等。

一、按　法

【学习目的】

1. 掌握按法的操作方法及注意事项。

2. 熟悉按法的基本知识。

【基础知识提炼】

1. 用拇指指面或掌面按压于一定的部位或穴位，逐渐用力深压，按而留之，称为按法。

2. 本手法具有疏通经络，镇静止痛，温经散寒，活血散瘀的作用。指按法适用于全身各部，尤以经络、穴位常用；掌按法适用于背部、腰部、下肢后侧以及胸部、腹部等；肘按法适用于腰背及下肢肌肉丰满处的操作。

【操作步骤】

1. 指按法　以拇指端或罗纹面置于施术部位或穴位上，腕关节悬屈，余四指张开，置于相应位置以支撑助力，也可用另一手拇指叠压在施术拇指背面加力。以腕关节为支点，掌指部主动施力，做与施术部位垂直方向的按压。当按压力达到所需的力量后，要稍停片刻，即所谓的“按而留之”，然后松劲撤力，再做重复按压，使按压动作既平稳又有节奏性(图 7-1-4-1)。

2. 掌按法　以单手或双手掌面重叠置于施术部位，以肩关节为支点，利用身体上半部的重量，通过上臂、前臂及腕关节传至手掌部，垂直向下按压力。施力原则同指按法(图 7-1-4-2)。

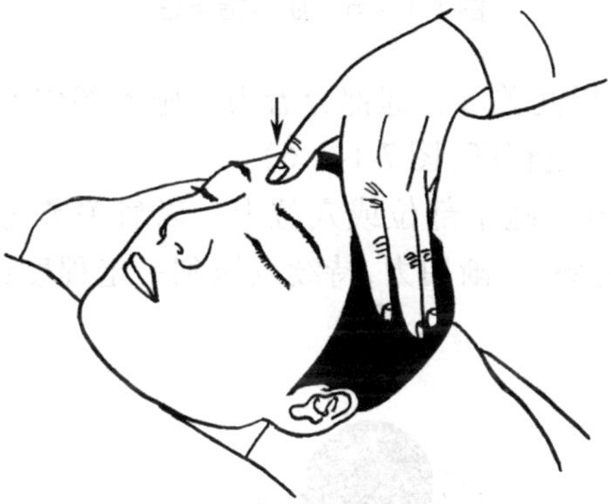

图 7-1-4-1　指按法

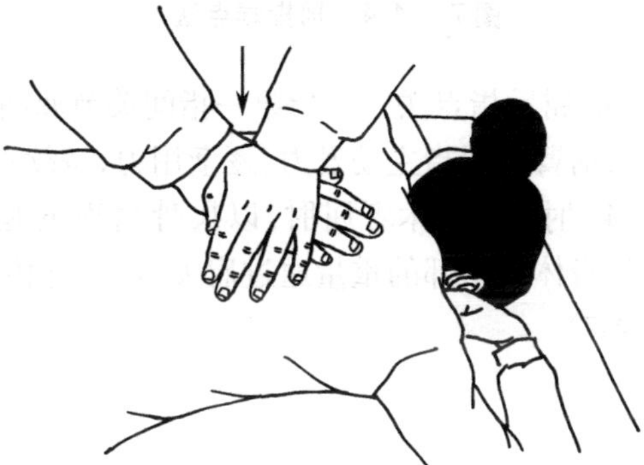

图 7-1-4-2　掌按法

3. 肘按法　屈肘，以肘关节的尺骨鹰嘴部为着力面，置于施术部位，以肩关节为支点，巧用身体上半部的重量，进行有节律的垂直向下按压力。施力原则同指按法(图 7-1-4-3)。

【注意事项】

1. 按压方向应垂直向下，用力由轻而重，逐渐增加，不可用蛮力或暴力猛压。

2. 按压时用力要稳，不可偏移，使功力集中渗透到深层组织。遵循“按而留之”的原则。

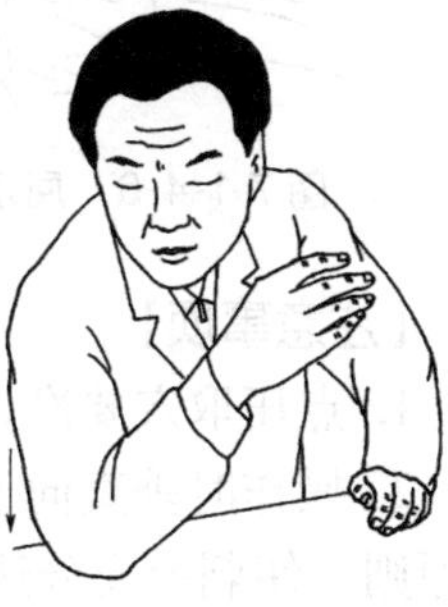

图 7-1-4-3　肘按法

二、点　　法

【学习目的】

1. 掌握点法的操作方法及注意事项。

2. 熟悉点法的基本知识。

【基础知识提炼】

1. 以指端或关节突起部点压施术部位或穴位的手法，称点法。

2. 本手法接触面积小，用力集中，压力强，是一种刺激很强的手法。具有舒筋通络，解痉止痛的作用，适用于点穴治疗及关节骨缝处的操作。

【操作步骤】

1. 拇指端点法 手握空拳,拇指自然伸直,以示指中节部紧贴拇指扶持用力,以拇指端着力于施术部位或经络穴位上。前臂与拇指主动发力,逐渐用力,持续点压到一定程度。亦可采用拇指按法的手法形态,用拇指指面进行点压(图7-1-4-4)。

2. 屈拇指点法 拇指指间关节屈曲,利用指间关节突起部分着力于施术部位或穴位上,前臂与拇指主动发力,逐渐用力,持续点压到一定程度(图7-1-4-5)。

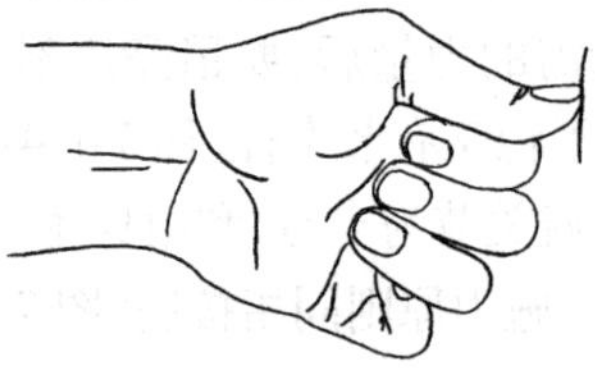

图7-1-4-4 拇指端点法

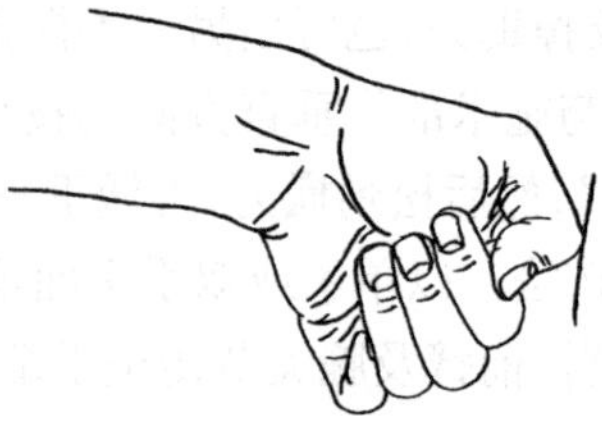

图7-1-4-5 屈拇指点法

3. 屈示指点法 示指第一指间关节屈曲,利用指间关节突起部分着力于施术部位或穴位上,前臂与拇指主动发力,逐渐用力,持续点压到一定程度(图7-1-4-6)。

4. 肘点法 术者屈肘,以尺骨鹰嘴突起部着力于施术部位或穴位上。以肩关节为支点,用身体上半部的重量通过肩关节、上臂传递至肘部,逐渐用力,持续点压到一定程度(图7-1-4-7)。

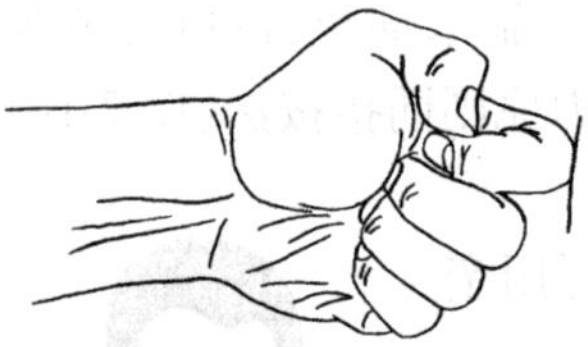

图7-1-4-6 屈示指点法

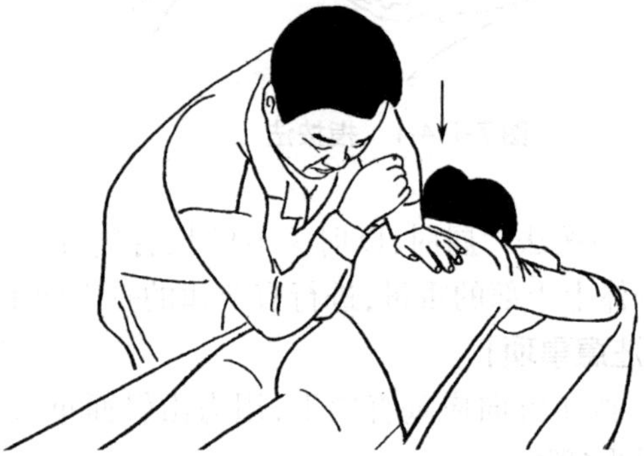

图7-1-4-7 肘点法

【注意事项】

1. 点压取穴要准,用力要稳。

2. 操作时垂直向下点压,压力由轻而重逐渐增加,用力平稳持续,掌握轻→重→轻的施力原则。使刺激充分达到深部组织,从而获得手法治疗所特有的“得气”效果。

3. 点压结束时常辅以揉法,以缓解点压不适感。

三、拿 法

【学习目的】

1. 掌握拿法的操作方法及注意事项。

2. 熟悉拿法的基本知识。

【基础知识提炼】

1. 拇指罗纹面与其余手指指面相对用力，提捏或揉捏肌肤或肢体，称为拿法。

2. 本手法具有疏经通络，解表发汗，活血行气，开窍醒神，镇静止痛的作用。临床常用于颈项部及四肢部位。

【操作步骤】

1. 五指拿法　以拇指罗纹面与其余四指相对用力，捏住施术部位的皮肤连同筋肌，逐渐用力内收并上提，做轻重交替的持续揉捏动作（图7-1-4-8）。

2. 四指拿法　以拇指罗纹面与示、中、环三指指面相对用力，捏住施术部位的皮肤连同筋肌，逐渐用力内收并上提，做轻重交替的持续揉捏动作（图7-1-4-9）。

3. 三指拿法　以拇指罗纹面与示、中指指面相对用力，捏住施术部位的皮肤连同筋肌，逐渐用力内收并上提，做轻重交替的持续揉捏动作（图7-1-4-10）。

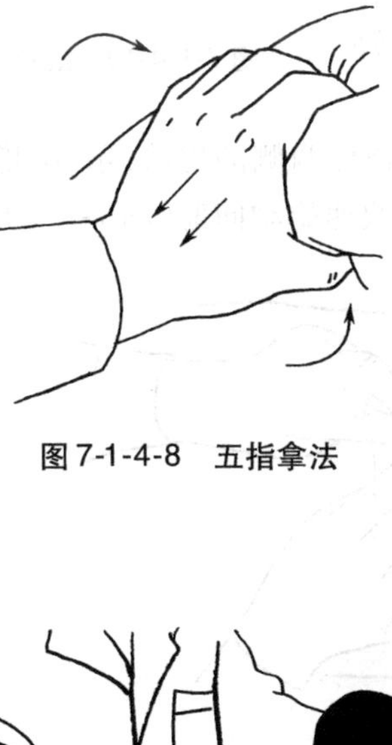

图7-1-4-8　五指拿法

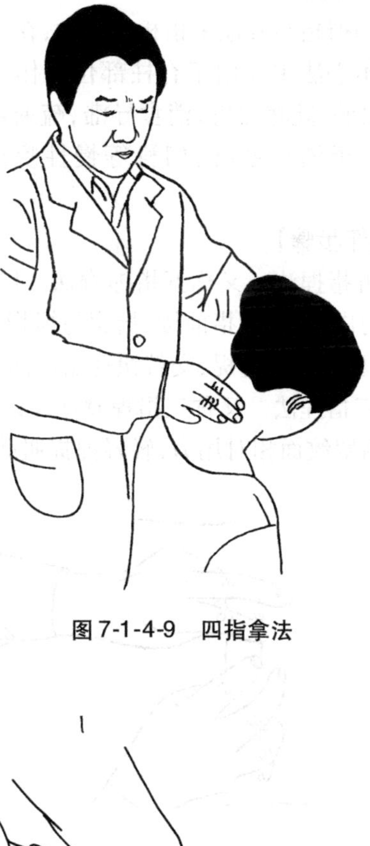

图7-1-4-9　四指拿法

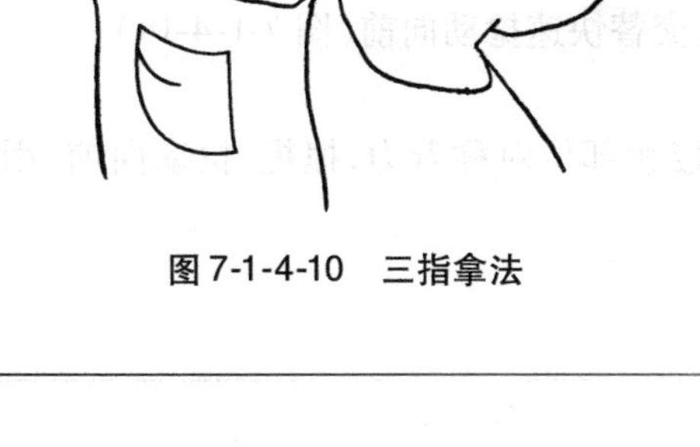

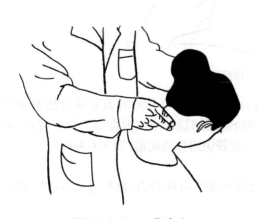

图7-1-4-10　三指拿法

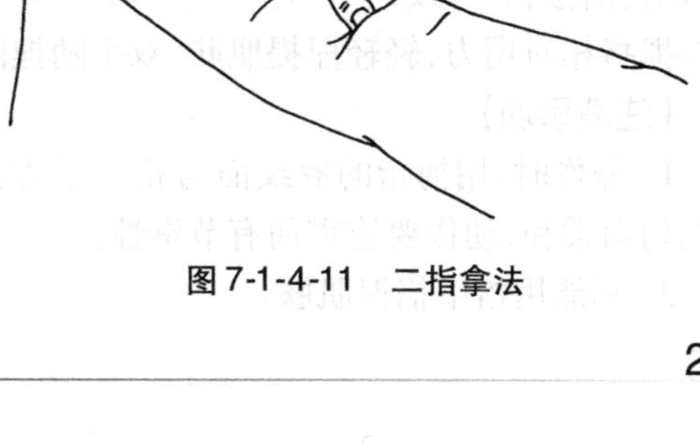

图7-1-4-11　二指拿法

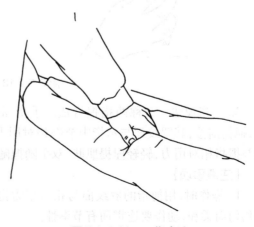

4. 二指拿法　以拇指罗纹面与示指指面相对用力，捏住施术部位的皮肤连同筋肌，逐渐用力内收并上提，做轻重交替的持续揉捏动作(图 7-1-4-11)。

【注意事项】

1. 操作时腕部要放松，手指着力，用巧劲提拿施术部位的深层筋肌，不可用指尖内扣。

2. 揉捏时双手交替操作，动作要协调连贯，缓和连绵，且富有节奏感。

3. 用力由轻到重，再由重到轻，不可突然用力或间断用力。

四、捏　法

【学习目的】

1. 掌握捏法的操作方法及注意事项。

2. 熟悉捏法的基本知识。

【基础知识提炼】

1. 用拇指与其他手指相对用力，在施术部位做对称性的挤捏肌肤手法，称为捏法。

2. 本手法主要用于脊柱部位操作，故又称“捏脊”。具有疏松肌筋，健脾和胃，消食导滞，疏通经络，行气活血的作用。常用于消化系统、妇科等慢性疾患的治疗及小儿保健等。

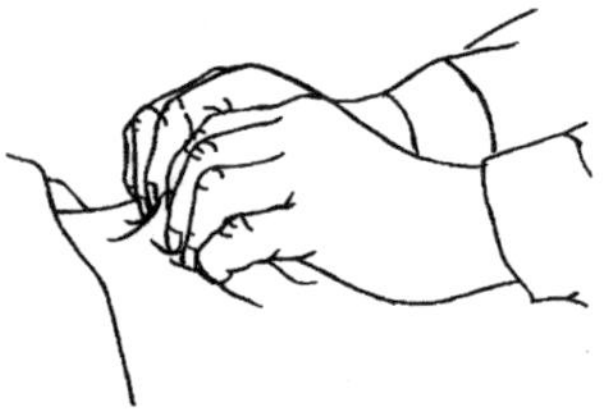

图 7-1-4-12　五指捏法

【操作步骤】

1. 五指捏法　又称五指捏脊法。以拇指罗纹面顶住脊柱两侧的皮肤，余四指前按，指腹与拇指罗纹面相对用力，轻轻捏提肌肤，随捏随提，交替快速捻动向前(图 7-1-4-12)。

2. 三指捏法　又称三指捏脊法。以拇指桡侧面顶住脊柱两侧的皮肤，示、中指前按，指腹与拇指罗纹面相对用力，轻轻捏提肌肤，随捏随提，交替快速捻动向前(图 7-1-4-13)。

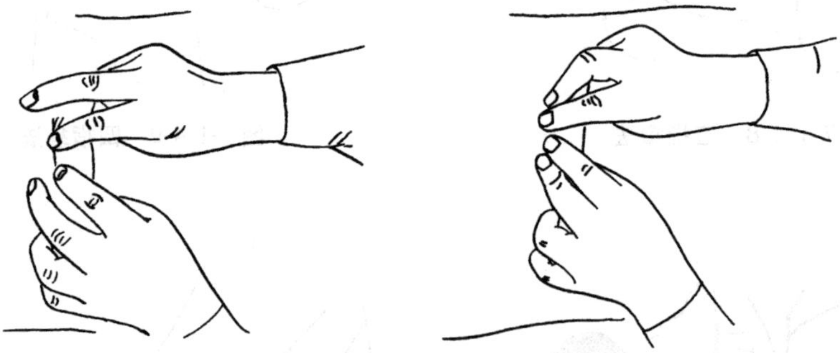

图 7-1-4-13　三指捏法

3. 二指捏法　又称两指捏脊法。手指屈曲，以示指中节部分的背面紧贴脊柱两侧皮肤，拇指前按，其罗纹面与示指中节部相对用力，轻轻捏提肌肤；或用拇指指面顶推皮肤，示指与拇指相对用力，轻轻捏提肌肤，双手随捏随提，交替快速捻动向前(图 7-1-4-14)。

【注意事项】

1. 操作时，用拇指的罗纹面与相对用力指的接触部位对称着力，捏提、捻动向前，用力要均匀而柔和，动作要连贯而有节奏性。

2. 不能用指甲掐捏肌肤。

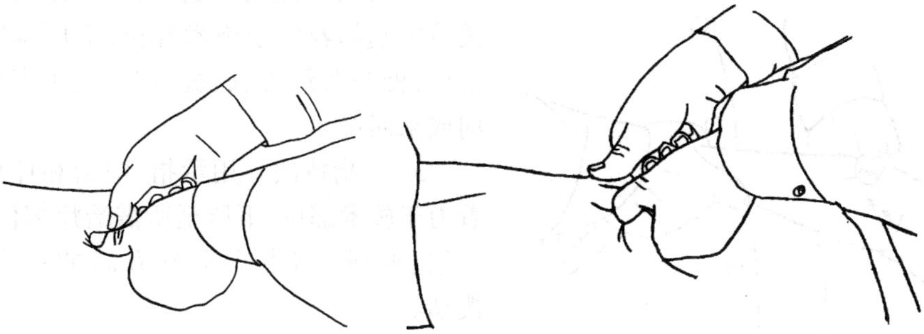

图 7-1-4-14 二指捏法

五、捻 法

【学习目的】

1. 掌握捻法的操作方法及注意事项。

2. 熟悉捻法的基本知识。

【基础知识提炼】

1. 用拇、示指相对捏持治疗部位，适度用力，进行快速的捏揉捻搓动作，称为捻法。

2. 本手法动作幅度小，轻快柔和、舒适，主要适用于四肢小关节部位的操作，或作为辅助治疗手法。

【操作步骤】

用拇指罗纹面与示指桡侧缘或罗纹面相对捏持施术部位，拇指与示指适度用力，做运动方向相反的较快速的捏、揉捻动作，如捻线状（图 7-1-4-15）。

【注意事项】

1. 捏持用力适度，捻动时动作要协调连贯，柔和灵活，掌握重而不滞，轻而不浮，紧捻慢移的原则。

2. 操作时可用介质，以防破皮，并能加强疗效。

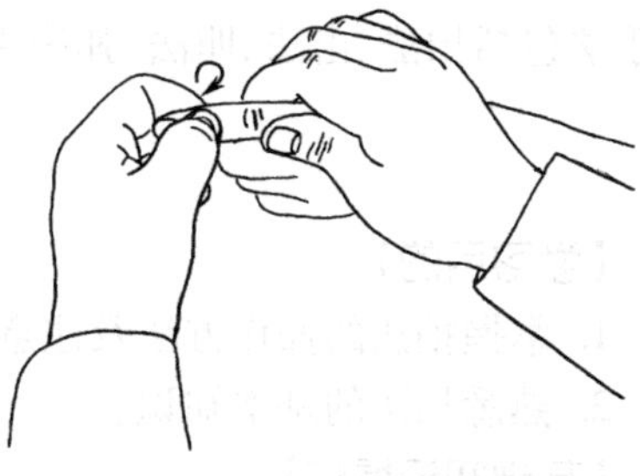

图 7-1-4-15 捻法

六、拨 法

【学习目的】

1. 掌握拨法的操作方法及注意事项。

2. 熟悉拨法的基本知识。

【基础知识提炼】

1. 以指、肘等部位深按于治疗部位，进行单方向或来回拨动的手法，称为拨法。

2. 本手法接触面小，刺激量较强，按压沉实，拨动有力，实而不浮，作用于深层组织。一般多适用于华佗夹脊穴、肩胛骨内侧缘、肱二头肌长头肌腱及短头肌腱、腋后的肩贞穴、第三腰椎横突、腰肌侧缘、环跳、曲池等穴位或部位。

【操作步骤】

1. 拇指拨法 以拇指指端着力于施术部位，余四指置于相应的位置以助力，拇指下压至所需治疗部位，做与肌纤维、肌腱、韧带成垂直方向的单向或来回拨动（图 7-1-4-16）。

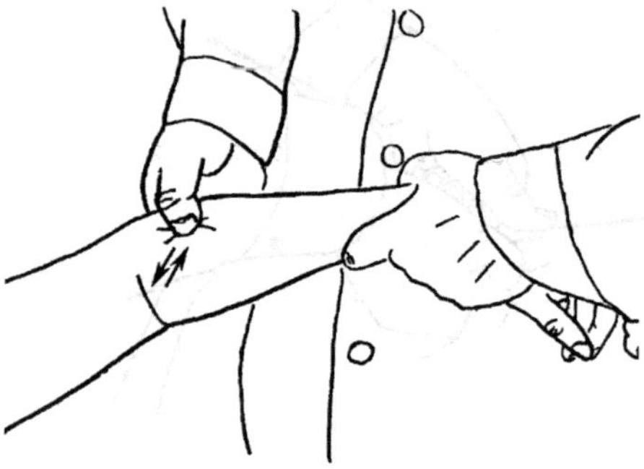

图 7-1-4-16　拇指拨法

2. 屈拇指拨法　屈拇指，利用拇指的指间关节突起部着力于施术部位，下压至所需治疗部位，做与肌纤维、肌腱、韧带成垂直方向的单向或来回拨动。

3. 三指拨法　用示指、中指和环指的指端着力于施术部位，下压至所需治疗部位，做与肌纤维、肌腱、韧带成垂直方向的单向或来回拨动。

4. 肘拨法　屈肘，利用肘尖部着力于施术部位，下压至所需治疗部位，做与肌纤维、肌腱、韧带成垂直方向的单向或来回拨动。

【注意事项】

1. 拨动的方向应与肌纤维、肌腱、韧带成垂直方向进行操作。

2. 按压的深度应达到所需治疗的部位或组织。

3. 拨动的力度应根据治疗部位的深浅或病理变化程度来决定，动作宜轻柔缓和。掌握“轻→重→轻”原则，或轻重交替应用。

4. 拨动时不能在皮肤表面有摩擦移动，应以指腹为着力面，带动肌纤维或肌腱韧带一起拨动。

5. 拨动的时间应根据治疗需要而定，一般不宜长时间使用，可与其他手法交替使用。

第五节　叩击类手法

用手掌、拳背、手指或特制的器械有节奏地叩击、拍打体表的方法，称为叩击类手法。本类手法包括拍法、击法、叩法、弹法 4 种。

一、拍　　法

【学习目的】

1. 掌握拍法的操作方法及注意事项。

2. 熟悉拍法的基本知识。

【基础知识提炼】

1. 用虚掌拍打体表一定的治疗部位，称拍法。

2. 本手法接触面较大，作用浅表，利用拍击所产生的冲击力使受作用部位振动，达到松动的目的，常适用于肩背、胸背、腰臀部及下肢后侧的操作。

【操作步骤】

五指并拢，掌指关节微屈，使掌心空虚（图 7-1-5-1）。腕关节适度放松，前臂主动运动，上下挥臂，平稳而有节奏地用虚掌拍打施术部位。用双掌拍打时，宜两手交替拍击。

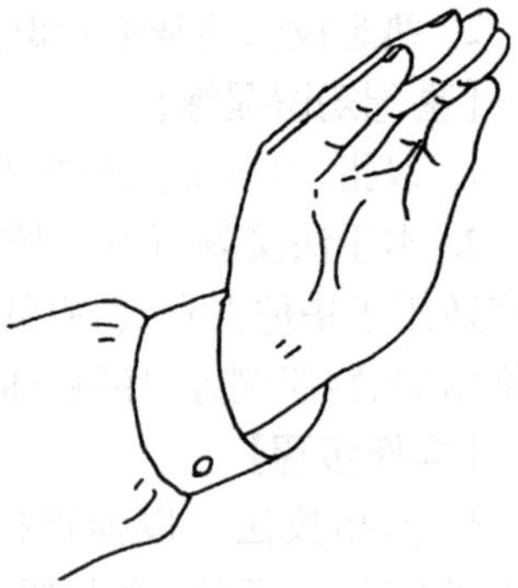

图 7-1-5-1　空心掌

【注意事项】

1. 操作时动作须平稳而有节奏感，要使整个掌、指周边同时接触体表，不可拖动摩擦，做到快起快落，更不可粗暴用力。

2. 腕部要适度放松，上下挥臂时，力量通过腕关节传递到掌部，使刚劲化为柔和，以患者皮肤轻度充血发红为度。

3. 对患有肺结核、严重的骨质疏松、椎骨肿瘤、冠心病等病证禁用拍法。

二、击　法

【学习目的】

1. 掌握击法的操作方法及注意事项。

2. 熟悉击法的基本知识。

【基础知识提炼】

1. 用拳背或掌根、掌侧小鱼际、指尖及桑枝棒等击打体表施术部位，称为击法。

2. 拳击法用力较大，力沉而实，振动力也较强，能作用于深部组织，常用于大椎部及腰骶部操作；掌击法和侧击法刺激强度较拳击法为弱，适用于臀部、下肢外侧面及头部操作；指击法接触面较小，作用力相对集中，刺激量偏弱，适用于头部及穴位上操作。

【操作步骤】

1. 拳击法　手握拳，腕部伸直，以拳背部为着力面，以肘关节为支点，前臂主动运动，有节律性的垂直击打一定的治疗部位。用拳背击时，腕关节可有一定活动度，以减缓刚力；用拳盖击，即以拳的腹侧面（包括示、中、环和小指第二节指背与掌根部）为击打着力面，操作时腕部要放松；用拳底击，即以拳的底部（小鱼际与屈曲小指的桡侧）为着力面，操作时腕部略背伸，并须放松。用拳盖或用拳底击，两手一般同时交替操作（图 7-1-5-2）。

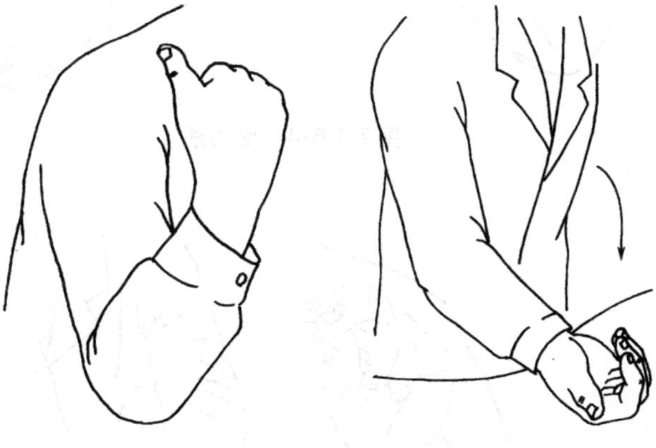

图 7-1-5-2　拳击法

2. 掌击法　腕关节略背伸约 25°～30°，指掌自然伸直，以掌根部为击打着力面，垂直击打一定的治疗部位（图 7-1-5-3）。

3. 侧击法　掌指自然伸直，腕关节背伸约 25°，手指间稍分开，利用小鱼际侧掌指部为击打着力面，击打一定的治疗部位。侧击法一般宜两手同时交替操作（图 7-1-5-4）。

4. 指击法　手指自然半屈曲，腕部放松，以示、中、环三指指端为击打着力面，运用腕关节的屈伸动作，使指端击打体表一定的治疗部位。可双手交替击打。击打时间一般为 1～2 分钟（图 7-1-5-5）。

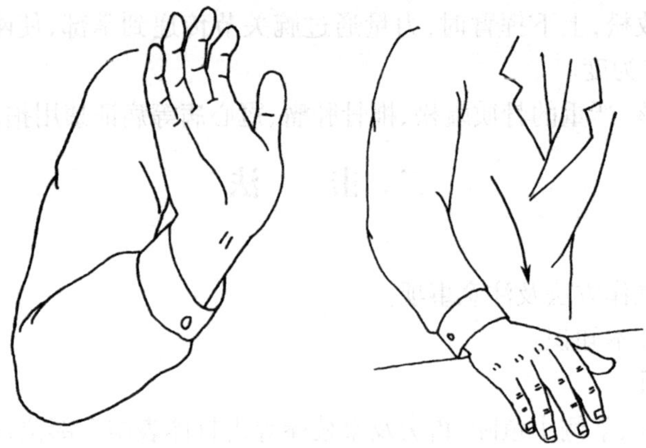

图 7-1-5-3　掌击法

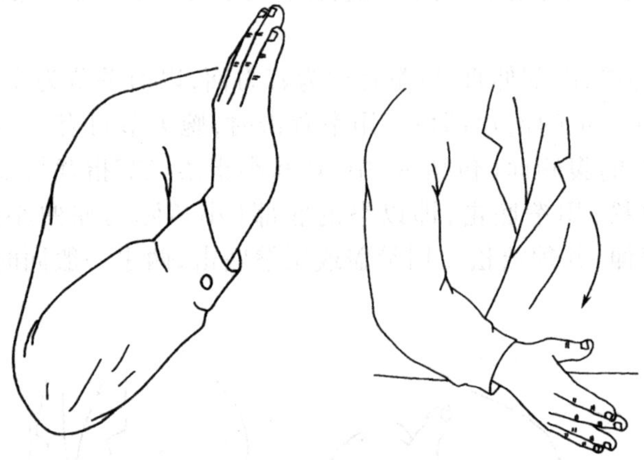

图 7-1-5-4　侧击法

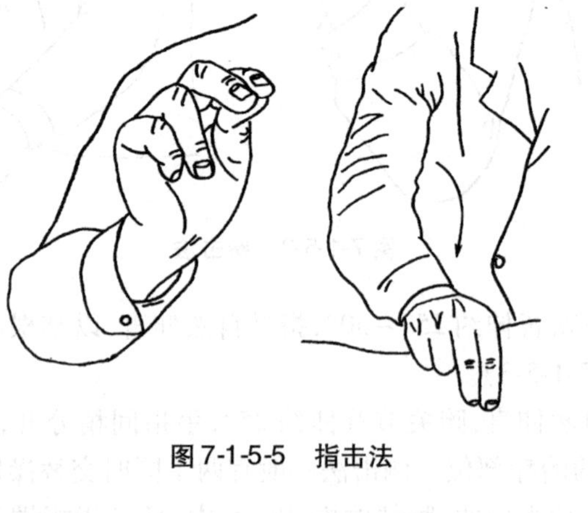

图 7-1-5-5　指击法

【注意事项】

1. 用力均匀适中,击打时应快速短暂而有节奏感,不可有停顿和拖拉。

2. 本手法切忌暴力,用力要稳,含力蓄劲。

3. 除头部,其他部位操作要避开骨性突起部位。

4. 操作时要灵活、连贯、有序,常沿肌肉纤维走行进行。

三、叩　　法

【学习目的】

1. 掌握叩法的操作方法及注意事项。

2. 熟悉叩法的基本知识。

【基础知识提炼】

1. 以手指的小指侧或空拳的底部击打体表一定部位的手法,称为叩法。

2. 本手法刺激程度较击法为轻,具有舒筋通络,行气活血的作用,常运用于头颈肩部及四肢部。

【操作步骤】

手指自然分开,腕关节略背伸,前臂部主动运动,用小指侧有节律性的叩击施术部位。若操作娴熟,可发出“嗒嗒”声响。或手握空拳,按上述要求以拳的小鱼际部和小指部节律性击打施术部位。操作熟练者,可发出“空空”的声响。

【注意事项】

1. 掌握叩击的着力面,施力要适中,垂直叩击施术部位。

2. 操作时要求均匀柔和,动作要协调持续而有节奏感。

3. 一般为两手同时操作,左右交替,如击鼓状。

四、弹　　法

【学习目的】

1. 掌握弹法的操作方法及注意事项。

2. 熟悉弹法的基本知识。

【基础知识提炼】

1. 以一手指的指腹紧压某一手指的指甲,用手指连续弹击施术部位的手法,称为弹法。

2. 本手法刺激量中等,具有舒筋通络,活血止痛,祛风散寒的作用,可运用于全身各部,尤以头面、颈项部最为常用。

【操作步骤】

以拇指的指腹紧压示指、中指或示指、中指的指甲,做指甲从拇指指腹快速弹出动作,利用指甲弹出的作用力连续弹击治疗部位。或用示指指腹紧压中指指甲,或中指指腹紧压中指指甲,做指腹从指甲上快速滑移动作,连续弹击治疗部位。

【注意事项】

1. 操作时弹击用力适中,动作协调均匀而连续,有较强的节律感。

2. 刺激强度以引起微痛为原则,频率约每分钟 120～160 次。

第六节　运动关节类手法

对关节作被动性活动,使关节产生伸展、屈伸或旋转的一类手法,称为运动关节类手法。主要包括摇法、背法、扳法、拔伸法等。

一、摇　法

【学习目的】

1. 掌握摇法操作方法及注意事项。

2. 熟悉摇法的基本知识。

【基础知识提炼】

1. 以患肢关节为轴心,引导肢体做被动环转运动的手法,称为摇法。操作时,医者一手固定被摇关节的近端,另一手握持关节的远端,在保证一定拔伸牵引力的基础上,做顺时针或逆时针方向的被动摇动。摇转的幅度应由小到大,动作和缓,用力稳实。

2. 本手法具有舒筋活血,滑利关节,松解粘连和增强关节活动功能的作用,主要运用于颈、腰及四肢关节。

【操作步骤】

1. 摇颈法　患者取坐势,颈项部放松,施术者站于其侧后方,用一手扶住其头顶后部,另一手托住其下颏部,以托住下颏部的手主动运动,双手协调配合缓慢摇转头部,使颈椎随头部摇转而产生被动摇转。顺时针、逆时针方向摇转各数次(图 7-1-6-1)。

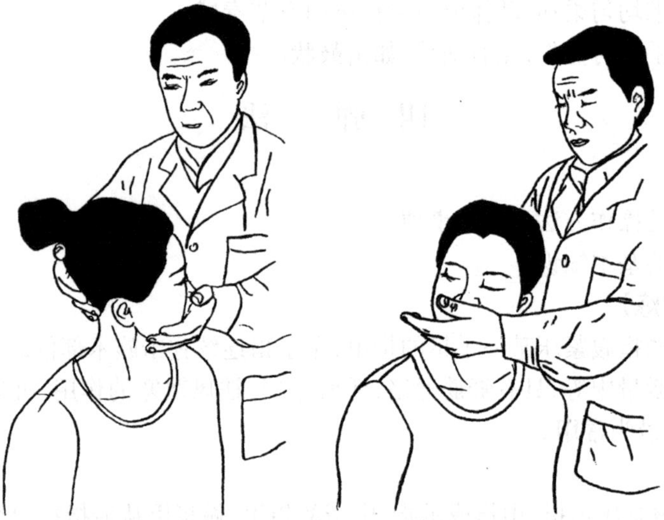

图 7-1-6-1　摇颈法

2. 摇肩关节法　患者取坐势,肩部放松自然下垂。施术者站于其患侧方,以一手扶住其肩关节(拇指按于肩前部,余四指按于肩后部),另一手握住患者腕部,按顺时针、逆时针方向做环转摇动 8 ~ 10 次(图 7-1-6-2)。

3. 摇腰法　患者俯卧,两下肢伸直。医者一手按压于腰部,另一手臂托抱住双下肢,以顺时针或逆时针方向摇转其腰部(图 7-1-6-3)。

4. 摇髋关节法　患者取仰卧位,患肢屈膝屈髋。术者一手按住其膝部,另一手握住其足跟部或踝部,两手协同用力,使髋关节在最大活动范围内做顺时针、逆时针方向的环转摇动。一般左右各摇转 5 ~ 8 次(图 7-1-6-4)。

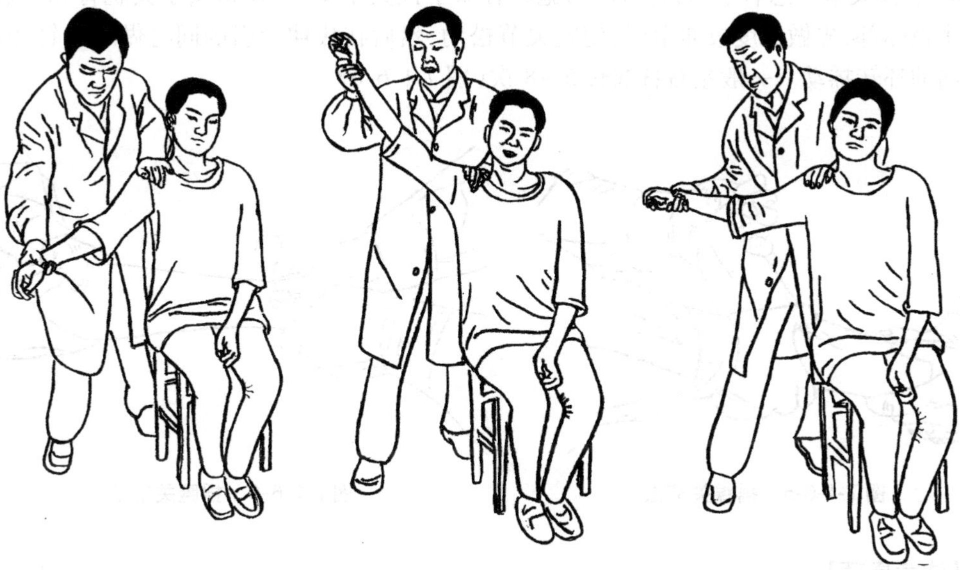

图 7-1-6-2　摇肩关节法

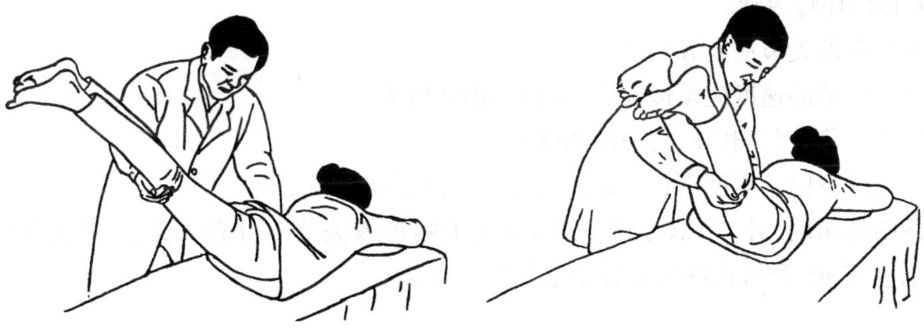

图 7-1-6-3　摇腰法

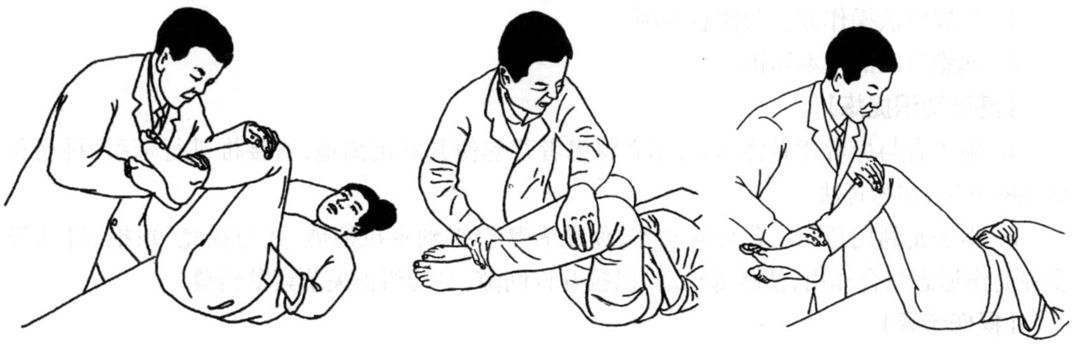

图 7-1-6-4　摇髋关节法

5. 摇踝关节法　患者取仰卧位，下肢自然伸直，足踝部放松。术者一手托起其足跟，另一手握住足趾部，先做适度拔伸牵引，使踝关节松动，然后在拔伸牵引的基础上做顺时针及逆时针方向的环转摇动。一般左右各摇转 5～8 次（图 7-1-6-5）。

6. 摇腕关节　患者手腕自然伸直,施术者双手握其手掌,两拇指按于其腕背侧,余指握其大小鱼际部,先做适度拔伸牵引,使腕关节松动,然后在拔伸牵引的同时做顺时针和逆时针方向的环转摇动。一般左右各摇转5～8次(图7-1-6-6)。

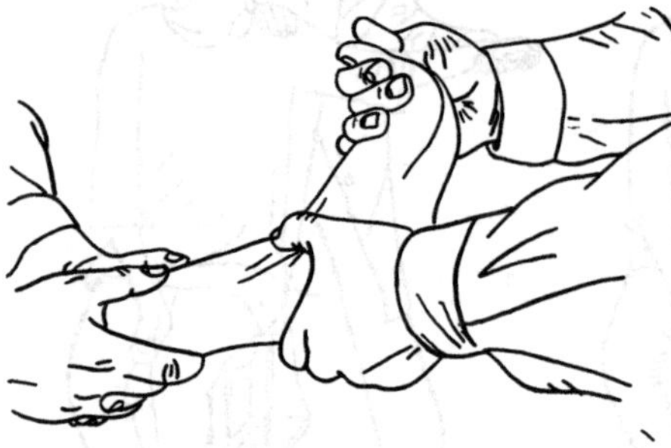

图7-1-6-5　摇踝关节法

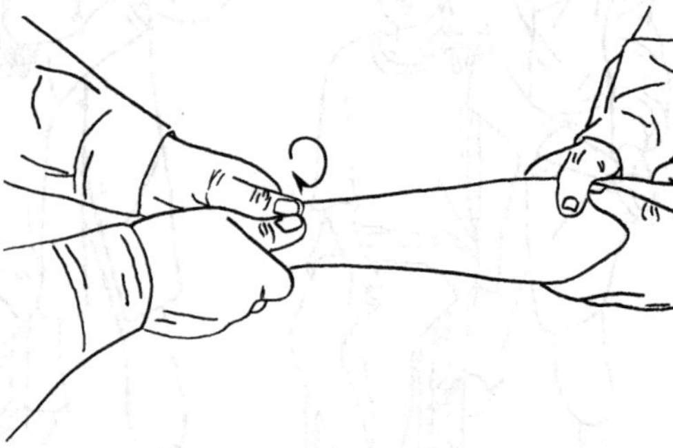

图7-1-6-6　摇腕关节法

【注意事项】

1. 术者两手分别固定关节的远、近两端或同时固定一端,注意两手协调配合,以关节的近端为中心做环转活动。

2. 被操作的关节应充分放松。

3. 环转摇动的速度应缓慢,幅度应由小逐渐增大。

4. 用力平稳,因势利导,切忌使用暴力。

5. 环转的方向及幅度应在被操作关节的生理活动范围之内。

6. 诊断要明确,对老年体弱者慎用,对关节畸形或关节本身有病变者,如关节结核、肿瘤、化脓性关节炎、颈椎齿状突发育不全等禁用本法。

二、背　法

【学习目的】

1. 掌握背法操作方法及注意事项。

2. 熟悉背法的基本知识。

【基础知识提炼】

1. 施术者与患者背靠背站立,术者将患者背起使其双足离地,对腰椎进行牵引、抖动和摇晃的方法,称为背法。

2. 本法是利用巧劲反背挺臀动作,使患者腰脊得到牵拉伸展,并与摇晃、顶推、抖动等多种动作形态综合作用,使腰部松动,以拉开椎间隙,自动纠正关节紊乱错缝。

【操作步骤】

施术者与患者背靠背站立,术者以站裆势双足分开站稳,肘部与患者的两肘相挽,然后屈膝、弯腰挺臀,以臀部抵住患者腰骶部将其反背起,使患者双脚离地。这时,患者头部后仰,医患背部紧靠,以牵拉患者腰脊,同时术者用臀部将其左右晃动数次,当感到患者腰部处于放松状态时,随即做一个快速的伸膝挺臀抖动。可连续抖动2～3次。

【注意事项】

1. 体位一定要稳，慎防跌仆。

2. 操作时，使受术者全身放松，自然呼吸，仰靠术者背部。

3. 抖动或晃动要有节律，幅度不宜过大，速度不宜过快。

4. 对年老体弱、高血压及冠心病患者、骨质疏松及有其他骨病者禁用。

三、扳　　法

【学习目的】

1. 掌握扳法操作方法及注意事项。

2. 熟悉扳法的基本知识。

【基础知识提炼】

1. 用双手向同一方向或相反方向用力，使关节瞬间受力，做被动的旋转、屈伸、内收外展运动的手法，称为扳法。

2. 扳法的动作是一种有控制的、短暂的、有限度的、分阶段的被动运动，动作要稳。操作前要预先确定相关关节的活动范围和作用点位置，定位准确，一达目的，随即松手。临床上常用于治疗四肢关节功能障碍及纠正脊椎小关节错缝等。

【操作步骤】

1. 颈部扳法　患者取坐势，颈项放松，颈前屈或后伸约15°。施术者站于其后侧方，用一手挟住其头顶部，另一手托住其下颏部，两手协同适度用力，使头向一侧缓慢旋转，当旋转到一定幅度时（有明显阻力感），稍作停顿，随即做一个快速而有控制的扳动，此时常可听到“咯嗒”响声，随即松手。扳动幅度控制在5°～10°内（图7-1-6-7）。

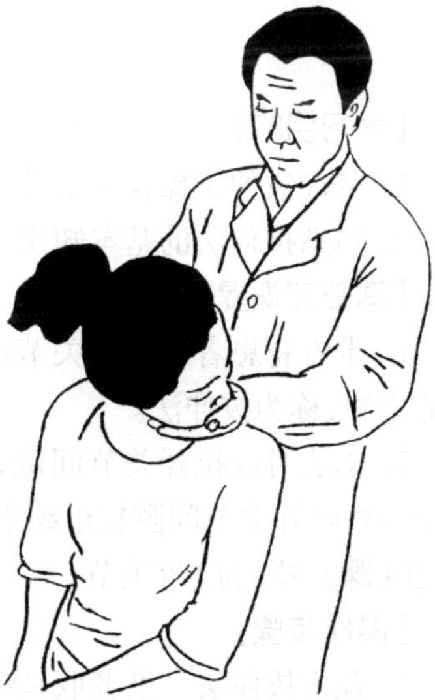

图7-1-6-7　颈部扳法

2. 腰部扳法　患者取健侧卧位，健肢在下自然伸直，患肢在上并半屈髋屈膝放在健肢上，腰部放松（图7-1-6-8）。施术者面对患者站于诊疗床边，以一手（或肘部）按住患者的肩前部，另一手（或肘部）按住其臀部，同时做反方向的缓慢用力扳动，使腰部被动扭转，当旋转到一定幅度时（有明显阻力感），再做一个瞬间增大幅度的扳动，此时常可听到“咯嗒”响声（图7-1-6-9）。

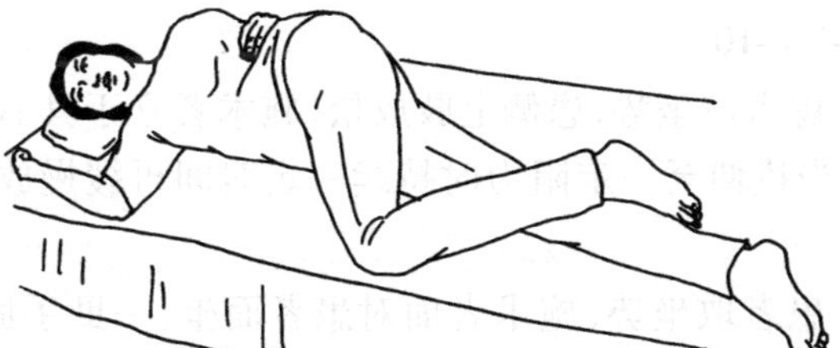

图7-1-6-8　侧卧位

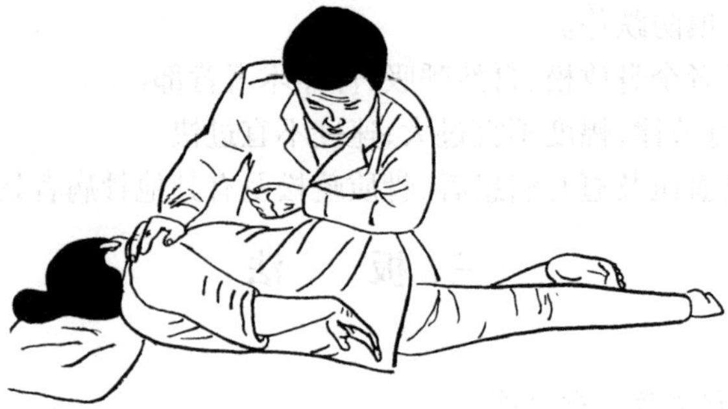

图 7-1-6-9　腰部扳法

【注意事项】

1. 关节的被动屈伸或旋转一定要平稳，并注意手下的感觉，以准确判断扳动的时机。

2. 扳动应幅度小、速度快，不能超越关节的正常生理活动范围，更不能使用暴力，以免造成不良后果。

3. 一定要辨证准确，关节僵硬、强直、畸形及骨关节结核、肿瘤等患者禁用本法。

4. 同一关节，不可反复扳动，不可强求弹响声。

四、拔　伸　法

【学习目的】

1. 掌握拔伸法操作方法及注意事项。

2. 熟悉拔伸法的基本知识。

【基础知识提炼】

1. 术者将患者肢体或关节的一端固定，在关节的另一端作持续牵拉，使其得到牵拉拔伸的方法，称为拔伸法。

2. 本法可以拉开关节间隙，使痉挛的肌肉、肌腱等软组织得以放松，有松解软组织粘连、挛缩，解除关节间隙软组织嵌顿的作用，拔伸法作为推拿辅助治疗方法，常运用于颈椎、肩、腕(踝)、指(趾)等关节。

【操作步骤】

1. 颈椎拔伸法　患者取坐势，头部保持中立位，颈部放松，施术者立于其侧后方。用一肘弯部托住患者下颏部，手扶其对侧头部，另一手虎口托住其枕后部，肘部与虎口同时用力向上拔伸、牵引颈项向上。当拔伸至一定阻力时持续一定时间再缓慢放松，再行拔伸。一般拔伸牵引 3 ~5 次(图 7-1-6-10)。

2. 肩关节拔伸法　患者取坐势，患侧上肢放松，施术者立于其后外侧，以双手握住其腕部缓慢向上牵拉拔伸。当拔伸至一定阻力时持续一定时间再缓慢放松，再行拔伸。一般拔伸牵引 3 ~5 次。

3. 腕关节拔伸法　患者取坐势，施术者面对患者而坐，一助手固定患侧前臂部。施术者用双手握住患侧手腕掌部，逐渐用力牵引拔伸，或施术者一手握住患者前臂下端，另一手握住其手部，两手同时用力缓慢牵拉拔伸。当拔伸至一定阻力时持续一定时间再缓慢放松，再行拔伸。一般拔伸牵引 3 ~5 次(图 7-1-6-11)。

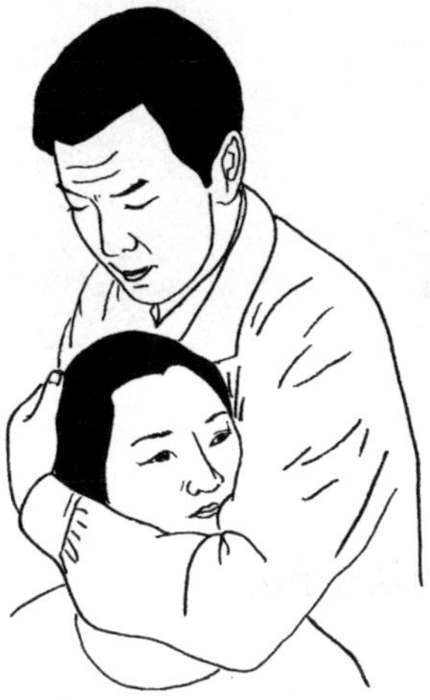

图 7-1-6-10 颈椎拔伸法

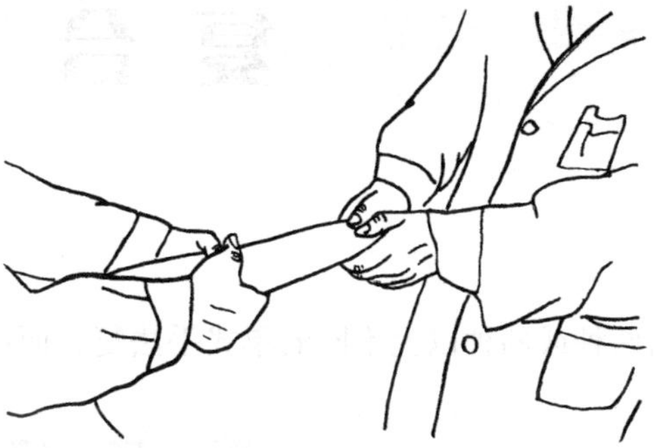

图 7-1-6-11 腕关节拔伸法

4. 指间关节拔伸法　患者与施术者均取坐位，施术者用一手握住患者腕部，另一手捏住患指指端，两手同时做相反方向牵拉拔伸。一般拔伸牵引 3～5 次。

5. 踝关节拔伸法　患者取仰卧位，下肢放松，一助手固定患侧小腿，施术者以双手握住患者足踝部，或施术者一手握患者足跖部，另一手握其足跟部，进行牵拉拔伸。一般拔伸牵引 3～5 次（图 7-1-6-12）。

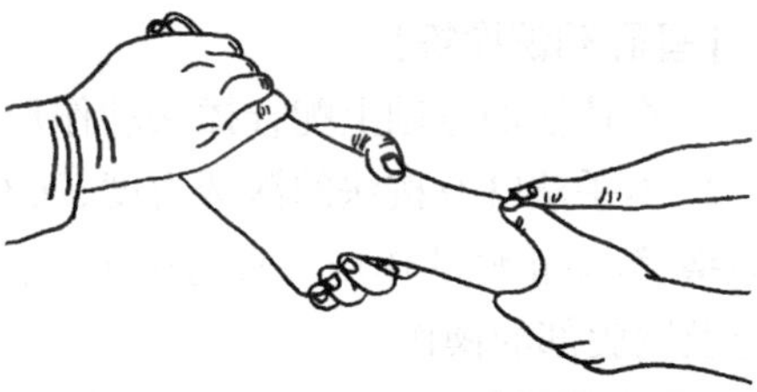

图 7-1-6-12 踝关节拔伸法

【注意事项】

1. 被操作关节要充分放松，各关节拔伸时应确定好最佳握点的位置。

2. 拔伸时动作要平稳柔和，用力要均匀持续，力量由小到大，逐渐增加，不可突然发力或暴力牵拉。

3. 拔伸力量和时间要以受术者关节生理活动范围或耐受程度而定。

4. 发力牵引时，注意术者双手与助手间的协调配合，并细心体会手下牵动关节时的感觉。

（付国兵）

【参考文献】

1. 范炳华. 推拿学. 北京：中国中医药出版社，2008. 9.
2. 刘长信. 推拿临床技能实训. 北京：人民卫生出版社，2013.
3. 王莉. 推拿手法实训教程. 西安：第四军医大学出版社，2012. 3.

第二章

复 合 手 法

由两种或两种以上不同的单式手法复合而成的手法，称为复合手法。

第一节 按 揉 法

【学习目的】

1. 掌握按揉法的操作方法及注意事项。

2. 熟悉按揉法的基本知识。

【基础知识提炼】

1. 在按法的基础上配合揉法动作形态复合而成的手法，称为按揉法。

2. 本手法既有按法的深透力度，又有揉法的缓和舒适感，能增强手法作用效果，具有舒筋通络，解痉止痛的作用。常适用于颈椎病、肩周炎、腰背筋膜炎、腰椎间盘突出症、头痛、眩晕等及胸腹部的操作。

【操作步骤】

1. 指按揉法　用单指或双指指面按压于治疗部位，按照揉法的动作要领进行节律性的揉动。

2. 掌按揉法　用单掌或双掌叠按于治疗部位上，按照揉法的动作要领进行节律性的揉动。

第二节 拿 揉 法

【学习目的】

1. 掌握拿揉法的操作方法及注意事项。

2. 熟悉拿揉法的基本知识。

【基础知识提炼】

1. 在拿法的基础上配合揉法动作形态复合而成的手法，称为拿揉法。

2. 本手法比单纯拿法更柔和舒适，具有舒筋通络，行气活血的作用，常运用于颈椎病、落枕、肩周炎、四肢酸痛乏力等及肩颈和四肢部的操作。

【操作步骤】

在做拿法提拿的同时，增加旋转揉捏动作的比例，贯穿于拿法操作的全过程。应掌握以拿法为主，揉法为辅的原则。操作时两种手法不可分开进行，也要避免手法僵滞。

第三节 牵抖法

【学习目的】

1. 掌握牵抖法的操作方法及注意事项。
2. 熟悉牵抖法的基本知识。

【基础知识提炼】

1. 在牵拉拔伸的基础上配合抖法的动作形态协同应用的手法,称为牵抖法。

2. 本手法具有滑利关节,整复错位的作用,常适用于治疗腰椎后关节滑膜嵌顿、腰椎间盘突出症、肩周粘连、髋部伤筋等。

【操作步骤】

患者取俯卧位,全身放松,两手紧握床头或由一助手固定其两腋部。施术者两手紧握其两足踝部位,将患者下肢提起,身体后仰,使对抗牵拉力作用于患者腰部,同时小幅度摇摆其腰部,待其完全放松时,术者用两臂同时用力做瞬间的腰部较大幅度牵抖 2~3 次,然后缓慢放下。

第四节 推摩法

【学习目的】

1. 掌握推摩法的操作方法及注意事项。
2. 熟悉推摩法的基本知识。

【基础知识提炼】

1. 在一指禅偏峰推法的基础上,利用余四指同时做指摩法的一种复式操作手法称为推摩法。

2. 本手法能提高手法效果,增加手法舒适度,具有舒筋通络,通调气血的作用,常运用于胸部、腹部、胁部、小腹部的操作。

【操作步骤】

施术者以拇指桡侧偏峰着力吸定于治疗部位,做一指禅偏峰推法操作,其余四指并拢,掌指部自然伸直,指面附着于治疗部位,随着腕关节的摆动做环形摩动。要注意拇指吸定着力点,手指不能跳动,保持连贯和平稳;一指禅推和指摩两个着力点要配合协调。

(付国兵)

【参考文献】

1. 范炳华. 推拿学. 北京:中国中医药出版社,2008.9.
2. 刘长信. 推拿临床技能实训. 北京:人民卫生出版社,2013.
3. 王莉. 推拿手法实训教程. 西安:第四军医大学出版社,2012.3.

第八篇

心电图实训

第一章

描记心电图

【学习目的】

掌握心电图的描记方法,正常心电图的各波图像,心电图的分析步骤及心电图各波形的意义,各类型心律失常心电图表现,心肌缺血的心电图表现,心肌梗死各阶段的心电图动态改变。

【操作前准备】

1. 物品准备

心电图机及其导线,生理盐水,棉签,污物桶。

2. 环境准备

(1) 室内要求保暖(不低于18℃),以避免因寒冷而引起的肌电干扰。

(2) 使用交流电源的心电图机必须连接可靠的专用地线。

(3) 放置心电图机的位置应使其电源线尽可能远离检查床和导联电缆,床旁不要摆放其他电器及穿行的电源线。

(4) 检查床的宽度不应窄于80cm。

3. 人员准备

(1) 向受检者做好解释工作,消除紧张心理。

(2) 检查前受检者应充分休息,检查时放松肢体,保持平静呼吸。

【操作步骤】

1. 打开心电图机电源,预热。

2. 将受检者的双侧腕部及两侧内踝上部暴露,涂上导电液体,保持皮肤与电极良好接触,将电极片按照右手腕——红色,左手腕——黄色,左脚踝——绿色,右脚踝——黑色的要求固定好。

3. 胸导联连接位置:

V1:探查电极放在胸骨右缘第4肋间——红色。

V2:探查电极放在胸骨左缘第4肋间——黄色。

V3:探查电极放在V2与V4连线的中点——绿色。

V4:探查电极放在锁骨中线与第5肋间的交点上——棕色。

V5:探查电极放在左腋前线与第5肋间的交点上——黑色。

V6:探查电极放在左腋中线与第5肋间的交点上——紫色。

4. 校正心电图机的走纸速度。

5. 描记心电图。
6. 检查完毕后再核对一遍，并记录受检者姓名及检查时间。
7. 关闭电源开关，撤除各个导线。

【注意事项】

记录心电图前，受检者不应剧烈运动，饱餐，饮茶，喝酒，吃冷饮或吸烟。

（赵晖　杨玲）

【参考文献】

1. 陈文彬，潘祥林. 诊断学. 第7版. 北京：人民卫生出版社，2008.
2. 张新民. 执业医师心电图必读. 北京：人民卫生出版社，2010.
3. 张新民. 临床心电图分析与诊断. 北京：人民卫生出版社，2007.

第二章

正常与常见异常心电图解析

第一节　正常心电图

一、心电图测量

心电图多描记在特殊的记录纸上。心电图记录纸由纵线和横线划分成各为 $1mm^2$ 的小方格。当走纸速度为 25mm/s 时，每两条纵线间（1mm）表示 0.04s（即 40ms），当标准电压 1mV = 10mm 时，两条横线间（1mm）表示 0.1mV。

（一）心率的测量

测量心率时，只需测量一个 RR（或 PP）间期的秒数，然后被 60 除即可求出。例如 RR 间距为 0.8s，则心率为 60/0.8 = 75 次/分。还可采用查表法或使用专门的心率尺直接读出相应的心率数。心律明显不齐时，一般采取数个心动周期的平均值来进行测算。

（二）各波段振幅的测量

P 波振幅测量的参考水平应以 P 波起始前的水平线为准。测量 QRS 波群、J 点、ST 段、T 波和 U 波振幅，统一采用 QRS 起始部水平线作为参考水平。如果 QRS 起始部为一斜段（例如受心房复极波影响，预激综合征等情况），应以 QRS 波起点作为测量参考点。测量正向波形的高度时，应以参考水平线上缘垂直地测量到波的顶端；测量负向波形的深度时，应以参考水平线下缘垂直地测量到波的底端。

（三）各波段时间的测量

近年来已开始广泛使用 12 导联同步心电图仪记录心电图，各波、段时间测量定义已有新的规定：测量 P 波和 QRS 波时间，应分别从 12 导联同步记录中最早的 P 波起点测量至最晚的 P 波终点以及从最早 QRS 波起点测量至最晚的 QRS 波终点；PR 间期应从 12 导联同步心电图中最早的 P 波起点测量至最早的 QRS 波起点；QT 间期应是 12 导联同步心电图中最早的 QRS 波起点至最晚的 T 波终点的间距。如果采用单导联心电图仪记录，仍应采用既往的测量方法：P 波及 QRS 波时间应选择 12 个导联中最宽的 P 波及 QRS 波进行测量；PR 间期应选择 12 个导联中 P 波宽大且有 Q 波的导联进行测量；QT 间期测量应取 12 个导联中最长的 QT 间期。一般规定，测量各波时间应自波形起点的内缘测量至波形终点的内缘。

（四）平均心电轴

1. 概念　心电轴一般指的是平均 QRS 电轴（mean QRS axis），它是心室除极过程中全部瞬间向量的综合（平均 QRS 向量），借以说明心室在除极过程这一总时间内的平均电势方向和强度。它是空间性的，但心电图学中通常所指的是它投影在前额面上的心电轴。通常可用任何两个肢体导联的 QRS 波群的电压或面积计算出心电轴。一般采用心电轴与Ⅰ导联正(左)侧段之间的角度来表示平均心电轴的偏移方向。除测定 QRS 波群电轴外,还可用同样方法测定 P 波和 T 波电轴。

2. 测定方法　最简单的方法是目测Ⅰ和Ⅲ导联 QRS 波群的主波方向,估测电轴是否发生偏移:若Ⅰ和Ⅲ导联的 QRS 主波均为正向波,可推断电轴不偏;若Ⅰ导联出现较深的负向波,Ⅲ导联主波为正向波,则属电轴右偏;若Ⅲ导联出现较深的负向波,Ⅰ导联主波为正向波,则属电轴左偏。精确的方法可采用分别测算Ⅰ和Ⅲ导联的 QRS 波群振幅的代数和,然后将这两个数值分别在Ⅰ导联及Ⅲ导联上画出垂直线,求得两垂直线的交叉点。电偶中心 0 点与该交叉点相连即为心电轴,该轴与Ⅰ导联轴正侧的夹角即为心电轴的角度。另外,也可将Ⅰ和Ⅲ导联 QRS 波群振幅代数和值通过查表直接求得心电轴。

3. 临床意义　正常心电轴的范围为-30°～+90°之间;电轴位于-30°～-90°范围为心电轴左偏;位于+90°～+180°范围为心电轴右偏;位于-90°～-180°范围,传统上称为电轴极度右偏,近年主张定义为“不确定电轴”(indeterminate axis)。心电轴的偏移,一般受心脏在胸腔内的解剖位置、两侧心室的质量比例、心室内传导系统的功能、激动在室内传导状态以及年龄、体型等因素影响。左心室肥大、左前分支阻滞等可使心电轴左偏;右心室肥大、左后分支阻滞等可使心电轴右偏;不确定电轴可以发生在正常人(正常变异),亦可见于某些病理情况,如肺心病、冠心病、高血压等。

(五) 心脏循长轴转位

自心尖部朝心底部方向观察,设想心脏可循其本身长轴作顺钟向或逆钟向转位。正常时 V_3或 V_4导联 R/S 大致相等,为左、右心室过渡区波形。顺钟向转位(clockwise rotation)时,正常在 V_3或 V_4导联出现的波形转向左心室方向,即出现在 V_5、V_6导联上。逆钟向转位(counterclockwise rotation)时,正常 V_3或 V_4导联出现的波形转向右心室方向,即出现在 V_1、V_2导联上。顺钟向转位可见于右心室肥大,而逆钟向转位可见于左心室肥大。但需要指出,心电图上的这种转位图形在正常人亦常可见到,提示这种图形改变有时为心电位的变化,并非都是心脏在解剖上转位的结果。

二、正常心电图波形特点和正常值

1. P 波　代表心房肌除极的电位变化。

(1) 形态:P 波的形态在大部分导联上一般呈钝圆形,有时可能有轻度切迹。心脏激动起源于窦房结,因此心房除极的综合向量指向左、前、下,所以 P 波方向在Ⅰ、Ⅱ、aVF、V_4～V_6导联向上,aVR 导联向下,其余导联呈双向、倒置或低平均可。

(2) 时间:正常人 P 波时间一般小于 0.12s。

(3) 振幅:P 波振幅在肢体导联一般小于 0.25mV,胸导联一般小于 0.2mV。

2. PR 间期　从 P 波的起点至 QRS 波群的起点,代表心房开始除极至心室开始除极的时间。心率在正常范围时,PR 间期为 0.12～0.20s。在幼儿及心动过速的情况下,PR 间期相应缩短。在老年人及心动过缓的情况下,PR 间期可略延长,但一般不超过 0.22s。

3. QRS 波群　代表心室肌除极的电位变化。

(1) 时间:正常成年人 QRS 时间小于 0.12s,多数在 0.06～0.10s。

(2) 形态和振幅:在胸导联,正常人 V_1、V_2导联多呈 rS 型,V_1的 R 波一般不超过 1.0mV。V_5、V_6导联 QRS 波群可呈 qR、qRs、Rs 或 R 型,且 R 波一般不超过 2.5mV。正常人胸导联的 R 波自 V_1 至 V_6 逐渐增高，S 波逐渐变小，V_1 的 R/S 小于 1，V_5 的 R/S 大于 1。在 V_3 或 V_4 导联，R 波和 S 波的振幅大体相等。在肢体导联，Ⅰ、Ⅱ导联的 QRS 波群主波一般向上，Ⅲ导联的 QRS 波群主波方向多变。aVR 导联的 QRS 波群主波向下，可呈 QS、rS、rSr'或 Qr 型。aVL 与 aVF 导联的 QRS 波群可呈 qR、Rs 或 R 型，也可呈 rS 型。正常人 aVR 导联的 R 波一般小于 0.5mV，Ⅰ导联的 R 波小于 1.5mV，aVL 导联的 R 波小于 1.2mV，aVF 导联的 R 波小于 2.0mV。

6 个肢体导联的 QRS 波群振幅（正向波与负向波振幅的绝对值相加）一般不应都小于 0.5mV，6 个胸导联的 QRS 波群振幅（正向波与负向波振幅的绝对值相加）一般不应都小于 0.8mv，否则称为低电压。

（3）R 峰时间（R peak time）：过去称为类本位曲折时间或室壁激动时间，指 QRS 起点至 R 波顶端垂直线的间距。如有 R'波，则应测量至 R'峰；如 R 峰呈切迹，应测量至切迹第二峰。正常成人 R 峰时间在 V_1、V_2 导联不超过 0.04s，在 V_5、V_6 导联不超过 0.05s。

（4）Q 波：除 aVR 导联外，正常人的 Q 波时间小于 0.04s，Q 波振幅小于同导联中 R 波的 1/4。正常人 V_1、V_2 导联不应出现 Q 波，但偶尔可呈 QS 波。

4. J 点　QRS 波群的终末与 ST 段起始之交接点称为 J 点。

J 点大多在等电位线上，通常随 ST 段的偏移而发生移位。有时可因心室除极尚未完全结束，部分心肌已开始复极致使 J 点上移。还可由于心动过速等原因，使心室除极与心房复极并存，导致心房复极波（Ta 波）重叠于 QRS 波群的后段，从而发生 J 点下移。

5. ST 段　自 QRS 波群的终点至 T 波起点间的线段，代表心室缓慢复极过程。

正常的 ST 段多为一等电位线，有时亦可有轻微的偏移，但在任一导联，ST 段下移一般不超过 0.05mV；ST 段上抬在 V_1 ~ V_2 导联一般不超过 0.3mV，V_3 不超过 0.5mV，在 V_4 ~ V_6 导联及肢体导联不超过 0.1mV。

6. T 波代表心室快速复极时的电位变化。

（1）形态：在正常情况下，T 波的方向大多与 QRS 主波的方向一致。T 波方向在Ⅰ、Ⅱ、V_4 ~ V_6 导联向上，aVR 导联向下，Ⅲ、aVL、aVF、V_1 ~ V_3 导联可以向上、双向或向下。若 V_1 的 T 波方向向上，则 V_2 ~ V_6 导联就不应再向下。

（2）振幅：除Ⅲ、aVL、aVF、V_1 ~ V_3 导联外，其他导联 T 波振幅一般不应低于同导联 R 波的 1/10。T 波在胸导联有时可高达 1.2 ~ 1.5mV 尚属正常。

7. QT 间期　指 QRS 波群的起点至 T 波终点的间距，代表心室肌除极和复极全过程所需的时间。

QT 间期长短与心率的快慢密切相关，心率越快，QT 间期越短，反之则越长。心率在 60 ~ 100 次/分时，QT 间期的正常范围为 0.32 ~ 0.44s。由于 QT 间期受心率的影响很大，所以常用校正的 QT 间期（QTc），通常采用 Bazett 公式计算：$QTc = QT/\sqrt{RR}$。QTc 就是 RR 间期为 1s（心率 60 次/分）时的 QT 间期。传统的 QTc 的正常上限值设定为 0.44s，超过此时限即认为 QT 间期延长。一般女性的 QT 间期较男性略长。

QT 间期另一个特点是不同导联之间 QT 间期存在一定的差异，正常人不同导联间 QT 间期差异最大可达 50ms，以 V_2、V_3 导联 QT 间期最长。

8. u 波　在 T 波之后 0.02 ~ 0.04s 出现的振幅很低小的波称为 u 波，代表心室后继电位，其产生机制目前仍未完全清楚。U 波方向大体与 T 波相一致。u 波在胸导联较易见到，以 V_3 ~ V_4 导联较为明显。u 波明显增高常见于低血钾。

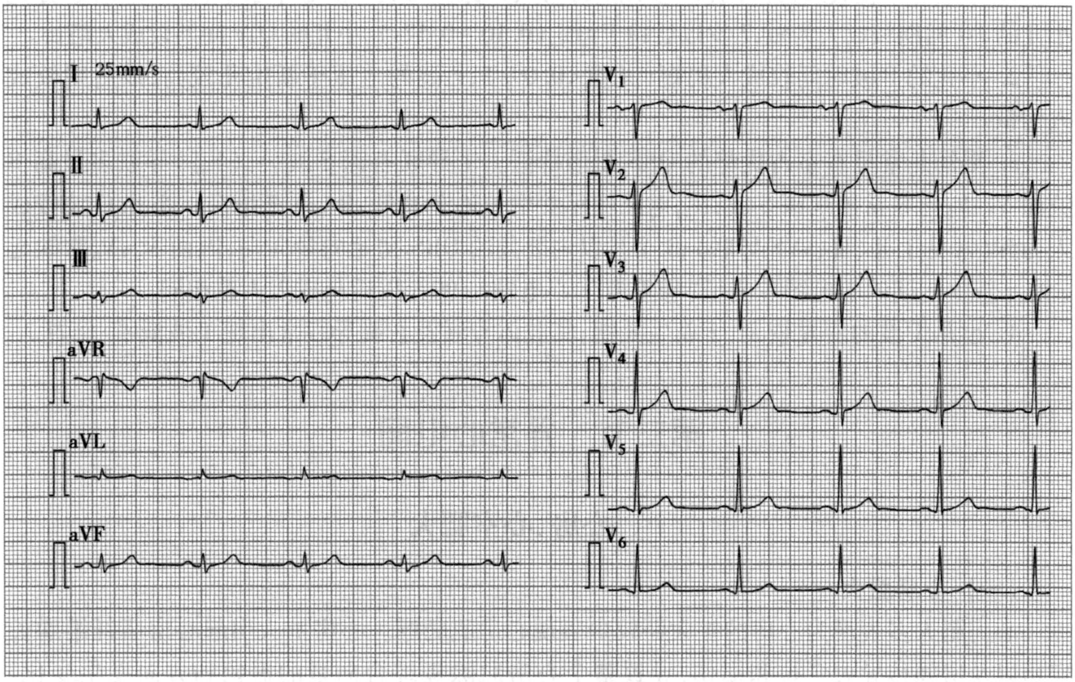

图 8-2-1-1　正常心电图

三、小儿心电图特点

为了正确评估小儿心电图，需充分认识其特点（图 8-2-1-2）。小儿的生理发育过程迅速，其心电图变化也较大。总的趋势可概括为自起初的右室占优势型转变为左室占优势型的过程，其具体特点可归纳如下：

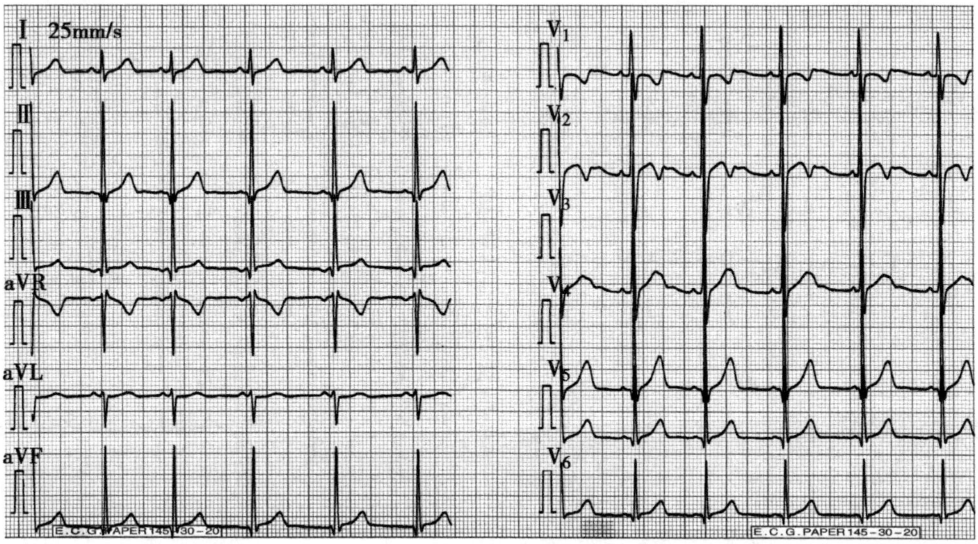

图 8-2-1-2　小儿心电图（5 岁，男性）

1. 小儿心率较成人为快，至10岁以后即可大致保持为成人的心率水平(60～100次/分)。小儿的PR间期较成人为短，7岁以后趋于恒定(0.10～0.17s)，小儿的QTc间期较成人略长。

2. 小儿的P波时间较成人稍短(儿童<0.09s)，P波的电压于新生儿较高，以后则较成人为低。

3. 婴幼儿常呈右室占优势的QRS图形特征。Ⅰ导联有深S波；V_1(V_{3R})导联多呈高R波而V_5、V_6导联常出现深S波；R_{V1}电压随年龄增长逐渐减低，Rv_5逐渐增高。小儿Q波较成人为深(常见于Ⅱ、Ⅲ、aVF导联)；3个月以内婴儿的QRS初始向量向左，因而V_5，V_6常缺乏q波。新生儿期的心电图主要呈“悬垂型”，心电轴>+90°，以后与成人大致相同。

4. 小儿T波的变异较大，于新生儿期，其肢体导联及右胸导联常出现T波低平、倒置。

第二节　异常心电图

一、心房、心室肥大

(一) 心房肥大

心房肥大多表现为心房的扩大而较少表现心房肌肥厚。心房扩大引起心房肌纤维增长变粗以及房间传导束牵拉和损伤，导致整个心房肌除极综合向量的振幅和方向发生变化。心电图上主要表现为P波振幅、除极时间及形态改变。

右房肥大

正常情况下右心房先除极，左心房后除极。当右房肥大(right atrial enlargement)时，除极时间延长，往往与稍后除极的左房时间重叠，故总的心房除极时间并未延长，心电图主要表现为心房除极波振幅增高(图8-2-2-1)：

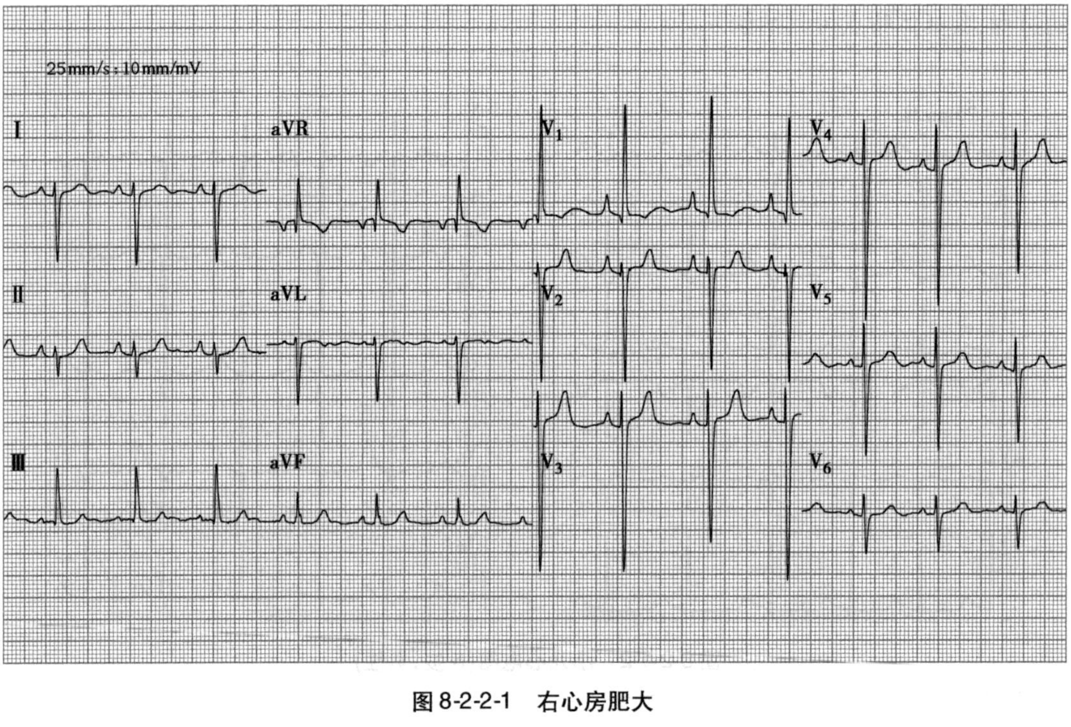

图8-2-2-1　右心房肥大

1. P 波尖而高耸，其振幅≥0.25mV，以Ⅱ、Ⅲ、aVF 导联表现最为突出，又称“肺型 P 波”。

2. V_1 导联 P 波直立时，振幅≥0.15mV，如 P 波呈双向时，其振幅的算术和≥0.20mV。

3. P 波电轴右移超过 75°。

左房肥大

由于左房最后除极，当左房肥大（left atrial enlargement）时，心电图主要表现为心房除极时间延长（图 8-2-2-2）：

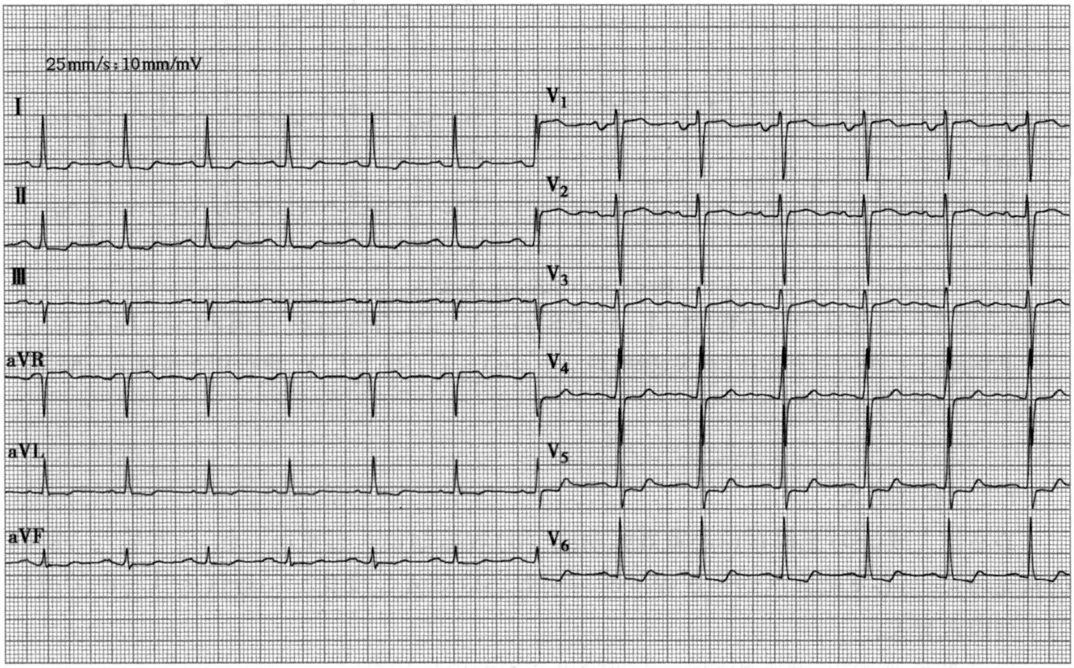

图 8-2-2-2　左心房肥大

1. P 波增宽，其时限≥0.12s，P 波常呈双峰型，两峰间距≥0.04s，以Ⅰ、Ⅱ、aVL 导联明显，又称“二尖瓣型 P 波”。

2. PR 段缩短，P 波时间与 PR 段时间之比>1.6。

3. V1 导联上 P 波常呈先正而后出现深宽的负向波。将 V1 负向 P 波的时间乘以负向 P 波振幅，称为 P 波终末电势（P-wave terminal force，Ptf）。左房肥大时，Ptf V1（绝对值）≥0.04mm·s。

除左房肥大外，心房内传导阻滞亦可出现 P 波双峰和 P 波时间≥0.12s，应注意鉴别。

双心房肥大

双心房肥大（biatrial enlargement）一时心电图表现为（图 8-2-2-3）：

1. P 波增宽≥0.12s，其振幅≥0.25mV。

2. V1 导联 P 波高大双相，上下振幅均超过正常范围。

需要指出的是，上述所谓“肺型 P 波”及“二尖瓣型 P 波”，并非慢性肺心病及二尖瓣疾病所特有，故不能称为具有特异性的病因学诊断意义的心电图改变。

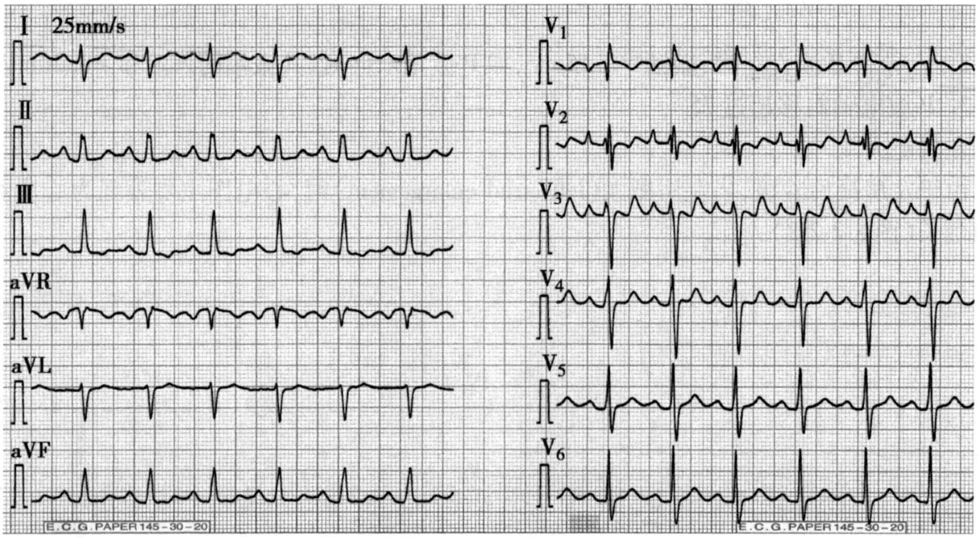

图 8-2-2-3　左右心房肥大

左心房肥大：各导联 P 波增宽尤以Ⅰ、Ⅱ、aVR、aVF、V_4～V_6 导联明显，时间>0.12s，Ptf-V_1≤-0.04mm·s。右心房肥大：$P_{Ⅱ}$高尖，振幅等于 0.25mV。右心房肥大：V_1 导联 QRS 波群呈 rSR'型，R'V_1+Sv_5≥1.12mV

（二）心室肥大

心室扩大或（和）肥厚系由心室舒张期或（和）收缩期负荷过重所引起，是器质性心脏病的常见后果，当心室肥大达到一定程度时可引起心电图发生变化。一般认为其心电的改变与下列因素有关：

1. 心肌纤维增粗、截面积增大，心肌除极产生的电压增高。

2. 心室壁增厚、心室腔扩大以及由心肌细胞变性所致传导功能低下，使心肌激动的总时程延长。

3. 心室壁肥厚、劳损以及相对供血不足引起心肌复极顺序发生改变。

上述心电变化可以作为诊断心室肥大及有关因素的重要依据。但心电图在诊断心室肥大方面存在一定局限性，不能仅凭某一项指标而作出肯定或否定的结论，主要是因为：①来自左、右心室肌相反方向的心电向量进行综合时，有可能互相抵消而失去两者各自的心电图特征，以致难于作出肯定诊断；②除心室肥大外，同样类型的心电图改变尚可由其他因素所引起。因此，作出心室肥大诊断时，需结合临床资料以及其他的检查结果，通过综合分析，才能得出正确结论。

左室肥大

正常左心室的位置位于心脏的左后方，且左心室壁明显厚于右心室，故正常时心室除极综合向量表现左心室占优势的特征。左室肥大（left ventricular hypertrophy）时，可使左室优势的情况显得更为突出，引起面向左室的导联（Ⅰ、aVL、V_5和 V_6）其 R 波振幅增加，而面向右室的导联（V_1和 V_2）则出现较深的 S 波。左室肥大时，心电图上可出现如下改变（图 8-2-2-4）：

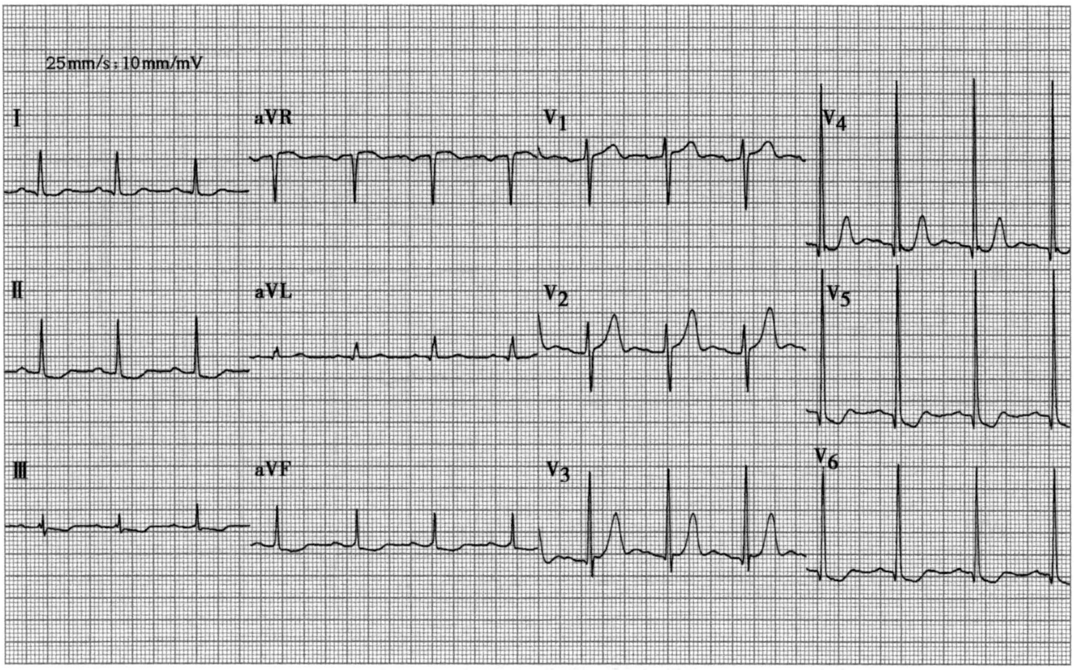

图 8-2-2-4　左心室肥大伴劳损

1. QRS 波群电压增高，常用的左室肥大电压标准如下：

胸导联：Rv_5 或 Rv_6>2. 5mV；Rv_5+Sv_1>4. 0mV（男性）或>3. 5mV（女性）。

肢体导联：$R_Ⅰ$>1. 5mV；R_{avL}>1. 2mV；R_{avF}>2. 0mV；$R_Ⅰ+S_{Ⅲ}$>2. 5mV。

Cornell 标准：$R_{avL}+Sv_3$>2. 8mV（男性）或>2. 0mV（女性）。

2. 可出现额面 QRS 心电轴左偏。

3. QRS 波群时间延长到 0. 10～0. 11s，但一般仍<0. 12s。

4. 在 R 波为主的导联，其 ST 段可呈下斜型压低达 0. 05mV 以上，T 波低平、双向或倒置。在以 S 波为主的导联（如 V_1 导联）则反而可见直立的 T 波。当 QRS 波群电压增高同时伴有 ST-T 改变者，传统上称左室肥大伴劳损。此类 ST-T 变化多为继发性改变，亦可能同时伴有心肌缺血。

在符合一项或几项 QRS 电压增高标准的基础上，结合其他阳性指标之一，一般可以成立左室肥大的诊断。符合条件越多，诊断可靠性越大。如仅有 QRS 电压增高，而无其他任何阳性指标者，诊断左室肥大应慎重。

右室肥大

右心室壁厚度仅有左心室壁的 1/3，只有当右心室壁的厚度达到相当程度时，才会使综合向量由左心室优势转向为右心室优势，并导致位于右室面导联（V_1、aVR）的 R 波增高，而位于左室面导联（Ⅰ、aVL、V_5）的 S 波变深。右室肥大（right ventricular hypertrophy）。可具有如下心电图表现（图 8-2-2-5）：

1. V_1 导联 R/S≥1，呈 R 型或 Rs 型，重度右室肥大可使 V_1 导联呈 qR 型（除外心肌梗死）；V_5 导联 R/S≤1 或 S 波比正常加深；aVR 导联以 R 波为主，R/q 或 R/S≥1。

2. Rv_1+Sv_5>1. 05mV（重症>1. 2mV）；R_{avR}>0. 5mV。

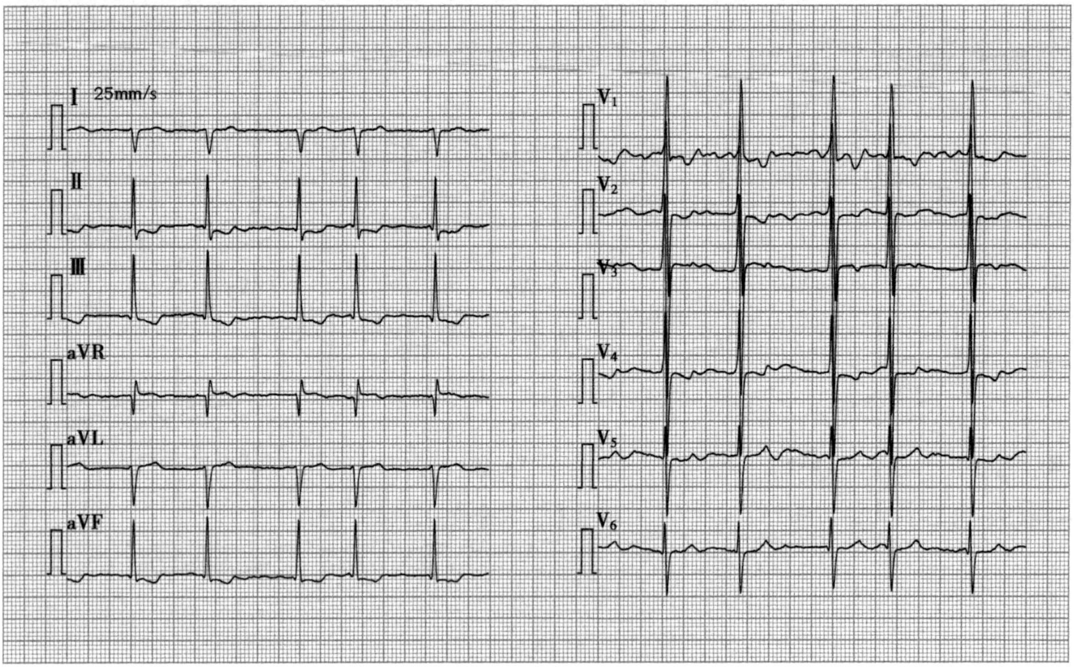

图 8-2-2-5 心房颤动、右心室肥大

3. 心电轴右偏≥+90°(重症可>+110°)。

4. 常同时伴有右胸导联(V_1、V_2)ST 段压低及 T 波倒置,传统上右心室肥大伴劳损属继发性 ST-T 改变。

除了上述典型的右室肥大心电图表现外,临床上慢性阻塞性肺病的心电图特点为:V_1 ~ V_6导联呈 rS 型(R/S<1),即所谓极度顺钟向转位; Ⅰ导联 QRS 低电压;心电轴右偏;常伴有 P 波电压增高。此类心电图表现是由于心脏在胸腔中的位置改变、肺体积增大及右室肥大等因素综合作用的结果。

诊断右室肥大,有时定性诊断(依据 V_1导联 QRS 形态及电轴右偏等)比定量诊断更有价值。一般来说,阳性指标愈多,则诊断的可靠性越高。虽然心电图对诊断明显的右心室肥大准确性较高,但敏感性较低。

双侧心室肥大

与诊断双心房肥大不同,双侧心室肥大(biventricular hypertrophy)的心电图表现并不是简单地把左、右心室异常表现相加,心电图可出现下列情况(图 8-2-2-6):

1. 大致正常心电图　由于双侧心室电压同时增高,增加的除极向量方向相反互相抵消。

2. 单侧心室肥大心电图　只表现出一侧心室肥大,而另一侧心室肥大的图形被掩盖。

3. 双侧心室肥大心电图　既表现右室肥大的心电图特征(如 V_1导联 R 波为主,电轴右偏等),又存在左室肥大的某些征象(如 V_5导联 R/S>1,R 波振幅增高等)。

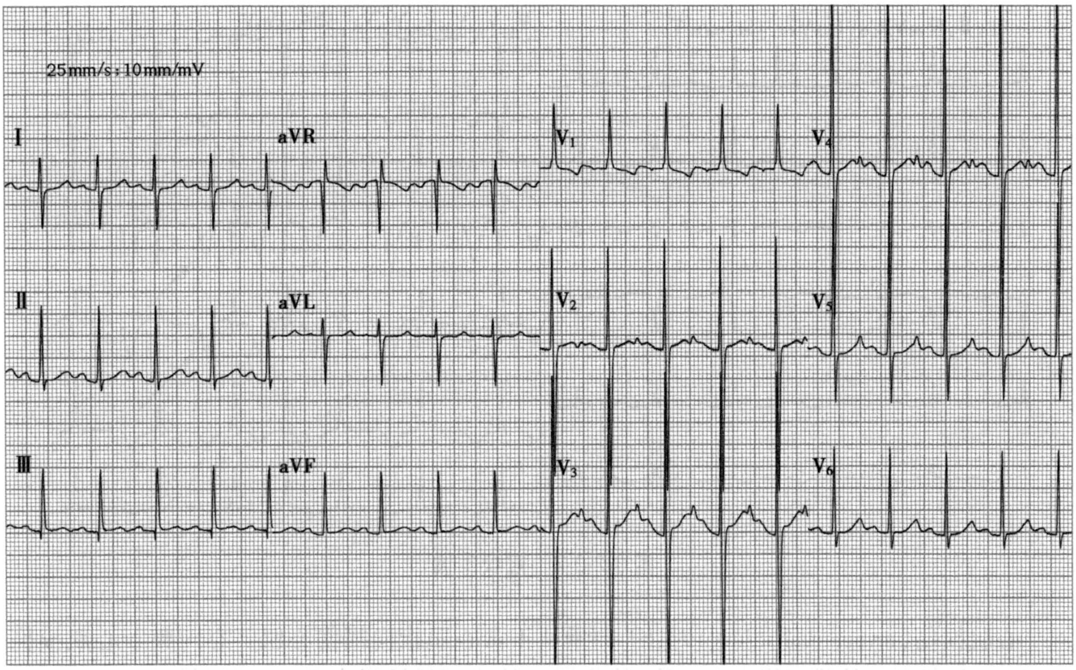

图 8-2-2-6 双侧心室肥大

二、心肌缺血与 ST-T 改变

心肌缺血(myocardial ischemia)通常发生在冠状动脉粥样硬化基础上。当心肌某一部分缺血时,将影响到心室复极的正常进行,并可使缺血区相关导联发生 ST-T 异常改变。心肌缺血的心电图改变类型取决于缺血的严重程度、持续时间和缺血发生部位。

(一) 心肌缺血的心电图类型

1. 缺血型心电图改变 正常情况下,心外膜处的动作电位时程较心内膜短,心外膜完成复极早于心内膜,因此心室肌复极过程可看作是从心外膜开始向心内膜方向推进。发生心肌缺血时,复极过程发生改变,心电图上出现 T 波变化。

(1) 若心内膜下心肌缺血,这部分心肌复极时间较正常时更加延迟,使原来存在的与心外膜复极向量相抗衡的心内膜复极向量减小或消失,致使 T 波向量增加,出现高大的 T 波。例如下壁心内膜下缺血,下壁导联Ⅱ,Ⅲ,aVF 可出现高大直立的 T 波;前壁心内膜下缺血,胸导联可出现高耸直立的 T 波。

(2) 若心外膜下心肌缺血(包括透壁性心肌缺血),心外膜动作电位时程比正常时明显延长,从而引起心肌复极顺序的逆转,即心内膜开始先复极,膜外电位为正,而缺血的心外膜心肌尚未复极,膜外电位仍呈相对的负性,于是出现与正常方向相反的 T 波向量(图 8-2-2-7)。此时面向缺血区的导联记录出倒置的 T 波。例如下壁心外膜下缺血,下壁导联Ⅱ、Ⅲ、aVF 可出现倒置的 T 波;前壁心外膜下缺血,胸导联可出现 T 波倒置。

2. 损伤型心电图改变 心肌缺血除了可出现 T 波改变外,还可出现损伤型 ST 改变。损伤型 ST 段偏移可表现为 ST 段压低及 ST 段抬高两种类型。

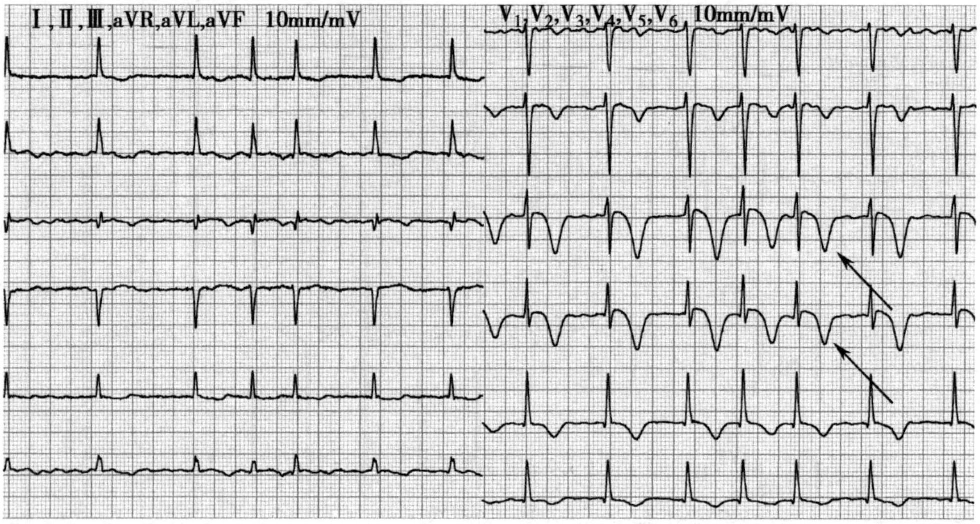

图 8-2-2-7 冠状 T 波

心肌损伤(myocardial injury)时,ST 向量从正常心肌指向损伤心肌。心内膜下心肌损伤时,ST 向量背离心外膜面指向心内膜,使位于心外膜面的导联出现 ST 段压低(图 8-2-2-8);心外膜下心肌损伤时(包括透壁性心肌缺血),ST 向量指向心外膜面导联,引起 ST 段抬高(图 8-2-2-9)。发生损伤型 ST 改变时,对侧部位的导联常可记录到相反的 ST 改变。

另外,临床上发生透壁性心肌缺血时,心电图往往表现为心外膜下缺血(T 波深倒置)或心外膜下损伤(ST 段抬高)类型。有学者把引起这种现象的原因归为:①透壁性心肌缺血时,心外膜缺血范围常大于心内膜;②由于检测电极靠近心外膜缺血区,因此透壁性心肌缺血在心电图上主要表现为心外膜缺血改变。

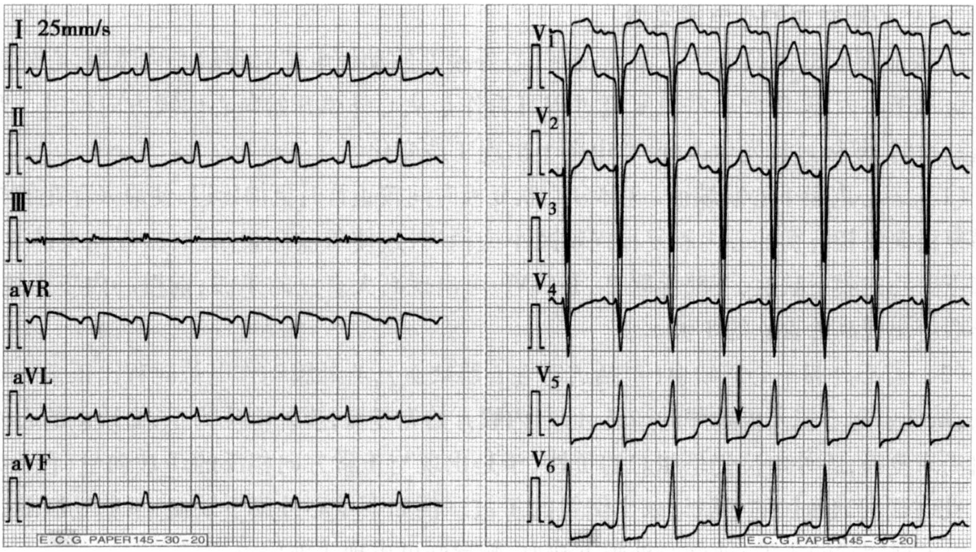

图 8-2-2-8 水平型 ST 段下移

V_5、V_6 导联 ST 段水平型下移>0.05mV,且持续时间>0.08s

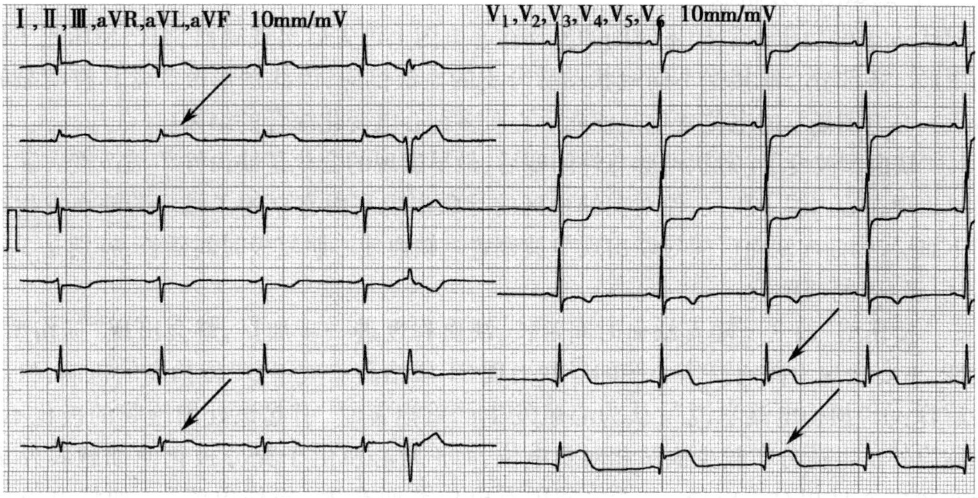

图 8-2-2-9 损伤型 ST 段抬高

（二）临床意义

心肌缺血的心电图可仅仅表现为 ST 段改变或者 T 波改变，也可同时出现 ST-T 改变。临床上可发现约一半的冠心病患者未发作心绞痛时，心电图可以正常，而仅于心绞痛发作时记录到 ST-T 动态改变。约 10% 的冠心病患者在心肌缺血发作时心电图可以正常或仅有轻度 ST-T 变化。

典型的心肌缺血发作时，面向缺血部位的导联常显示缺血型 ST 段压低（水平型或下斜型下移≥0.1 mV）和（或）T 波倒置。有些冠心病患者心电图可呈持续性 ST 改变（水平型或下斜型下移≥0.05mV）和（或）T 波低平、负正双向和倒置，而于心绞痛发作时出现 ST-T 改变加重或伪性改善。冠心病患者心电图上出现倒置深尖、双肢对称的 T 波（称之为冠状 T 波），反映心外膜下心肌缺血或有透壁性心肌缺血，这种 T 波改变亦见于心肌梗死患者。变异型心绞痛（冠状动脉痉挛为主要因素）多引起暂时性 ST 段抬高并常伴有高耸 T 波和对应导联的 ST 段下移，这是急性严重心肌缺血表现，如 ST 段持续的抬高，提示可能发生心肌梗死。

（三）鉴别诊断

需要强调，心电图上 ST-T 改变只是非特异性心肌复极异常的共同表现，在作出心肌缺血或“冠状动脉供血不足”的心电图诊断之前，必须结合临床资料进行鉴别诊断。

除冠心病外，其他疾病如心肌病、心肌炎、瓣膜病、心包炎、脑血管意外（尤其颅内出血）等均可出现此类 ST-T 改变。低钾、高钾等电解质紊乱，药物（洋地黄、奎尼丁等）影响以及自主神经调节障碍也可引起非特异性 ST-T 改变。此外，心室肥大、束支传导阻滞、预激综合征等可引起继发性 ST-T 改变。

三、心 肌 梗 死

绝大多数心肌梗死（myocardial infarction）是在冠状动脉粥样硬化基础上发生完全性或不完全性闭塞所致，属于冠心病的严重类型。除了临床表现外，心电图的特征性改变及其演变规律是确定心肌梗死诊断和判断病情的重要依据。

（一）基本图形及机制

冠状动脉发生闭塞后，随着时间的推移在心电图上可先后出现缺血、损伤和坏死3种类型的图形。各部分心肌接受不同冠状动脉分支的血液供应，因此图形改变常具有明显的区域特点。心电图显示的电位变化是梗死后心肌多种心电变化综合的结果。

1. “缺血型改变”　冠状动脉急性闭塞后，最早出现的变化是缺血性T波改变。通常缺血最早出现在心内膜下肌层，使对向缺血区的导联出现高而直立的T波。若缺血发生在心外膜下肌层，则面向缺血区的导联出现T波倒置。缺血使心肌复极时间延长，特别是3位相延缓，引起QT间期延长。

2. “损伤型”改变　随着缺血时间延长，缺血程度进一步加重，就会出现“损伤型”图形改变，主要表现为面向损伤心肌的导联出现ST段抬高。关于ST段抬高的机制，目前有两种解释：①“损伤电流学说”：认为心肌发生严重损害时，引起该处细胞膜的极化不足，使细胞膜外正电荷分布较少而呈相对负电位，而正常心肌由于充分极化使细胞膜外正电荷分布较多而呈相对正电位，二者之间因有电位差而产生“损伤电流”。如将电极放于损伤区，即描记出低电位的基线。当全部心肌除极完毕时，此区完全处于负电位而不产生电位差，于是等电位的ST段就高于除极前低电位的基线，形成ST段“相对”抬高。ST段明显抬高可形成单向曲线（mono-phasic curve）（图8-2-2-10）。一般地说损伤不会持久，要么恢复，要么进一步发生坏死。②“除极受阻学说”：当部分心肌受损时，产生保护性除极受阻，即大部分正常心肌除极后呈负电位时，而损伤心肌不除极，仍为正电位，结果出现电位差，产生从正常心肌指向损伤心肌的ST向量，使面向损伤区的导联出现ST段抬高。

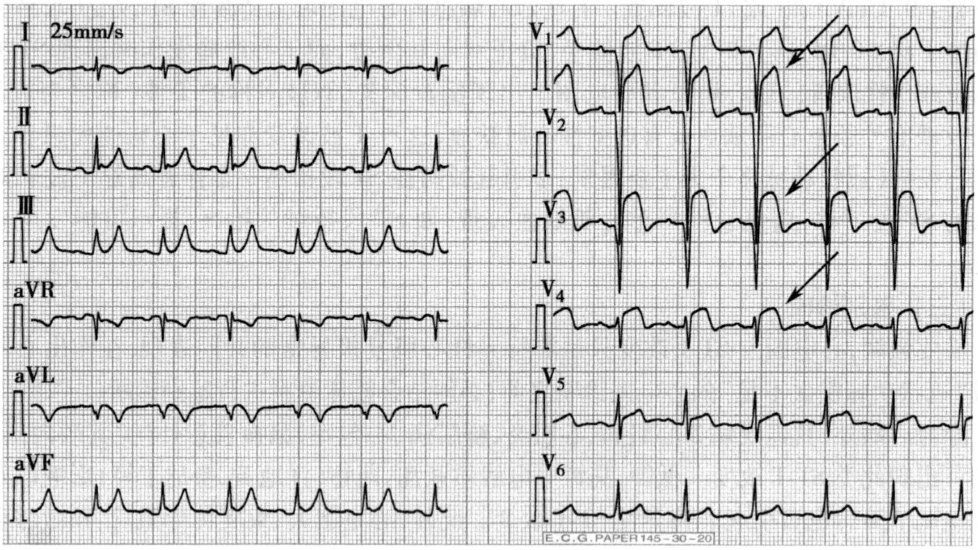

图8-2-2-10　单向曲线

3. “坏死型”改变更进一步的缺血导致细胞变性、坏死。坏死的心肌细胞丧失了电活动，该部位心肌不再产生心电向量，而正常健康心肌仍照常除极，致使产生一个与梗死部位相反的综合向量。由于心肌梗死主要发生于室间隔或左室壁心肌，往往引起起始0.03～0.04s除极向量背离坏死区，所以“坏死型”图形改变主要表现为面向坏死区的导联出现异常 Q 波(时间≥0.04s,振幅≥1/4R)或者呈 QS 波。一般认为:梗死的心肌直径>20～30mm 或厚度>5mm 才可产生病理性 Q 波。

临床上,当冠状动脉某一分支发生闭塞,则受损伤部位的心肌发生坏死,直接置于坏死区的电极记录到异常 Q 波或 QS 波;靠近坏死区周围受损心肌呈损伤型改变,记录到 ST 段抬高;而外边受损较轻的心肌呈缺血型改变,记录到 T 波倒置。体表心电图导联可同时记录到心肌缺血、损伤和坏死的图形改变。因此,若上述 3 种改变同时存在,则急性心肌梗死的诊断基本确立。

(二) 心肌梗死的图形演变及分期

急性心肌梗死发生后,心电图的变化随着心肌缺血、损伤、坏死的发展和恢复而呈现一定演变规律。根据心电图图形的演变过程和演变时间可分为超急性期、急性期、近期(亚急性期)和陈旧期。

1. 超急性期(亦称超急性损伤期)　急性心肌梗死发生数分钟后,首先出现短暂的心内膜下心肌缺血,心电图上产生高大的 T 波,以后迅速出现 ST 段呈斜型抬高,与高耸直立 T 波相连。由于急性损伤性阻滞,可见 QRS 振幅增高,并轻度增宽,但尚未出现异常 Q 波。这些表现仅持续数小时,临床上多因持续时间太短而不易记录到。此期若治疗及时而有效,有可能避免发展为心肌梗死或使已发生梗死的范围趋于缩小(图 8-2-2-11)。

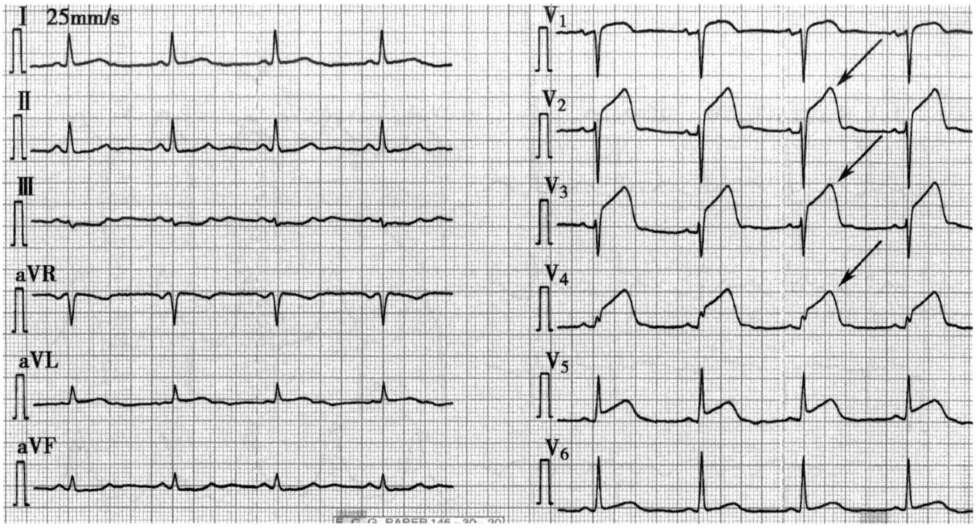

图 8-2-2-11　超急性期心肌梗死

2. 急性期　此期开始于梗死后数小时或数日,可持续到数周,心电图呈现一个动态演变过程。ST 段呈弓背向上抬高,抬高显著者可形成单向曲线,继而逐渐下降;心肌坏死导致面向坏死区导联的 R 波振幅降低或丢失,出现异常 Q 波或 QS 波;T 波由直立开始倒置,并逐渐加深。坏死型的 Q 波、损伤型的 ST 段抬高和缺血型的 T 波倒置在此期内可同时并存(图 8-2-2-12～图 8-2-2-14)。

3. 近期(亚急性期)　出现于梗死后数周至数月,此期以坏死及缺血图形为主要特征。抬高的 ST 段恢复至基线,缺血型 T 波由倒置较深逐渐变浅,坏死型 Q 波持续存在(图 8-2-2-15)。

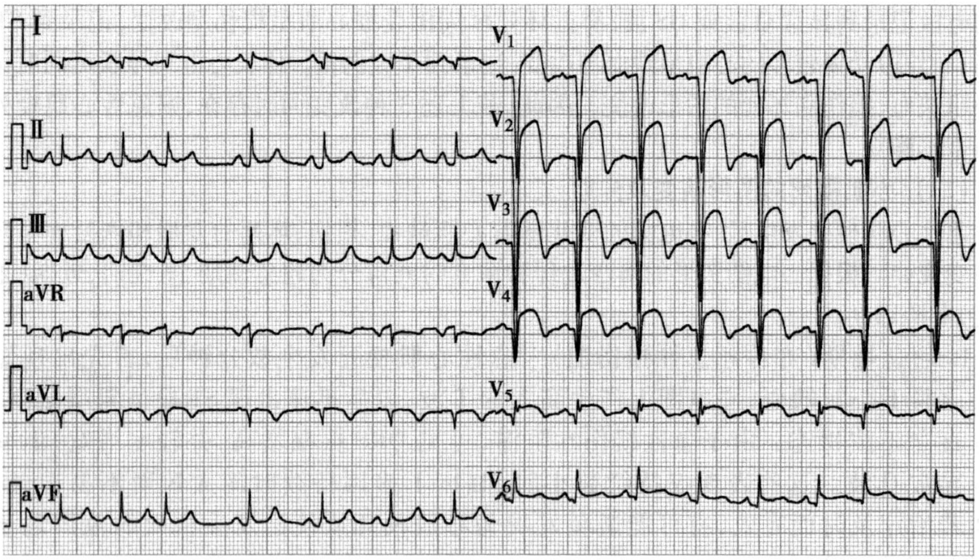

图 8-2-2-12　急性广泛前壁心肌梗死

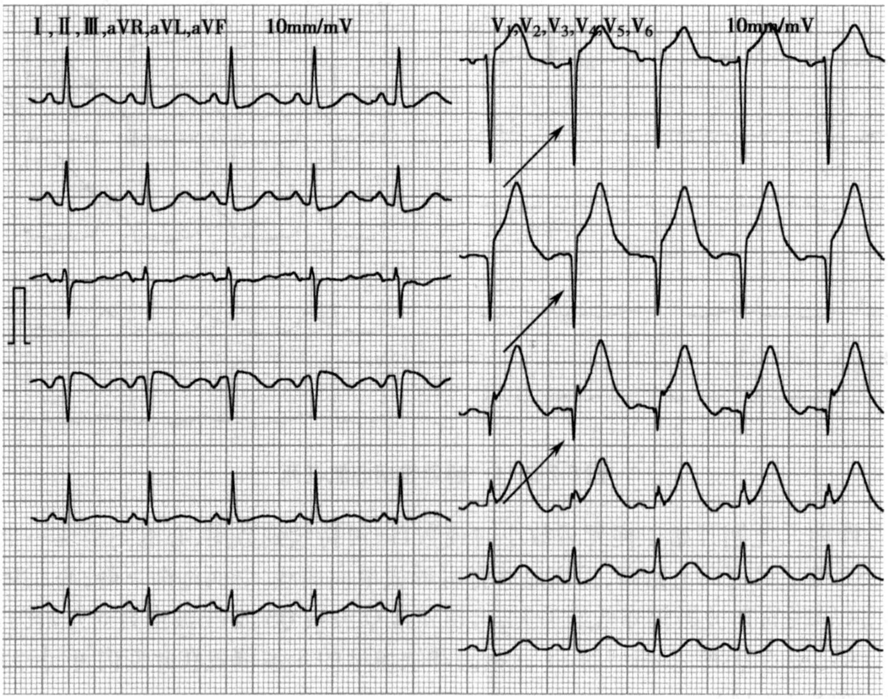

图 8-2-2-13　急性前间壁心肌梗死

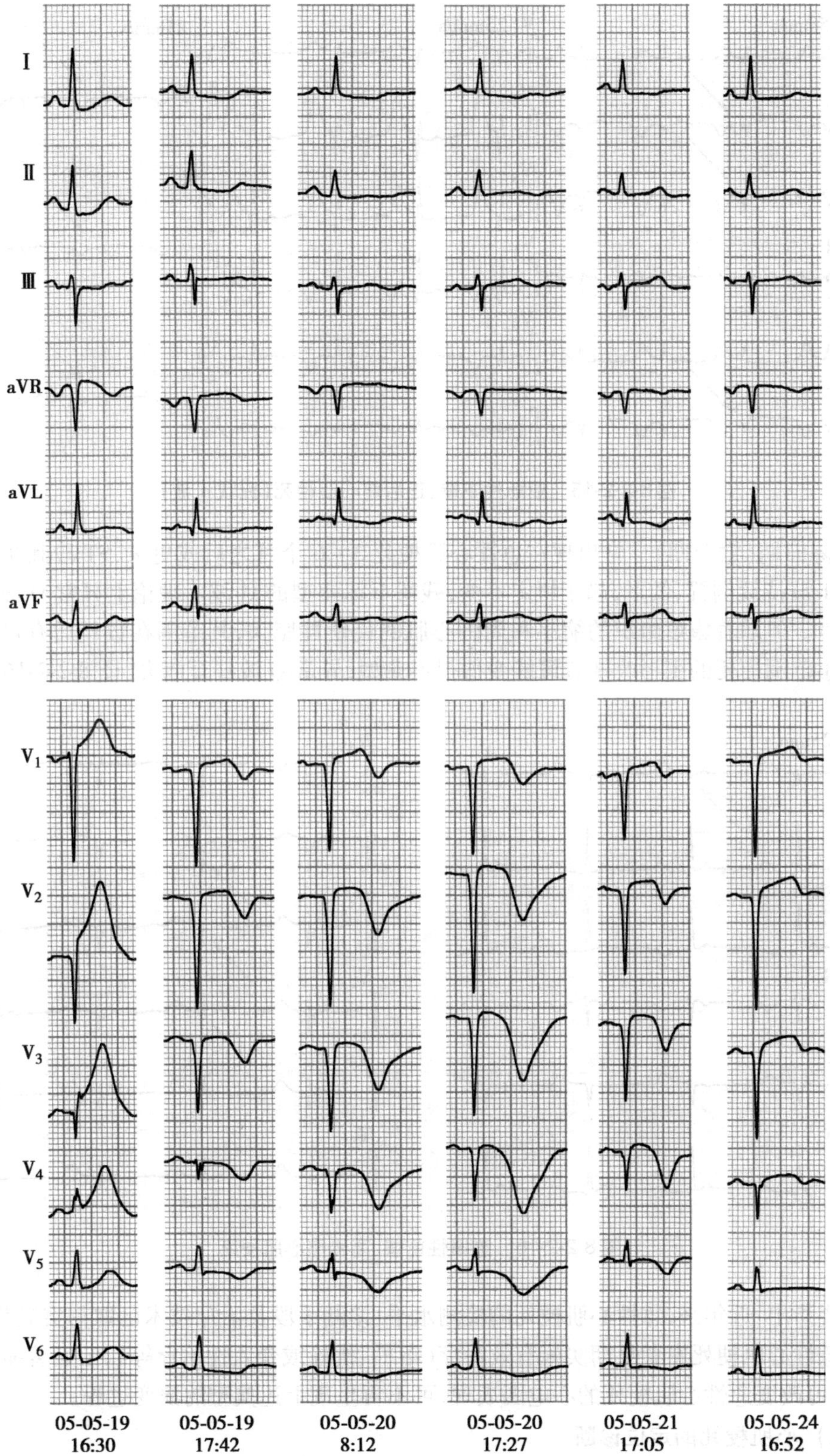

图 8-2-2-14　急性前间壁心肌梗死的演变

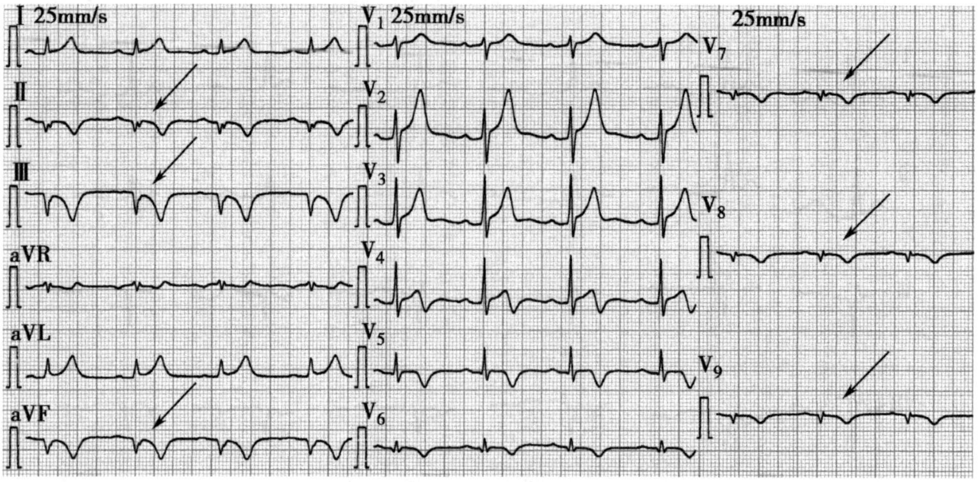

图 8-2-2-15 亚急性下壁、正后壁心肌梗死(冠状 T 波)

4. 陈旧期(愈合期) 常出现在急性心肌梗死 3～6 个月之后或更久,ST 段和 T 波恢复正常或 T 波持续倒置、低平,趋于恒定不变,残留下坏死型的 Q 波。理论上异常 Q 波将持续存在终生。但随着瘢痕组织的缩小和周围心肌的代偿性肥大,其范围在数年后有可能明显缩小。小范围梗死的图形改变有可能变得很不典型,异常 Q 波甚至消失(图 8-2-2-16)。

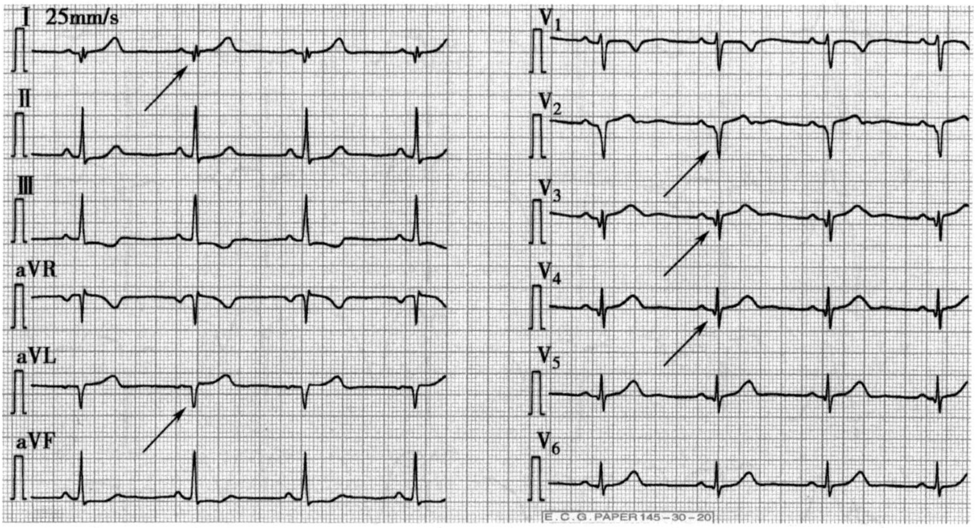

图 8-2-2-16 陈旧性前壁、高侧壁心肌梗死

需要指出:近年来,急性心肌梗死的检测水平、诊断手段及治疗技术已取得突破性进展。通过对急性心肌梗死患者早期实施有效治疗(溶栓、抗栓或介入性治疗等),已显著缩短整个病程,并可改变急性心肌梗死的心电图表现,可不再呈现上述典型的演变过程。

(三) 心肌梗死的定位诊断

心肌梗死的部位主要根据心电图坏死型图形(异常 Q 波或 QS 波)出现于哪些导联而作出判断。发生心肌梗死的部位多与冠状动脉分支的供血区域相关,因此,心电图的定位基本上与病理一致(图 8-2-2-17)。前间壁梗死时，$V_1 \sim V_3$导联出现异常 Q 波或 QS 波；前壁心肌梗死时，异常 Q 波或 QS 波主要出现在 V_3、V_4(V_5)导联；侧壁心肌梗死时在Ⅰ、aVL、V_5、V_6导联出现异常 Q 波；如异常 Q 波仅出现在 V_5、V_6导联称为前侧壁心肌梗死，如异常 Q 波仅出现在工、aVL 导联称为高侧壁心肌梗死；下壁心肌梗死时，在Ⅱ、Ⅲ、aVF 导联出现异常 Q 波或 QS 波(图 5-1-40)；正后壁心肌梗死时，V_7、V_8、V_9导联记录到异常 Q 波或 QS 波，而与正后壁导联相对应的 V_1、V_2导联出现 R 波增高、ST 段压低及 T 波增高。如果大部分胸导联($V_1 \sim V_5$)都出现异常 Q 波或 QS 波，则称为广泛前壁心肌梗死。在急性心肌梗死早期，尚未出现坏死型 Q 波，可根据 ST-T 异常(ST 段抬高或压低，或 T 波异常变化)出现于哪些导联来判断梗死的部位。

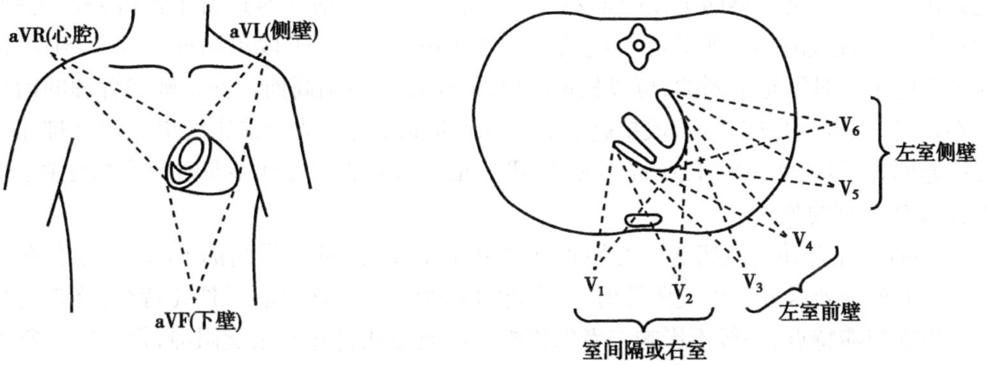

图 8-2-2-17　心肌梗死的定位诊断

（四）心肌梗死的分类和鉴别诊断

1. Q 波型和非 Q 波型心肌梗死　非 Q 波型心肌梗死过去称为“非透壁性心肌梗死，或“心内膜下心肌梗死”。部分患者发生急性心肌梗死后，心电图可只表现为 ST 段抬高或压低及 T 波倒置，ST-T 改变可呈规律性演变，但不出现异常 Q 波，需要根据临床表现及其他检查指标明确诊断(图 8-2-2-18)。近年研究发现：非 Q 波型梗死既可是非透壁性，亦可是透壁

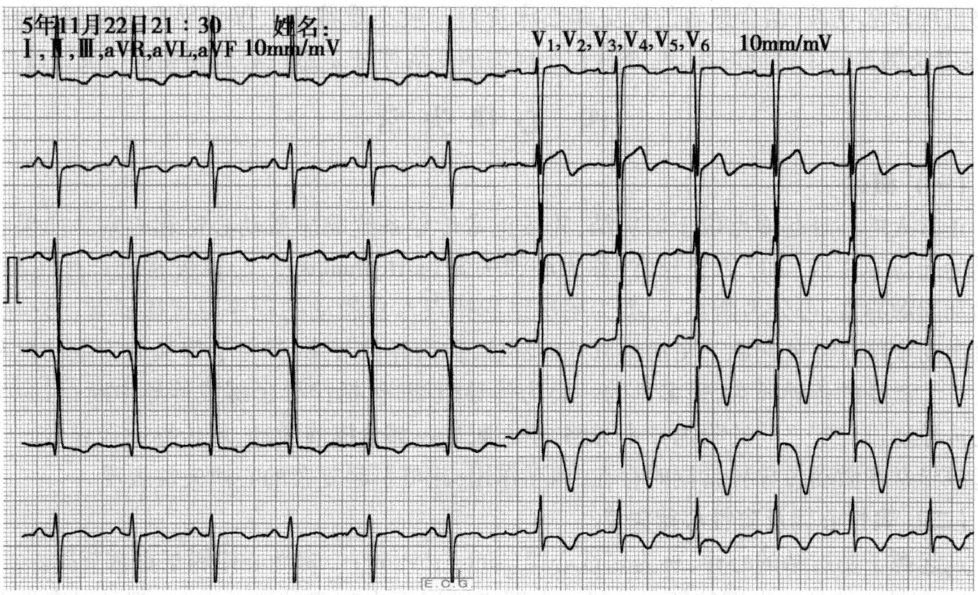

图 8-2-2-18　急性无 Q 波型心肌梗死

性。与典型的Q波型心肌梗死比较,此种不典型的心肌梗死较多见于多支冠状动脉病变。此外,发生多部位梗死(不同部位的梗死向量相互作用发生抵消)、梗死范围弥漫或局限、梗死区位于心电图常规导联记录的盲区(如右心室、基底部、孤立正后壁梗死等)均可产生不典型的心肌梗死图形。

2. ST段抬高和非ST段抬高心肌梗死　临床研究发现:ST段抬高心肌梗死可以不出现Q波,而非ST段抬高梗死有的可出现Q波,心肌梗死后是否出现Q波通常是回顾性诊断。为了最大程度地改善心肌梗死患者的预后,近年提出把急性心肌梗死分类为ST段抬高和非ST段抬高梗死,并且与不稳定心绞痛一起统称为急性冠脉综合征。以ST段改变对急性心肌梗死进行分类突出了早期干预的重要性。在Q波出现之前及时进行干预(溶栓、抗栓、介入治疗等),可挽救濒临坏死的心肌或减小梗死面积。另外,ST段抬高梗死和非ST段抬高梗死二者的干预对策是不同的,可以根据心电图ST段是否抬高而选择正确和合理的治疗方案。在作出ST段抬高或非ST段抬高心肌梗死诊断时,应该结合临床病史并注意排除其他原因引起的ST段改变。ST段抬高型和非ST段抬高型心肌梗死如不及时治疗都可演变为Q波型或非Q波型梗死。

3. 心肌梗死合并其他病变　心肌梗死合并室壁瘤时,可见升高的ST段持续存在达半年以上。心肌梗死合并右束支阻滞时,心室除极初始向量表现出心肌梗死特征,终末向量表现出右束支阻滞特点,一般不影响二者的诊断。心肌梗死合并左束支阻滞,梗死图形常被掩盖,按原标准进行诊断比较困难。

4. 心肌梗死的鉴别诊断　单纯的ST段抬高还可见于急性心包炎、变异型心绞痛、早期复极综合征等,可根据病史、是否伴有异常Q波及典型ST-T演变过程予以鉴别。异常Q波不一定都提示为心肌梗死,例如发生感染或脑血管意外时,可出现短暂QS或Q波,但缺乏典型演变过程,很快可以恢复正常。心脏横位可导致Ⅲ导联出现Q波,但Ⅱ导联通常正常。顺钟向转位、左室肥大及左束支阻滞时,V_1、V_2导联可出现QS波,但并非前间壁心肌梗死。预激综合征心电图在某些导联上可出现"Q"或"QS"波。此外,右室肥大、心肌病、心肌炎等也可出现异常Q波,结合患者的病史和临床资料一般不难鉴别。仅当异常的Q波、抬高的ST段以及倒置的T波同时出现,并具有一定的演变规律才是急性心肌梗死的特征性改变。

四、心律失常

(一)概述

正常人的心脏起搏点位于窦房结,并按正常传导系统顺序激动心房和心室。如果心脏激动的起源异常或(和)传导异常,称为心律失常(arrhythmias)。心律失常的产生可由于:①激动起源异常,可分为两类,一类为窦房结起搏点本身激动的程序与规律异常,另一类为心脏激动全部或部分起源于窦房结以外的部位,称为异位节律,异位节律又分为主动性和被动性。②激动的传导异常,最多见的一类为传导阻滞,包括传导延缓或传导中断;另一类为激动传导通过房室之间的附加异常旁路,使心肌某一部分提前激动,属传导途径异常。③激动起源异常和激动传导异常同时存在,相互作用,此可引起复杂的心律失常表现。

(二)窦性心律及窦性心律失常

凡起源于窦房结的心律,称为窦性心律(sinus rhythm)。窦性心律属于正常节律。

1. 窦性心律的心电图特征　一般心电图机描记不出窦房结激动电位,都是以窦性激动发出后引起的心房激动波P波特点来推测窦房结的活动。窦性心律的心电图特点为:P波规律出现,且 P 波形态表明激动来自窦房结(即 P 波在 Ⅰ、Ⅱ、aVF、V_4 ~ V_5 导联直立,在 avR 导联倒置)。正常人窦性心律的频率呈生理性波动,传统上静息心率的正常范围一般定义为 60 ~ 100 次/分。近年,国内大样本健康人群调查发现:国人男性静息心率的正常范围为50 ~ 95 次/分,女性为 55 ~ 95 次/分。

2. 窦性心动过速(sinus tachycardia)　传统上规定成人窦性心律的频率>100 次/分,称为窦性心动过速(图 8-2-2-19)。窦性心动过速时,PR 间期及 QT 间期相应缩短,有时可伴有继发性 ST 段轻度压低和 T 波振幅降低。常见于运动、精神紧张、发热、甲状腺功能亢进、贫血、失血、心肌炎和拟。肾上腺素类药物作用等情况。

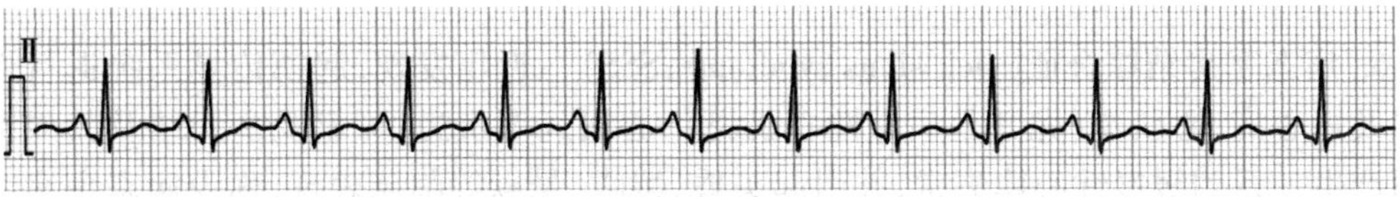

图 8-2-2-19　窦性心动过速(心率 110 次/分)

3. 窦性心动过缓(sinus bradycardia)　传统上规定窦性心律的频率<60 次/分时,称为窦性心动过缓(图 8-2-2-20)。近年大样本健康人群调查发现:约 15% 正常人静息心率可<60 次/分,尤其是男性。另外,老年人及运动员心率可以相对较缓。窦房结功能障碍、颅内压增高、甲状腺功能低下、服用某些药物(例如 β-受体阻滞剂)等亦可引起窦性心动过缓。

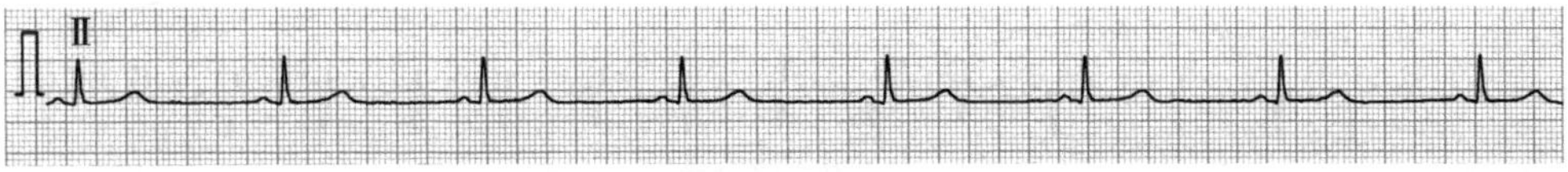

图 8-2-2-20　窦性心动过缓(心率 45 次/分)

4. 窦性心律不齐(sinus arrhythmia)　窦性心律的起源未变,但节律不整,在同一导联上 PP 间期差异>0. 12s。窦性心律不齐常与窦性心动过缓同时存在(图 8-2-2-21)。较常见的一类心律不齐与呼吸周期有关,称呼吸性窦性心律不齐,多见于青少年,一般无临床意义。另有一些比较少见的窦性心律不齐与呼吸无关,例如与心室收缩排血有关的(室相性)窦性心律不齐以及窦房结内游走性心律不齐等。

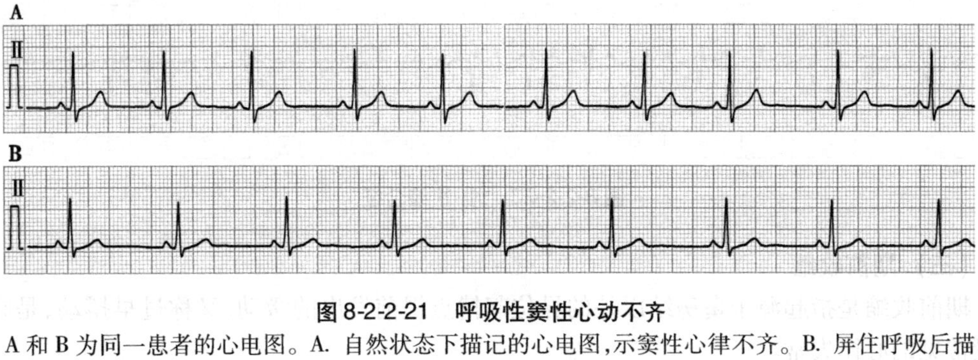

图 8-2-2-21　呼吸性窦性心动不齐

A 和 B 为同一患者的心电图。A. 自然状态下描记的心电图,示窦性心律不齐。B. 屏住呼吸后描记的心电图,示心律不齐消失

5. 窦性停搏(sinus arrest)　亦称窦性静止。在规律的窦性心律中,有时因迷走神经张力增大或窦房结功能障碍,在一段时间内窦房结停止发放激动,心电图上见规则的 PP 间距中突然出现 P 波脱落,形成长 PP 间距,且长 PP 间距与正常 PP 间距不成倍数关系。窦性停搏后常出现逸搏或逸搏心律(图 8-2-2-22)。

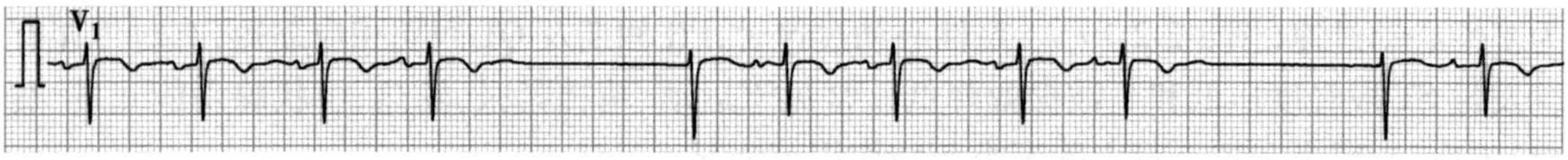

图 8-2-2-22　窦性停搏,交界性逸搏

6. 病态窦房结综合征(sick sinus syndrome,SSS)　近年发现,起搏传导系统退行性病变以及冠心病、心肌炎(尤其是病毒性心肌炎)、心肌病等疾患,可累及窦房结及其周围组织而产生一系列缓慢性心律失常,并引起头昏、黑矇、晕厥等临床表现,称为病态窦房结综合征。其主要的心电图表现有:①持续的窦性心动过缓,心率<50 次/分,且不易用阿托品等药物纠正;②窦性停搏或窦房阻滞;③在显著窦性心动过缓基础上,常出现上性快速心律失常(房速、房扑、房颤等),又称为慢-快综合征(图 8-2-2-23);④若病变同时累及房室交界区,可出现房室传导障碍,或发生窦性停搏时,长时间不出现交界性逸搏,此即称为双结病变。

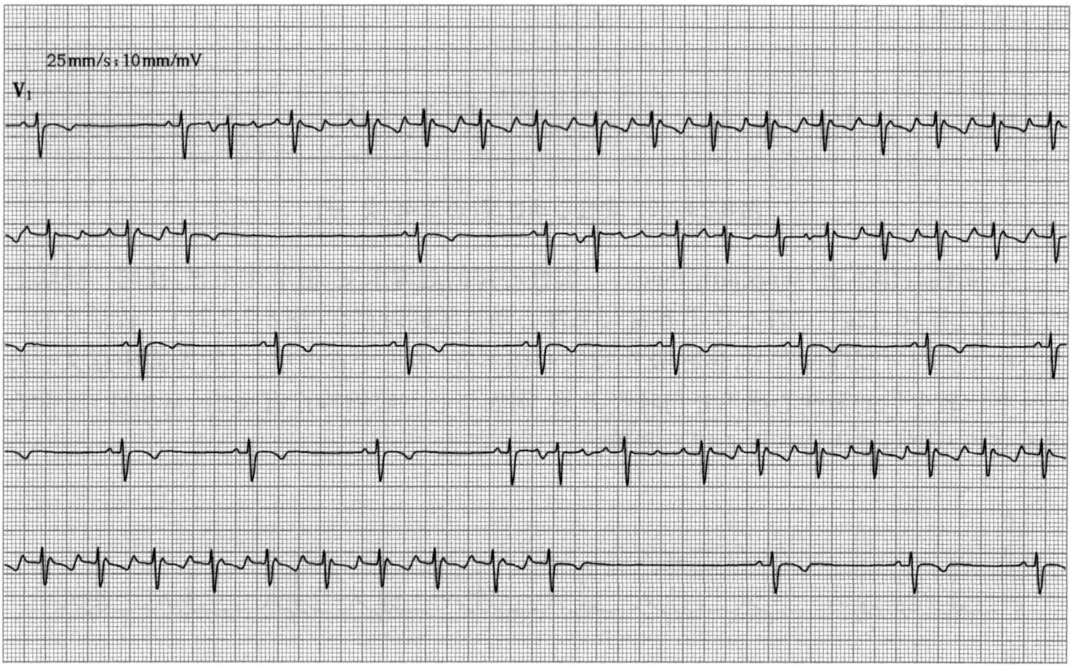

图 8-2-2-23　慢-快综合征

(三)期前收缩

期前收缩是指起源于窦房结以外的异位起搏点提前发出的激动,又称过早搏动,是临床上最常见的心律失常。

期前收缩的产生机制包括:①折返激动;②触发活动;③异位起搏点的兴奋性增高。根据异位搏动发生的部位，可分为房性、交界性和室性期前收缩，其中以室性期前收缩最为常见，房性次之，交界性比较少见。

描述期前收缩心电图特征时常用到下列术语：

（1）联律间期（coupling interval）：指异位搏动与其前窦性搏动之间的时距，折返途径与激动的传导速度等可影响联律间期长短。房性期前收缩的联律间期应从异位 P 波起点测量至其前窦性 P 波起点，而室性期前收缩的联律间期应从异位搏动的 QRS 起点测量至其前窦性 QRS 起点。

（2）代偿间歇（compensatory pause）：指期前出现的异位搏动代替了一个正常窦性搏动，其后出现一个较正常心动周期为长的间歇。由于房性异位激动，常易逆转侵入窦房结，使其提前释放激动，引起窦房结节律重整，因此房性期前收缩大多为不完全性代偿间歇。而交界性和室性期前收缩，距窦房结较远，不易侵入窦房结，故往往表现为完全性代偿间歇。

（3）间位性期前收缩：又称插入性期前收缩，指夹在两个相邻正常窦性搏动之间的期前收缩，其后无代偿间歇。

（4）单源性期前收缩：指期前收缩来自同一异位起搏点或有固定的折返径路，其形态、联律间期相同。

（5）多源性期前收缩：指在同一导联中出现 2 种或 2 种以上形态及联律间期互不相同的异位搏动。如联律间期固定，而形态各异，则称为多形性期前收缩，其临床意义与多源性期前收缩相似。

（6）频发性期前收缩：依据出现的频度可人为地分为偶发和频发性期前收缩。常见的二联律（bigeminy）与三联律（trigeminy）就是一种有规律的频发性期前收缩。前者指期前收缩与窦性心搏交替出现；后者指每 2 个窦性心搏后出现 1 次期前收缩。

1. 房性期前收缩（premature atrial contraction）　心电图表现（图 8-2-2-24）：①期前出现的异位 P’波，其形态与窦性 P 波不同；②P’R 间期>0. 12s；③大多为不全性代偿间歇，即期前收缩前后两个窦性 P 波的间距小于正常 PP 间距的两倍。某些房性期前收缩的 P’R 间期可以延长；如异位 P’后无 QRS-T 波，则称为未下传的房性期前收缩；有时 P’下传心室引起 QRS 波群增宽变形，多呈右束支阻滞图形，称房性期前收缩伴室内差异性传导（图 8-2-2-25）。

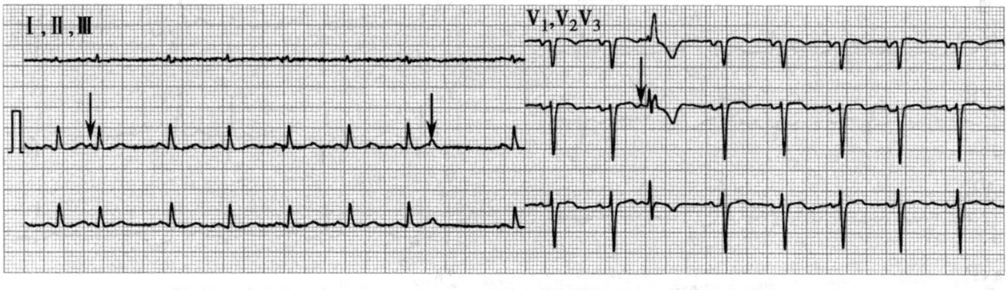

图 8-2-2-24　呈多种表现形式的房性期前收缩

图中箭头所指为提前出现的房性 P′波，其中第 1 个 P′波后继以形态正常的 QRS 波群，第 2 个 P′波后无 QRS 波群为未下传的房性早搏，第 3 个 P′波后继以宽大畸形的 QRS 波群（呈右束支阻滞图形）为房早伴室内差异传导

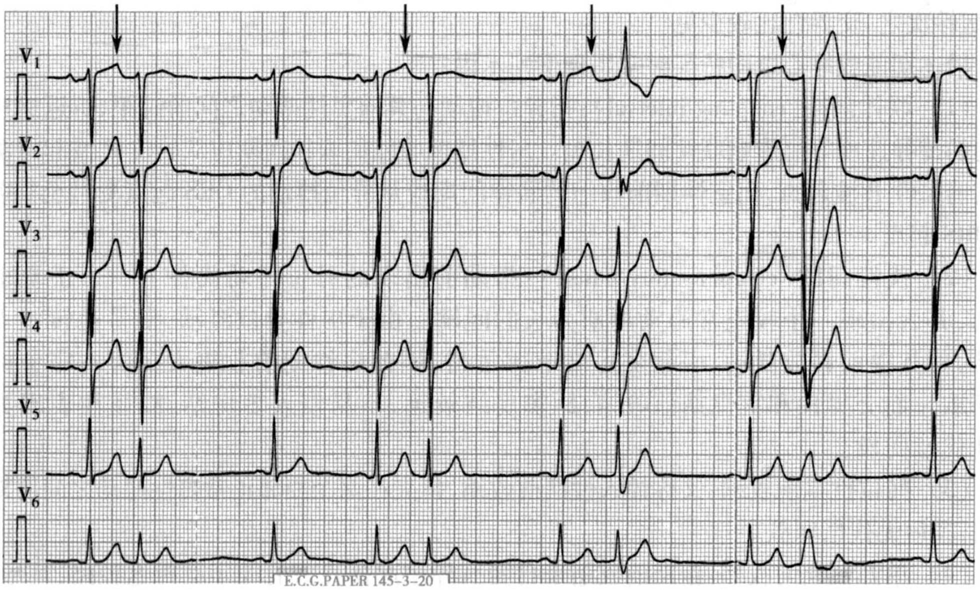

图 8-2-2-25 房性期前收缩伴室内差异性传导

图中箭头所指的 T 波中均埋藏有提前的 P′波，故均为房性早搏。其中第 1、2 个 P′波后继以形态正常的 QRS 波群；第 3、4 个 P′波后继以宽大畸形的 QRS 波群为房早伴室内差异传导，其第 3 个呈右束支阻滞图形，其第 4 个呈左束支阻滞图形

2. 室性期前收缩（premature ventricular contraction） 心电图表现（图 8-2-2-26）：①期前出现的 QRS-T 波前无 P 波或无相关的 P 波；②期前出现的 QRS 形态宽大畸形，时限通常>0. 12s，T 波方向多与 QRS 的主波方向相反；③往往为完全性代偿间歇，即期前收缩前后的两个窦性 P 波间距等于正常 PP 间距的两倍。

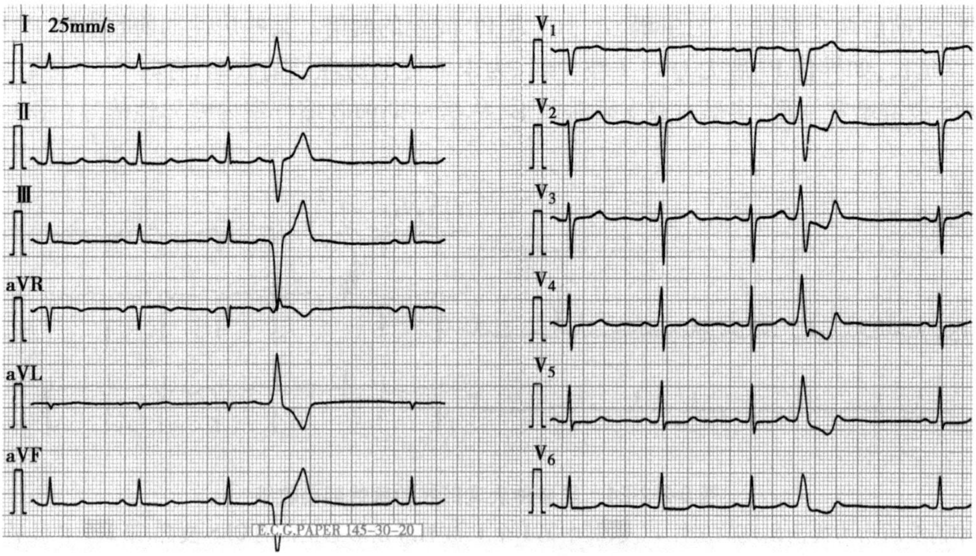

图 8-2-2-26 室性期前收缩

3. 交界性期前收缩(premature junctional contraction)　心电图表现(图 8-2-2-27):①期前出现的 QRS-T 波,其前无窦性 P 波,QRS-T 形态与窦性下传者基本相同;②出现逆行 P'波(P 波在Ⅱ、Ⅲ、aVF 导联倒置,aVR 导联直立),可发生于 QRS 波群之前(P'R 间期<0.12s)或 QRS 波群之后(RP'间期<0.20s),或者与 QRS 相重叠;③大多为完全性代偿间歇。

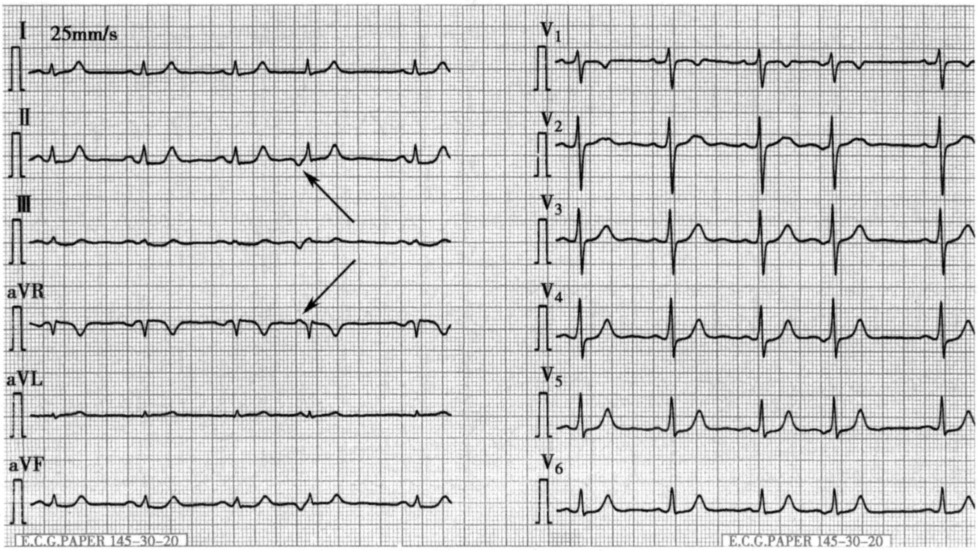

图 8-2-2-27　交界性早搏

该图各导联第 4 个 QRS 波提前出现,其前可见逆行 P′波($P'_{Ⅱ、Ⅲ、aVF}$倒置,P'_{aVR}直立),P′-R 间期<0.12s

(四) 异位性心动过速

异位性心动过速是指异位节律点兴奋性增高或折返激动引起的快速异位心律(期前收缩连续出现 3 次或 3 次以上)。根据异位节律点发生的部位,可分为房性、交界性及室性心动过速。

1. 阵发性室上性心动过速(paroxysmal supraventricular tachycardia)　理应分为房性以及与房室交界区相关的心动过速,但常因 P'不易辨别,故统称为室上性心动过速(室上速)(图 8-2-2-28)。该类心动过速发作时有突发、突止的特点,频率一般在 160～250 次/分,节律快而规则,QRS 形态一般正常(伴有束支阻滞或室内差异性传导时,可呈宽 QRS 波心动过)。临床上最常见的室上速类型为预激旁路引发的房室折返性心动过速(A-Vreentry tachycardia,AVRT)以及房室结双径路(dual A-V nodal pathways)引发的房室结折返性心动过速(A-V nodal reentry tachycardia,AVNRT)。心动过速通常可由一个房性期前收缩诱发。这两类心动过速患者多不具有器质性心脏病,由于解剖学定位比较明确,可通过导管射频消融术根治。房性心动过速包括自律性和房内折返性心动过速两种类型,多发生于器质性心脏病基础上。

2. 室性心动过速(ventricular tachycardia)　属于宽 QRS 波心动过速类型,心电图表现为(图 8-2-2-29～图 8-2-2-31):①频率多在 140～200 次/分,节律可稍不齐;②QRS 波群形态宽大畸形,时限通常>0.12s;③如能发现 P 波,并且 P 波频率慢于 QRS 波频率,PR 无固定关系(房室分离),则可明确诊断;④偶尔心房激动夺获心室或发生室性融合波,也支持室性心动过速的诊断。

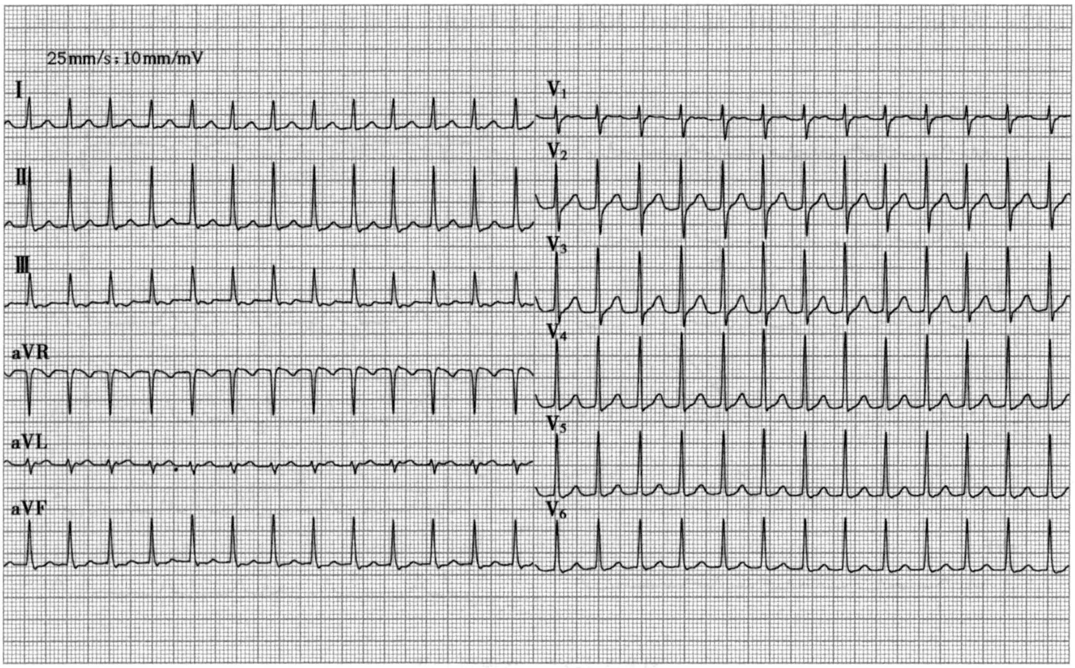

图 8-2-2-28　阵发性室上性心动过速

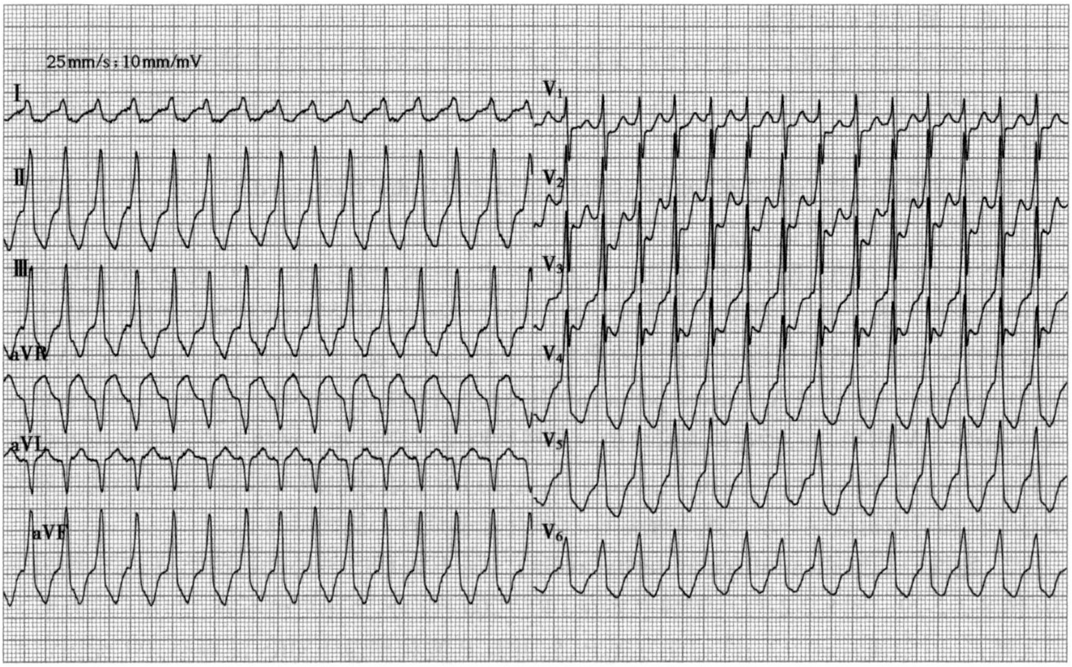

图 8-2-2-29　室性心动过速(单形性)

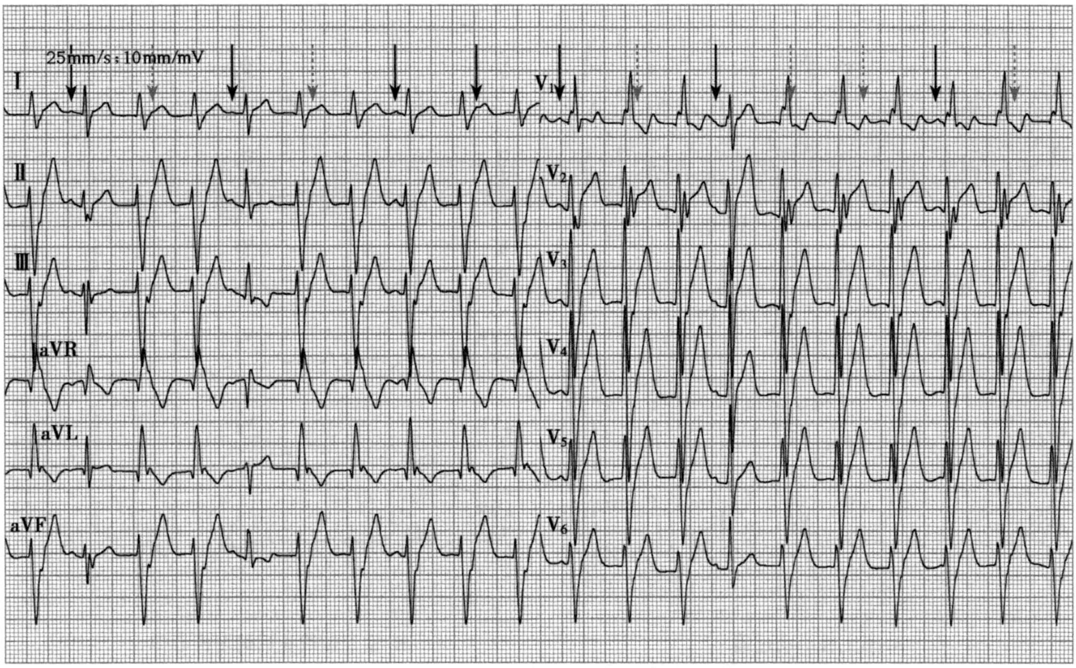

图 8-2-2-30 室性心动过速(房室分离，心室夺获，室性融合波)

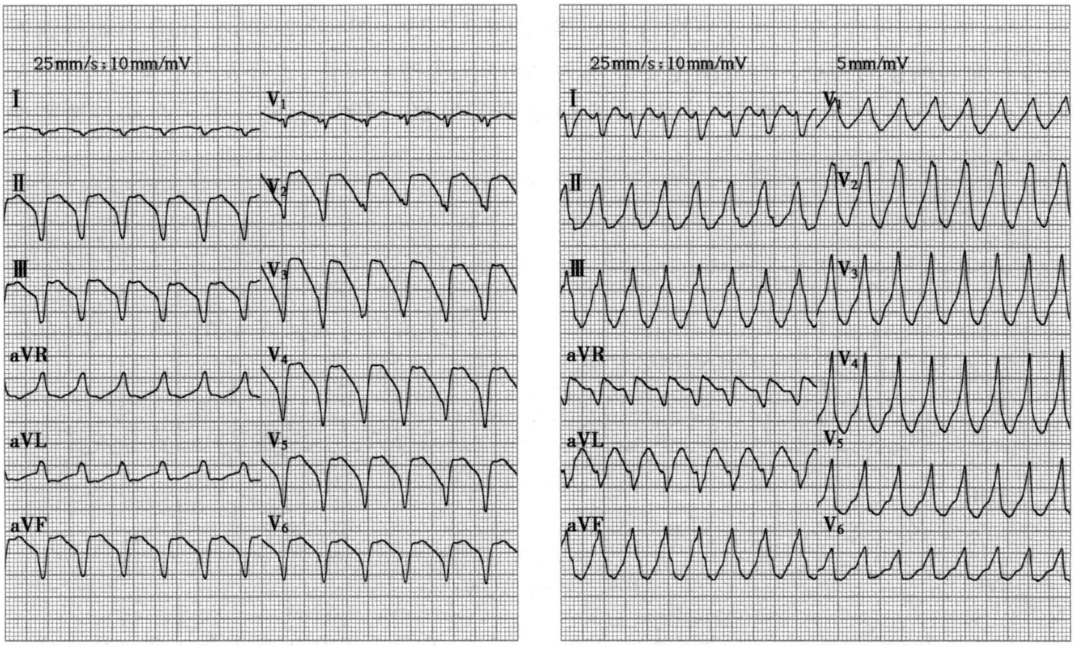

A. 负向同向性室速

B. 正向同向性室速(胸导联增益是5mm/mV)

图 8-2-2-31 室性心动过速(胸导联同向性)

除了室性心动过速外，室上速伴心室内差异性传导，室上速伴原来存在束支阻滞(图 8-2-2-32)或室内传导延迟，室上性心律失常(房速、房扑或房颤)经房室旁路前传，经房室旁路前传的房室折返性心动过速等，亦可表现为宽 QRS 波心动过速类型，应注意鉴别诊断。

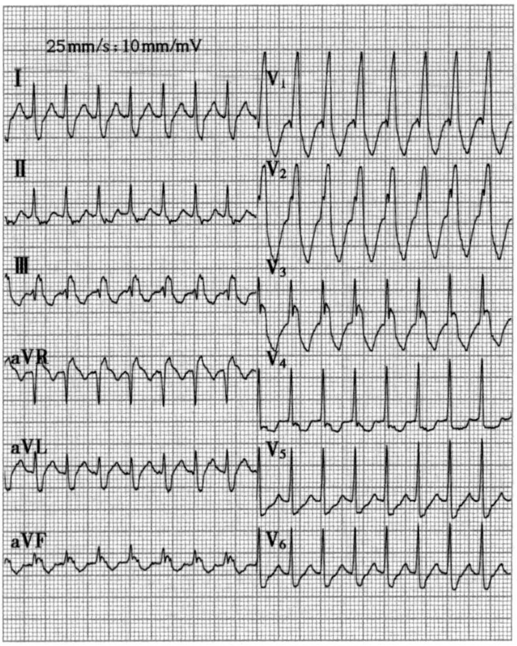

A. 室上性心动过速

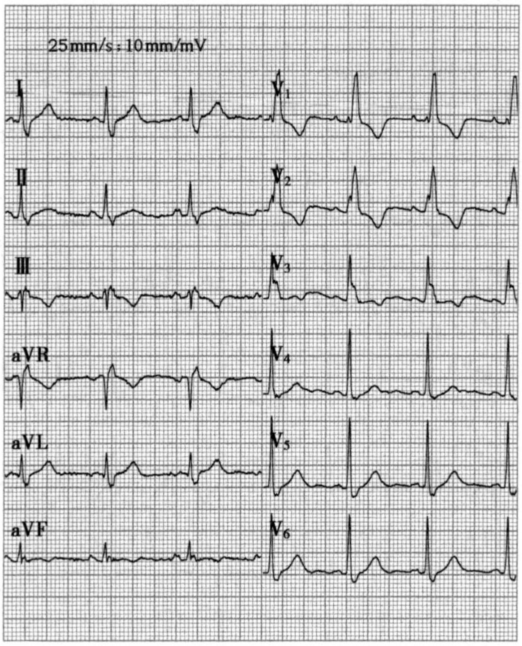

B. 室上速终止后的窦性心律

图 8-2-2-32　室上性心动过速伴右束支阻滞

3. 非阵发性心动过速（nonparoxysmal tachycardia）　可发生在心房、房室交界区或心室，又称加速的房性、交界性或室性自主心律（图 8-2-2-33～图 8-2-2-34）。此类心动过速发作多有渐起渐止的特点。心电图主要表现为：频率比逸搏心律快，比阵发性心动过速慢，交界性心律频率多为 70～130 次/分，室性心律频率多为 60～100 次/分。由于心动过速频率

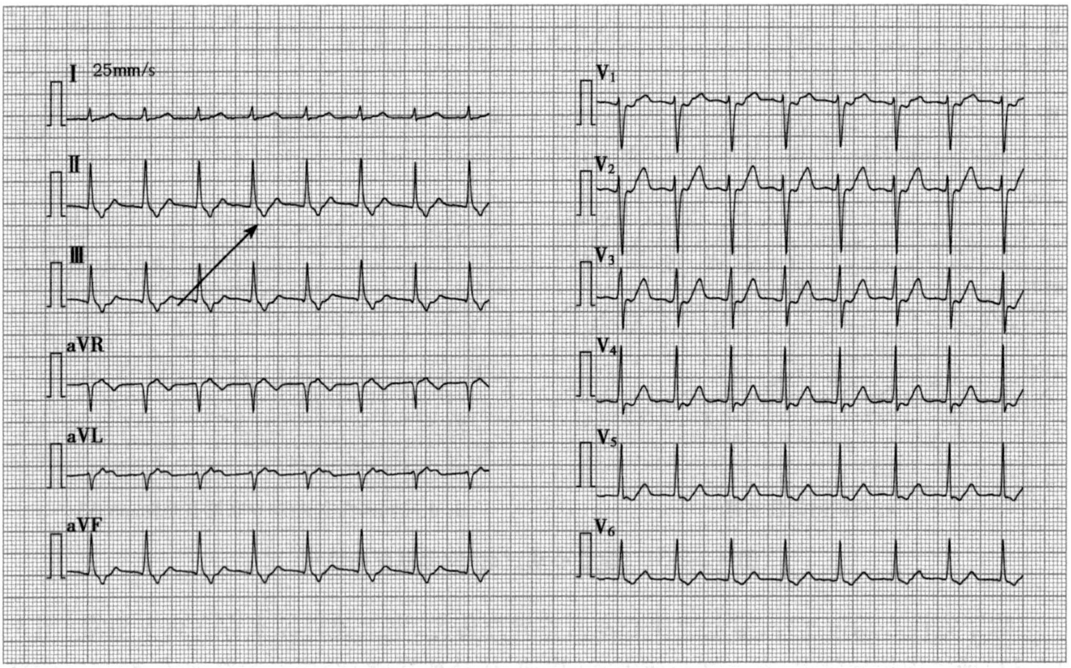

图 8-2-2-33　非阵发性交界性心动过速

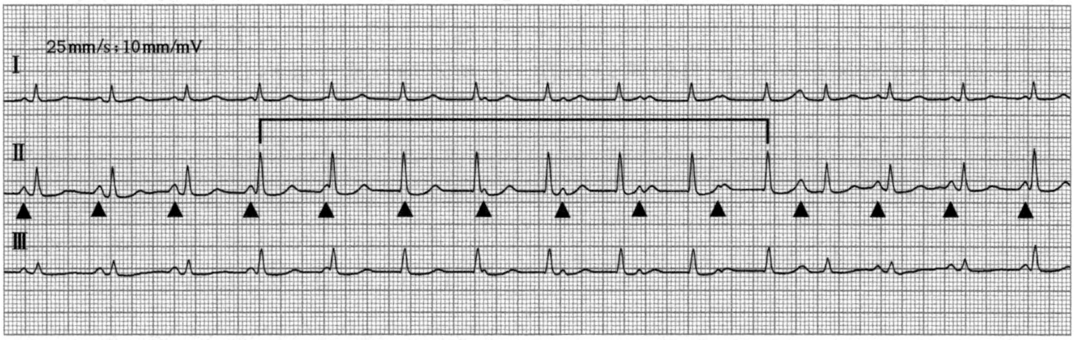

图 8-2-2-34　非阵发性交界性心动过速，干扰性不完全性房室分离

与窦性心律频率相近，易发生干扰性房室脱节，并出现各种融合波或夺获心搏。此类型心动过速的机制是异位起搏点自律性增高，多发生于器质性心脏病。

4. 扭转型室性心动过速(torsade de pointes，TDP)　此类心动过速是一种严重的室性心律失常。发作时可见一系列增宽变形的 QRS 波群，以每 3～10 个心搏围绕基线不断扭转其主波的正负方向，每次发作持续数秒到数十秒而自行终止，但极易复发或转为心室颤动。临床上表现为反复发作心源性晕厥或称为阿-斯综合征(图 8-2-2-35)。

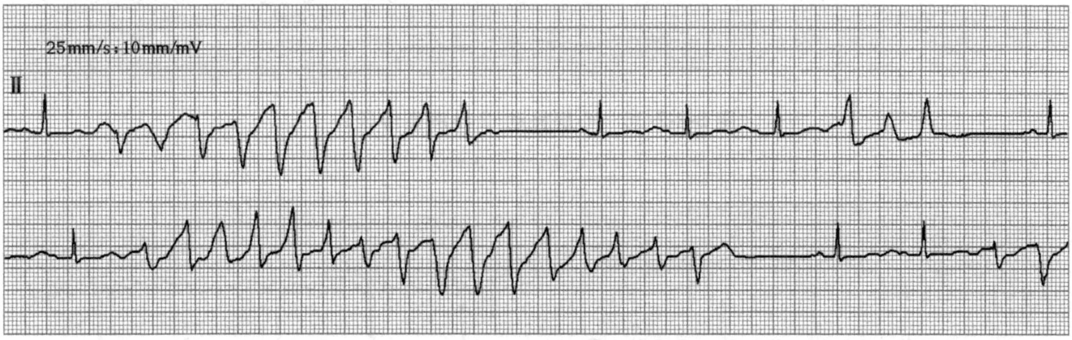

图 8-2-2-35　尖端扭转型室性心动过速

扭转型室性心动过速可由不同病因引起，临床上常见的原因有：①先天性长 QT 间期综合征；②严重的房室传导阻滞，逸搏心律伴有巨大的 T 波；③低钾、低镁伴有异常的 T 波及 u 波；④某些药物(例如奎尼丁、胺碘酮等)所致。

(五) 扑动与颤动

扑动、颤动可出现于心房或心室。主要的电生理基础为心肌的兴奋性增高，不应期缩短，同时伴有一定的传导障碍，形成环形激动及多发微折返。

1. 心房扑动(atrial flutter，AFL)　关于典型房扑的发生机制已比较清楚，属于房内大折返环路激动。房扑大多为短阵发性，少数可呈持续性。总体而言，心房扑动不如心房颤动稳定，常可转为心房颤动或窦性心律。

心电图特点是(图 8-2-2-36～图 8-2-2-37)：正常 P 波消失，代之连续的大锯齿状扑动波(F 波)，多数在Ⅱ、Ⅲ、aVF 导联中清晰可见；F 波间无等电位线，波幅大小一致，间隔规则，频率为 240～350 次/分，大多不能全部下传，常以固定房室比例(2∶1或 4∶1)下传，故心室律规则。如果房室传导比例不恒定或伴有文氏传导现象,则心室律可以不规则。房扑时 QRS 波时间一般不增宽。心房扑动如伴 1∶1房室传导可引起严重的血流动力学改变,应及时处理。如果 F 波的大小和间距有差异,且频率>350 次/分,称不纯性房扑或称非典型房扑。

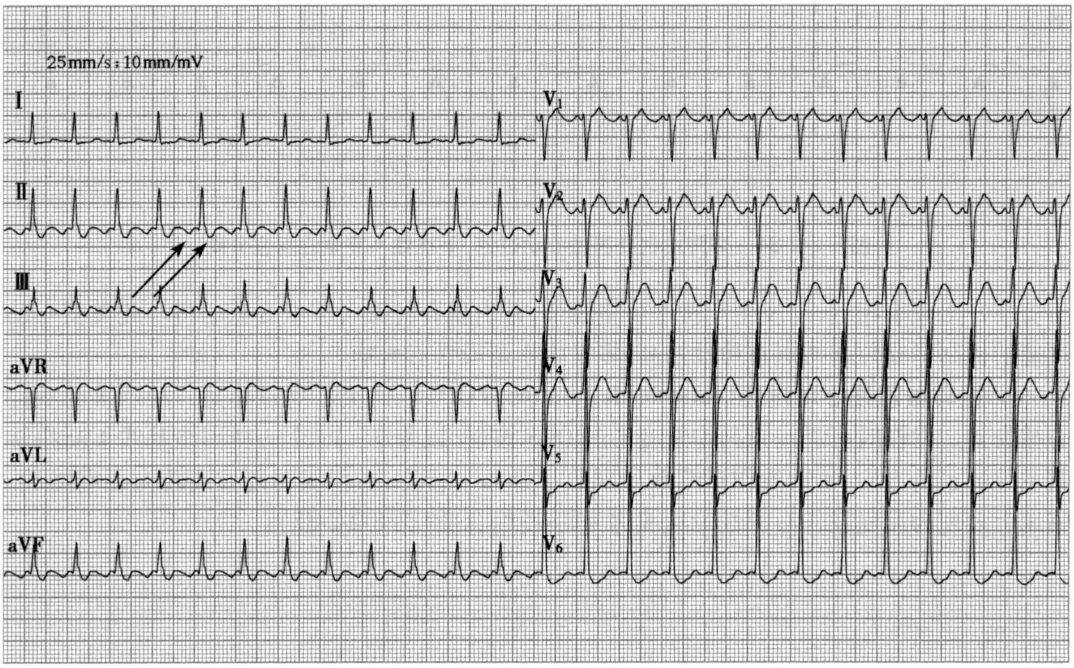

图 8-2-2-36　心房扑动(2∶1房室传导)

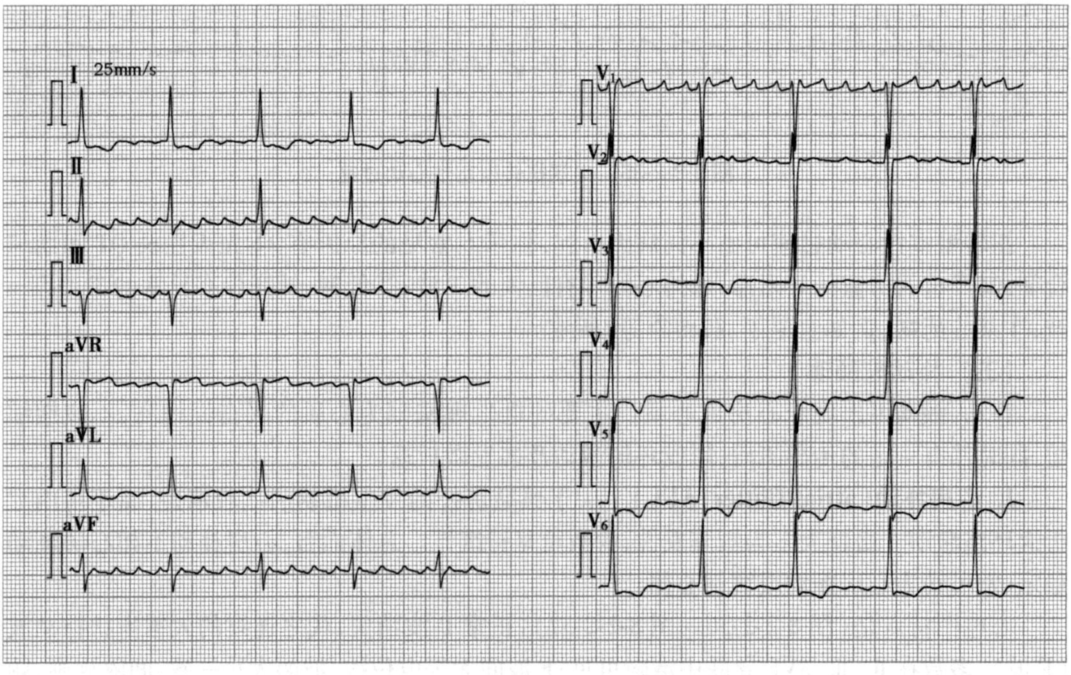

图 8-2-2-37　心房扑动(4∶1房室传导)

近年,对于典型的房扑通过射频消融三尖瓣环到下腔静脉口之间的峡部区域,可以阻断折返环,从而达到根治房扑的目的。

2. 心房颤动(atrial fibrillation,AF)　心房颤动是临床上很常见的心律失常。心房颤动可以是阵发性或持续性,大多发生在器质性心脏病基础上,多与心房扩大、心肌受损、心力衰竭等有关。但也有少部分房颤患者无明显器质性心脏病。发生心房颤动的机制比较复杂,至今仍未完全清楚,多数可能系多个小折返激动所致。近年的研究发现:一部分房颤可能是局灶触发机制(起源于肺静脉)。房颤时整个心房失去协调一致的收缩,心排血量降低,易形成附壁血栓。

心电图特点是(图 8-2-2-38 ~ 图 8-2-2-40):正常 P 波消失,代以大小不等、形状各异的颤动波(f 波),通常以 V_1 导联最明显;房颤波的频率为 350 ~ 600 次/分;RR 绝对不齐,QRS 波一般不增宽;若是前一个 RR 间距偏长而与下一个 QRS 波相距较近时,易出现一个增宽变形的 QRS 波,此可能是房颤伴有室内差异传导,并非室性期前收缩,应注意进行鉴别。心房颤动时,如果出现 RR 绝对规则,且心室率缓慢,常提示发生完全性房室传导阻滞。

3. 心室扑动与心室颤动　多数人认为心室扑动(ventricular flutter)(图 8-2-2-41)是心室肌产生环形激动的结果。出现心室扑动一般具有两个条件:①心肌明显受损、缺氧或代谢失常;②异位激动落在易颤期。心电图特点是无正常 QRS-T 波,代之以连续快速而相对规则的大振幅波动,频率达 200 ~ 250 次/分,心脏失去排血功能。室扑常不能持久,不是很快恢复,便会转为室颤而导致死亡。心室颤动(ventricular fibrillation)(图 8-2-2-42)往往是心脏停跳前的短暂征象,也可以因急性心肌缺血或心电紊乱而发生。由于心脏出现多灶性局部兴奋,以致完全失去排血功能。心电图上 QRS-T 波完全消失,出现大小不等、极不匀齐的低小波,频率为 200 ~ 500 次/分。心室扑动和心室颤动均是极严重的致死性心律失常。

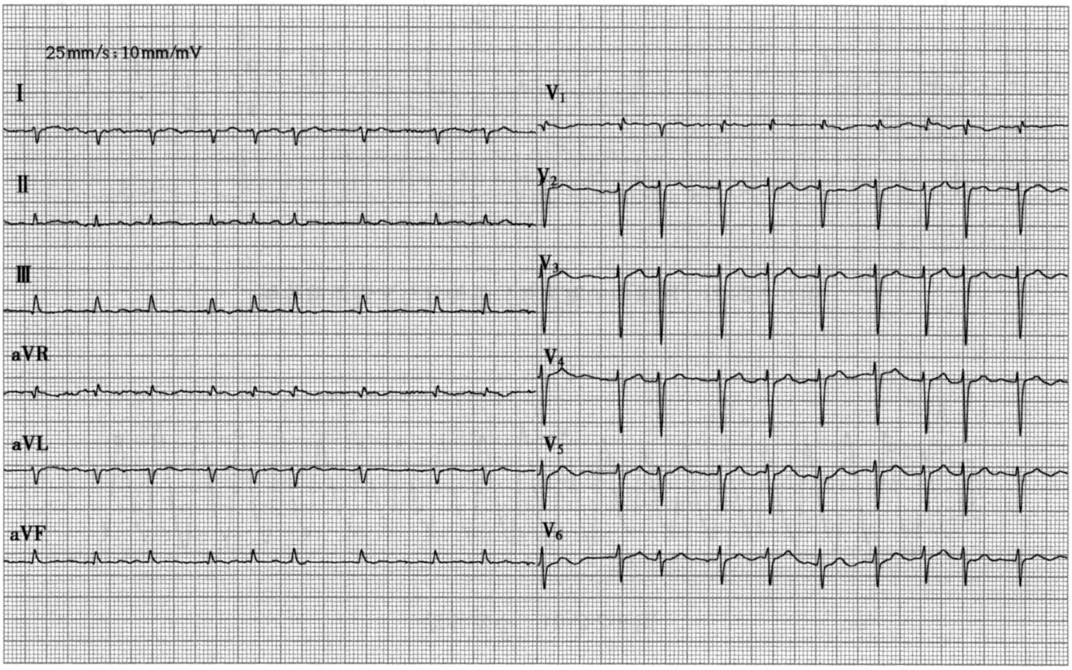

图 8-2-2-38　心房颤动

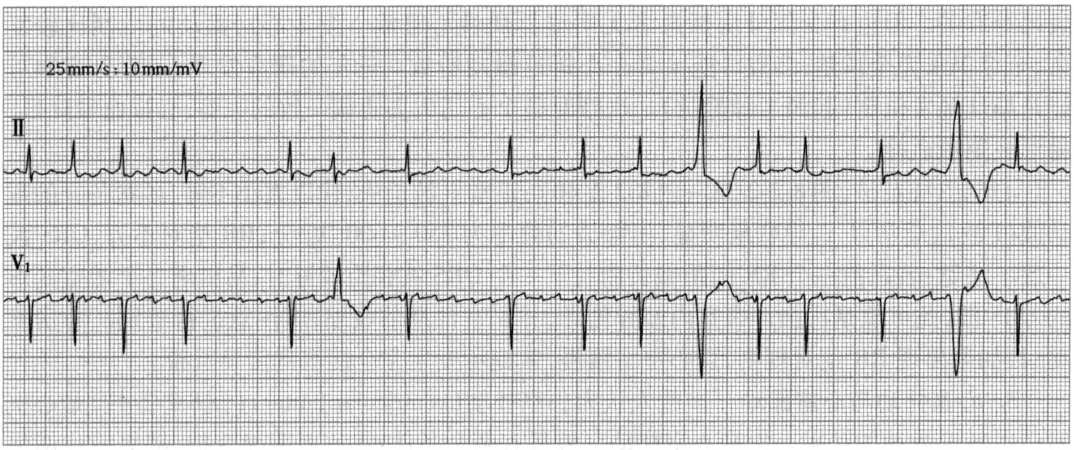

图 8-2-2-39　心房颤动，阿斯曼现象

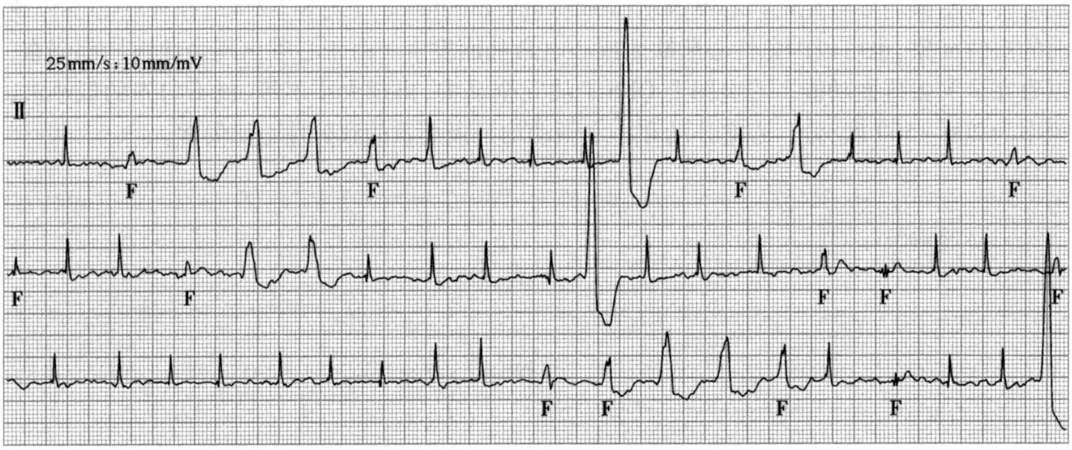

图 8-2-2-40　房颤中的室内差异性传导与室性期前收缩

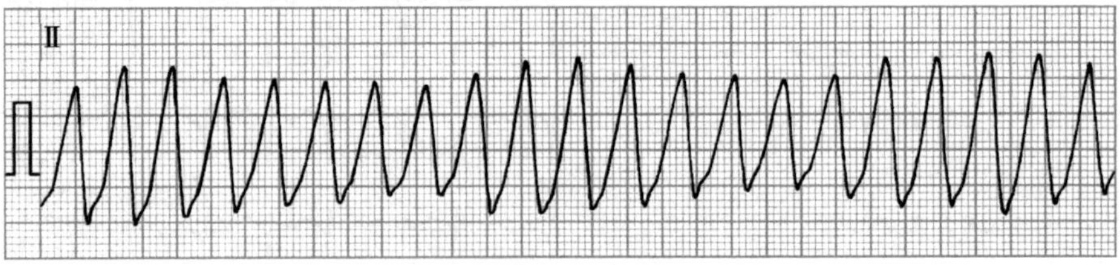

图 8-2-2-41　心室扑动

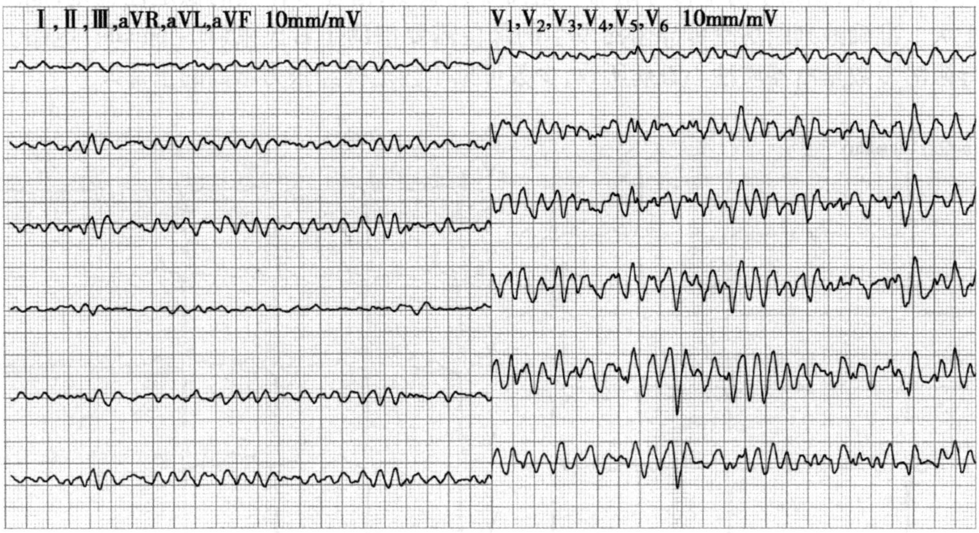

图 8-2-2-42　心室颤动

（六）传导异常

心脏传导异常包括病理性传导阻滞、生理性干扰脱节及传导途径异常。

传导阻滞

传导阻滞的病因可以是传导系统的器质性损害，也可能是迷走神经张力增高引起的功能性抑制或是药物作用及位相性影响。心脏传导阻滞（heart block）按发生的部位分为窦房阻滞、房内阻滞、房室传导阻滞和室内阻滞。按阻滞程度可分为一度（传导延缓）、二度（部分激动传导发生中断）和三度（传导完全中断）。按传导阻滞发生情况，可分为永久性、暂时性、交替性及渐进性。

1. 窦房阻滞（sinoatrial block）　常规心电图不能直接描记出窦房结电位，故一度窦房阻滞不能观察到。三度窦房阻滞难与窦性停搏相鉴别。只有二度窦房阻滞出现心房和心室漏搏（P-QRS-T 均脱漏）时才能诊断。窦房传导逐渐延长，直至一次窦性激动不能传入心房，心电图表现为 PP 间距逐渐缩短，于出现漏搏后 PP 间距又突然延长呈文氏现象，称为二度Ⅰ型窦房阻滞，此应与窦性心律不齐相鉴别。在规律的窦性 PP 间距中突然出现一个长间歇，这一长间歇恰等于正常窦性 PP 间距的倍数，此称二度Ⅱ型窦房阻滞（图 8-2-2-43）。

2. 房内阻滞（intra-atrial block）　心房内有前、中、后三条结间束连接窦房结与房室结，同时也激动心房。连接右房与左房主要为上房间束（系前结间束的房间支，又称 Bachmann 束）和下房间束。房内阻滞一般不产生心律不齐，以不完全性房内阻滞多见，主要是上房间束传导障碍。心电图表现为 P 波增宽≥0.12s，出现双峰，切迹间距≥0.04s，要注意与左房肥大相鉴别。完全性房内传导阻滞少见，其产生原因是局部心房肌周围形成传入、传出阻滞，引起心房分离。心电图表现为：在正常窦性 P 波之外，还可见与其无关的异位 P’波或心房颤动波或心房扑动波，自成节律。

3. 房室传导阻滞（atrioventricular block，AVB）　是临床上常见的一种心脏传导阻滞。通常分析 P 与 QRS 波的关系可以了解房室传导情况（图 8-2-2-44）。房室传导阻滞可发生在不同水平：在房内的结间束（尤其是前结间束）传导延缓即可引起 PR 间期延长；房室结和希氏束是常见的发生传导阻滞的部位；若左、右束支或三支（右束支及左束支的前、后分支）同时出现传导阻滞，也归于房室传导阻滞。阻滞部位愈低，潜在节律点的稳定性愈差，危险性也就愈大。准确地判断房室传导阻滞发生的部位需要借助于希氏束(His bundle)电图。房室传导阻滞多数是由器质性心脏病所致，少数可见于迷走神经张力增高的正常人。

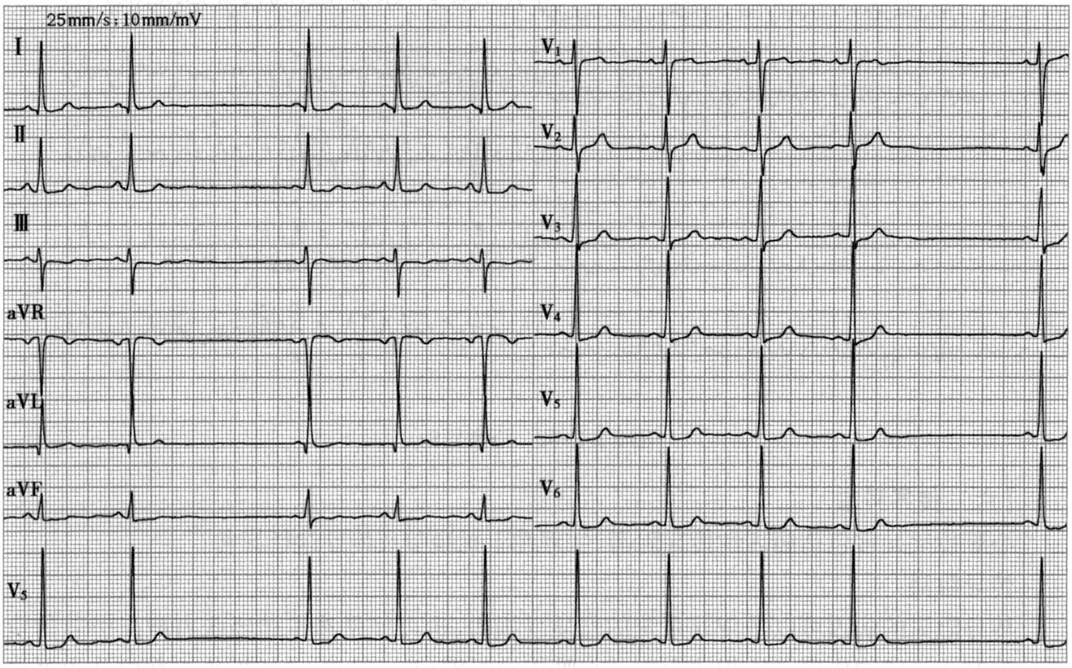

图 8-2-2-43　二度Ⅱ型窦房阻滞

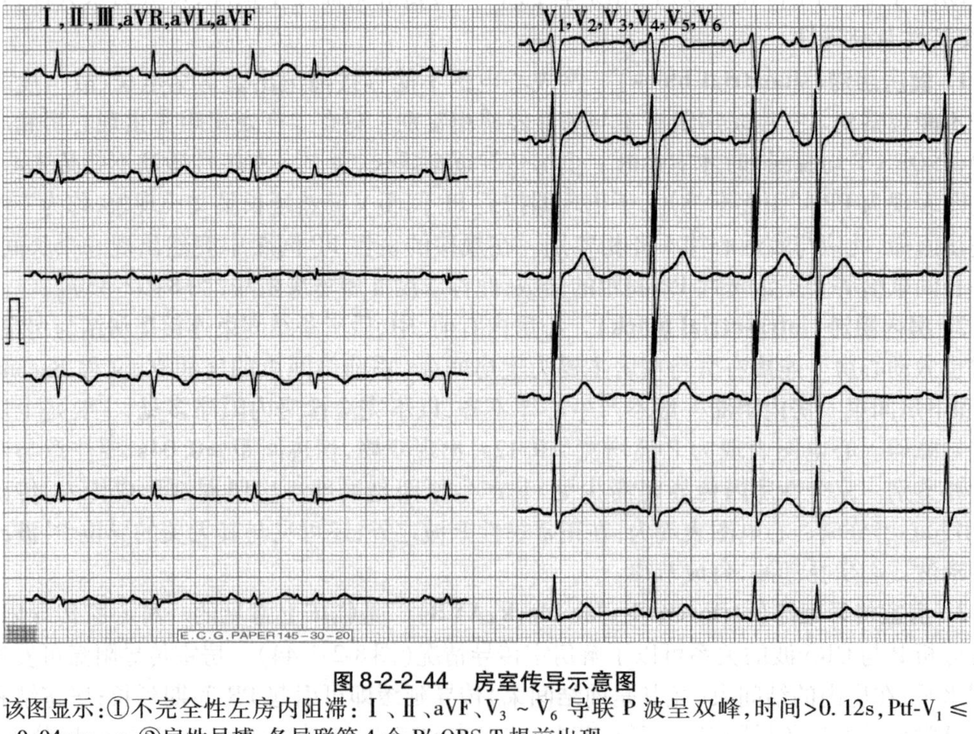

图 8-2-2-44　房室传导示意图

该图显示：①不完全性左房内阻滞：Ⅰ、Ⅱ、aVF、V_3 ~ V_6 导联 P 波呈双峰，时间>0.12s，Ptf-V_1 ≤ -0.04mm・s；②房性早搏：各导联第 4 个 P′-QRS-T 提前出现

（1）一度房室传导阻滞：心电图主要表现为 PR 间期延长。在成人若 PR 间期>0. 20s（老年人 PR 间期>0. 22s），或对两次检测结果进行比较，心率没有明显改变而 PR 间期延长超过 0. 04s，可诊断为一度房室传导阻滞（图 8-2-2-45 ~ 图 8-2-2-46）。PR 间期可随年龄、心率而变化，故诊断标准需相适应。

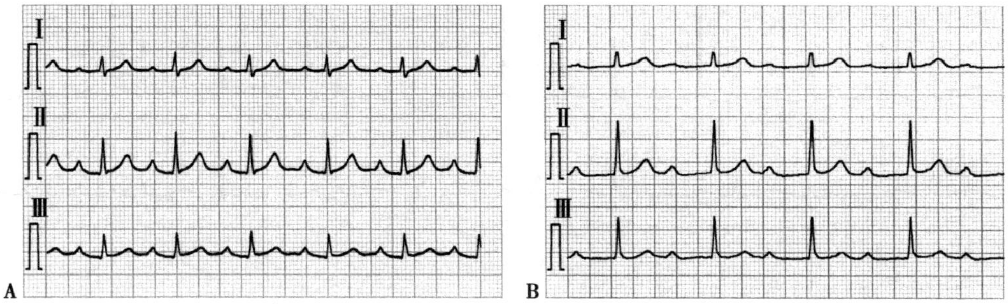

图 8-2-2-45　一度房室传导阻滞

这是两位患者的心电图。图 A：P-R 间期轻度延长为 0. 25s；图 B：P-R 间期极度延长达 0. 44s

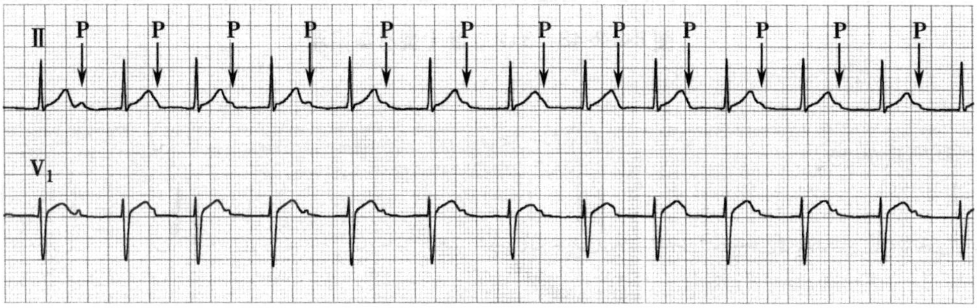

图 8-2-2-46　一度房室传导阻滞

（2）二度房室传导阻滞：心电图主要表现为部分 P 波后 QRS 波脱漏，分两种类型：①二度Ⅰ型房室传导阻滞（称 Morbiz I 型）（图 8-2-2-47 ~ 图 8-2-2-49）：表现为 P 波规律地出现，

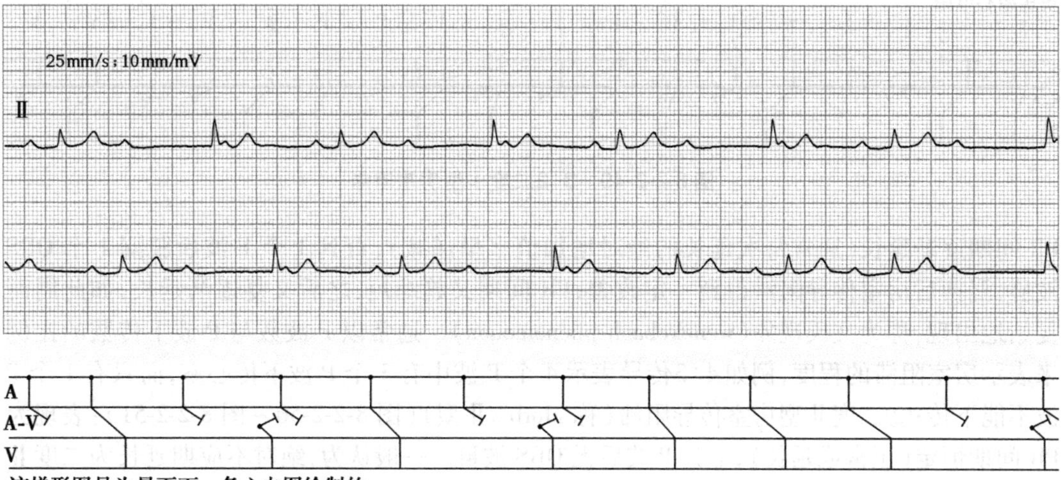

该梯形图是为最下面一条心电图绘制的

图 8-2-2-47　3∶1房室阻滞（二度Ⅰ型）

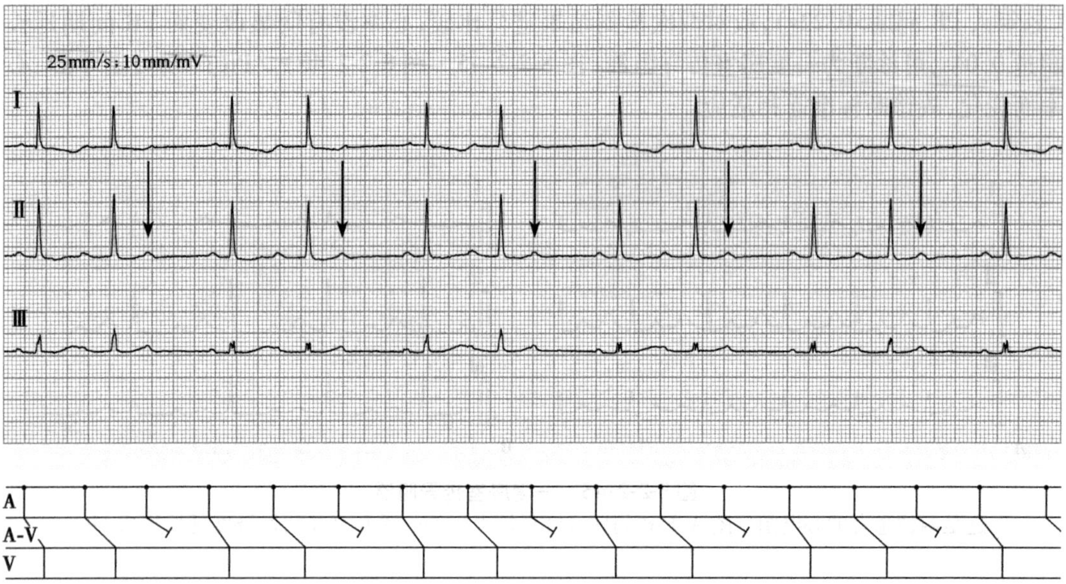

图 8-2-2-48 3:2二度Ⅰ型房室阻滞

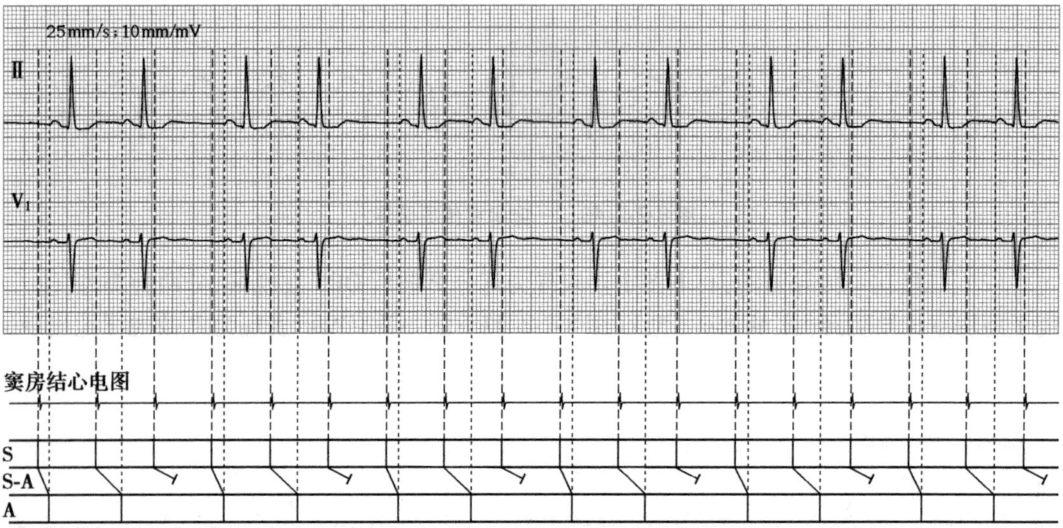

图 8-2-2-49 3:2二度Ⅰ型房室阻滞

PR 间期逐渐延长(通常每次延长的绝对增加值多呈递减),直到 1 个 P 波后脱漏 1 个 QRS 波群,漏搏后房室传导阻滞得到一定改善,PR 间期又趋缩短,之后又复逐渐延长,如此周而复始地出现,称为文氏现象(wenckebach phenomenon)。通常以 P 波数与 P 波下传数的比例来表示房室阻滞的程度,例如 4:3传导表示 4 个 P 波中有 3 个 P 波下传心室,而只有 1 个 P 波不能下传;②二度Ⅱ型房室传导阻滞(称 MorbizⅡ型)(图 8-2-2-50 ~ 图 8-2-2-51):表现为 PR 间期恒定(正常或延长),部分 P 波后无 QRS 波群。一般认为,绝对不应期延长为二度Ⅱ型房室传导阻滞的主要电生理改变,且发生阻滞部位偏低。凡连续出现 2 次或 2 次以上的 QRS 波群脱漏者,称高度房室传导阻滞,例如呈 3:1、4:1传导的房室传导阻滞等。

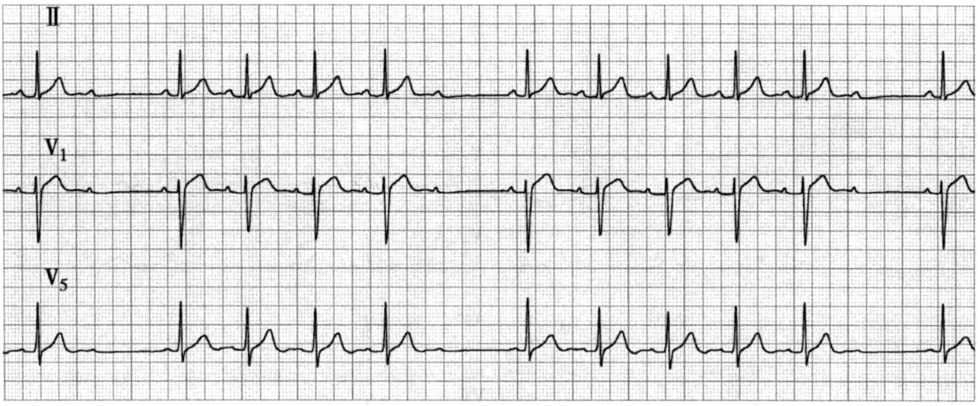

图 8-2-2-50　二度Ⅱ型房室传导阻滞

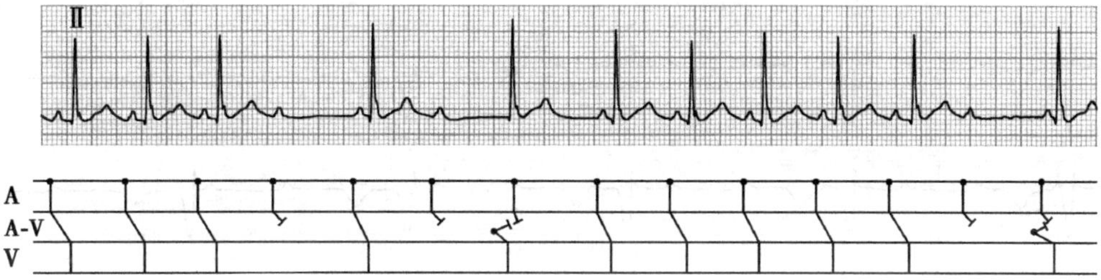

图 8-2-2-51　二度Ⅱ型房室传导阻滞

二度Ⅰ型房室传导阻滞较Ⅱ型常见。前者多为功能性或病变位于房室结或希氏束的近端，预后较好。后者多属器质性损害，病变大多位于希氏束远端或束支部位，易发展为完全性房室传导阻滞，预后较差。

（3）三度房室传导阻滞：又称完全性房室传导阻滞（图 8-2-2-52～图 8-2-2-54）。当来自房室交界区以上的激动完全不能通过阻滞部位时，在阻滞部位以下的潜在起搏点就会发放激动，出现交界性逸搏心律（QRS 形态正常，频率一般为 40～60 次/分）或室性逸搏心律（QRS 形态宽大畸形，频率一般为 20～40 次/分），以交界性逸搏心律为多见。如出现室性逸搏心律，往往提示发生阻滞的部位较低。由于心房与心室分别由两个不同的起搏点激动，各保持自身的节律，心电图上表现为：P 波与 QRS 波毫无关系（PR 间期不固定），心房率快于心室率。如果偶尔出现 P 波下传心室者，称为几乎完全性房室传导阻滞。

4. 束支与分支阻滞　希氏束穿膜进入心室后，在室间隔上方分为右束支和左束支分别支配右室和左室。左束支又分为左前分支和左后分支。它们可以分别发生不同程度的传导障碍。一侧束支阻滞时，激动从健侧心室跨越室间隔后再缓慢地激动阻滞一侧的心室，在时间上可延长 40～60ms 以上。根据 QRS 波群的时限是否≥0.12s 而分为完全性与不完全性束支阻滞。所谓完全性束支阻滞并不意味着该束支绝对不能传导，只要两侧束支的传导时间差别超过 40ms 以上，延迟传导一侧的心室就会被对侧传导过来的激动所激动，从而表现出完全性束支阻滞的图形改变。左、右束支及左束支分支不同程度的传导障碍，还可分别构成不同组合的双支阻滞和三支阻滞。

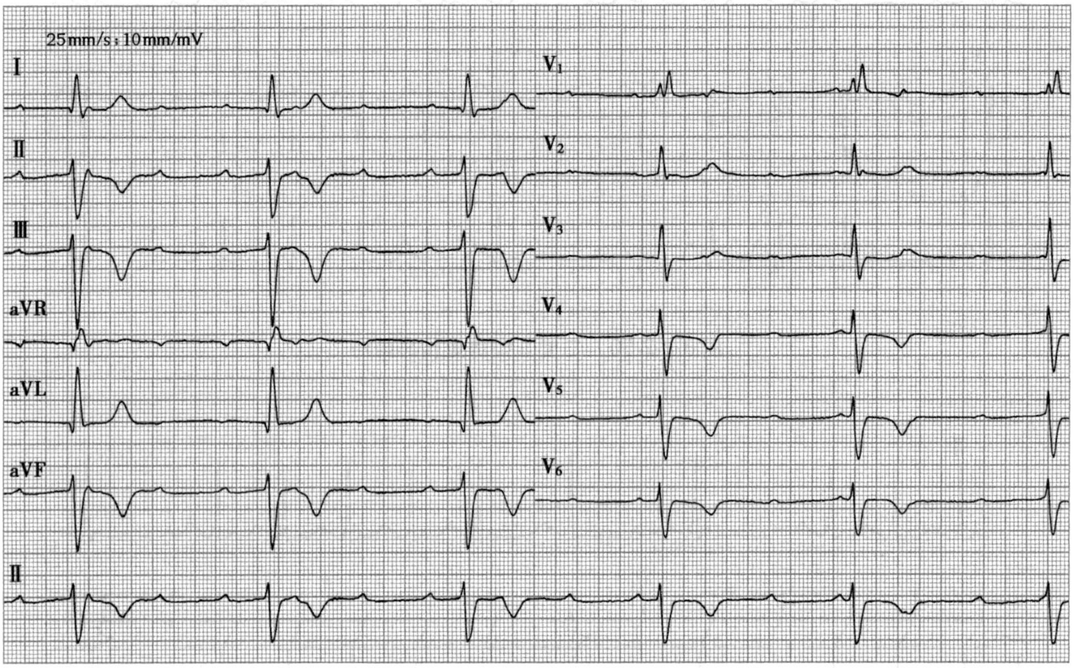

图 8-2-2-52　三度房室阻滞，室性逸搏心律

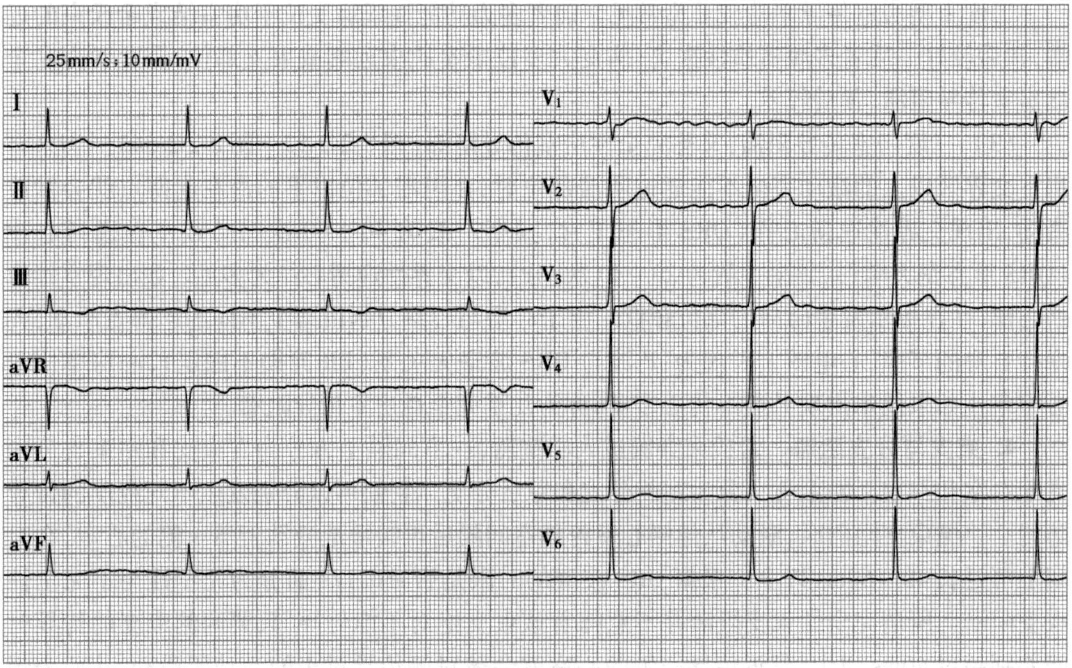

图 8-2-2-53　心房颤动伴三度房室阻滞，交界性逸搏心律

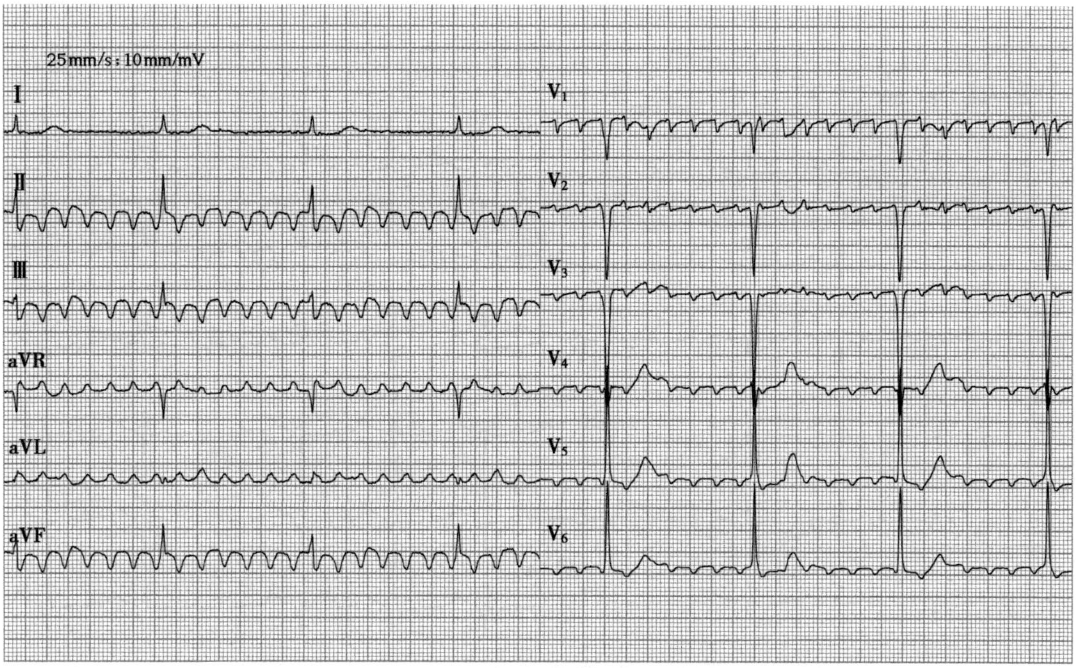

图 8-2-2-54 心房扑动伴三度房室阻滞，交界性逸搏心律

（1）右束支阻滞（right bundle branch block，RBBB）：右束支细长，由单侧冠状动脉分支供血，其不应期比左束支长，故传导阻滞比较多见。右束支阻滞可以发生在各种器质性心脏病，也可见于健康人。右束支阻滞时，心室除极仍始于室间隔中部，自左向右方向除极，接着通过普肯耶纤维正常快速激动左室，最后通过缓慢的心室肌传导激动右室。因此 QRS 波群前半部接近正常，主要表现在后半部 QRS 时间延迟、形态发生改变（图 8-2-2-55 ~ 图 8-2-2-56）。

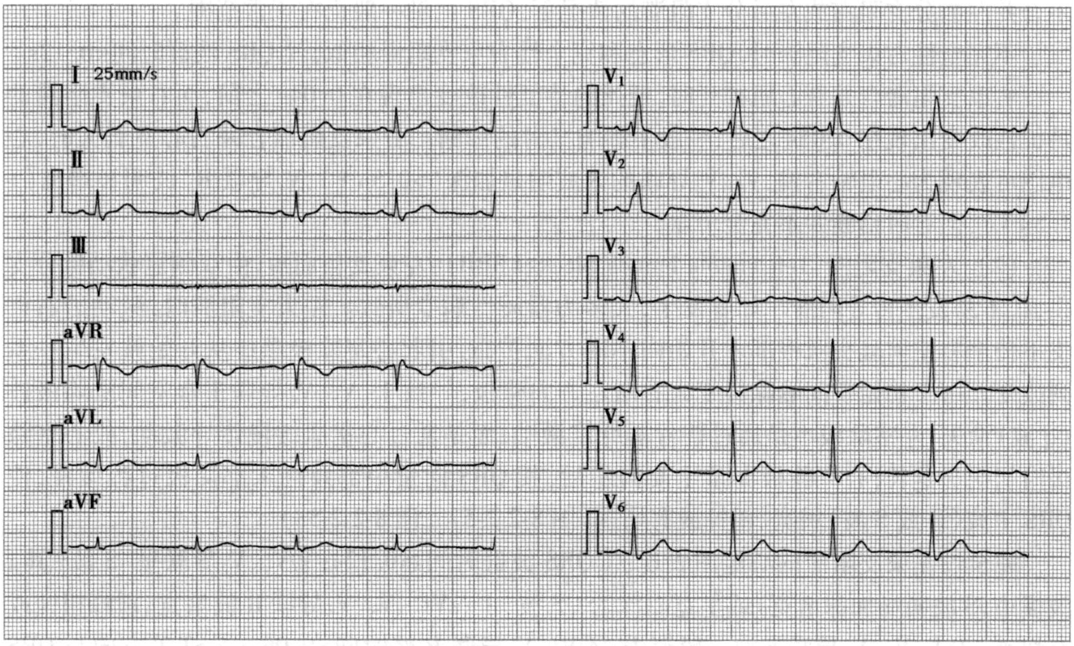

图 8-2-2-55 完全性右束支传导阻滞

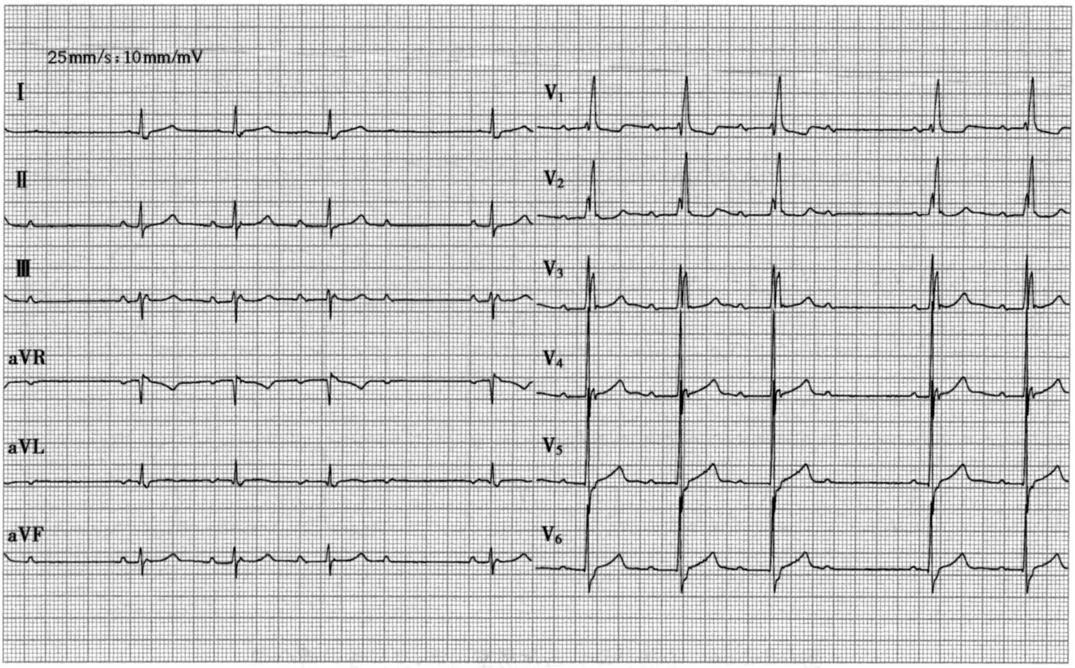

图 8-2-2-56　双束支阻滞(二度Ⅰ房室传导阻滞，完全性右束支阻滞)

完全性右束支阻滞的心电图表现：①QRS 波群时间≥0. 12s；②V_1或 V_2导联 QRS 呈 rsR'型或 M 形，此为最具特征性的改变；Ⅰ、V_5、V_6导联 S 波增宽而有切迹，其时限≥0. 04s；aVR 导联呈 QR 型，其 R 波宽而有切迹；③V-导联 R 峰时间>0. 05s；④V_1、V_2导联 ST 段轻度压低，T 波倒置；Ⅰ、V_5、V_6导联 T 波方向一般与终末 S 波方向相反，仍为直立。右束支阻滞时，在不合并左前分支阻滞或左后分支阻滞的情况下，QRS 电轴一般仍在正常范围。

不完全性右束支阻滞时，QRS 形态和完全性右束支阻滞相似，仅 QRS 波群时间<0. 12s。

右束支阻滞合并有心肌梗死时，梗死的特征性改变出现在 0. 04s 之前，而右束支阻滞的特征性改变出现在 0. 06s 之后，一般不影响二者的诊断。右束支阻滞合并右心室肥大时，心电图可表现为心电轴右偏，V_5、V_6导联的 S 波明显加深(>0. 5mV)，V_1导联 R'波明显增高(>1. 5mV)，但有时诊断并不完全可靠。

(2) 左束支阻滞(1eft bundle branch block，LBBB)：左束支粗而短，由双侧冠状动脉分支供血，不易发生传导阻滞。如有发生，大多为器质性病变所致。左束支阻滞时，激动沿右束支下传至右室前乳头肌根部才开始向不同方面扩布，引起心室除极顺序从开始就发生一系列改变。由于初始室间隔除极变为右向左方向除极，导致Ⅰ、V_5、V_6导联正常室间隔除极波(q 波)消失；左室除极不是通过普肯耶纤维激动，而是通过心室肌缓慢传导激动，故心室除极时间明显延长；心室除极向量主要向左后，其 QRS 向量中部及终末部除极过程缓慢，使 QRS 主波(R 或 S 波)增宽、粗钝或有切迹(图 8-2-2-57 ~ 图 8-2-2-58)。

完全性左束支阻滞的心电图表现：①QRS 波群时间≥0. 12s；②V_1、V_2导联呈 rS 波(其 r 波极小，S 波明显加深增宽)或呈宽而深的 QS 波；Ⅰ、aVL 、V_5、V_6导联 R 波增宽、顶峰粗钝或有切迹；③Ⅰ、V_5、V_6导联 q 波一般消失；④V_5、V_6导联 R 峰时间>0. 06s；⑤ST-T 方向与 QRS 主波方向相反。左束支阻滞时，QRS 心电轴可有不同程度的左偏。

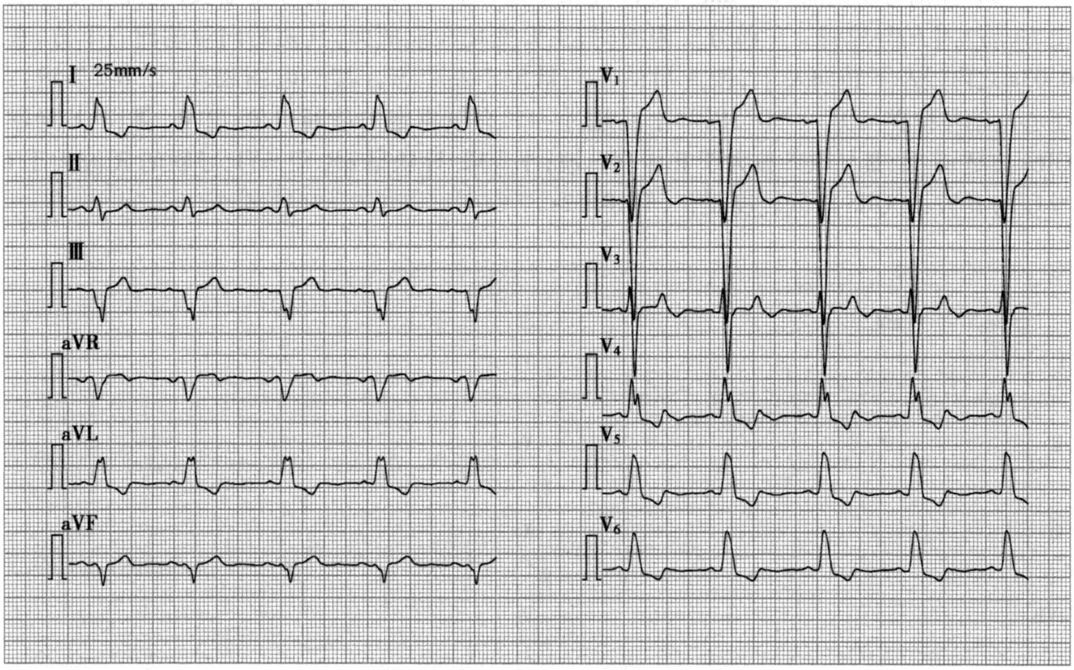

图 8-2-2-57　完全性左主支阻滞

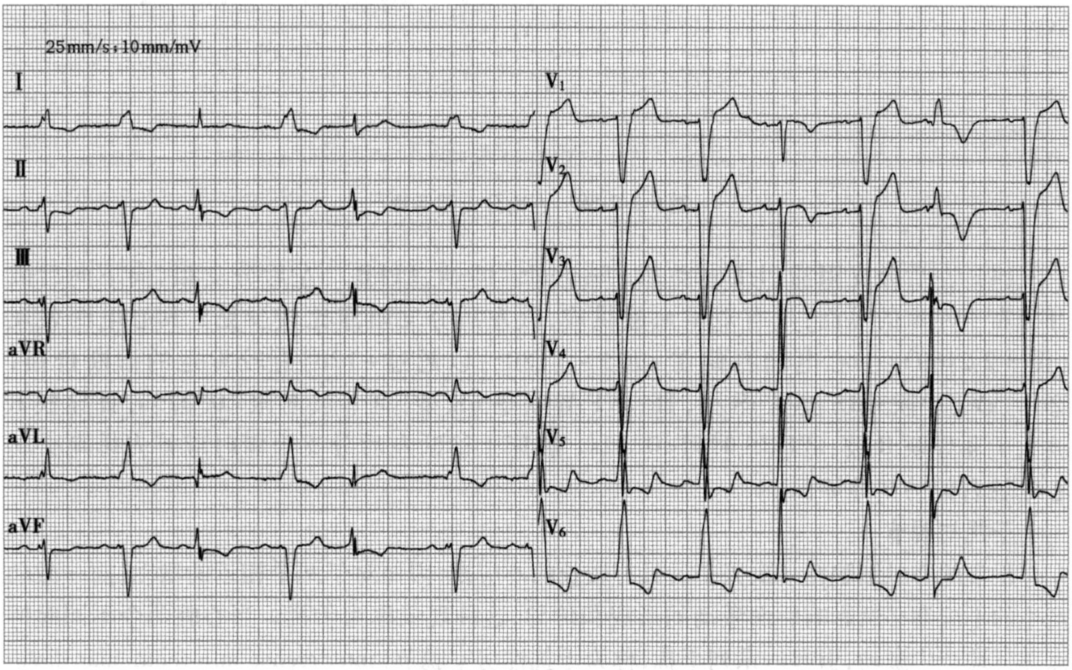

图 8-2-2-58　完全性左束支阻滞，室性期前收缩，室性融合波（形态“正常化”）

如 QRS 波群时间<0.12s，为不完全性左束支阻滞，其图形有时与左室肥大心电图表现十分相似，需要鉴别诊断。当左束支阻滞合并心肌梗死时，常掩盖梗死的图形特征，给诊断带来困难。

（3）左前分支阻滞（left anterior fascicular block，LAFB）：左前分支细长，支配左室左前上方，易发生传导障碍。左前分支阻滞时，主要变化在前额面，其初始向量朝向右下方，在0.03s之内经左下转向左上，使此后的主向量位于左上方。其心电图表现（图8-2-2-59）：①心电轴左偏在-30°～-90°，以等于或超过-45°有较肯定的诊断价值；②Ⅱ、Ⅲ、aVF导联QRS波呈rS型，Ⅲ导联S波大于Ⅱ导联S波；Ⅰ、aVL导联呈qR型，aVL导联的R波大于Ⅰ导联的R波；③QRS时间轻度延长，但<0.12s。

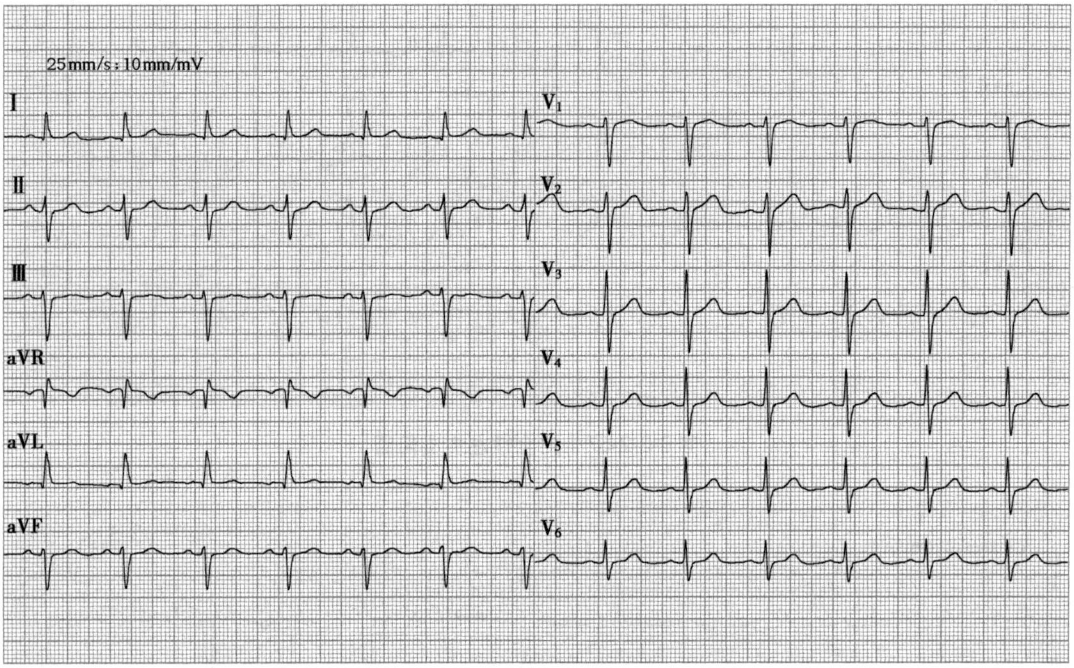

图8-2-2-59　左前分支阻滞Ⅷ

（4）左后分支阻滞（left posterior fascicular block，LPFB）：左后分支粗，向下向后散开分布于左室的隔面，具有双重血液供应，故左后分支阻滞比较少见。其心电图表现（图8-2-2-60）：①心电轴右偏在+90°～+180°，以超过+120°有较肯定的诊断价值；②Ⅰ、aVL导联QRS波呈rS型，Ⅲ、aVF导联呈qR型，且q波时限<0.025s；Ⅲ导联R波大于Ⅱ导联R波；③QRS时间<0.12s。临床上诊断左后分支阻滞时应首先排除引起心电轴右偏的其他原因。

干扰与脱节

正常的心肌细胞在一次兴奋后具有较长的不应期，因而对于两个相近的激动，前一激动产生的不应期必然影响后面激动的形成和传导，这种现象称为干扰。当心脏两个不同起搏点并行地产生激动，引起一系列干扰，称为干扰性房室脱节（interference atrioventricular dissociation）。干扰所致心电图的许多变化特征（如传导延缓、中断、房室脱节等）都与传导阻滞图形相似，必须与病理性传导阻滞相区别。干扰是一种生理现象，常可使心律失常分析变得更加复杂。干扰现象可以发生在心脏的各个部位，最常见的部位是房室交界区。房性期前收缩的代偿间歇不完全（窦房结内干扰），房性期前收缩本身的P'R间期延长，间位性期前收缩或室性期前收缩后的窦性PR间期延长等，均属干扰现象。

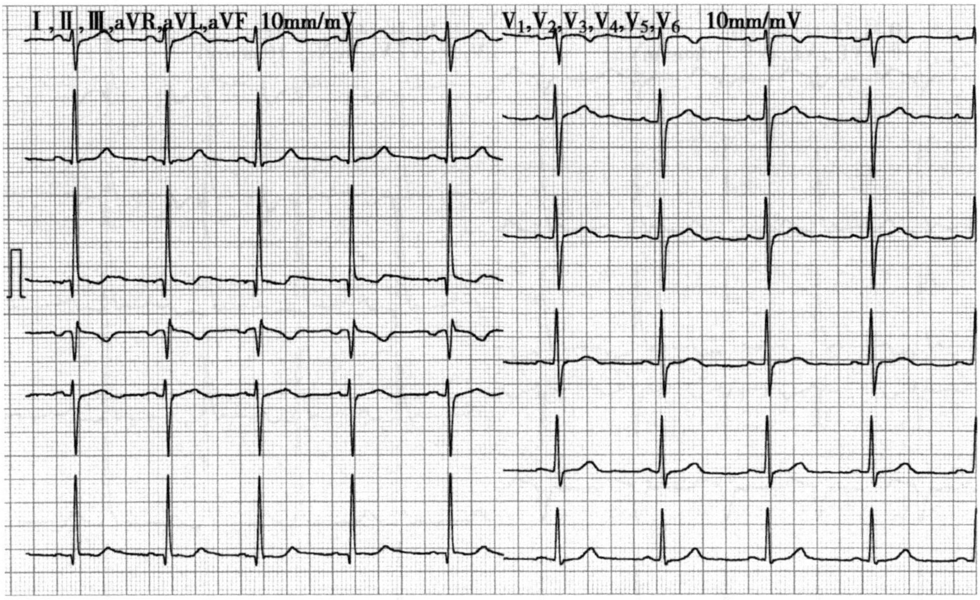

图 8-2-2-60 左后分支阻滞

预激综合征

预激综合征(pre-excitation syndrome)属传导途径异常,是指在正常的房室结传导途径之外,沿房室环周围还存在附加的房室传导束(旁路)。预激综合征有以下类型:

1. WPW 综合征(Wolff-Parkinsion-While syndrome) 又称经典型预激综合征,属显性房室旁路(图 8-2-2-61)。其解剖学基础为房室环存在直接连接心房与心室的一束纤维(Kent 束)。窦房结激动或心房激动可经传导很快的旁路纤维下传预先激动部分心室肌,同时经正常房室结途径下传激动其他部分心室肌,形成特殊的心电图特征:①PR 间期缩短<0.12s;②QRS增宽≥0.12s;③QRS 起始部有预激波(delta 波);④P-J 间期正常;⑤出现继发性 ST-T 改变。需要注意:心电图 delta 波的大小、QRS 波的宽度及 ST-T 改变的程度与预激成分的多少有关,少数预激患者 QRS 波的时间可<0.12s。

根据 V_1 导联 delta 波极性及 QRS 主波方向可对旁路进行初步定位。如 V_1 导联 delta 波正向且以 R 波为主,则一般为左侧旁路;如 V_1 导联 delta 波负向或 QRS 主波以负向波为主,则大多为右侧旁路。

部分患者的房室旁路没有前向传导功能,仅有逆向传导功能,心电图上 PR 间期正常,QRS 起始部无预激波,但可反复发作房室折返性心动过速(AVRT),此类旁路称之为隐匿性旁路。

2. LGL 综合征(Lown-Ganong-Levine syndrome) 又称短 PR 综合征(图 8-2-2-62)。目前 LGL 综合征的解剖生理有两种观点:①存在绕过房室结传导的旁路纤维 James 束;②房室结较小发育不全,或房室结内存在一条传导异常快的通道引起房室结加速传导。心电图上表现为 PR 间期<0.12s,但 QRS 起始部无预激波。

3. Mahaim 型预激综合征 Mahaim 纤维具有类房室结样特征,传导缓慢,呈递减性传导,是一种特殊的房室旁路。此类旁路只有前传功能,没有逆传功能。心电图上表现为 PR 间期正常或长于正常值,QRS 波起始部可见预激波。Mahaim 型旁路可以引发宽 QRS 波心动过速并呈左束支阻滞图形。

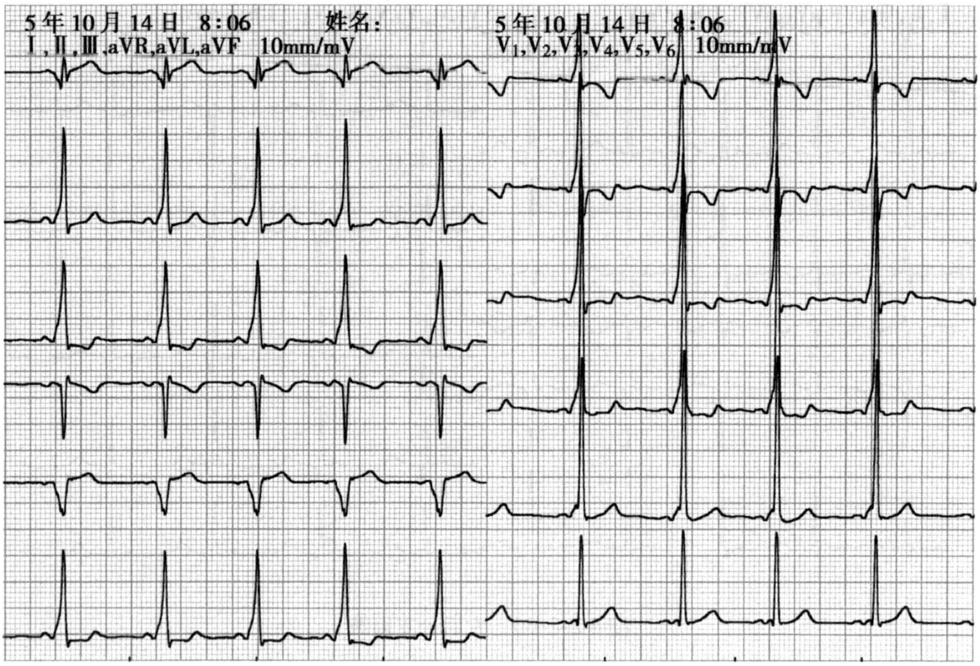

图 8-2-2-61 WPW 综合征

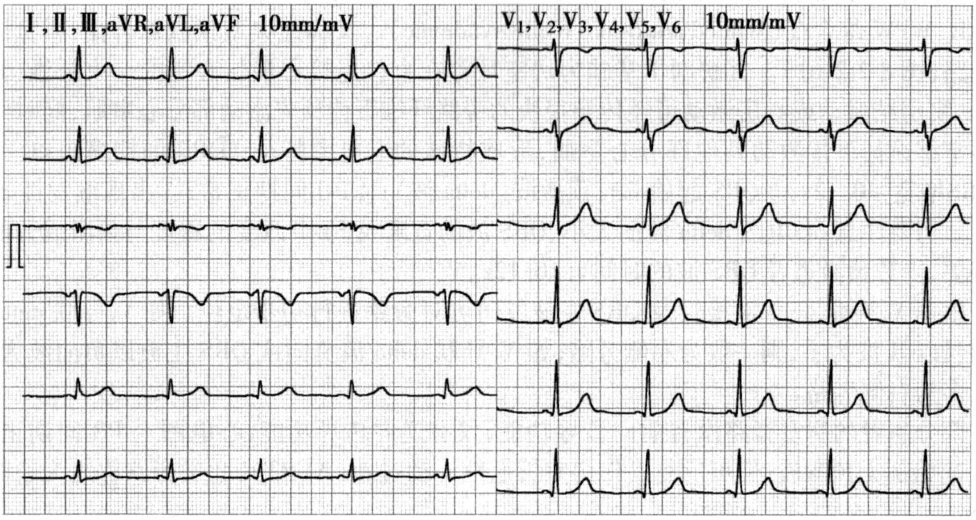

图 8-2-2-62 LGL 综合征

预激综合征多见于健康人,其主要危害是常可引发房室折返性心动过速。WPW 综合征如合并心房颤动,还可引起快速的心室率,甚至发生室颤,属一种严重心律失常类型。近年,采用导管射频消融术已可对预激综合征进行彻底根治。

(七)逸搏与逸搏心律

当高位节律点发生病变或受到抑制而出现停搏或节律明显减慢时(如病态窦房结综合征),或者因传导障碍而不能下传时(如窦房或房室传导阻滞),或其他原因造成长的间歇时

(如期前收缩后的代偿间歇等),作为一种保护性措施,低位起搏点就会发出一个或一连串的冲动,激动心房或心室。仅发生 1 ~ 2 个称为逸搏,连续 3 个以上称为逸搏心律(escape rhythm)。按发生的部位分为房性、房室交界性和室性逸搏。其 QRS 波群的形态特点与各相应的期前收缩相似,二者的差别是期前收缩属提前发生,为主动节律,而逸搏则在长间歇后出现,属被动节律。临床上以房室交界性逸搏最为多见,室性逸搏次之,房性逸搏较少见。

1. 房性逸搏心律　心房内分布着许多潜在节律点,频率多为 50 ~ 60 次/分,略低于窦房结(图 8-2-2-63)。右房上部的逸搏心律产生的 P 波与窦性心律 P 波相似;节律点在右房后下部者表现为Ⅰ及 aVR 导联 P 波直立,aVF 导联 P 波倒置,P'R 间期>0. 12s,有人称为冠状窦心律。节律点在左房者,称左房心律;来自左房后壁者,Ⅰ、V_6导联 P 波倒置,V_1导联 P 波直立,具有前圆顶后高尖特征;来自左房前壁时,V_3 ~ V_4导联 P 波倒置,V_1导联 P 波浅倒或双向。如果 P 形态、PR 间期,甚至心动周期有周期性变异,称为游走心律,游走的范围可达房室交界区而出现倒置的逆行 P 波。

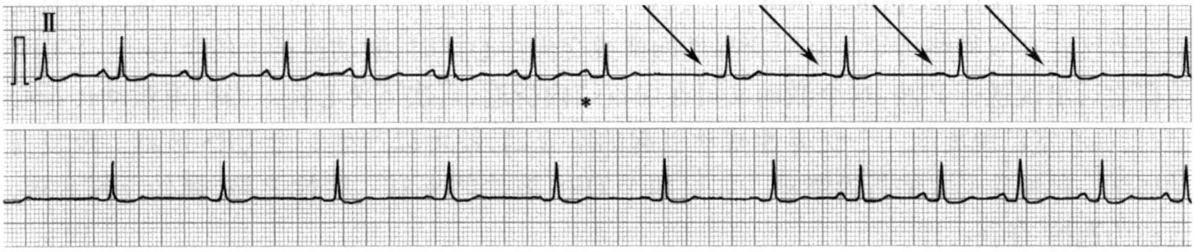

图 8-2-2-63　房性逸搏心律

该图是连续记录的Ⅱ导联,图中可见在房性早搏(星号上方)之后,出现房性逸搏心律(箭头所指)

2. 交界性逸搏心律　是最常见的逸搏心律,见于窦性停搏以及三度房室传导阻滞等情况,其 QRS 波群呈交界性搏动特征,频率一般为 40 ~ 60 次/分,慢而规则(图 8-2-2-64)。

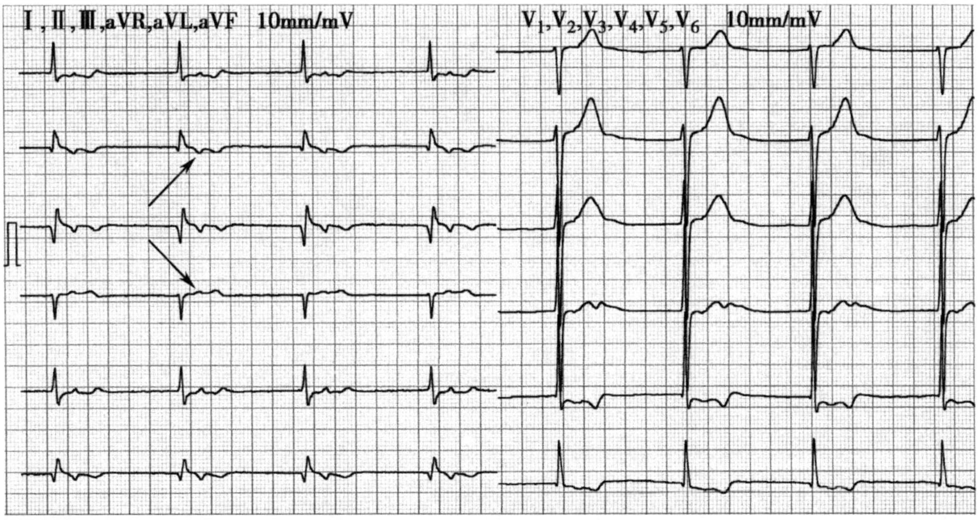

图 8-2-2-64　交界性逸搏心律

该图各导联 QRS 波群前无 P 波,而于 QRS 之后可见逆行 P′波($P'_{Ⅱ、Ⅲ、aVF}$倒置,P'_{aVR}直立),频率 49 次/分,QRS 波群形态正常

3. 室性逸搏心律　多见于双结病变或发生于束支水平的三度房室传导阻滞。其 QRS 波群呈宽大畸形，频率一般为 20～40 次/分，慢而规则，亦可以不十分规则(图 8-2-2-65)。

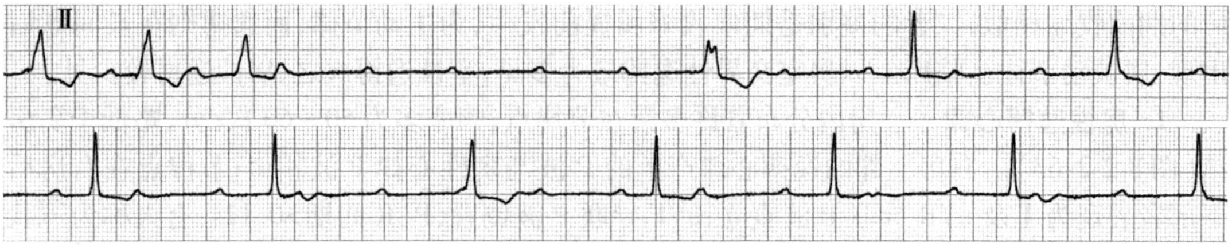

图 8-2-2-65　室性逸搏心律

这是一个三度房室传导阻滞患者。图中前三个 QRS 波群是心室起搏 QRS，起搏器关闭后经历 4.15s 方出现逸搏和逸搏心律，图中第 4 个 QRS 波群是室性逸搏，第 5、7、8、10～13 个是交界性逸搏，第 6、9 个为室性融合波(交界性与室性的融合)

4. 反复搏动(reciprocal beat)　又称反复心律(reciprocal rhythm)，其电生理基础是房室交界区存在双径路传导。有时交界性逸搏或交界性心律时，激动逆行上传至心房，于 QRS 波群之后出现逆行 P 波，这个激动又可在房室结内折返，再次下传心室。当折返激动传抵心室时，如心室已脱离前一个交界性搏动引起的不应期，便可以产生一个 QRS 波群。反复搏动属于一种特殊形式的折返激动。如果两个 QRS 波之间夹有一窦性 P 波，属伪反复心律，应称为逸搏-夺获心律。

(杨玲　王朝歆　李文华)

【参考文献】

1. 陈文彬，潘祥林. 诊断学. 第 7 版. 北京：人民卫生出版社，2008.
2. 张新民. 执业医师心电图必读. 北京：人民卫生出版社，2010.
3. 张新民. 临床心电图分析与诊断. 北京：人民卫生出版社，2007.

第九篇

医学影像学实训

第一章
总　论

医学影像学是应用成像技术、以影像的方式来显示人体内部解剖结构、生理功能及病理变化来达到诊断疾病的目的,以及实施以影像导向的介入性治疗的科学。现代成像技术包括超声、X线、计算机体层成像(CT)、磁共振(MR)及核素扫描等,本章主要介绍X线、CT、MR检查。

【目标】

1. 了解X线、CT、MR成像原理、图像特点。
2. 了解X线、CT、MR不同影像的观察、分析、诊断方法。
3. 了解X线、CT、MR检查的诊断价值及限度,正确的选择检查方法。
4. 掌握正常以及常见病的影像表现。

【基础知识提炼】

1. **X线成像原理**　X线穿过人体不同厚度和密度的组织结构时,被吸收的量不同,到达胶片或影像板上的剩余的X线量不同,激发出明暗不同的图像,形成了由黑到白不同灰度的影像。

2. **X线的产生与特性**

(1) X线的产生:X线是由真空管内高速行进的电子流轰击钨靶时产生的。

(2) X线的特性:

1) 穿透性:X线成像基础。

2) 荧光效应:透视检查基础。

3) 感光效应:X线射影基础。

4) 电离效应:放射治疗基础。

X线成像波长为0.031~0.008nm。

3. **X线成像的三个基本条件**

(1) X线的特征荧光和穿透感光。

(2) 人体组织密度和厚度的差异。

(3) 显像过程。

4. **X线图象的特点**　X线是由灰到白不同灰度的一组图像组成的,是灰阶图像。

5. **CT成像基本原理**　CT是用X线束对人体某部位一定厚度的层面进行扫描,由探测器接收透过该层面的X线,转变为可见光后,由光电转换器转变为电信号,再经模拟/数字转换器转为数字,计算出整个数字矩阵中每个体素的X线衰减系数存储在硬盘上,形成数字图像文件,再经数/模转换以像素灰度的形式显示在屏幕上或打印出CT胶片。

6. **MR成像基本原理** MR成像是一种利用人体内磁旋核现象,在静态强磁场内对人体辐射一定能量特定频率的射频信号,使体内氢原子核产生磁共振吸收,当射频消失后,共振吸收的能量又以弱的无线电信号释放出来(弛豫现象),用两椎坐标的方法检测每一点的信号强度,以灰阶表示信号强度,显示人体断面的方法。

7. **CT、MR检查的诊断价值及限度** CT检查对中枢神经系统疾病及胸腹部疾病的诊断价值较高,应用普遍,尤其是占位性病变,炎性病变、外伤性病变(例如脑出血)、泌尿系结石等疾病诊断价值较高。

MR检查对中枢神经系统(脑及脊髓)疾病、胸腹部疾病及骨关节疾病的诊断价值较高。尤其是胆道梗阻性疾病、关节韧带疾病、脊柱椎间盘病变诊断价值较高。但MR检查对急性及超急性期脑出血诊断价值有限。

总之,CT、MR检查为无创性检查,同时图像分辨率高,获得的信息量丰富,是临床重要的检查手段。因其各有优势,在临床工作中可相互补充,为临床诊断疾病提供重要的影像学依据。

【准备】

多媒体教室,投影仪,看片灯,X线、CT、MR典型图片,实习讲义。

【流程】

1. **组织教学** 学生分组观摩实习,对X线、CT、MR典型图片(如脑出血、脑梗死、骨折、肺炎、肺癌、肾结石、消化道穿孔等疾病)进行阅片、分析、讨论,提出初步影像诊断。在此基础上教师予以详细解答,学生如有不懂之处可随时提问,教师与学生达到教学互动,提高教学效果。

2. **实训步骤**

(1) 教师与学生互动复习基本概念和基本理论,了解CT、MR临床应用范围。掌握影像诊断分析原则、步骤。

(2) 影像报告主要结构:分一般项目、描述、结论三部分。

(3) 影像诊断原则:以影像为依据,全面观察、重点分析、结合临床、做出诊断。

(4) 影像诊断步骤:

1) 阅读申请单。

2) 注意照片质量。

3) 按照一定顺序全面观察。

4) 对病变进行重点观察和分析。

5) 结合临床做出诊断。

【注意事项】

影像病变分析要素:包括病变位置、形状、大小、密度、数目、分布、对邻近脏器的影响,以及患者的年龄、性别等等均需考虑在内。

第二章

常见疾病的影像表现

第一节　颅脑常见疾病影像诊断

一、脑　出　血

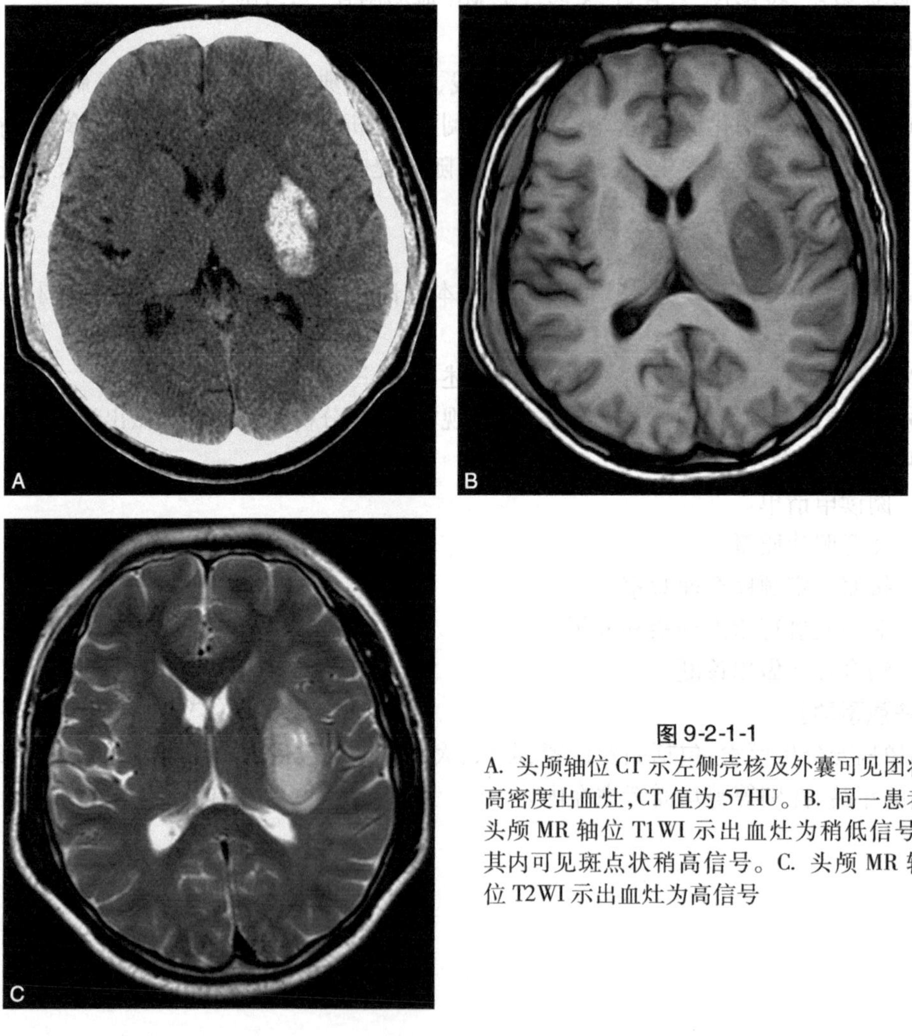

图 9-2-1-1

A. 头颅轴位 CT 示左侧壳核及外囊可见团状高密度出血灶，CT 值为 57HU。B. 同一患者头颅 MR 轴位 T1WI 示出血灶为稍低信号，其内可见斑点状稍高信号。C. 头颅 MR 轴位 T2WI 示出血灶为高信号

脑出血是指脑实质内的出血，分为创伤性和非创伤性脑出血，后者又称为原发性或自发性脑出血，以高血压性脑出血最为常见。

【临床概述】

1. 自发性脑内出血多继发于高血压、动脉瘤、血管畸形、血液病和脑肿瘤等，高血压性脑出血最常见。

2. 以动脉破裂出血多见，80%病人发生于大脑半球，20%发生于小脑和脑干。

3. 出血好发于基底节、丘脑、脑桥和小脑，且易破入脑室。

4. 临床起病突然，突发性头痛，病情逐渐加重，出现偏瘫、失语和意识障碍。

【影像学表现】

CT 表现

1. 急性期呈类圆形高密度团块影，边界清楚、密度较均匀，CT 值约 50～80HU。

2. 周围水肿带宽窄不一，局部脑室受压移位。

3. 可破入脑室致脑室内积血。

MRI 表现

1. 超急性期血肿　出血后数十分钟，表现为 T1WI 稍低信号、T2WI 高信号。

2. 急性期血肿　出血后 2 天内，表现为 T1WI 等或稍低信号、T2WI 低信号。

3. 亚急性期血肿　出血后 3 天～3 周，T1WI 早期血肿周边呈高信号，逐渐向中心进展。T2WI 早期为低信号，晚期为高信号。

4. 慢性期血肿　一般为出血 3 周后至数月，T1WI 呈低信号，T2WI 中心为高信号，周边可见低信号环。

二、脑 梗 死

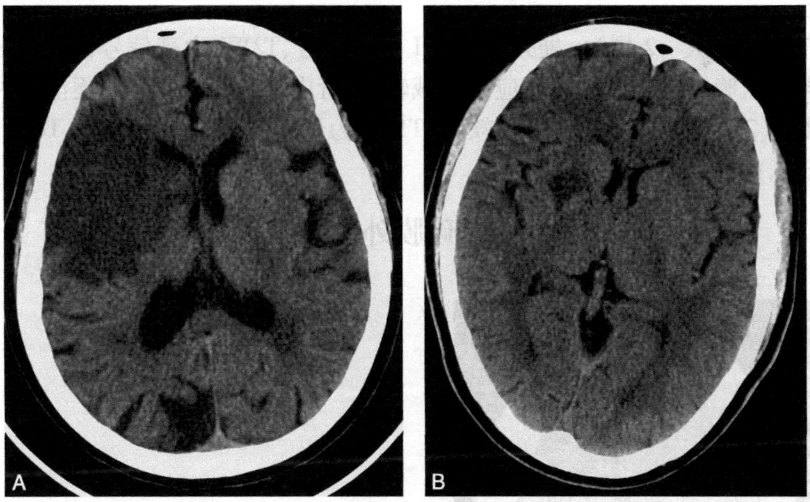

图 9-2-1-2

A. 右侧颞叶大面积脑梗死。CT 轴位像可见右侧颞叶大面积低密度区。B. CT 轴位像示右侧基底节区小斑片状低密度影，为腔隙性脑梗死

脑梗死分为缺血性脑梗死、出血性脑梗死和腔隙性脑梗死。缺血性脑梗死是指因血管阻塞所引起的脑组织缺血坏死。脑动脉狭窄、闭塞及栓子可导致动脉闭塞性脑梗死。也可由于各种基础病变造成脑部血液循环障碍，引起脑细胞缺血缺氧为非动脉闭塞性脑梗死。

出血性脑梗死是指治疗后或侧支循环建立后梗死区域内血管再通引起相应部位发生出血。腔隙性脑梗死系深部髓质小血管闭塞所致，中老年常见。

【临床概述】

1. 以动脉闭塞最为多见。

2. 可发生于任何年龄，50～60岁多见。

3. 主要临床表现为头晕、头痛、呕吐等。体征有偏瘫、失语、共济失调等。严重者昏迷、意识丧失等。

【影像学表现】

CT表现

1. 发病后24小时内，CT平扫为阴性或边缘模糊的稍低密度灶。部分病例早期可见致密动脉征。

2. 大脑中动脉主干起始部闭塞，早期表现为岛带消失征。

3. 发病1天后，梗死灶为低密度，其部位和范围与闭塞血管供血区一致，呈楔形、扇形或片状。

4. 出血性脑梗死可见在低密度梗死灶内，出现不规则斑点、片状高密度出血灶，占位效应较明显。

5. 腔隙性脑梗死表现为基底节区、丘脑、小脑和脑干出现小的低密度缺血灶，大小为10～15mm。

MRI表现

1. 超急性期(6小时内)　表现为脑回稍肿胀，脑沟稍模糊，T1WI为等或稍低信号、T2WI等信号，DWI呈明显高信号。

2. 急性期(6～24小时)　T1WI为低信号、T2WI为高信号，DWI为高信号。梗死区出现占位效应。

3. 亚急性期(1天～2周)　梗死灶T1WI为低信号、T2WI为高信号，DWI仍为高信号。出现脑回样强化，晚期水肿及占位效应开始减轻，血管内及脑膜强化减弱逐渐消失。

4. 慢性期(2周后)　梗死灶逐渐软化，T1WI为低信号、T2WI高信号，DWI为低信号。血脑屏障恢复，病灶无强化。

三、硬膜外血肿

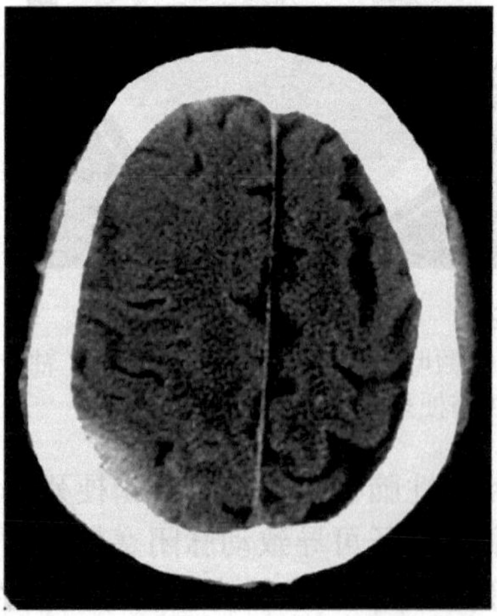

图9-2-1-3　右顶部硬膜外出血

CT轴位示右顶部颅骨内板下方梭形高密度影，临近脑组织受压移位改变

硬膜外血肿位于颅骨内板与硬膜之间，多因直接暴力造成颅骨骨折，脑膜血管破裂，血液进入硬膜外间隙形成。

【临床概述】

1. 多为脑膜中动脉破裂所致。
2. 多位于幕上，单侧，颞部最常见。
3. 血肿范围较局限，一般不会通过颅缝。
4. 多伴发骨折，可多发，也可合并其他颅脑损伤。
5. 临床表现为外伤后昏迷、清醒、再昏迷，严重者可出现脑疝。

【影像学表现】

CT 表现

1. 颅骨内板下局限性双凸透镜形或梭形高密度区，CT 值为 40～100HU。
2. 多密度均匀，也可不均，表现为高、低密度混杂影。
3. 边缘光滑锐利。

MRI 表现

1. 急性期：血肿 T1WI 呈等信号，内缘可见线样低信号的硬膜，T2WI 呈低信号。
2. 亚急性期：血肿在 T1WI、T2WI 上信号逐渐增高，最终呈高信号。
3. 慢性期：血肿 T1WI 上呈低信号，T2WI 呈高信号，血肿周边 T2WI 呈低信号。

四、硬膜下血肿

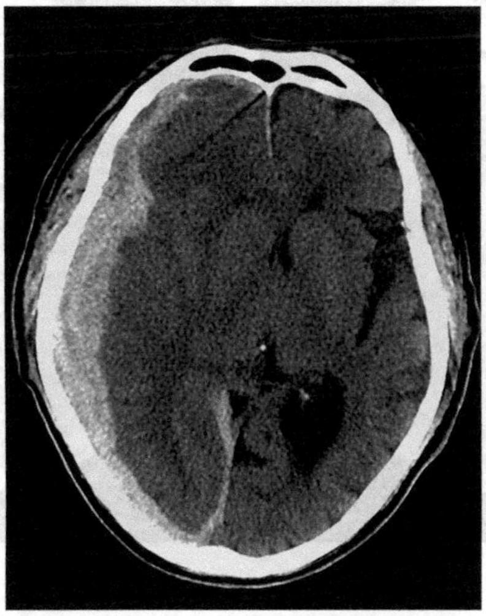

图 9-2-1-4　右侧硬膜下血肿

CT 轴位示右侧大脑半球颅骨内板下方沿大脑表面分布新月形高密度影，临近脑组织受压移位改变，右侧脑室受压变窄，中线结构左移

硬膜下血肿发生于硬膜与蛛网膜之间，是脑外伤致死的主要原因，多源于硬膜窦或窦旁桥静脉损伤出血所致，血液聚集于硬膜下间隙，沿脑表面广泛分布。

【临床概述】

1. 多为桥静脉或静脉窦损伤出血所致。

2. 血肿好发于大脑半球凸面，范围较广，可超越颅缝。

3. 多位于幕上，单侧多见，也可为双侧，额极、额颞部最常见。

4. 不能越过中线到对侧。

5. 临床病情多危重，进展迅速，常有意识障碍，且很少有中间清醒期，颅内压增高，脑疝出现较早。

【影像学表现】

CT 表现

1. 急性期：颅骨内板下方新月形或半月形高密度区，CT 值为 70～80HU。

2. 亚急性或慢性期：血肿呈稍高、等、低或混杂密度影。

3. 常伴有脑挫裂伤或脑出血，脑水肿和占位效应明显。

MRI 表现

1. 急性期：血肿 T1WI 呈等信号，T2WI 呈低信号。

2. 亚急性期：T1WI、T2WI 均为高信号。

3. 慢性期：血肿多为 T1WI 低信号，T2WI 高信号。如有反复出血，T2WI 可呈混杂信号，有时可出现液-液平面。

五、蛛网膜下腔出血

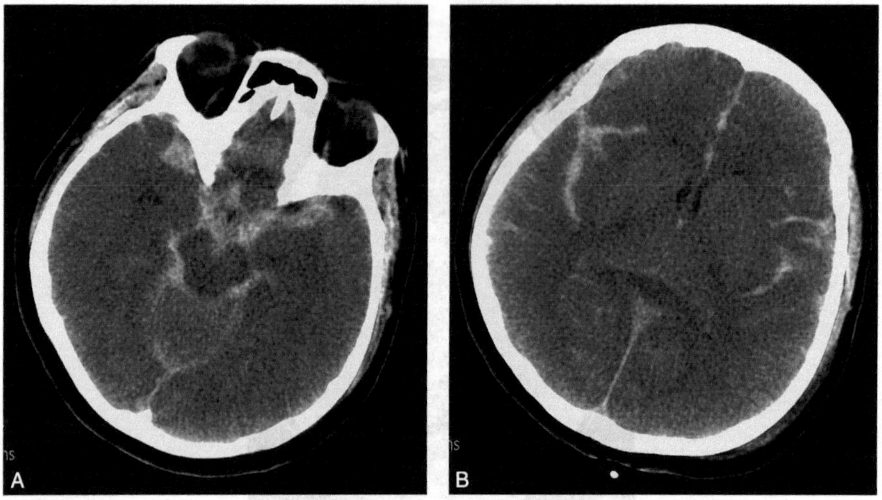

图 9-2-1-5 蛛网膜下腔出血

A. 头颅 CT 横断位示鞍上池、环池、小脑幕内条状高密度影。B. 同一患者双侧大脑半球外侧裂池以及纵裂池内可见条状高密度影

蛛网膜下腔出血发生于蛛网膜与软脑膜之间，是由于外伤引起脑表面血管破裂，血液进入蛛网膜下腔。

【临床概述】

1. 脑挫裂伤是蛛网膜下腔出血最主要的原因。

2. 出血部位多见于大脑纵裂、外侧裂池、鞍上池、环池等。

3. 临床表现为头痛、呕吐、脑膜刺激征，严重者可出现意识障碍。

4. 腰穿检查呈血性脑脊液。

【影像学表现】

CT 表现

脑沟、脑池内的线样、条带形高密度影。

MRI 表现

1. 急性期:常不显示。

2. 亚急性期和慢性期:脑沟、脑池内的线样、条形 T1WI 高信号影。

（王志群　王玲璞　郭鹏德）

【参考文献】

1. 吴卫平,黄旭升,张兴文,王占军主译. 脑部影像诊断学. 北京:人民卫生出版社,2013.
2. 耿道颖,刘筠主译. 影像专家鉴别诊断. 颅脑与脊柱脊髓分册. 北京:人民军医出版社,2012.
3. 吴恩惠,戴建平,张云亭. 中华影像医学. 中枢神经系统卷. 北京:人民卫生出版社,2004.

第二节　呼吸系统常见疾病影像诊断

一、大叶性肺炎

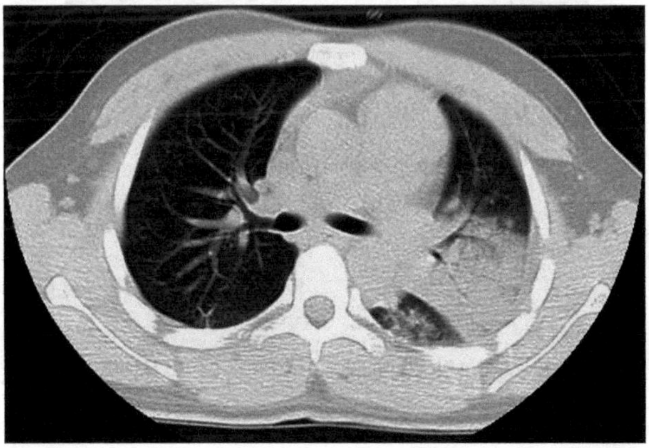

图 9-2-2-1　大叶性肺炎
CT:左肺上叶见大片致密影,其内见支气管气象

【临床概述】

1. 多见青壮年。

2. 主要表现为发病急,高热,恶寒,胸痛,咳嗽,咳铁锈色痰。

3. 实验室检查白细胞总数和中性粒细胞明显增高,听诊可闻及湿啰音。

【影像学表现】

X 线表现

1. 充血期　X 线检查可无阳性发现,或为病变区肺纹理增多、透光度略低。

2. 实变期　表现为密度均匀的致密影。如病变仅累及肺叶的一部分则边缘模糊。如累及肺叶的大部分或全部,则呈大片均匀致密影,以叶间裂为界,边界清楚,形状与肺叶的轮廓一致。

3. 消散期　实变区密度逐渐减低，先从边缘开始，范围逐渐缩小，偶有少许索条影残留。

CT 表现

大片状均匀致密影，其内含支气管气征，可以叶间裂为界，呈基底于胸膜面的三角形。

二、小叶性肺炎（支气管肺炎）

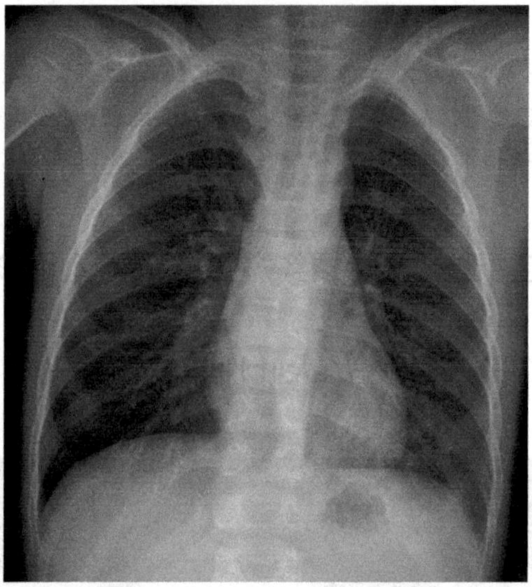

图 9-2-2-2　小叶性肺炎
X 线：左肺下野纹理增多，可见小斑片影，边缘模糊

【临床概述】

1. 多见婴幼儿、老年人。
2. 主要表现为高热，咳嗽，咳泡沫黏液脓痰可伴有呼吸困难、发绀及胸痛等。
3. 听诊两肺底广泛湿啰音。

【影像学表现】

X 线表现

1. 病变部位：两肺中下野的中内带，病变可累及多个肺叶。
2. 两肺纹理增多、增粗和模糊。
3. 病灶沿支气管走行分布，表现为沿肺纹理分布的不规则小片或斑片状模糊影，且密度不均；密集病变可融合成大片。
4. 多数病例病灶 2～3 周消失。

CT 表现

两肺下部中内带散在多发斑片状影，边缘模糊，沿支气管走行分布，有融合趋势。

三、肺　脓　肿

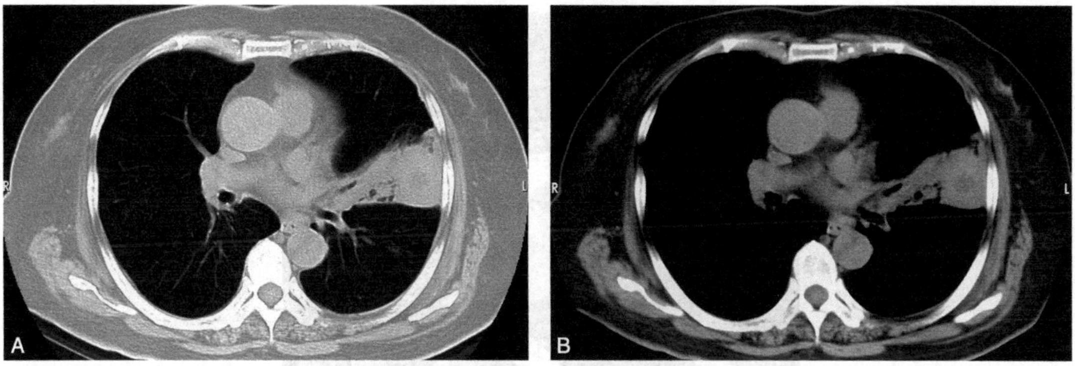

图 9-2-2-3　肺脓肿

A. CT 示左肺上叶大片致密影，其内密度不均匀。B. 纵隔窗示其内小圆形稍低密度区

【临床概述】

1. 肺脓肿是多种化脓性细菌引起的破坏性疾病。

2. 按病程可分为急性肺脓肿、慢性肺脓肿；按感染途径可分为吸入性、血源性及附近气管直接蔓延所致。

3. 临床表现：高热、寒战、弛张热，咳嗽、大量脓臭痰。

【影像学表现】

X 线表现

1. 早期表现为大片致密阴影，边缘模糊，密度均匀。

2. 实变中如有坏死、液化则局部密度减低。

3. 坏死物排出后形成厚壁空洞，空洞内壁光滑或凹凸不平，可见液平面。

4. 伴胸膜增厚或少量胸腔积液。

5. 治疗后，空洞周围炎症可迅速吸收，空洞缩小以至消失，也可残留少量纤维病灶。

CT 表现

1. 早期表现为大片状高密度影，多累及一个肺段或两个肺段的相邻部分，可见支气管气像。

2. 坏死液化呈低密度，坏死物排出后形成空洞，内壁不规则，空洞内可有液平。

3. 常有胸腔积液。

四、支气管扩张

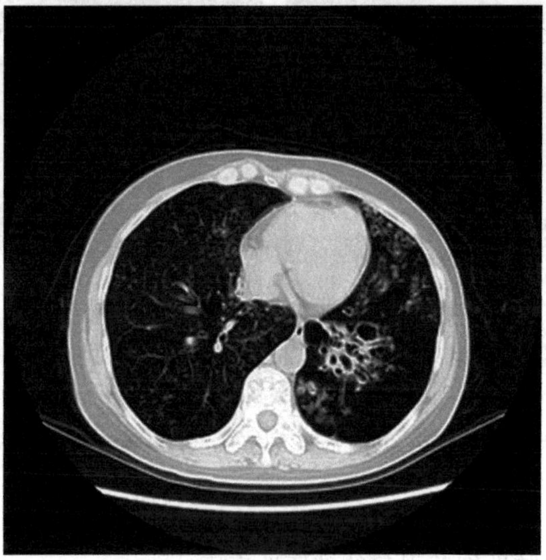

图 9-2-2-4　支气管扩张
CT:左肺舌叶及下叶囊柱状支气管扩张,管壁增厚

【临床概述】

1. 支气管内径的异常增宽,为较常见的一种慢性支气管疾患。

2. 先天发育异常;支气管感染导致管壁破坏;各种原因所致的支气管狭窄和阻塞,使支气管内压增高;肺纤维化、胸膜增厚所致牵拉性支气管扩张。

3. 咳嗽、咳痰、咯血为支扩的三个主要临床症状。

【影像学表现】

X 线表现

1. 早期可无异常发现。

2. 较重的支扩可表现为肺纹增多、增粗,排列紊乱。

3. 扩张而含气的支气管表现为粗细不规则的管状透明影。

4. 囊状支扩呈囊状或蜂窝状,表现为多发薄壁囊状透光区,有时其内可见液平面。

5. 好发于两下肺。

CT 表现

1. 印戒征(支气管管径超过伴行支气管动脉管径)。

2. 轨道征(柱状型支扩表现如轨道样的平行线)。

3. 支气管可达胸膜下 1cm。

4. 囊状支扩表现为多发性含气囊肿。

5. 静脉曲张状支扩表现为串珠状。

五、肺　　癌

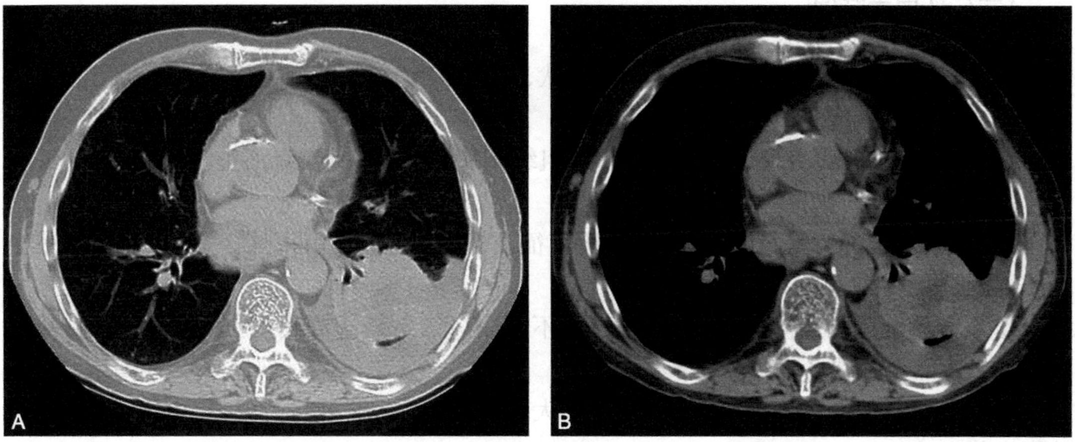

图 9-2-2-5

A、B. 肺癌。肺窗及纵隔窗示左肺下叶软组织肿块影，局部支气管阻塞；左侧胸腔积液

【临床概述】

1. 早期可无症状和体征。

2. 病变发展则出现刺激性咳嗽、咯血、咳痰、胸痛、呼吸困难等症状。

3. 病变转移至纵隔淋巴结可发生上腔静脉综合征，表现为气促、颈静脉怒张等。

4. 病变侵犯喉返神经、膈神经造成麻痹。

5. 侵犯胸膜时发生胸痛和血性胸水。

6. 发生在肺尖部的肺癌称肺上沟癌，可侵及邻近的椎体及肋骨，并可压迫臂丛神经引起同侧臂痛，压迫颈部交感神经引起 Horner 综合征，即同侧面部上睑下垂、瞳孔缩小、眼球下陷和汗闭。

7. 还可发生肺外症状，如杵状指和肺性肥大性骨关节病及内分泌症状，如 Cushing 综合征。

【影像学表现】

（一）中心型肺癌

肿块位于肺门，肺叶或肺段以上支气管狭窄。

1. 直接征象　肺门软组织肿块影，可伴偏心性空洞。肿块边界清楚、不规整，可有分叶，并可与肺门肿大淋巴结融合。

2. 间接征象　因支气管狭窄所致阻塞性炎症或肺不张改变。表现为肿块外侧片样或三角形致密影，与肿块分界不清，亦可伴有代偿性肺气肿。

3. 反“S”或横“S”征　发生于右肺上叶的支气管肺癌，肺门肿块和右肺上叶肺不张相连形成反置的或横行的“S”状下缘，称反“S”或横“S”征。

4. CT 表现　肺门不规则软组织肿块；肺叶或肺段以上支气管管腔内软组织结节或肿块；软组织围绕肺叶或肺段以上支气管周围生长，使其变形、狭窄或阻断；软组织沿支气管壁浸润生长使管壁不规则增厚而致管腔狭窄或闭塞；肺内继发阻塞性肺炎、肺不张或支气管扩张、阻塞性肺气肿。

5. 转移　肺门、纵隔淋巴结肿大；肺内转移表现为肺内多发大小不等结节影，边缘清楚，以下肺野为著。

6. 可伴有同侧胸腔积液。

（二）外围型肺癌

一般无肺叶或肺段以上支气管狭窄。

1. 肺内类圆形结节影，边缘深或浅分叶状，可见细小毛刺，密度可均匀或不均匀。生长快而较大的肿块，中心可以坏死而发生空洞。

2. CT表现　肺野内类圆形或分叶状软组织肿块，边缘毛糙或有细小毛刺，病变内可有液化坏死。

3. CT表现常伴有胸膜凹陷改变、磨玻璃征及空泡征（结节内小灶样透亮区，直径小于5mm，多个小泡聚集可呈蜂窝状改变）。

4. 空洞型肺癌洞壁薄厚不均，内壁高低不平，有壁结节，边缘仍可见分叶及毛刺；增强后病灶实性部分可见强化。

5. 发生转移时可见肺门、纵隔淋巴结肿大、肺内多发大小不等结节影，边缘清楚，以下肺野为著。

6. 可伴有同侧胸腔积液。

六、肺 转 移 瘤

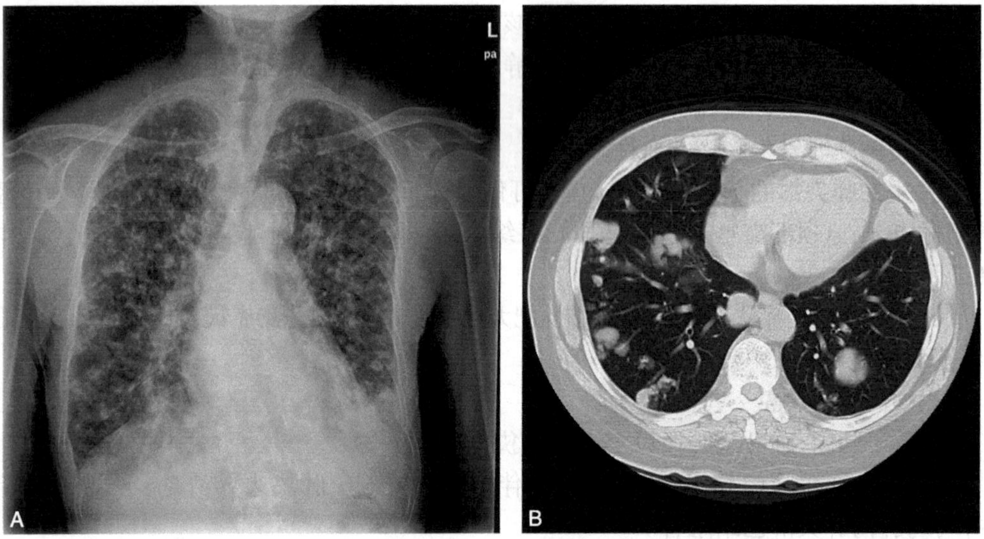

图 9-2-2-6　肺转移瘤

A. X线两肺多发结节、斑片状致密影。B. CT示两肺多发大小不等结节影，边缘清楚

【临床概述】

1. 肺是转移瘤的好发脏器。原发肿瘤向肺内转移的途径有血行转移、淋巴道转移、肿瘤直接侵犯，以血行转移最常见。

2. 主要临床表现为咳嗽、呼吸困难、胸闷、咯血和胸痛等。

【影像学表现】

X线表现

1. 血行转移

(1) 两肺多发大小不一的结节、肿块状阴影,较大的病灶可达 10cm 以上,较小病变为粟粒结节,边缘清楚;以两肺中下野常见。

(2) 可表现为单个较大的结节或肿块状病变,边缘光整,呈分叶状,密度均匀,与肺肉瘤相似,有时边缘毛糙与原发性肺癌不易区别。

(3) 可形成空洞,以厚壁为多,也可为薄壁。

(4) 骨肉瘤或软骨肉瘤的转移可见钙化或骨化。

2. 淋巴道转移

(1) 在肺纹增粗和网织阴影的基础上可见细小的结节状影。

(2) 常可见间隔线,以克氏 B 线为多。

(3) 纵隔和(或)肺门淋巴结增大。

CT 表现

1. 血行转移

(1) 为多发或单发结节,大小不一,多为球形,边缘清楚光滑,以中下肺野多见。

(2) 少数结节伴发出血时出现晕轮征,即有略高密度影环绕结节。

(3) 骨肉瘤及软骨肉瘤转移常伴有钙化。

(4) 可表现为多发空洞。

2. 淋巴道转移

HRCT 表现

1. 沿淋巴管分布的结节。

2. 支气管血管束增粗,并有结节,小叶间隔成串珠样改变或增粗;小叶中心有结节灶,并有胸膜下结节。

3. 病变在两肺弥漫分布或局限于某一部位,中下肺常见。

4. 合并胸腔积液。

5. 伴发纵隔及肺门淋巴结肿大。

(刘冰　彭楠　赵晶)

【参考文献】

1. 戴建平,马大庆,李坤成等. 医学影像检查程序指南. 北京:人民卫生出版社,2001.
2. 吴恩惠. 中华影像医学. 北京:人民卫生出版社,2002.
3. 李铁一. 现代胸部影像诊断. 北京:科学出版社,1998.

第三节　循环系统常见疾病影像诊断

一、风湿性二尖瓣病变

【临床概述】

1. 分为急性风湿性心肌炎与慢性风湿性心脏病。

2. 心脏瓣叶交界处发生粘连,瓣口缩小,加之腱索纤维化、缩短与腱索间的粘连,加重了瓣膜的狭窄。

3. 以二尖瓣狭窄最为长见,并常伴有关闭不全。

【影像学表现】

(一) 二尖瓣狭窄

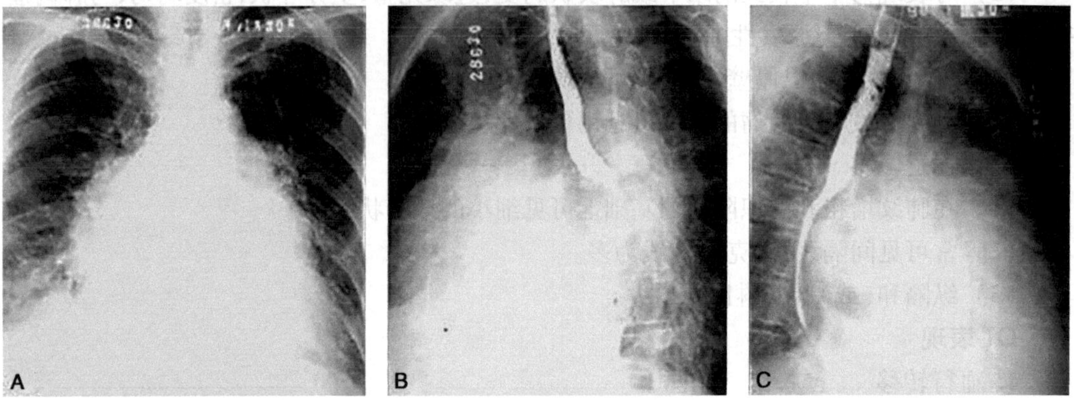

图 9-2-3-1　二尖瓣狭窄 X 线片

A. 后前位示:心脏增大,呈二尖瓣型心,右心室增大,肺动脉段及左房耳部突出,肺淤血。B. 左前斜位示:左心房增大,左心室不大。C. 右前斜位示:左心房呈Ⅲ度增大,肺动脉段突出

X 线表现

1. 后前位　双肺血增多,肺动脉高压,右心缘可见双房影,左心缘出现第三弓。
2. 右前斜位　心前间隙缩小,肺动脉段隆起,心后上缘后突,压迫充钡食管。
3. 左前斜位　心前间隙缩小,肺动脉段隆起,左主支气管抬高。

CT 表现

1. 左房增大,肺动脉高压征象。
2. 瓣膜增厚、钙化。

MRI 表现

1. 心长轴四腔心切面显示,左心房增大,左心室不大,左心房内有缓慢血流信号。
2. 主肺动脉扩张,右心室肥厚,右心室扩大。
3. 左心房内中低信号的附壁血栓。

(二) 二尖瓣关闭不全

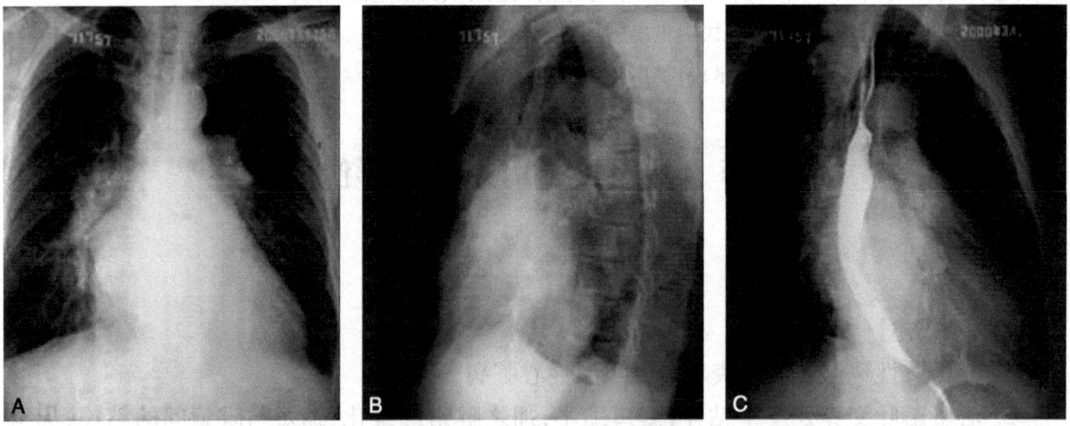

图 9-2-3-2　二尖瓣关闭不全 X 线片

A. 后前位示:心脏增大,肺动脉段及左房耳部突出。B. 左前斜位示:左心房增大,左心室增大。C. 右前斜位示:左心房增大,右心室不大

X 线表现

1. 左心室血液回流，回流程度较轻时，仅见左心房和左心室轻度增大。
2. 回流在中度以上，左心房和左心室明显增大。晚期出现肺循环高压，右心室增大。

CT 表现

1. 左房增大，左心室增大，肺动脉高压征象。
2. 瓣膜增厚、钙化。

MRI 表现

1. 心长轴四腔心切面显示，左心房增大，左心室增大，左心房内有缓慢血流信号。
2. 主肺动脉扩张，右心室肥厚，右心室扩大。
3. 左心房内中低信号的附壁血栓。

二、高血压性心脏病

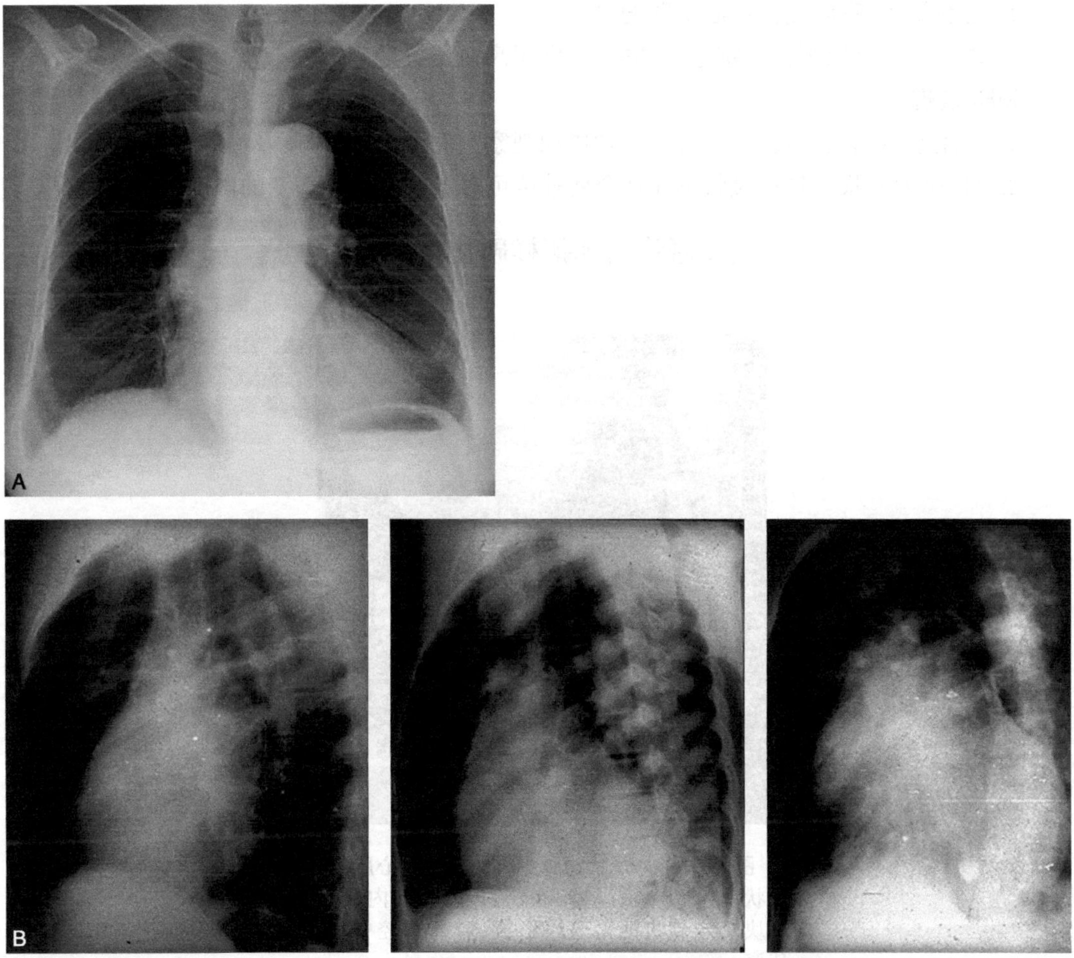

图 9-2-3-3　高血压性心脏病 X 线片

A. 心脏呈主动脉型（靴形），主动脉增宽、延长、迂曲。心尖向左下延伸，左心室段延长、圆隆并向左扩展。B. 左前斜位：左心室向后下增大，与脊柱重叠，室间沟向前下移位

【临床概述】

1. 高血压是危害人类健康的常见多发病。按病因高血压可分为原发性高血压,又称“高血压病”和继发性高血压,而前者则在90%以上。

2. 头痛、头晕、失眠为高血压的常见症状;部分病人可有心悸、气短、乏力、记忆和视力减退等。

3. 心电图示左心室高电压、肥厚,也可出现ST-T的左室劳损改变。

【影像学表现】

X线表现

1. 轻者肺血管纹理正常,心脏不大或左心室圆隆。

2. 重者不同程度的肺淤血及间质性肺水肿等,心脏左心室增大,主动脉迂曲、延长及扩张。

CT表现

1. 心腔增大、室间隔及左心室壁增厚。

2. 电影检查可以观察心室运动功能,有助于高血压分期判定。

MRI表现

1. 应用心电图门控技术左室长、短轴成像观察室间隔、室壁厚度及心腔扩张程度。

2. SE序列矢状、斜位、冠状位并结合横轴位可显示胸主动脉病变的内腔及管壁情况。

三、冠状动脉粥样硬化性心脏病

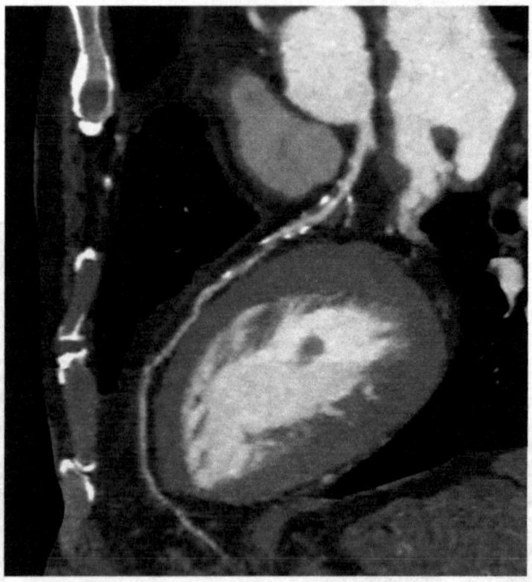

图9-2-3-4　冠状动脉粥样硬化性心脏病
冠状动脉CTA示:左前降支近段多发腔内低密度斑块及结节状钙化斑块形成,局部管腔中-重度狭窄

【临床概述】

1. 病人常有胸骨后疼痛,亦可累及心前区或放射至左臂。

2. 一般疼痛持续30秒至15分钟,静息2~5分钟或舌下含硝酸甘油后几分钟缓解。

3. 一旦发生左心衰竭，可有呼吸困难、咳嗽、咯血及夜间不能平卧等。严重者可发生猝死。

【影像学表现】

X 线表现

1. 心绞痛患者 X 线平片心肺常无异常改变。

2. 冠心病心肌梗死（或继发心室壁瘤）病例，心脏（左心室）增大及不同程度的肺静脉高压：肺淤血、间质或（和）肺泡性肺水肿征象。

3. 心室壁瘤表现左室缘局限性膨凸。

CTA 表现

1. 对冠状动脉的斑块的大小、形态和位置进行评估，同时也可以对斑块的成分进行评估。

2. 对于判断斑块破裂的危险性很有价值。

（1）软斑块平均 CT 值 20Hu；

（2）纤维斑块平均 CT 值 84Hu；

（3）钙化斑块平均 CT 值>130Hu。

MRI 表现

1. 可全面显示病理改变。

2. 可用于评价心功能，室壁运动状态，显示室壁瘤或室间隔破裂等并发症。

3. 急性心肌梗死可进行 Gd-DTPA 增强以提高病变的显示率。

4. 还可以采用静息 MRI 药物负荷或运动试验，显示心肌缺血。

四、心 包 积 液

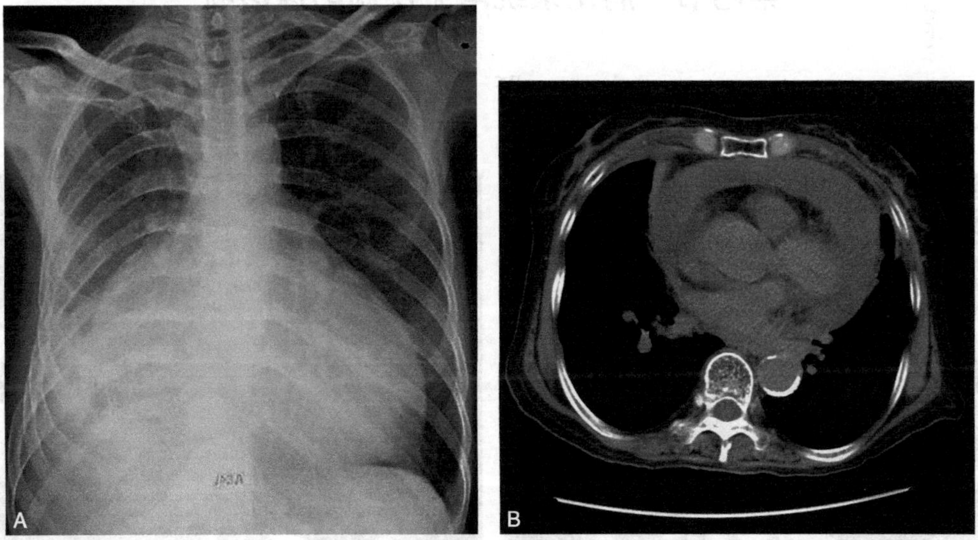

图 9-2-3-5　心包积液

A. X 线片示心影向两侧扩大，心缘正常弧度消失，心形状呈烧瓶状，显示主动脉短缩。上腔静脉增宽。B. CT 示心包腔内环形低密度影

【影像学表现】

X线表现

1. 300ml以下者,X线可无异常发现。

2. 大量心包积液的典型X线征象为多数病例肺血管纹理正常,部分病例可伴有不同程度的上腔静脉扩张。

3. 心影向两侧扩大,呈“烧瓶”型或球形,心腰及心缘各弓的正常分界消失,心膈角变钝。

4. 心缘搏动普减弱以至消失。

CT表现

1. 平扫可显示沿心脏轮廓分布、近邻脏层心包脂肪层的环形低密度带,依部位不同此低密度带的宽度有所变化。

2. CT对比增强可清楚地显示心包积液。

MRI表现

1. 主要征象为心包脏、壁层间距增宽。

2. 有利于显示局限性积液。

3. 可根据信号强度心包积液的组织学成分。

（康少红　陈云翔）

【参考文献】

1. 刘玉清. 心血管病影像诊断学. 合肥:安徽科学技术出版社,2005.
2. 吴恩惠. 影像诊断学. 第3版. 北京:人民卫生出版社,1995.
3. 陈智贤. 实用放射学. 第2版. 北京:人民卫生出版社,1999.

第四节　消化系统常见疾病影像诊断

一、肝　癌

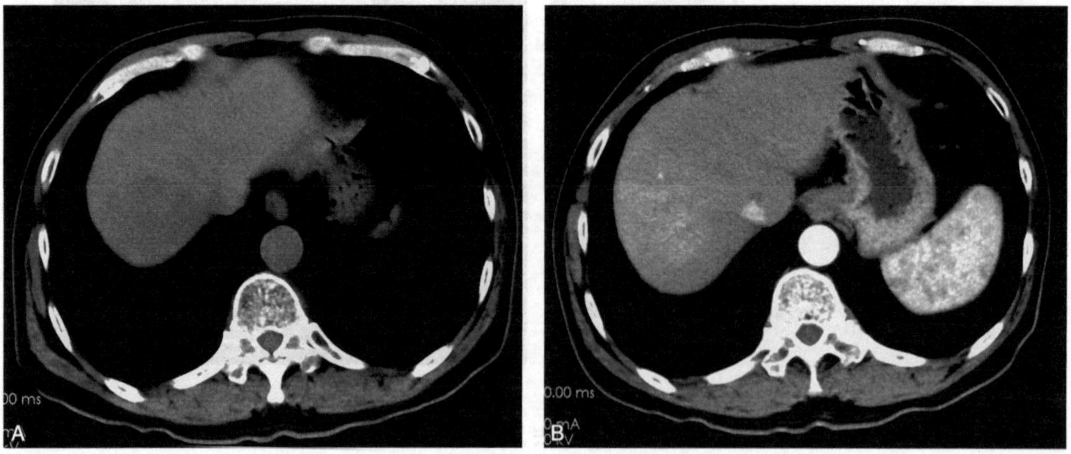

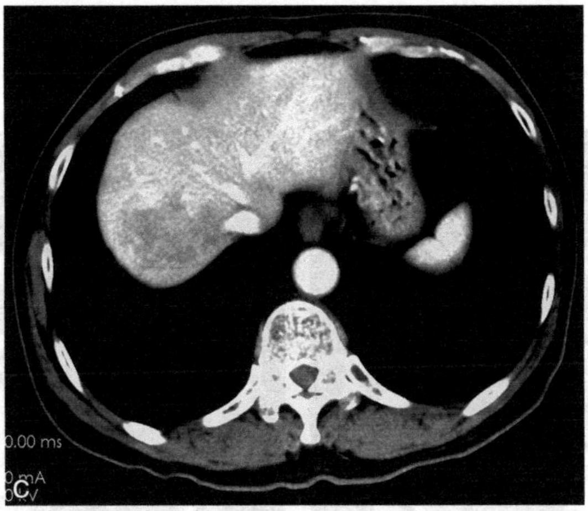

图 9-2-4-1　肝癌

A. 肝 S8 段可见团块状低密度影，边缘欠清晰。B. 动脉期：肝内病灶明显强化，强化早于肝实质。C. 门静脉期：病灶区显现低密度区。影像特点表现为：快进快出

【临床概述】

1. 原发性肝癌是我国常见恶性肿瘤之一，可分为巨块型、结节型、弥漫型。巨块型多见，多数肿瘤内水与脂微粒的含量增加。肿瘤内常有坏死、囊变、出血，血供丰富，80% 供血来自肝动脉。相关门静脉受累可出现瘤栓。

2. 我国肝细胞癌病例约 50% ~90% 合并肝硬化，30% ~50% 肝硬化合并肝癌，70% ~90% 的肝癌 AFP 阳性。

3. 有症状的肝癌通常是中、晚期患者，影像学检查是早期发现、早期治疗的前提。

【影像学表现】

CT 表现

1. 平扫　多为低密度，大病灶内常有更低密度的坏死与较高密度的出血。

2. 增强扫描　相对于肝实质，病灶动脉期高密度（增强），门静脉期略低密度或等密度，肝实质期低密度。反映了相对于 80% 血供来自门静脉的肝实质，肿瘤肝动脉供血为主的特点。大肿瘤强化不均，坏死与出血部分不强化。

3. 常伴有肝硬化背景，伴有门静脉内瘤栓、肝内或肝门淋巴结转移。

MR 表现

1. 平扫 T1WI 上呈低信号，T2WI 上呈高信号，合并囊变、坏死和出血时瘤体内可见不均匀高信号，可见静脉内瘤栓、假包膜和瘤周水肿。

2. 增强后动脉期早期明显强化，呈“快进快出”表现。

3. 可见静脉内瘤栓、假包膜和瘤周水肿，门静脉内流空消失，代以异常信号提示为瘤栓。

二、肝 血 管 瘤

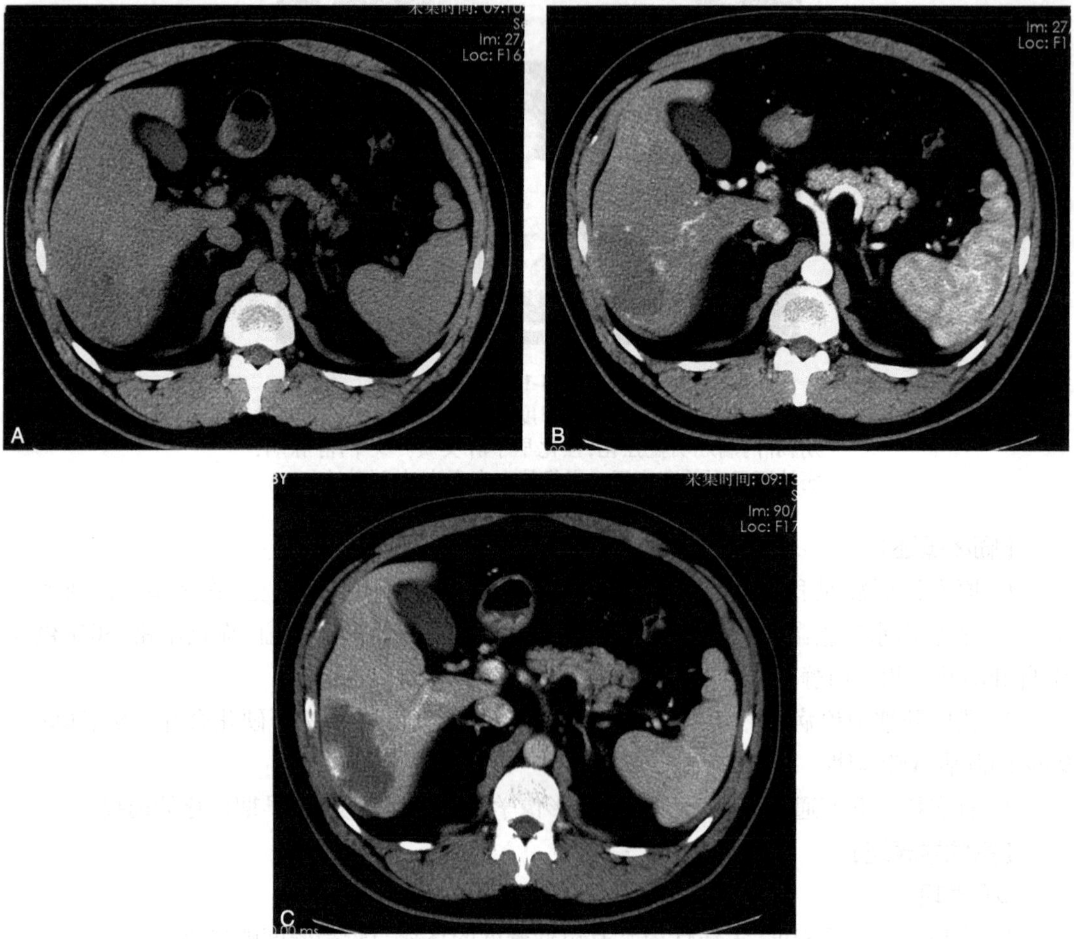

图 9-2-4-2　肝血管瘤

A. 为平扫图，肝右叶可见长椭圆形低密度影，内可见小点状瘢痕形成。B、C. 图为增强扫描。病灶从边缘絮状强化，进一步向内部延伸

【临床概述】

1. 肝血管瘤是肝脏内最常见的良性肿瘤，女性多见。

2. 大小不一，单发或多发，无包膜。由大量血窦与少量间质构成，血窦内血流缓慢，多由周围向中心流动。大瘤灶中心常有囊样变性。

3. 一般无临床症状，多为体检时影像学检查发现。

4. 它的重要性在于与肝内恶性肿瘤鉴别。

【影像学表现】

1. CT 表现为肝内边界清楚的圆形或类圆形低密度影，一般密度均匀，强化扫描呈结节状由边缘向中心强化，延时扫描呈等密度病灶。

2. MR 表现肝内圆形或类圆形病灶，边界清楚锐利，在 T1 像上呈均匀低信号，T2 像上

呈均匀高信号，强化扫描呈明显强化，瘤周无水肿，在重 T2 像上病灶呈明亮的高信号，称为“灯泡征”，是鉴别肝癌和肝血管瘤的较好方法。

三、肝 转 移 瘤

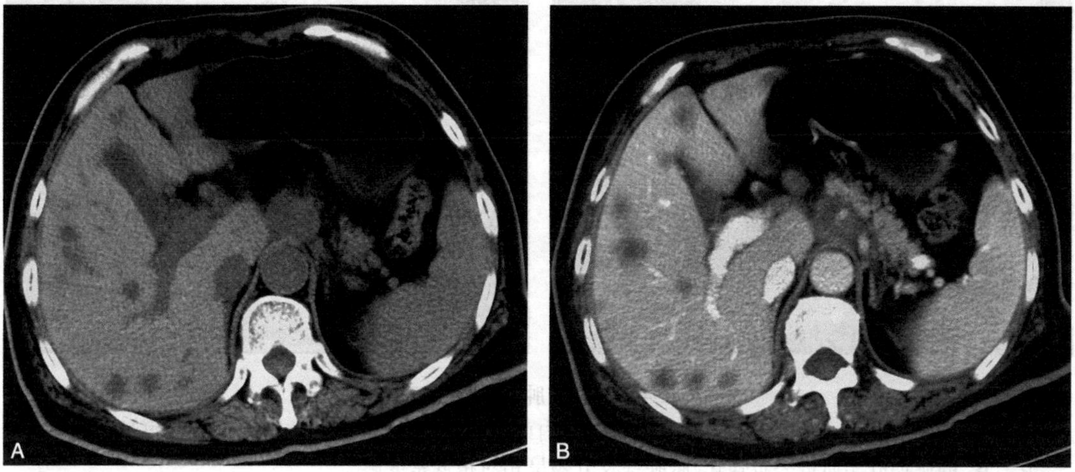

图 9-2-4-3　胰腺癌，肝内多发转移

A. 为平扫图，肝内可见多发大小不等的圆形低密度区，边缘欠清晰，腹主动脉前方可见圆形肿块影。B. 为增强扫描，腹主动脉前方软组织内可见血管影，为腹腔干动脉被包绕，肝内病灶呈“牛眼征”

【临床概述】

1. 肝脏是转移瘤的好发部位之一，预后较差。

2. 肝转移瘤多来自消化道，多发，早期出现坏死为多数肝转移瘤的特点。

3. 早期无症状或被原发肿瘤症状遮盖，其临床表现同原发性肝癌相仿。

【影像学表现】

1. CT 表现：肝内多发，少数为单发的圆形低密度病灶，典型者呈现“牛眼征”，合并液化、出血可出现相应的影像表现。

2. MRI 病灶 T1WI 信号较低，T2WI 较高。“牛眼征”：病灶中心小圆形 T1 更低 T2 更高信号区。

3. 强化扫描肿瘤实性成分明显强化，多呈环状或花环状强化。

【鉴别诊断】

转移瘤需与多中心性肝癌、多发性肝血管瘤及肝脓肿鉴别。

四、肝 脓 肿

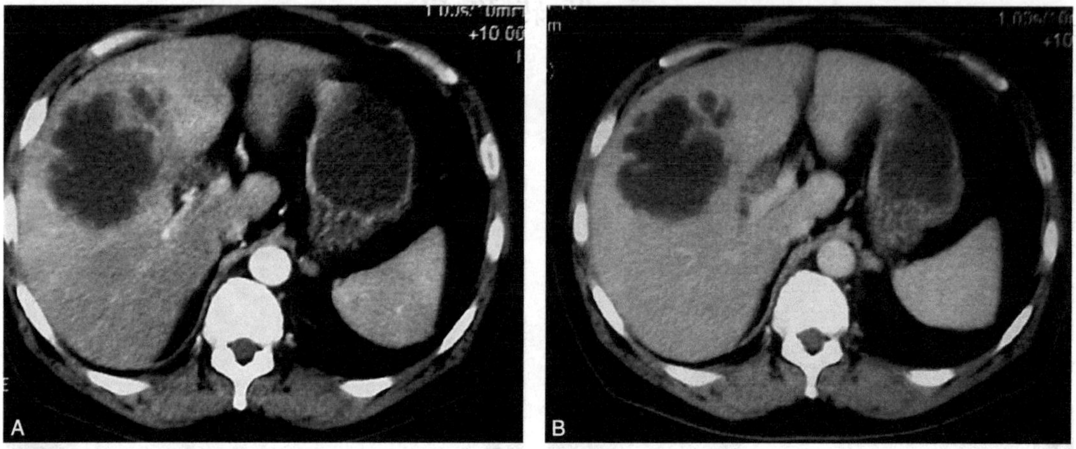

图 9-2-4-4　肝脓肿 CT 增强扫描图

A. 动脉期右肝脓肿成低密度影，边界不规则，其内可见分隔及少许气体，脓肿壁及分隔可见轻度强化。B. 静脉期肝实质进一步强化，脓肿壁及分隔呈相对稍低密度影

【临床概述】

1. 肝脓肿分为细菌性肝脓肿、阿米巴脓肿及真菌性肝脓肿，前者多见。

2. 常见较晚期脓肿，脓腔形成。单发或簇状分布多个脓腔，腔内为脓液，偶有气体，壁为炎性肉芽组织，有血供，内缘光滑。早期周围肝脏可有水肿。

3. 肝脓肿临床症状重，典型临床表现为寒战高热、肝区疼痛等，死亡率高。

4. 影像学检查有助于早期发现和诊断，并可指导穿刺引流治疗。

【影像学表现】

1. CT　平扫呈单发或多发簇状圆形低密度占位，低密度占位，病灶边缘不清楚，可出现环征或靶征。

2. 增强后明显环状强化，少数病灶内可见气体影。

3. MRI　脓腔内为 T1WI 低信号，T2WI 高信号，边缘光滑清楚。壁为 T1 较低信号，T2 也为较低信号的环。增强后壁有明显环形强化。

五、胆 石 症

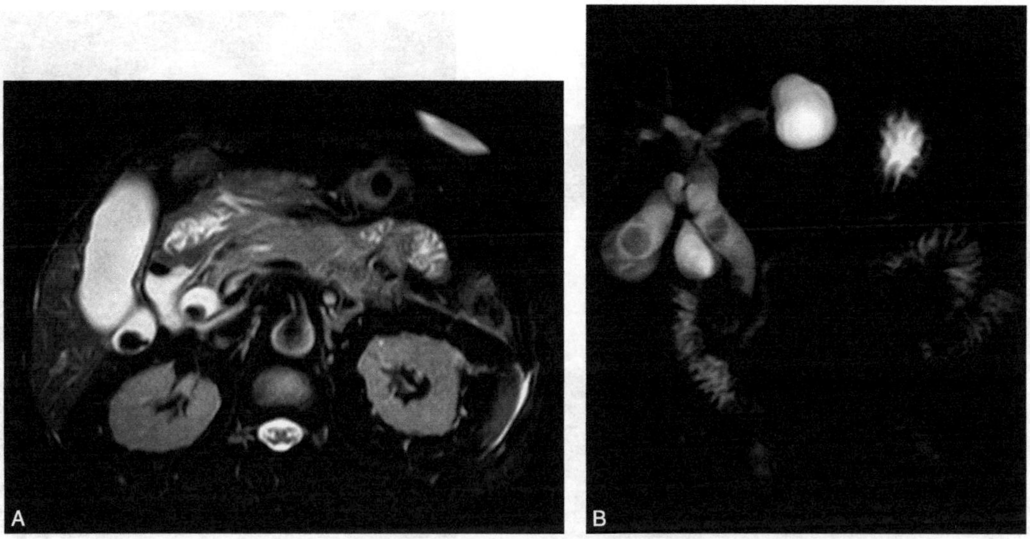

图 9-2-4-5　胆石症

A. T2WI:胆囊及胆总管内充盈缺损。B. MRCP 显示胆总管及胆囊内充盈缺损影,胆总管及肝内胆管扩张

【临床概述】

1. 结石可位于胆囊内或胆管内。

2. 结石主要成分为胆色素或胆固醇,10% ~20% 的结石含有足够的钙盐,X 线可显影,为阳性结石。

3. 80% ~90% 结石伴有胆囊、胆道炎症。

【影像学表现】

胆囊结石

1. X 线平片　X 线阳性结石可表现为胆囊内多个圆形、多边形高密度结节,大小不一。

2. CT　胆囊内单个或多个高密度结节影,多环形或多层状。阴性结石不能显影,CTC 显示为对比剂充盈缺损。变换体位结石位置可改变。

3. MRI　T1WI 与 T2WI 结石均为无信号或低信号,尤其 T2WI 与高信号的胆汁间对比明显。

六、胃　癌

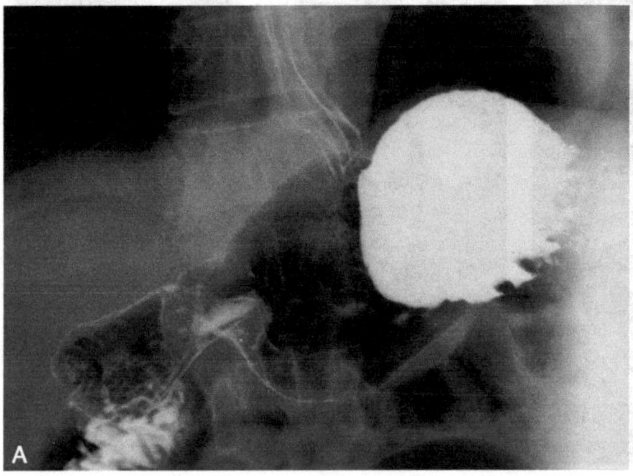

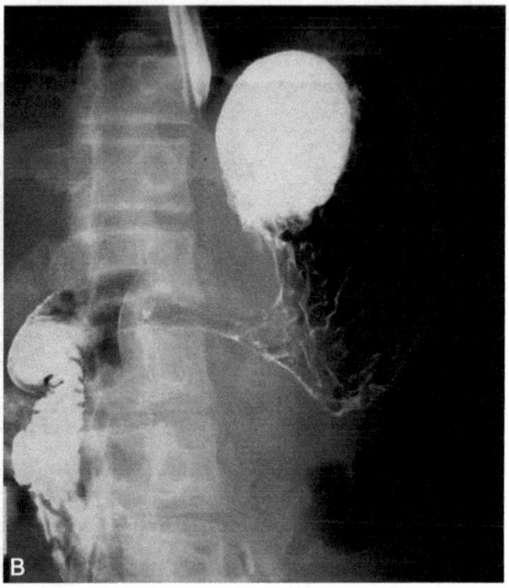

图 9-2-4-6　胃癌

A. 肿块型胃癌，胃窦部充盈缺损，胃壁僵直。B. 浸润型胃癌；胃窦部狭窄，管壁僵硬，黏膜线紊乱，呈现“皮革胃”

【临床概述】

胃癌是消化道最常见的恶性肿瘤，40～60 岁以上男性多见，好发于胃窦、胃小弯和贲门区。

临床表现：早期无特殊症状，进展期出现上腹部疼痛、呕血或柏油便以及梗阻等。

【影像学表现】

影像学诊断以上消化道造影为主，其他方法还有 CT 和超声等。其 X 线表现与病理类型密切相关，进展型胃癌的典型表现包括：

1. 不规则的充盈缺损，多见于增生型癌。

2. 管腔狭窄和管壁僵硬，根据范围又分为局限型和弥漫型，后者又称“皮革胃”，以浸润型癌多见，少数为增生型。

3. 龛影，见于溃疡型胃癌，具有以下特征：位于胃轮廓之内；形态不规则，多呈半月形，内缘不整，有多个尖角；周围绕以宽窄不等的“环堤”，且轮廓不规则，可见结节状或指压迹状充盈缺损。以上半月状的龛影和不规则的环堤统称为“半月综合征”，是恶性胃溃疡的特征性表现。

4. 黏膜皱襞破坏、消失、中断或粗大僵硬。

5. 肿瘤与正常区分界清楚。

6. 癌瘤区蠕动消失。

7. CT 表现为胃或十二指肠壁局限性不规则增厚，凸向腔内。伴有龛影、周围淋巴结肿大或浸润邻近的脏器等。

七、胃和十二指肠溃疡

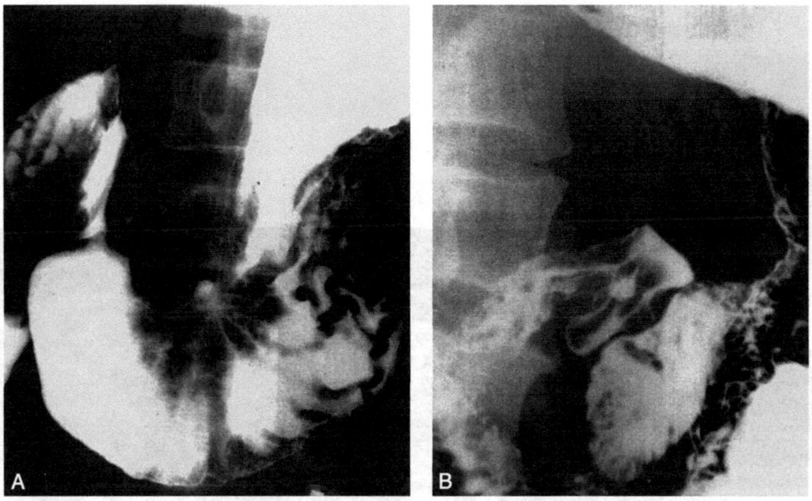

图 9-2-4-7　胃和十二指肠溃疡

A. 胃溃疡，胃小弯侧见龛影，可见黏膜纠集，未见中断和破坏，可达龛口。B. 十二指肠溃疡，十二指肠球部变形，并可见龛影

【临床概述】

1. 溃疡病是消化道的常见的良性疾病，好发于 20～50 岁。

2. 临床症状为上腹部疼痛，具有反复性、周期性和节律性的特点。

3. 严重者可继发大出血、穿孔和幽门梗阻，胃溃疡可以恶变。

4. 溃疡愈合后，局部常有瘢痕形成，可导致胃和十二指肠变形或狭窄。

【影像学表现】

影像学诊断以上消化道造影为主，主要的 X 线表现包括：直接征象和间接征象两种，前者指溃疡本身的改变，后者代表溃疡所致的功能性和瘢痕性改变。

胃溃疡

1. 直接征象是龛影，多见于小弯侧，切线位像呈乳头状或锥状突出于胃腔轮廓之外，边缘光滑，底部平坦。龛影口部因周围黏膜水肿形成一透明带，为良性溃疡的特征表现，依其范围或宽度的不同而表现为：

（1）黏膜线：1～2mm 宽的透明线。

（2）项圈征：0.5～1mm 宽类似一项圈。

（3）狭颈征：龛影口明显狭小，犹如一狭长的颈。轴位像龛影呈白色钡点或钡斑，周围黏膜皱襞呈放射状或星芒状向龛影口部集中。

2. 间接征象

（1）痉挛性改变：最常见为大弯侧指样切迹，指小弯溃疡相对的胃壁上出现的凹陷。其次为胃窦或幽门痉挛。

（2）分泌增加：表现为空腹 12 小时后仍可见胃液潴留。

（3）胃的蠕动、张力和排空的增强或减弱。

（4）瘢痕性改变：胃变形和胃腔狭窄、小弯短缩、葫芦胃以及幽门梗阻等。

八、结　肠　癌

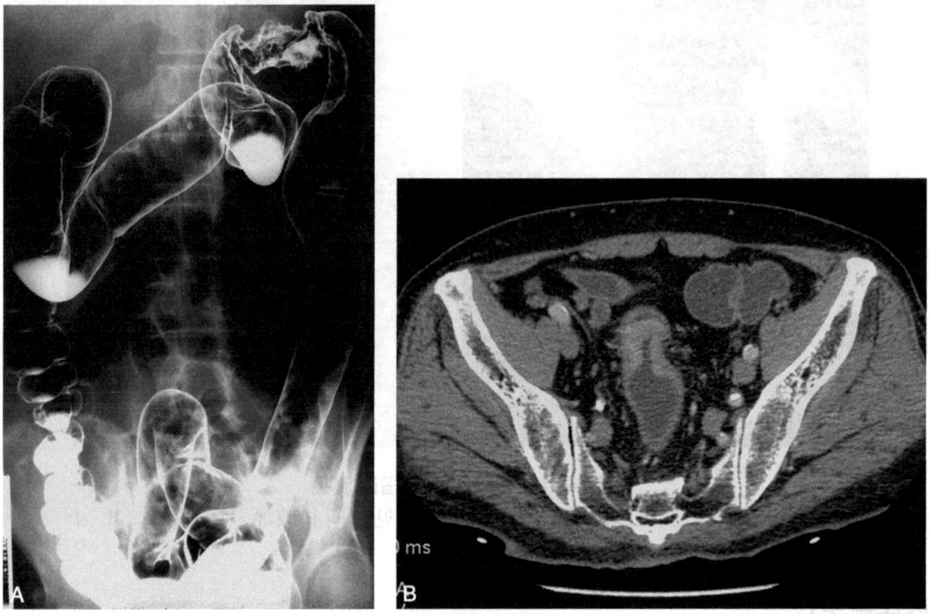

图 9-2-4-8　结肠癌

A. 结肠脾曲可见局限性狭窄，不规则，呈“苹果核”状。B. 另一例病例，经过肛门灌注生理盐水扫描，乙状结肠管腔狭窄处清晰可见

病理形态学分型与胃癌或食道癌类似，分为三型：增生型、浸润型和溃疡型。

【临床概述】

1. 结肠癌发病率仅次于胃癌和食管癌，中老年男性多见，好发于直肠和乙状结肠。

2. 临床症状为腹部肿块、便血、腹泻或便秘、腹胀以及大便变细等。

【影像学表现】

影像学诊断以钡灌肠为主，其主要 X 线表现包括：

1. 腔内不规则的充盈缺损为增生型结肠癌，结肠腔内可见不规则的充盈缺损，表面较光滑。

2. 肠腔狭窄呈环形或不对称为浸润型结肠癌，管腔呈局限性环形狭窄，且不规则。

3. 不规则的龛影、常伴不同程度的充盈缺损和狭窄为溃疡型结肠癌，结肠局限性狭窄，并可见不规则的钡斑即龛影。

4. 黏膜皱襞破坏、结肠袋消失和管壁僵硬。

5. 癌瘤与正常肠管分界清楚。

6. CT 可显示肠管壁不规则增厚形成软组织肿块，肠管狭窄伴有近段不同程度扩张等。增强后伴有不同程度强化。

九、胃肠道穿孔

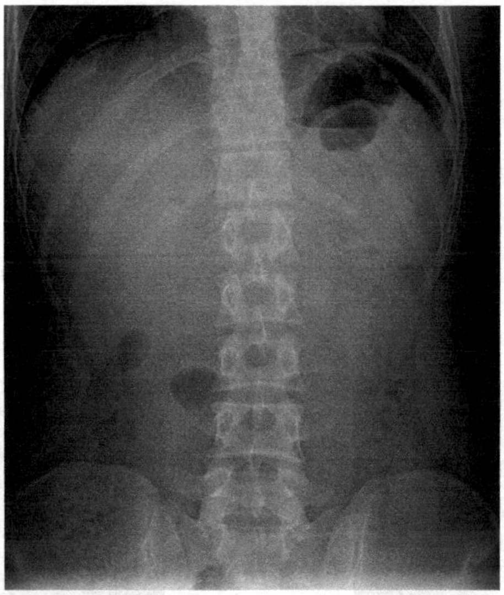

图 9-2-4-9 患者，男，35 岁，突发剧烈腹痛，腹部平片示：两膈下可见新月形游离气体

【临床概述】

1. 多数病者有溃疡病史，急性穿孔前常有溃疡病加重的表现。穿孔后剧烈的化学性刺激可引起休克症状。

2. 胃肠穿孔可见膈下游离气体，但阴性者不能否认诊断，反之亦然。

3. 胃或十二指肠溃疡穿破，使之与腹腔相通，亦可见于恶性肿瘤或憩室穿孔。

【影像学表现】

胃肠道穿孔的主要 X 线表现是气腹即腹膜腔内出现游离气体。关于气腹的显示方法，一般是采用透视与照片检查，膈下可见新月形游离气体。

气腹长期以来是放射医师诊断胃肠道穿孔的依据并为临床医师所接受。但气腹并不一定都是胃肠道穿孔或破裂所引起，亦可见于腹部手术后，子宫及附件穿破，产气细菌腹内感染等。

（华海琴 苗忠）

【参考文献】

1. 卢光明，许健，陈君坤. CT 读片指南. 第 2 版. 南京：江苏科学技术出版社，2009.
2. 张敏鸣主译. 格-艾放射诊断学. 第 6 版. 北京：人民军医出版社，2015.
3. 荣独山. X 线诊断学. 第二册腹部. 第 2 版. 上海：上海科技出版社. 2001.
4. 王霄英主译. 影像专家鉴别诊断. 腹部分册. 北京：人民军医出版社，2012.

第五节　脊柱及骨关节常见疾病影像诊断

一、骨　　折

【临床概述】

1. 骨折是骨或软骨结构发生断裂，骨的连续性中断。
2. 一般均有明显的外伤史。
3. 有局部持续性疼痛、肿胀、功能障碍，有些还可出现肢体局部畸形。

【常见部位的骨折】

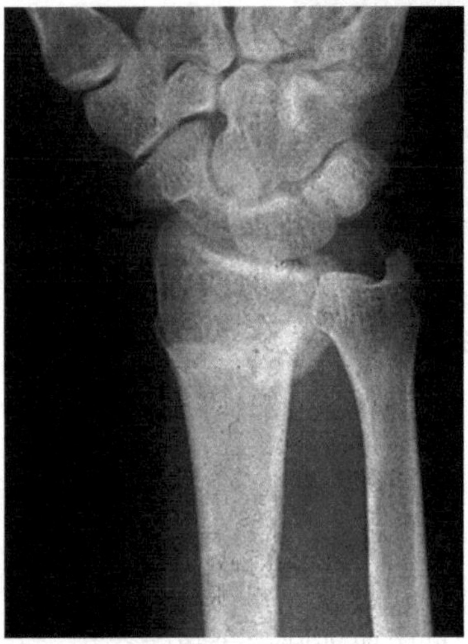

图 9-2-5-1　Colles 骨折，骨折远端向背侧移位，骨皮质不连续

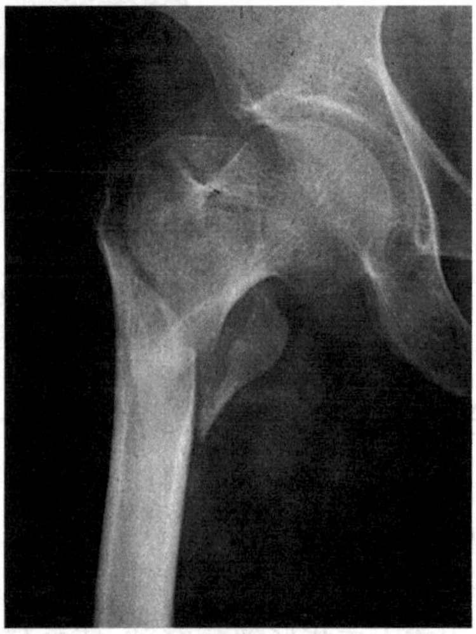

图 9-2-5-2　股骨粗隆间骨折，股骨粗隆部可见低密度透亮线影

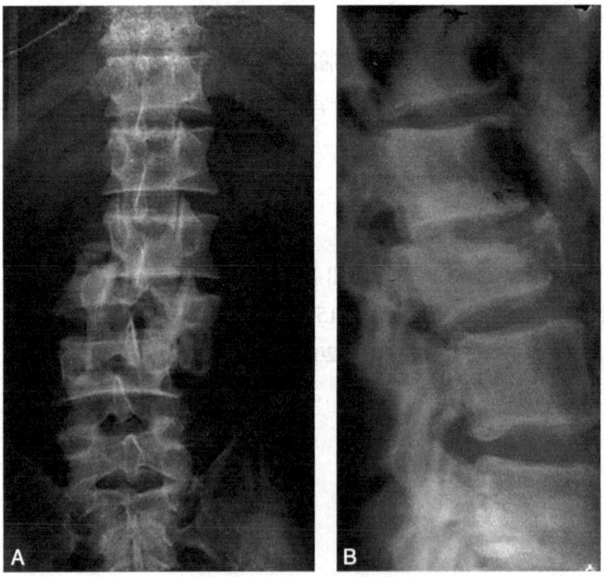

图 9-2-5-3　腰 3 椎体骨折

A. 腰 3 椎体断裂，向两侧分离。

B. 腰 3 椎体呈楔形，前上缘见分离骨块影

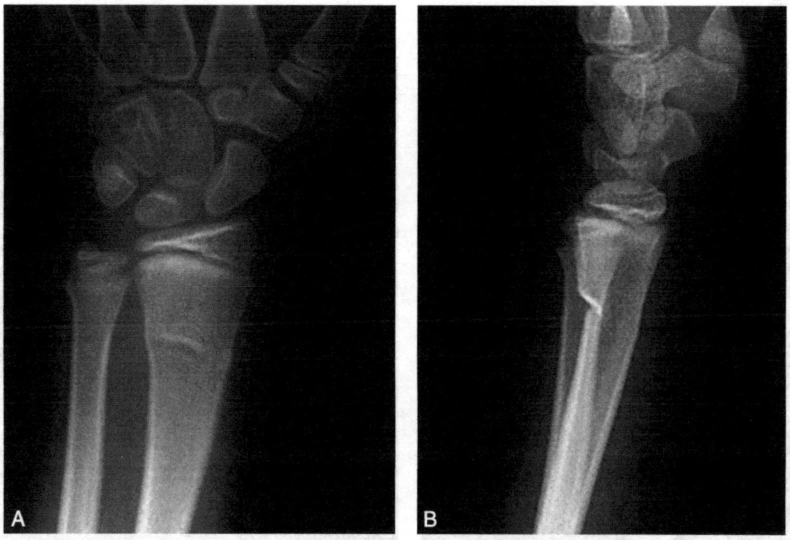

图 9-2-5-4　桡骨远端青枝骨折

A. 腕关节正位桡骨远端见线状致密影。B. 腕关节侧位示桡骨远端背侧骨皮质皱褶、凹陷

1. Colles 骨折　为桡骨远端 2～3cm 以内的横行或粉碎性骨折，骨折远段向背侧移位，断端向掌侧成角畸形，可伴尺骨茎突骨折。

2. 股骨颈及股骨粗隆间骨折　多见于老年。骨折可发生于股骨颈及股骨粗隆间。断端常有错位或嵌入。

3. 脊柱骨折　好发于颈 6、胸 11、胸 12 及腰 1 等部位，以单个椎体多见。表现为椎体压缩呈楔形，前缘骨皮质嵌压，可见横形不规则线状致密带。椎体前上方可有分离的骨碎片。

【影像学表现】

X 线平片

1. 骨折线在骨皮质显示为清楚整齐的透亮线，在骨松质则表现为骨小梁中断、扭曲、错位。嵌入性或压缩性骨折骨小梁紊乱，局部骨密度增高，可能看不到骨折线。

2. 骨折的类型　根据骨折线的形状和走向，骨折分为横行、斜行和螺旋形骨折。根据骨碎片情况可分为撕脱性、嵌入性和粉碎性骨折。

3. 骨折的对位和对线关系　以骨折近段为准，借以判断骨折远段的移位方向。断端移位称为对位不良，而成角移位则称为对线不良。

4. 儿童骨折的特点　骺离骨折显示为骺线增宽或骺与干骺端对位异常。儿童骨骼柔韧性较大，骨折处骨皮质发生皱折、凹陷或隆突，即青枝骨折。

5. 骨折的愈合　骨折线变得模糊不清，骨痂形成，骨折断端不再活动，即达到临床愈合期，骨折线消失而成为骨性愈合。

CT 检查

CT 对骨盆、髋、肩、膝等关节以及脊柱外伤的检查非常重要，可以了解这些解剖结构比较复杂的部位有无骨折和骨折碎片的情况，三维重建时可以立体显示骨折的详情。

MRI 检查

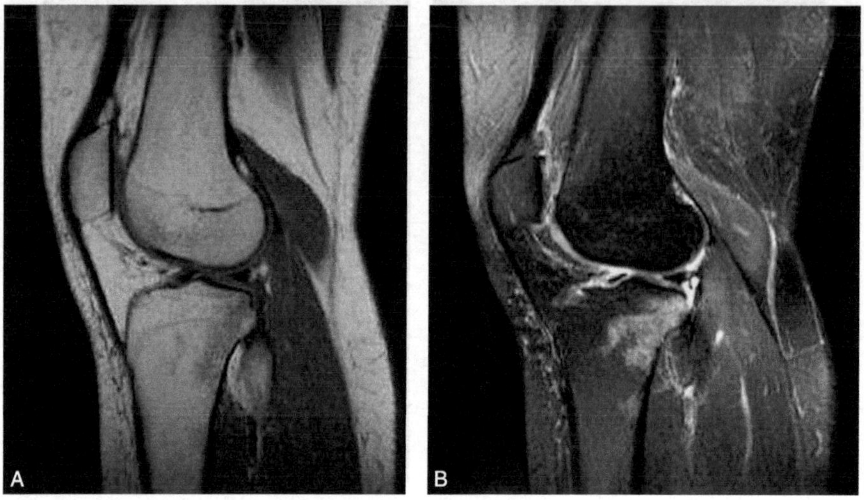

图 9-2-5-5　胫骨近端骨挫伤

A. T1WI 骨挫伤区表现为模糊不清的低信号区。B. T2WI 压脂像示胫骨近端片状高信号

1. MRI 可清晰显示骨折断端及周围出血、水肿和软组织损伤情况，以及邻近组织和脏器的损伤情况。

2. 骨折后骨髓内的水肿或渗出表现为骨折线周围边界模糊的 T1WI 低信号和 T2WI 高信号影。

3. 骨挫伤是外力作用引起的骨小梁断裂和骨髓水肿、出血，骨挫伤区在 T1WI 上表现为模糊不清的低信号区，在 T2WI 上表现为高信号。

二、骨巨细胞瘤

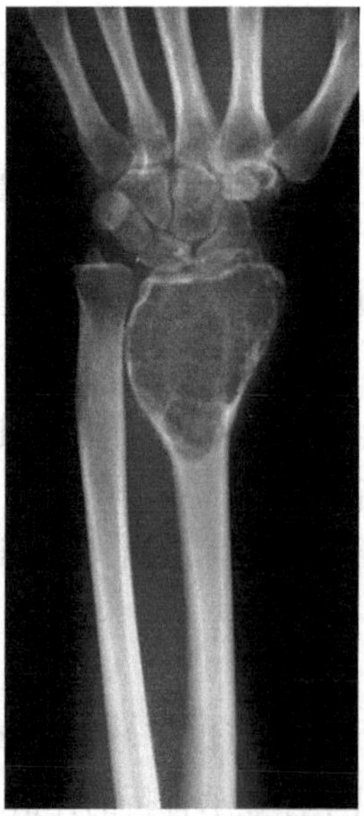

图 9-2-5-6　左腕桡骨远端骨巨细胞瘤

左腕关节正位，桡骨远端膨胀性骨质破坏，直达关节面下，分房性，边界清楚、无硬化，其内未见骨化、钙化

【临床概述】

1. 好发于 20～40 岁。大多数为良性,少数为恶性。
2. 好发部位为长骨的骺部。
3. 主要临床症状为疼痛、局部肿胀或肿块,关节活动受限。

【影像学表现】

X 线表现

1. 地图样膨胀性溶骨性骨质破坏。
2. 多位于长骨骨端。
3. 骨嵴与皂泡状骨质破坏。
4. 骨质破坏偏心性多见。
5. 瘤内无钙化骨化。

CT 表现

1. CT 平扫可见膨胀性溶骨性骨质破坏,边界清晰,骨皮质变薄。
2. 增强后 CT 扫描病灶可不强化或强化。

MR 表现

1. 骨质皂泡样改变。
2. 长 T1 长 T2 信号,瘤内有出血,则 T1 和 T2 加权像上均为高信号。

三、骨软骨瘤

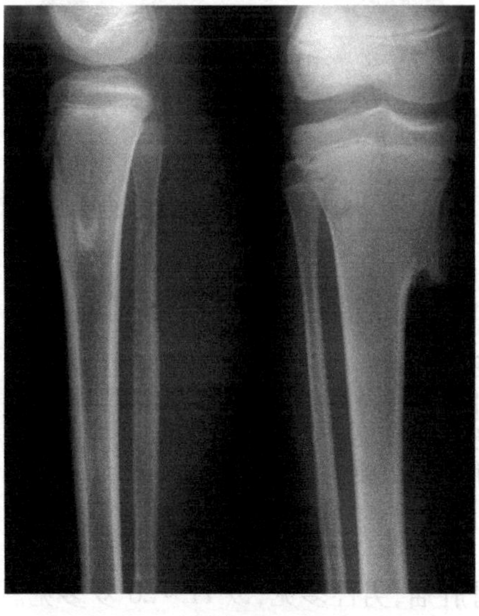

图 9-2-5-7　胫骨近端骨软骨瘤

胫骨近端内侧骨皮质见背向关节面生长宽基底的骨性突起

【临床概述】

1. 最常见的良性骨肿瘤,好发于 10～35 岁。
2. 好发部位为股骨、胫骨、肱骨的干骺端。
3. 主要临床症状　可无症状,也可因压迫或炎症产生疼痛。

【影像学表现】

X 线表现

1. 自骨表面背向关节面生长的骨性突起，其顶端有软骨帽。
2. 多位于长骨干骺端。
3. 分为有蒂型及宽基底型，肿瘤的骨皮质及骨松质分别与母骨相连。
4. 软骨帽可有钙化。

CT 表现

1. 肿瘤与母骨的皮质及髓腔相连通。
2. 可见软骨帽斑点、环状或半环状钙化；后两种钙化具有特征性。

MR 表现

1. T2WI 软骨帽呈不规则高信号，软骨帽周围的纤维血管膜呈低信号。
2. 瘤体骨松质 T1WI 呈高信号，T2WI 呈中低或稍高信号。

四、骨　肉　瘤

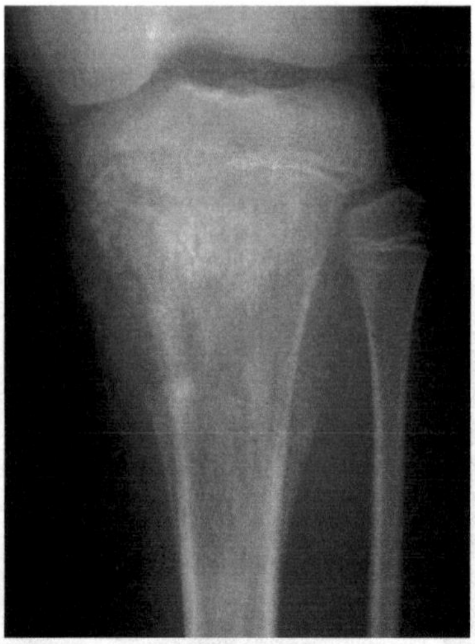

图 9-2-5-8　左侧胫骨近端骨肉瘤（溶骨型）

胫骨近端虫蚀样溶骨性骨质破坏，边缘模糊，骨皮质两侧见层状骨膜反应，Codman 三角形成，周围伴软组织肿块影

【临床概述】

1. 最常见的原发恶性骨肿瘤，男性多见，以 11～20 岁多见。
2. 好发部位为长骨干骨各端，尤以股骨下端及胫骨上端多见。
3. 主要临床症状：持续性疼痛，局部肿胀，50% 患者血液碱性磷酸酶增高。

【影像学表现】

X 线表现

1. 骨质破坏　筛孔样或虫蚀样溶骨性破坏，边缘不规则。
2. 瘤骨形成　棉絮状或象牙质样密度；形态呈针状、团块状或不规则形。
3. 瘤软骨钙化　边缘模糊；弧形或环形钙化。

4. 骨膜反应，层状、针状或三角形。

5. 软组织肿块，其内可见瘤骨或瘤软骨钙化。

CT 表现

1. 可显示骨肉瘤破坏范围，软组织肿块大小。

2. 髓腔内浸润，密度增高，如坏死可见低密度。

MRI 表现

1. 肉瘤组织 T1WI 呈低至中信号，T2WI 呈高信号 T2WI，伴坏死、出血及囊变时 T2WI 信号不均匀。

2. 瘤骨 T1WI 及 T2WI 呈低信号，增强后瘤体强化。

五、椎间盘退行性变

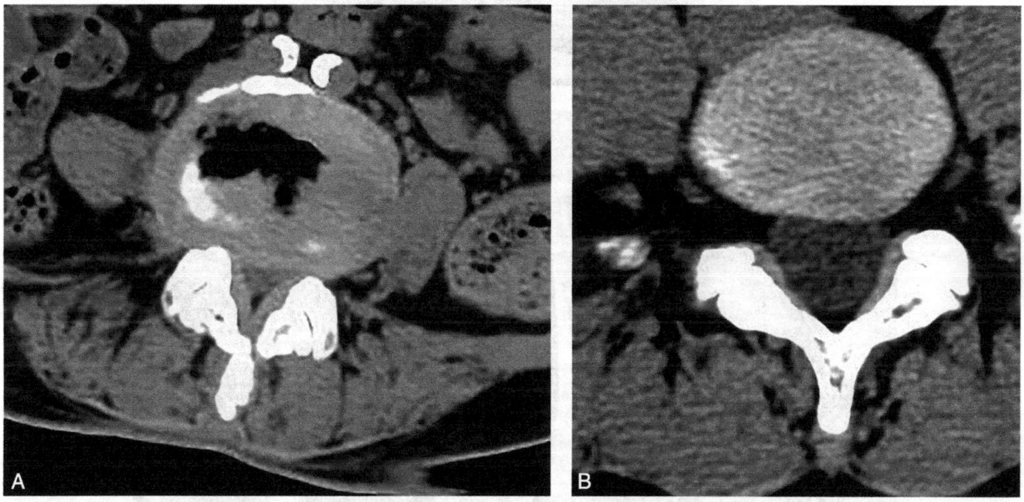

图 9-2-5-9　CT 椎间盘退行性变

A. 椎间盘膨出，纤维环松弛并四周膨出，椎间孔狭窄，硬膜囊受压，椎间盘内气体低密度影为“真空现象”。B. 椎间盘突出，腰椎间盘向左后方局限性突出形成疝块，硬膜囊受压，硬膜外脂肪间隙消失，左侧椎间孔狭窄

【临床概述】

1. 椎间盘突出是指在椎间盘变性的基础上，纤维环完全断裂，髓核疝出。如果纤维环松弛并四周膨出，称之为椎间盘膨出。以腰椎间盘最为常见，其次为颈椎间盘。

2. 神经根和脊髓压迫症状包括腰痛、下肢放射痛。

3. 体征有腰椎侧凸，活动受限，局部压痛、叩痛，直腿抬高试验阳性。

【影像学表现】

X 线表现

单纯 X 线平片不能直接反映是否存在椎间盘突出，但 X 线片上有时可见椎间隙变窄、椎体边缘增生等退行性改变，是一种间接的提示，部分患者可以有脊柱侧弯。

CT 表现

1. 腰椎间盘向周围均匀膨出，或局限性突出形成疝块，有时可见边缘钙化。

2. 硬膜外间隙两侧不对称，脂肪移位或消失。

3. 硬膜囊和神经根受压变形和移位。

4. 可见椎间盘“真空”现象及 Schmorl 结节。

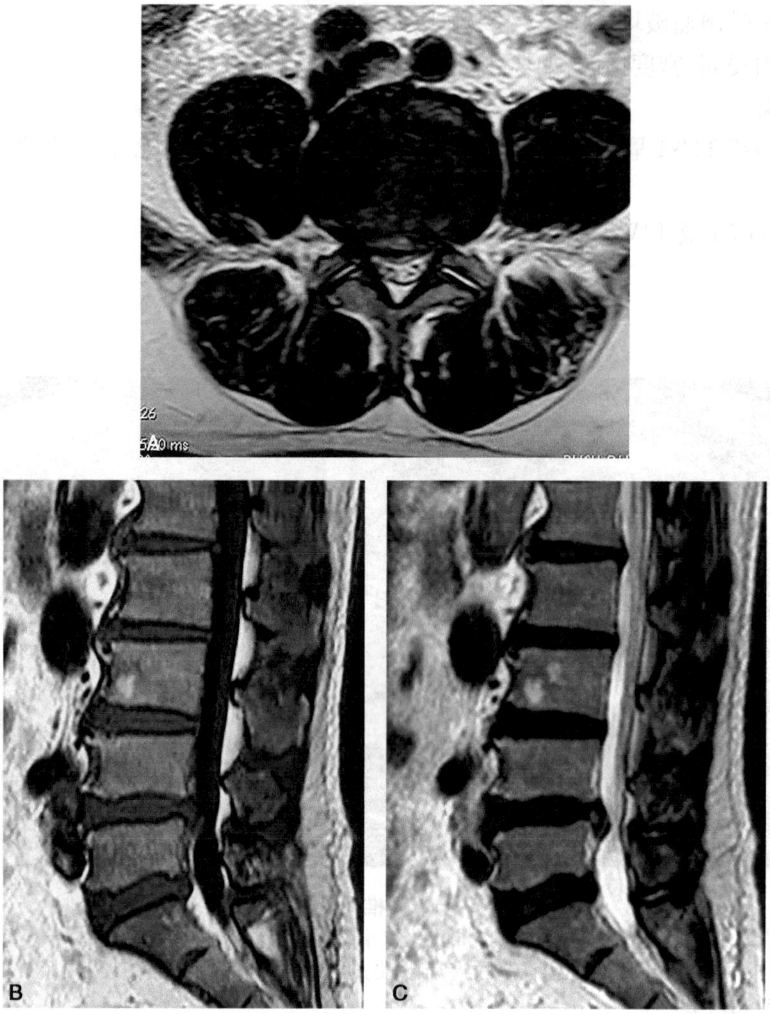

图 9-2-5-10　MR 腰 4-5 椎间盘突出

A. T2WI 椎间盘呈低信号，向后局限性突出，硬膜囊呈高信号，前缘受压。B. 矢状位 T1WI 向后突出的髓核压迫硬膜囊，各椎体前缘骨质增生。C. 矢状位 T2WI 椎间盘退变信号减低，硬膜囊前缘明显受压

MRI 表现

1. 椎间盘的退变主要表现在 T2 加权像，椎间盘中央髓核信号由高变低，矢状位可见椎间隙明显狭窄。变性的椎间盘可出现真空现象或钙化。在 T1、T2 加权像上均表现为低信号。

2. 突出的髓核为扁平形、圆形、卵圆形或不规则形。T1 加权像突出髓核的信号比脑脊液高，比硬膜外脂肪信号低，界限分明。T2 加权像突出髓核可表现为高或低信号。

（李超　王岩）

【参考文献】

1. 程晓光译. 影像专家鉴别诊断. 骨关节肌肉分册. 北京：人民军医出版社，2012.

2. 王云钊,梁碧玲. 中华影像医学. 骨肌系统卷. 第 2 版. 北京:人民卫生出版社,2002.

【思考题】

1. 简述影像诊断的原则。
2. 大叶性肺炎 X 线表现有何特征?
3. 骨肉瘤 X 线特点。
4. 脑出血 CT 表现有哪些?
5. 硬膜下血肿 CT 表现有哪些?
6. 消化道穿孔的 X 线表现有何特征?

附录：

临床实训考核表

急诊留观病历书写考核表

		考核内容及评分参考	分值	评分要点	得分
一般项目		急诊病历首页内容应当包括患者姓名、性别、年龄、籍贯、民族、婚姻状况、职业、工作单位、住址、来院方式、联系电话、就诊时间(4分),就诊时间填写具体到分钟(1分)	5分	内容不全酌情扣分	
病史记录	主诉	简明扼要记录患者就诊最主要症状、体征(2分)及持续时间(1分),要求不超过20个字,能导出第一诊断(2分)	5分	根据缺少内容酌情扣分,无诊断扣2分	
	现病史	记录本次疾病的起病情况与患病时间(1分),主要症状特点(5分),病因和诱因(1分),病情发展与演变(2分),诊疗过程(2分),伴随症状(3分),发病以来的一般情况(1分),要求有重要的鉴别诊断资料(5分)	20分	根据缺少内容酌情扣分	
	刻下症	中医望、闻、问、切所得的对于辨病辨证有意义的阳性症状和体征(10分)	10分	缺少内容,酌情扣分	
	其他病史	既往健康情况(4分),家族史(1分)外伤、手术史(1分),预防接种史(1分),过敏史(药物、食物过敏史,无药物过敏史,填写"无过敏史"(2分)、婚姻生育史(1分)等	10分	根据缺少内容酌情扣分	
体格检查		记录生命体征(4分),书写格式正确、内容系统全面,重点记录与疾病有关的阳性体征(10分),有鉴别诊断意义的阴性体征(6分),尤其应注明舌象、脉象(5分)	25分	根据缺少内容酌情扣分	
辅助检查		根据初步诊断需要进行新的检查项目;并记录就诊前已经做的检查(检查时间、地点、具体项目及结果等附相关报告单)	3分	缺少内容,酌情扣分	
初步诊断		中医诊断包括病名诊断、证候诊断(5分);西医诊断用语规范(5分),内容全面,主次合理、有序	10分	根据缺少内容酌情扣分	
诊疗意见		根据病情需要进行有针对性的检查中医治疗须写明治法、方剂、药物组成、剂量及煎服法(5分) 西医处理措施恰当,用药合理,药物剂量及用法、用量正确(5分)	10分	根据缺少内容酌情扣分	
医师签名		医师签名应清晰、可辨,签全名 试用期医务人员书写后须有上级医师签名	2分	无签名不得分	
总计100分,90分合格		实际得分:			

考核医师签字：　　　　　　　　　　考核时间：

心肺复苏考核表

<table>
<tr><th></th><th>考核内容</th><th colspan="2">评分要点</th><th>分值</th><th>评分标准</th><th>得分</th></tr>
<tr><td>1</td><td>评估环境</td><td colspan="2">观察周围后诉环境安全</td><td>1 分</td><td>未评估环境不得分</td><td></td></tr>
<tr><td>2</td><td>判断意识</td><td colspan="2">拍患者双肩，双耳呼叫、呼叫声音有效</td><td>3 分</td><td>未判断意识或操作不规范不得分</td><td></td></tr>
<tr><td>3</td><td>启动救助系统</td><td colspan="2">呼叫旁人协助打急救电话</td><td>2 分</td><td>未启动救助系统不得分</td><td></td></tr>
<tr><td>4</td><td>摆放体位</td><td colspan="2">医生与患者体位正确</td><td>2 分</td><td>体位不正确不得分</td><td></td></tr>
<tr><td rowspan="2">5</td><td rowspan="2">检查颈动脉搏动及呼吸是否存在</td><td colspan="2">检查颈动脉搏动方法正确（同时观察病人胸廓起伏情况）判断时间 5 秒</td><td>3 分</td><td>方法不正确、时间超过 5 秒不得分</td><td></td></tr>
<tr><td colspan="2">检查循环征象（快速观察口唇、面色、皮肤颜色等）判断时间 5 秒</td><td>3 分</td><td>方法不正确或时间超过 5 秒不得分</td><td></td></tr>
<tr><td rowspan="5">6</td><td rowspan="5">胸外心脏按压</td><td>第一周期</td><td rowspan="5">用手掌根部按压两乳头连线与胸骨交点，双手掌根重叠，手指不触及胸壁，双臂肘关节绷直（有效按压）；垂直下压（按压时观察患者面色）；按压速度 100～120 次/分；按压深度成人按压幅度至少为 5～6cm</td><td>12 分</td><td>操作不规范，酌情扣分</td><td></td></tr>
<tr><td>第二周期</td><td>12 分</td><td>操作不规范，酌情扣分</td><td></td></tr>
<tr><td>第三周期</td><td>12 分</td><td>操作不规范，酌情扣分</td><td></td></tr>
<tr><td>第四周期</td><td>12 分</td><td>操作不规范，酌情扣分</td><td></td></tr>
<tr><td>第五周期</td><td>12 分</td><td>操作不规范，酌情扣分</td><td></td></tr>
<tr><td>7</td><td>开放气道</td><td colspan="2">清理口腔方法正确，压额提颏方法正确</td><td>4 分</td><td>操作不规范，酌情扣分</td><td></td></tr>
<tr><td rowspan="7">8</td><td rowspan="7">人工呼吸</td><td colspan="2">判断自主呼吸动作规范，时间 5～10 秒（注：在通气之前开始胸外按压）</td><td>3 分</td><td>操作不规范，酌情扣分</td><td></td></tr>
<tr><td colspan="2">首次人工呼吸方法正确（有效）</td><td>3 分</td><td>方法不正确不得分</td><td></td></tr>
<tr><td>第一周期</td><td rowspan="5">观察胸部起伏</td><td>2 分</td><td>操作不规范，酌情扣分</td><td></td></tr>
<tr><td>第二周期</td><td>2 分</td><td>操作不规范，酌情扣分</td><td></td></tr>
<tr><td>第三周期</td><td>2 分</td><td>操作不规范，酌情扣分</td><td></td></tr>
<tr><td>第四周期</td><td>2 分</td><td>操作不规范，酌情扣分</td><td></td></tr>
<tr><td>第五周期</td><td>2 分</td><td>操作不规范，酌情扣分</td><td></td></tr>
<tr><td rowspan="4">9</td><td rowspan="4">再次判断</td><td colspan="2">判断大动脉搏动是否恢复</td><td>1 分</td><td>未判断或方法不正确不得分</td><td></td></tr>
<tr><td colspan="2">判断呼吸是否恢复</td><td>1 分</td><td>判断方法不正确或未判断者不得分</td><td></td></tr>
<tr><td colspan="2">判断有无循环征象（如口唇、面色、皮肤颜色等）</td><td>1 分</td><td>判断方法不正确或未判断者不得分</td><td></td></tr>
<tr><td colspan="2">判断时间 5～10 秒</td><td>1 分</td><td>超过规定时间不得分</td><td></td></tr>
<tr><td>10</td><td>总时间</td><td colspan="2">155～170 秒</td><td>2 分</td><td>>170 秒 0 分；<155 秒，每 5 秒扣 0.5 分</td><td></td></tr>
<tr><td colspan="4">总计 100 分，70 分合格</td><td colspan="3">实际得分：</td></tr>
</table>

考核医师签字：　　　　　　　　　　考核时间：

成人气管插管(经口)考核表

	考核内容及评分参考	分值	评分要点	得分
术前准备	患者体位摆放得当,压额提颏,开放气道,清除口腔异物、假牙等(2.5 分),体位保持好、无回位(2.5 分)	5 分	体位不正确不得分	
	插管前面罩高浓度给氧:动作准确,面罩位置恰当,通气时无漏气	5 分	操作不规范,酌情扣分	
	气管导管(1 分)、喉镜镜片选择得当(1 分) 检查喉镜灯光良好(1 分)、关闭灯光设备(1 分) 检查充气套囊是否漏气(1 分),气管导管塑形满意(1 分) 充分润滑气管导管(1 分) 准备牙垫(1 分)、准备胶布(1 分) 挂听诊器(1 分) 准备时间不超过 2 分钟	10 分	根据相应操作步骤酌情扣分,准备时间超过 2 分钟扣 2.5 分,将套囊漏气的导管用于插管扣 10 分(所有扣分总和不超过 10 分)	
	准备动作流畅、操作轻柔(2.5 分) 相关物品放置有序(2.5 分)	5 分	操作不规范,酌情扣分	
插管操作	喉镜使用得当,手柄握位恰当(5 分),镜片深度适中(2.5 分);不能有撬动门齿的声音(5 分),声门暴露充分(2.5 分)	15 分	根据相应操作步骤酌情扣分	
	气管导管进入深度适当,模拟人未出现单肺通气(10 分)	10 分	操作不规范,酌情扣分	
	气管导管准确进入气管(20 分) 重复操作动作(扣 10 分);误入食道(扣 20 分)	20 分	根据相应操作步骤酌情扣分	
	充气气囊压力适中(2.5 分)	2.5 分	操作不规范,酌情扣分	
	听诊双肺尖确认导管位置正确(2.5 分) 正确放置牙垫并撤出喉镜(2.5 分) 轻柔复位头颅(2.5 分) 正确固定导管(胶布长短合适、粘贴牢靠、不可粘住嘴唇)(2.5 分)	10 分	根据相应操作步骤酌情扣分	
	插管时间:从开始插管(打开喉镜)至插管完毕、开始第一次有效气囊通气全操作过程不超过 20 秒(15 分)	15 分	时间超过不得分	
	奖励分:插管时间<10 秒(奖 2.5 分);10 ~ 15 秒(奖 1.25 分)	2.5 分		
惩罚分:插管后套囊未充气就进行通气(扣 10 分);未听诊确认插管成功即放置牙垫、退出喉镜(扣 10 分)				
总计 100 分,70 分合格		实际得分:		

考核医师签字:　　　　　　　　　　　　考核时间:

洗胃术操作考核表

	检查内容及评分参考	分值	评分要点	得分
准备工作	穿白大衣(1 分),洗手、戴口罩(4 分)	5 分	根据相应操作步骤酌情扣分	
操作前准备	用物:(1)治疗盘、压舌板、毛巾、塑料围裙、水温计、盛水桶 2 个、自动洗胃机、胃管、镊子、液状石蜡、纱布、棉签、胶布、弯盘、开口器、橡皮单、治疗巾、试管(每项 0.5 分,共 9 分);(2)洗胃溶液温度为 35~38℃(3 分) 患者:(1)了解患者病情,安抚患者,取得患者合作(5 分);(2)患者为口服毒物中毒,分析摄入毒物的种类、剂量、时间,询问是否曾经呕吐以及入院前是否采取其他处理措施,并询问既往是否有胃部疾病史及心脏病史(5 分);(3)评估患者口鼻腔皮肤及粘膜有无损伤、炎症或者其他情况(3 分)	25 分	根据相应操作步骤酌情扣分	
操作流程	核对医嘱(3 分)	3 分	未核对不得分	
	安装检查:将 3 根橡胶管分别和洗胃机的药管口、胃管口和污水口连接(每项 2 分,共 6 分);将药管另一端放入灌洗桶内(管口必须在液面下)(2 分),污水管的另一端放入空塑料桶内(2 分),将患者的洗胃管与机器的胃管连接(3 分)。接电源,检查自动洗胃机性能(3 分),调节洗胃液流速(每次量为 300~500ml)(4 分)	20 分	根据相应操作步骤酌情扣分	
	履行告知(2 分)	2 分	未告知不得分	
	体位:患者平卧,头偏向一侧或取左侧卧位(2 分),胸前围围裙,弯盘置口角处,盛水桶放于床头下方(3 分)	5 分	根据相应操作步骤酌情扣分	
	插管固定:测量应插入的胃管长度,将胃管前端涂石蜡油后自鼻腔或口腔插入,证实胃管在胃内后,固定(10 分)	10 分	根据相应操作步骤酌情扣分	
	抽吸胃液:吸出胃内容物(2.5 分),留取标本送检(2.5 分)	5 分	根据相应操作步骤酌情扣分	
	反复洗胃:使用洗胃机洗胃时,按照使用说明操作;连接洗胃机管道,每次注入 300~500ml 洗胃液(5 分)。反复冲洗至洗出液澄清为止(2.5 分)同时观察患者病情(面色,呼吸、脉搏、有无并发症的发生)(2.5 分)及洗胃液情况(性质、颜色、出入量、气味)。停止洗胃的标准为洗出液体无色无味(5 分)	15 分	根据相应操作步骤酌情扣分	
	遵医嘱拔管并记录:洗胃结束后,反折胃管,迅速拔出(5 分),整理患者衣物、床单位,清理用物,洗手,记录患者生命体征、腹部情况、洗出液的性质(5 分)	10 分	根据相应操作步骤酌情扣分	
总计 100 分,80 分合格		实际得分:		

考核医师签字：　　　　　　　　　　考核时间：

胸腔穿刺考核表

	考核内容	分值	评分要点	得分
1	穿刺前向患者说明目的,消除顾虑和紧张情绪,签署知情同意书,必要时术前给地西泮镇静	10	不签知情同意书不得分	
2	患者取坐位,两前臂置于椅背上,前额伏于前臂上;不能坐位者,可半卧位,患侧前臂抱头	10	体位不正确不得分	
3	穿刺点选择在胸部叩诊实音最明显的部位,一般在腋前线第五肋间或腋中线第6、7肋间,肩胛下角线第7~9肋间,或超声检查定位。气胸在锁骨中线第2肋间穿刺	10	穿刺点定位不正确不得分	
4	常规消毒皮肤,戴无菌手套,铺消毒洞巾	10	不消毒0分;消毒不规范扣5分;不戴手套、不铺洞巾扣5分	
5	2%利多卡因通过下一肋骨上缘穿刺进行局麻	10	穿刺进针部位不正确不得分	
6	术者左手示指、中指固定穿刺部位皮肤,右手持针后胶皮管用止血钳夹住的穿刺针或三通活栓穿刺针进行穿刺,当穿刺针阻力突然消失时,接上注射器,松开止血钳,抽取胸腔积液,记录抽液量并送检;为防止伤及肺脏,助手可用止血钳协助固定穿刺针;根据病情决定是否胸腔内给药。气胸接抽气箱抽气	20	操作不规范,酌情扣分	
7	操作中注意观察患者反应,有头晕、心悸、面色苍白、出汗、晕厥或连续咳嗽、气短等应立即停止操作,皮下注射0.1%肾上腺素0.3~0.5ml,对症处理	10	注意事项口头答辩中,未提及本内容不得分;回答不全面酌情扣分	
8	操作完成后,拔出穿刺针,覆盖无菌纱布,稍用力压迫穿刺部位片刻,之后,用胶布固定纱布,嘱患者平卧休息	10	操作不正确酌情扣分	
9	其他注意事项:抽液不易过度、过快,一般首次抽液在600ml以下;避免第9肋间隙以下穿刺,以免伤及膈肌或腹腔内脏器	10	抽液过多、过快扣5分;穿刺点部位过低扣5分	
总计100分,70分合格		实际得分:		

考核医师签字：　　　　　　　　　　　　考核时间：

心电图操作考核表

	考核内容	分值	评分要点	得分
1	操作前准备：包括75%乙醇、电极膏、纱布、持物钳，向患者简要说明注意事项（须暴露检查部位，摘掉手表等）	10	准备不全酌情扣5分 未解释扣5分	
2	检查电源：电源插座完好，打开电源开关，周围无电磁波干扰。使用交流电源的心电图机必须接可靠的专用地线	10	未检查电源扣5分 用交流电源不接地线扣5分	
3	嘱患者取平卧位，暴露患者双腕部、双内踝上部及前胸。注意保暖	10	体位错误0分	
4	回答肢体导联有哪些？6个，分别为标准肢体导联（Ⅰ、Ⅱ、Ⅲ导联）和单极加压肢体导联（AVR、AVL、AVF）。操作肢导联探查电极的连接方法：先用酒精纱布擦洗双腕部、双内踝上部脱脂，涂电极膏。然后接上电极板，按红黄绿黑顺序分别夹在右腕、左腕、左踝、右踝	20	提问回答错误扣5分 未涂电极膏扣5分 连接错误不得分	
5	回答常规胸前导联组成，同时摆放探查电极位置：V_1：胸骨右缘第4肋间；V_2：胸骨左缘第4肋间；V_3：V_2与V4连线的中点；V_4：左锁骨中线与第5肋间交点处；V_5：左腋前线与V_4同一水平；V_6：左腋中线与V_4同一水平。先用酒精纱布擦胸前连接胸前导联的相应部位脱脂，涂电极膏，然后连接探查电极	30	回答错误扣5分 连接错误不得分 未涂电极膏扣5分	
6	开机，调节心电图机的走纸速度和标准电压，标准走纸速度为25mm/s，标准电压1mV。检查描记笔位置至记录纸中央，逐个导联描记心电图	10	心电图机标准走纸速度、标准电压叙述错误扣5分 操作不规范酌情扣分	
7	记录完毕，松解电极，取下心电图纸，在心电图纸上标记患者姓名、年龄、性别、记录时间及导联等基本信息，给出心电图诊断。关机，切断电源	10	未在心电图纸上标记患者姓名、年龄、性别、记录时间及导联等基本信息扣10分，未给出心电图诊断扣2分	
总计100分，70分合格			实际得分：	

考核医师签字：　　　　　　　　考核时间：

电击除颤操作考核表

	考核内容及评分参考	分值	评分要点	得分
术前准备	相关物品（导电凝胶、棉垫、棉签）摆放有序	5分	物品不全不得分	
	迅速熟悉、检查除颤仪是否正常后（开机1分，连线正常1.5分，电量充足1.5分，电极板完好1分），报“设备完好”	5分	未检查仪器不得分	
	正确开启除颤仪，调至监护位置（2.5分），报告心律“室颤须紧急电除颤”（2.5分）	5分	操作不正确、未报告不得分	
	迅速摆好患者体位，擦干患者胸部皮肤	5分	体位不正确不得分，未擦干皮肤不得分	
	准备时间不超过30秒钟	10分	31～35秒扣5分，36～40秒扣8分，大于40秒不得分	
操作步骤	打开凝胶盖，在电极板上涂以适量导电凝胶混匀	5分	操作不规范，酌情扣分	
	左手电极板置于胸骨右缘锁骨下方（2.5分），右手电极板置于第五肋间腋中线（2.5分），电极板与皮肤紧密接触，不得歪斜（左右电极板各2.5分）	10分	操作不规范，酌情扣分	
	选择非同步电除颤（2分）除颤能量选择正确，双向波200J（3分）	5分	选择不正确不得分	
	迅速充电（2分），请“旁人离开”（3分）	5分	充电不正确、未请旁人离开不得分	
	电极板压力适当（左右电极板各2.5分），观察心电示波（5分）	10分	压力选择不当不得分，未观察心电示波不得分	
	操作者身体不能与患者及床接触（2.5分），除颤前确定周围人员无直接或间接接触（2.5分）	5分	有任何接触者均不得分	
	除颤仪充电并显示可以除颤时，双手拇指同时按压放电按键电击除颤	5分	操作不规范，酌情扣分	
	从启动手控除颤至第一次除颤完毕，全过程不超过20秒	20分	21～25秒扣5分 26～30秒扣10分 31～35秒扣15分 大于35秒0分	
结束要求	除颤结束，报告“除颤成功，恢复窦性心律”（1分），移开电极板（1分），旋钮回位至监护（1分），清洁除颤电极板，正确归位（1分），关机（1分）	5分	操作不规范，酌情扣分	
总计100分，70分合格			实际得分：	

考核医师签字：　　　　　　　　考核时间：

腹腔穿刺考核表

	考核内容	分值	评分要点	得分
1	穿刺前向患者说明目的，消除顾虑和紧张情绪，签署知情同意书	10	不签知情同意书不得分	
2	为防止伤及膀胱，术前让患者排尽尿液。嘱患者背靠椅背上；不能坐位者，可半卧或平卧位，稍向左侧倾斜	10	术前未排空膀胱扣5分 体位不正确扣5分	
3	坐位时穿刺点选择在脐与左侧髂前上棘连线的中、外1/3交界处，或脐与耻骨联合连线中点上方1cm的左或右侧1.5cm处；卧位穿刺点在脐水平线与腋前线相交处	15	穿刺点定位不正确不得分	
4	常规消毒皮肤，戴无菌手套，铺消毒洞巾，1%普鲁卡因进行局麻	10	不消毒0分 消毒不规范扣5分 不戴手套、不铺洞巾扣5分	
5	术者左手固定穿刺部位皮肤，右手持腹腔穿刺套管针从麻醉处刺入腹壁，当穿刺针阻力突然消失时，表示针已进入腹腔，然后松开穿刺针后橡胶的夹子，放出积液，记录抽液量并送检	20	操作不规范，酌情扣分	
6	操作中注意观察患者的呼吸、脉搏、面色等，发现异常应立即停止操作，并做相应处理	10	注意事项口头答辩中，未提及本内容不得分；回答不全面酌情扣分	
7	操作完成后，拔出穿刺针，覆盖无菌纱布，稍用力压迫穿刺部位片刻后，用胶布固定纱布；大量放腹水者，需用多头腹带加压，以防腹压骤降，内脏血管扩张引起休克	10	大量放腹水后，未用多头腹带加压扣10分	
8	其他注意事项：为防止造成水电解质紊乱、大量蛋白质丢失和诱发肝性脑病，放液不易过多、过快，肝硬化一般一次放液在3000ml以内；肝性脑病前兆者禁忌放腹水	15	放腹水过多、过快扣5分 肝硬化放腹水过多扣10分	
总计100分，70分合格		实际得分：		

考核医师签字：　　　　　　　　　　考核时间：

导尿术考核表

	考核内容	分值	评分要点	得分
1	操作前器械准备充分,包括导尿包、持物钳、无菌引流袋、消毒液及便盆。对患者做好解释,取得合作	10	术前准备不充分扣5分 未向患者解释扣5分	
2	患者取仰卧位,屈髋屈膝,大腿外展及外旋,臀下垫胶布单及棉片	10	体位不正确不得分	
3	术者戴好帽子及口罩,解开导尿包外层包布。以持物钳打开导尿包内层包布,并夹取无菌钳一把,夹棉球,用1/1000新洁尔灭溶液消毒外阴部	10	打开导尿包污染扣5分	
4	男性患者从尿道口开始,而后周围皮肤,应翻卷包皮消毒;女性患者按前庭、小阴唇、大阴唇、阴道、大腿内侧1/2、臀部、肛周及肛门的顺序消毒,即以尿道口为中心,由内而外,自上而下的顺序消毒	10	不消毒0分 消毒不规范扣5分	
5	术者戴无菌手套,从导尿包中取无菌孔巾铺于已消毒好的外阴部	10	不戴手套、铺洞巾0分 手套、洞巾污染扣5分	
6	取无菌弯盆置于会阴部无菌巾上,将无菌导尿管末端置于弯盆中,前端涂无菌石蜡油。对女性患者,以左手拇指及示指分开小阴唇(注意以无菌纱布缠绕手指),显露尿道口;对男性患者,以无菌纱布缠绕阴茎后,用左手无名指及中指夹持阴茎,用拇指及示指分开尿道口。右手持无菌钳夹住导尿管前端轻轻插入尿道。注意动作轻柔	20	无菌弯盆放置不合理扣5分 操作不规范扣5分 未润滑导尿管扣5分 导尿管污染扣5分 动作粗暴扣5分	
7	插管至有尿液自导尿管流出后,再将导尿管向膀胱内送入2~2.5cm为宜	10	插管位置不恰当扣5分	
8	如需留尿培养,应接取中段尿于无菌试管内。导尿完毕,将导尿管慢慢抽出	10	操作不规范酌情扣分	
9	若需留置导尿管,应用胶布将导尿管妥善固定,中间段用止血钳夹闭。若为气囊导尿管,应以无菌生理盐水或注气4~5ml将气囊充起	10	未注水或注气扣5分	
总计100分,70分合格			实际得分:	

考核医师签字：　　　　考核时间：

骨髓穿刺术考核表

	考核内容	分值	评分要点	得分
1	穿刺前向患者说明目的、必要性及不良后果，消除顾虑和紧张情绪，签署知情同意书	10	不签知情同意书不得分	
2	常用穿刺点：依据患者情况，穿刺点可选在髂后上棘、髂前上棘、胸骨柄等处	5	不知晓常用穿刺点不得分	
3	穿刺点定位并做好标记。髂后上棘：腰5、骶1两侧，臀部上方骨性突出部位（常为距后正中线旁开约4～6cm圆钝突起处）。髂前上棘：髂前上棘后上方1～2cm骨面平整处。胸骨柄：第2或第3肋间对应的胸骨中线	10	穿刺点定位不正确不得分	
4	穿刺体位：采用髂后上棘穿刺时，患者侧卧位，双腿屈向胸前，使腰骶部向后突出，易于触到髂后上棘，也可俯卧位；采用髂前上棘和胸骨穿刺时，患者取仰卧位	5	体位不正确不得分	
5	常规消毒皮肤3遍，消毒范围直径约15cm，戴无菌手套，铺无菌洞巾	10	消毒、戴手套不规范扣5分 未铺洞巾扣5分	
6	2%利多卡因做局部皮肤、皮下和骨膜麻醉。（先打一直径约0.5cm的皮丘）	10	局麻范围不够扣5分 未麻醉至骨膜扣5分	
7	检查穿刺针包装是否完整，左手拇指和示指固定穿刺部位，右手持骨髓穿刺针与骨面垂直刺入，当针尖接触骨质后，沿穿刺针长轴左右旋转进针，缓缓刺入骨质，至感到阻力减少且穿刺针已固定在骨内直立不倒时为止。拔出穿刺针针芯，接注射器抽取骨髓液0.1～0.2ml，迅速将骨髓液滴在载玻片上涂片6张以上，如需做骨髓其他检查可再继续抽取相应数量骨髓液	20	操作不规范，酌情扣分	
8	骨髓液抽取完毕，重新插入针芯，拔出穿刺针，局部再次消毒，覆盖无菌敷料，稍用力压迫穿刺部位1～2min，嘱患者平卧休息	10	操作不正确，酌情扣分	
9	骨髓穿刺术适应证：造血系统疾病的诊断及疗效观察、诊断某些感染性疾病、恶性肿瘤疑有骨髓转移、协助诊断类脂质蓄积病。 禁忌证：血友病患者、穿刺部位皮肤感染	10	适应证及禁忌证回答不完善，酌情扣分	
10	骨髓穿刺取材成功的标志：涂片尾部多有骨髓小粒或脂肪滴；有核细胞及骨髓特有细胞多见；分叶核细胞比例较低	10	回答不完善，酌情扣分	
总计100分，70分合格		实际得分：		

考核医师签字：　　　　　　　　　　考核时间：

腰椎穿刺术考核表

	考核内容	分值	评分要点	得分
1	穿刺前向患者说明目的、必要性及不良后果，并签署知情同意书	10	不签知情同意书不得分	
2	患者一般取侧卧位，其背部和床面垂直，头向前胸屈曲，屈髋抱膝，使腰椎后凸，椎间隙增宽，以利进针，双肩与床面垂直，双腿和双膝平行对齐	10	体位不正确不得分	
3	穿刺点通常选用腰椎 3～4 间隙，并做好标记。也可选上一或下一椎间隙	10	定位不正确不得分	
4	戴无菌手套，常规消毒皮肤，范围至少 15cm。铺无菌洞巾	10	消毒、戴手套不规范扣 5 分 未铺洞巾扣 5 分	
5	穿刺点用 2% 利多卡因局麻，皮内和皮下局部浸润麻醉至椎间韧带	10	穿刺进针部位不正确不得分	
6	左手固定穿刺点皮肤，右手持穿刺针，于穿刺点以垂直背部或略向头端倾斜方向缓慢刺入，成人进针深度约为 4～6cm，儿童则为 2～4cm。当针头穿过韧带与硬脑膜时，可感到阻力突然消失有落空感。此时可将针芯慢慢抽出，即可见脑脊液滴出	10	操作不规范，酌情扣分	
7	接测压管，让患者双腿稍伸直，记录脑脊液压力。脑脊液的正常压力是 70～180mmH_2O，穿刺测压时发现颅压明显升高，应立即滴注甘露醇降颅压。取下测压管，用无菌试管接脑脊液 2～4ml，送化验室检查。随后可按需鞘内注射药物	10	操作不规范，酌情扣分	
8	插入针心，拔出穿刺针。穿刺点再次消毒后无菌敷料固定。术毕，嘱患者去枕平卧 4～6 小时	10	未嘱去枕平卧扣 5 分	
9	其他注意事项：穿刺过程中随时观察患者面色、呼吸、血压，并询问是否疼痛。鞘内注射治疗药物，应先放出等量脑脊液，然后再等量置换性药液注入，应稀释后反复抽吸注射（按摩式鞘注），不可一次性注入	10	回答不完善，酌情扣分	
10	腰椎穿刺术适应证：需经腰穿途径测定压力和采取脑脊液标本用作辅助性诊断的中枢神经系统疾病；需采用腰穿作为给药和其他治疗的途径，如鞘内注射治疗性药物、诊断性药物、麻醉药物。禁忌证：明显出血倾向，脑痛或疑有脑痛，穿刺处局部感染或脊柱病变，颅内压升高伴视乳头水肿，怀疑后颅窝占位性病变	10	适应证及禁忌证回答不完善，酌情扣分	
总计 100 分，70 分合格		实际得分：		

考核医师签字：　　　　考核时间：

外科换药操作考核表

顺序	考核内容	分值	评分要点	得分
1. 评估伤口	床边查看并评估患者伤口（以双侧甲状腺术次全切除术后第4天为例，颈部横切口，3-0可吸收线皮内缝合，切口长5cm，无感染），向患者及家属告知即将换药操作，注意体现人文关怀	15	未在准备换药用品前查看评估伤口扣8分；未进行操作前告知扣7分；告知内容生硬未体现人文关怀扣3分	
2. 操作准备	着白大衣，戴帽子、口罩，6步洗手法。根据手术切口准备换药物品：换药盘一套（包括弯盘2个，齿镊1把，平镊1把），持物镊1把，储槽（内装无菌纱布、干棉球若干），碘伏棉球或70%乙醇棉球若干，胶布1卷	15	着装不正确扣3分；未洗手扣3分；6步洗手法不规范扣3分；准备物品不全每样扣1分，最多扣5分；物品摆放凌乱无序扣1分	
3. 准备换药物品	准备换药盘全程应使用持物镊进行，并注意无菌操作。先打开换药盘包装，取出换药盘，再分开2个弯盘，用持物镊整理镊子（持物镊使用姿势：手握镊子1/2至中后1/3，尖端朝下，尖端禁止指向自己），先取干敷料（大纱布2～3块、干棉球1～3个），再取湿敷料（碘伏棉球或酒精棉球2～3个），注意干、湿敷料分开放置	25	违反无菌操作原则每次扣2分；未使用持物镊扣5分，使用平镊或齿镊准备换药敷料扣3分；敷料夹取顺序错误扣3分；持物镊使用姿势错误扣3分	
4. 换药	患者取适合显露伤口且舒适体位，用手取下外层敷料，右手持平镊，取下内层敷料（注意平镊只能接触伤口，齿镊只能夹取换药盘内无菌敷料）观察伤口，左手齿镊夹取碘伏棉球并传递右手平镊（齿镊在上，平镊在下，且尖端向下，2把镊子不应相互接触），以手术切口为中心，由内向外消毒2次，不应留空白区域，已经接触外周部位的棉球不应再返回中心区域，消毒范围距伤口不应小于5cm，第二次消毒范围应略小于第一次	30	取下外层敷料错误扣5分 取下内层敷料错误扣5分 镊子使用错误扣5分 消毒方向错误（由外向内）扣5分 仅消毒1次扣5分 两次消毒范围错误扣5分	
5. 包扎	干棉球檫干伤口多余消毒液，并覆盖无菌大纱布2块，胶布横向固定	5	未覆盖无菌敷料不得分，大纱布覆盖层次不够扣3分，胶布固定不牢固扣2分	
6. 整理物品	向患者告知换药已结束，整理换药用品。注意所有医用垃圾应丢弃于黄色医用垃圾袋中，若有金属或玻璃锐器应丢弃于锐器盒，换药盘应冲洗干净后放置于含氯消毒液浸泡桶中浸泡，换药完毕后6步洗手法洗手	10	无告知扣2分，未整理换药后医疗垃圾等不得分，垃圾丢弃错误扣5分，换药盘未进行消毒液浸泡扣1分，换药后未洗手扣2分	
总计100分，70分合格	实际得分：			

考核医师签字：　　　　　　　　考核时间：

外科无菌操作考核表

	考核内容	分值	评分要点	得分
1. 穿手术衣	取无菌手术衣一件,双手提起衣领的两角,在较宽敞的地方,充分抖开手术衣,注意勿将手术衣的外面对着自己;看准袖筒的入口,将衣服轻轻抛起,双手迅速同时伸入袖筒内,向前平举伸直,之后,由巡回护士在后面拉紧领带,双手即可伸出袖口;然后双手在前交叉提起腰带,由巡回护士在背后接过腰带,并协助系好腰带和后面的衣带	15	取衣正确5分 双手伸入正确5分 传递腰带正确5分	
2. 戴无菌手套	穿好无菌手术衣后,从手套包内取手套。取手套时只能捏住手套套口翻折部,不能用手接触手套外面;戴手套时先对好手套,使双侧拇指对向前方并靠拢,右手提起手套,左手插入手套内并使各手指插入手套相应的指筒末端;再将已戴手套的左手手指插入右侧手套套口翻折部之下,将右侧手套拿稳,然后再将右手插入右侧手套内;最后将手套套口翻折部翻转并包盖于手术衣的袖口上。戴好手套后双手上不过肩,下不过腰,左右不过腋中线	25	取手套正确5分 戴第一只手套正确5分 戴第二只手套正确5分 戴好手套后双手放置位置正确4分 不符合无菌操作每次扣2分,最多不超过6分	
3. 手术区域消毒	腹部正中切口为例:用卵圆钳夹折叠纱布蘸2.5%~3%碘酊消毒1次,首先自上而下涂擦手术切口部位,然后以手术切口为中心,由内向外涂擦消毒皮肤,已经接触外周部位的纱布不能再返回中心区域,涂擦时注意不留空白点。待碘酊干后,再以70%乙醇以同样的操作方法脱碘2次,第1次脱碘应在碘酊所涂范围之内,第2次脱碘范围应超过碘渍。手术消毒范围:超过手术切缘15~20cm,常规上界达乳头水平,下界达耻骨联合平面,两侧至腋中线	30	消毒液及消毒器械准备正确5分 消毒区域正确5分 消毒方法正确20分 消毒液选择错误扣5分 消毒区域过大扣1分 消毒区域未达标准扣5~10分 消毒方向错误扣10分 脱碘次数不足2次扣5分 脱碘时未扫边扣5分	
4. 手术区域铺巾	以腹部手术为例:共铺三层巾单,第一层铺四块无菌巾,第二层铺二条中单,第三层铺一条有孔大被单。实际操作可仅考核铺无菌治疗巾,铺中单及大单操作可通过口头提问考核。四块无菌治疗巾的铺序与铺法:一般由第一助手在手臂消毒后,未穿手术衣和未戴手套前,站于患者右侧或左侧进行皮肤消毒后,铺无菌巾,第一块先盖切口下方(脚侧),第二块铺盖操作者对侧,第三块铺盖上方(头端),第四块铺靠近应试者一侧(或者也可按照脚侧-头端-对侧-己侧顺序),无菌巾遮盖处距切口约2cm。铺无菌巾的方法是先将无菌巾一边折叠1/3,然后铺于切口四周,反折面向下,折边对向手术切口,用巾钳夹住无菌巾围成的四边孔的交角处。亦可用薄膜手术巾覆盖固定无菌巾	30	铺巾层次表述正确5分 铺治疗巾方法及顺序正确15分 固定治疗巾正确5分 无菌观念5分 铺巾层次表述层次数量不足扣5分 铺治疗巾顺序错误扣5分 铺治疗巾时未反折1/3扣5分 铺好治疗巾时向切口处移动治疗扣5分 未固定治疗巾扣5分 违反无菌操作扣5分	
总计100分,90分合格		实际得分:		

考核医师签字：　　　　　　　　　　考核时间：

针灸操作考核表

序号	考核内容	分值	评分要点	得分
1	临床常用腧穴归经、定位、功能主治（考官指定考试5个穴位）	40分	每穴8分： 归经正确2分 定位正确2分 功能主治正确4分	
2	毫针补泻手法操作（考官指定具体考哪种）	5分	操作不规范酌情扣分	
3	针刺过程中异常情况的处理和预防（考官指定考试其中的2项）： 晕针 滞针 弯针 断针 血肿	20分	错一项扣10分	
4	简述艾灸分类方法，并说明其中一种方法（考官指定）的适应证和禁忌证： 艾炷灸 艾条灸 温针灸 温灸器灸	15分	艾灸分类回答正确5分 不完整酌情扣分 适应证5分 禁忌证5分	
5	演示拔罐的操作方法，并简述拔罐的作用和适应证	10分	拔罐操作5分 作用、适应证5分	
6	简述以下操作方法和主治范围（考官指定考其中的1项）： 三棱针 皮肤针 电针 皮内针 穴位注射	10分	操作5分 主治范围5分	
总计100分，70分合格			实际得分：	

考核医师签字：　　　　　　　　　　考核时间：

石膏外固定考核表

	考核内容	分值	评分要点	得分
1	固定前先检查需要固定部位的皮肤，有无皮损破溃，有无肿胀水疱等，若有则先于清创包扎后再固定，若肿胀明显注意石膏绷带松紧性，以能插入一小指为宜	5	不检查扣2分 未处理皮肤异常情况扣2分 若石膏绷带过紧过松(以一小指头为准)则扣1分	
2	上肢取坐位，下肢取平卧位或俯卧位。将患肢置于功能位(或特殊要求体位)，可借助器具维持	10	体位不正确不得分	
3	将石膏绷带卷平放于30～40℃的温水桶内，石膏在水中不可浸泡过久，以没有气泡放出，没有硬块为准	15	若时间不够，石膏绷带尚有硬块，扣7分。耽搁时间久，石膏硬化失效不得分	
4	若是无垫石膏需在石膏内层放置衬垫，以防产生压疮	10	不放衬垫不给分	
5	保护骨隆突部位：局部放置棉花或棉纸或加厚衬垫	5	无此操作不得分	
6	制作石膏：在桌面或平板上，按所需的长度和宽度，往返折叠需要层数，石膏绷带要摊平，勿有皱折	10	石膏层次不合理扣5分 没有摊平或有皱折扣5分	
7	将石膏托置于需要固定的部位，按体形加以塑形。于关节部为避免石膏皱褶，可将其横向剪开一半或1/3，呈重叠状，而后迅速用手掌将石膏抹平，使其紧贴皮肤	20	若石膏没有抹平扣5分，塑性不合适扣10分，关节部位有皱褶扣5分	
8	环绕包扎由肢体的近端向远端缠绕，以滚动方式进行。不可以拉紧绷带，以免造成肢体血液循环障碍。操作要迅速、敏捷、准确，一手缠绕石膏绷带，另一手朝相反方向抹平，使每层石膏紧密贴合，勿留空隙。在成形前数分钟内完成，超过固定范围部分要适当修剪。对髋人字石膏、蛙式石膏，应在会阴区留有足够空隙。标记诊断及石膏固定日期。有创面者应将创面的位置标明，以备开窗	15	包绕方法不正确扣5分，石膏不平整扣8分，没有标记扣2分	
9	固定后检查患肢末梢皮肤血供、感觉及运动有无异常(肢端有无发绀、苍白、发凉、疼痛、感觉有无麻木、运动有无受限)	10	未检查肢端皮肤有无发绀、苍白、发凉者扣5分；未检查肢端皮肤有无异常感觉、肢端关节及肢体运动有无异常扣5分	
总计100分，80分合格			实际得分：	

考核医师签字：　　　　　　　　考核时间：

小夹板外固定考核表

	考核内容	分值	评分要点	得分
1	固定前先检查需要固定部位的皮肤，有无皮损破溃，有无肿胀水疱等。若皮肤有破损水疱，较小者且不影响夹板位置者先清创包扎，再固定，若破损较重，影响放置夹板者暂不予固定，可待皮肤破损修复后固定	5	无检查皮肤情况扣 2 分，无清创包扎扣 3 分。夹板压迫皮肤破损处不得分，若皮肤破损严重，影响夹板放置仍给予固定者不得分	
2	将患肢置于功能位（或特殊要求体位），可借助器具维持	10	体位不正确不得分	
3	所选择夹板长短、宽窄应当合适。太宽不能固定牢靠，太窄容易引起皮肤坏死。夹板应占肢体周径五分之四	10	夹板不合适不得分	
4	应合理放置压力垫，并且位置要准确。	15	不合理不得分	
5	固定前应准确判断患者神经、血管等损伤情况，以利于观察（患肢末端皮肤颜色有无苍白、发绀、发凉及疼痛，感觉有无异常、运动有无异常）	10	未正确检查患肢末端皮肤血供扣 4 分，未正确检查感觉及运动有无异常扣 6 分	
6	缚带要松紧合适，要求缚后所打的结可以上下移动 1cm	15	过松过紧不得分	
7	夹板方向不能放反，内外不能放反，位置不能放错	15	操作错误不得分	
8	绷带缠绕顺序不能错，不能打死结，结应留在固定后外上侧以利于调整	10	缠绕错误扣 5 分，打死结扣 4 分，绳结位置不合理扣 1 分	
9	固定后检查患肢末梢皮肤血供、感觉及运动有无异常，固定后注意事项及随访计划应告知患者或家属	10	无检查扣 4 分，无注意事项扣 4 分，无随访计划扣 2 分	
总计 100 分，80 分合格			实际得分：	

考核医师签字： 考核时间：

临床综合能力评分表

项目	考核内容及评分标准	得分
问诊,望、闻、切诊(20 分)	主诉 3 分　现病史 6 分 兼症及刻下症 2 分　既往史 2 分 个人史 1 分　家族史 1 分 月经生育史 1 分　一般项目 2 分 舌诊 3 分　脉诊 2 分 神色形态语声气息 2 分	
体格检查 (20 分)	手法规范 2 分;内容全面 10 分(一般检查、皮肤黏膜淋巴结、头颈部、胸肺、心脏、腹部——肝胆肾脾、肛门直肠外生殖器、脊柱四肢、神经系统); 顺序正确 2 分;重点突出 3 分;熟练程度 3 分	
专科技能操作或辅助检查判读(20 分)	由所在科室根据《北京市中医住院医师规范化培训标准》中对有关科室操作的内容进行考核评分;或将科室专项技能操作考核表的分值折合成 20 分	
专科病历分析(20 分)	1. 中医诊断、证型 3 分;西医诊断 2 分、诊断依据(包括辅助检查资料判读)3 分 2. 类证鉴别及鉴别诊断 2 分 3. 辨证分析 4 分 4. 治法、方药 3 分 5. 西医治疗原则 2 分 6. 预防调护 1 分	
临床答辩(20 分)	1. 答辩范围:答辩内容包括中医理论、中药方剂、专科疾病研究进展等; 2. 评分方法:考核小组成员依据学员对所提问题的回答情况进行评分,取平均分作为最终答辩成绩	
总计 100 分,80 分合格	实际得分:	

考核医师签字：　　　　　　　　考核时间：